全国中医药行业高等职业教育"十三五"规划教材

中药制剂技术

（供中药学专业用）

主　编◎张炳盛　刘丽宁

中国中医药出版社

·北　京·

图书在版编目（CIP）数据

中药制剂技术/张炳盛，刘丽宁主编. —北京：中国中医药出版社，2018.6（2022.11 重印）

全国中医药行业高等职业教育"十三五"规划教材

ISBN 978-7-5132-4789-4

Ⅰ. ①中… Ⅱ. ①张… ②刘… Ⅲ. ①中药制剂学-高等职业教育-教材 Ⅳ. ①R283

中国版本图书馆 CIP 数据核字（2018）第 037346 号

中国中医药出版社出版

北京经济技术开发区科创十三街 31 号院二区 8 号楼

邮政编码 100176

传真 010-64405721

三河市同力彩印有限公司印刷

各地新华书店经销

开本 787×1092 1/16 印张 34 字数 710 千字

2018 年 6 月第 1 版 2022 年 11 月第 4 次印刷

书号 ISBN 978-7-5132-4789-4

定价 99.00 元

网址 www.cptcm.com

服 务 热 线 010-64405510

购 书 热 线 010-89535836

维 权 打 假 010-64405753

微信服务号 zgzyycbs

微商城网址 https://kdt.im/LIdUGr

官 方 微 博 http://e.weibo.com/cptcm

天猫旗舰店网址 https://zgzyycbs.tmall.com

如有印装质量问题请与本社出版部联系（010 64405510）

中医药职业教育是我国现代职业教育体系的重要组成部分，肩负着培养新时代中医药行业多样化人才、传承中医药技术技能、促进中医药服务健康中国建设的重要职责。为贯彻落实《国务院关于加快发展现代职业教育的决定》（国发〔2014〕19号）、《中医药健康服务发展规划（2015—2020年）》（国办发〔2015〕32号）和《中医药发展战略规划纲要（2016—2030年）》（国发〔2016〕15号）（简称《纲要》）等文件精神，尤其是实现《纲要》中"到2030年，基本形成一支由百名国医大师、万名中医名师、百万中医师、千万职业技能人员组成的中医药人才队伍"的发展目标，提升中医药职业教育对全民健康和地方经济的贡献度，提高职业技术院校学生的实际操作能力，实现职业教育与产业需求、岗位胜任能力严密对接，突出新时代中医药职业教育的特色，国家中医药管理局教材建设工作委员会办公室（以下简称"教材办"）、中国中医药出版社在国家中医药管理局领导下，在全国中医药职业教育教学指导委员会指导下，总结"全国中医药行业高等职业教育'十二五'规划教材"建设的经验，组织完成了"全国中医药行业高等职业教育'十三五'规划教材"建设工作。

中国中医药出版社是全国中医药行业规划教材唯一出版基地，为国家中医中西医结合执业（助理）医师资格考试大纲和细则、实践技能指导用书、全国中医药专业技术资格考试大纲和细则唯一授权出版单位，与国家中医药管理局中医师资格认证中心建立了良好的战略伙伴关系。

本套教材规划过程中，教材办认真听取了全国中医药职业教育教学指导委员会相关专家的意见，结合职业教育教学一线教师的反馈意见，加强顶层设计和组织管理，是全国唯一的中医药行业高等职业教育规划教材，于2016年启动了教材建设工作。通过广泛调研、全国范围遴选主编，又先后经过主编会议、编写会议、定稿会议等环节的质量管理和控制，在千余位编者的共同努力下，历时1年多时间，完成了83种规划教材的编写工作。

本套教材由50余所开展中医药高等职业教育院校的专家及相关医院、医药企业等单位联合编写，中国中医药出版社出版，供高等职业教育院校中医学、针灸推拿、中医骨伤、中药学、康复治疗技术、护理6个专业使用。

本套教材具有以下特点：

1. 以教学指导意见为纲领，贴近新时代实际

注重体现新时代中医药高等职业教育的特点，以教育部新的教学指导意

见为纲领，注重针对性、适用性以及实用性，贴近学生、贴近岗位、贴近社会，符合中医药高等职业教育教学实际。

2. 突出质量意识、精品意识，满足中医药人才培养的需求

注重强化质量意识、精品意识，从教材内容结构设计、知识点、规范化、标准化、编写技巧、语言文字等方面加以改革，具备"精品教材"特质，满足中医药事业发展对于技术技能型、应用型中医药人才的需求。

3. 以学生为中心，以促进就业为导向

坚持以学生为中心，强调以就业为导向、以能力为本位、以岗位需求为标准的原则，按照技术技能型、应用型中医药人才的培养目标进行编写，教材内容涵盖资格考试全部内容及所有考试要求的知识点，满足学生获得"双证书"及相关工作岗位需求，有利于促进学生就业。

4. 注重数字化融合创新，力求呈现形式多样化

努力按照融合教材编写的思路和要求，创新教材呈现形式，版式设计突出结构模块化，新颖、活泼，图文并茂，并注重配套多种数字化素材，以期在全国中医药行业院校教育平台"医开讲－医教在线"数字化平台上获取多种数字化教学资源，符合职业院校学生认知规律及特点，以利于增强学生的学习兴趣。

本套教材的建设，得到国家中医药管理局领导的指导与大力支持，凝聚了全国中医药行业职业教育工作者的集体智慧，体现了全国中医药行业齐心协力、求真务实的工作作风，代表了全国中医药行业为"十三五"期间中医药事业发展和人才培养所做的共同努力，谨此向有关单位和个人致以衷心的感谢！希望本套教材的出版，能够对全国中医药行业职业教育教学的发展和中医药人才的培养产生积极的推动作用。需要说明的是，尽管所有组织者与编写者竭尽心智，精益求精，本套教材仍有一定的提升空间，敬请各教学单位、教学人员及广大学生多提宝贵意见和建议，以便今后修订和提高。

国家中医药管理局教材建设工作委员会办公室

全国中医药职业教育教学指导委员会

2018 年 1 月

中药制剂技术是以中医药理论为指导，运用现代科学技术，研究中药制剂的处方设计、基本理论、制备工艺、质量控制和合理应用的一门综合性应用技术科学，是高等职业教育中药学专业的主干专业课之一。

本教材依托《中医药健康服务业发展规划（2015—2020 年）》和《中医药发展战略规划纲要（2016—2030 年）》，落实教育部中医药职业教育教学指导委员会《关于加快发展中医药现代职业教育的意见》《中医药现代职业教育体系建设规划（2015—2020 年）》精神，提升中医药职业教育对全民健康和地方经济的贡献度，提高高等职业技术院校学生的实际操作能力，实现高等职业教育与产业需求、岗位胜任能力严密对接，牢固确立职业教育在国家人才培养体系中的重要位置，力求职业教育专业设置与产业需求、课程内容与职业标准、教学过程与生产过程"三对接"，"崇尚一技之长"，提升人才培养质量，做到学以致用。

按照教育部提出的"以全面素质为基础，以能力为本位"职业教育指导思想，以高职高专中药学类专业人才培养目标为依据，以岗位需求为导向，以技能培养为核心，以职业能力培养为根本，高职学生应在学习必需的基础理论和专业知识的基础上，重点掌握从事本专业领域实际工作的职业技能，以满足药品生产、临床及药品经营管理第一线岗位的需求。本教材为面向中药药品生产、药品经营与管理、中药学服务等岗位培养高技能人才而编写。

本教材以学生为中心，以巩固专业思想为导向，编写内容科学、规范，突出职业教育技能培养目标，注重实用，并与执业药师考试大纲相一致。在编写中坚持"三基、五性"原则的基础上，力求思想性与特色性结合、科学性与先进性结合、理论性与实用性结合、知识性与实效性结合、教学性与自学性结合，以基本知识够用为原则，突出实践能力和动手能力的培养，重点论述中药生产、临床及经营管理第一线岗位上的职业技术和基本理论。因此，本教材在编排体系和内容上均有所创新，形成具有高职教育特色的比较实用的教材。具体特点如下：

1. 在编排体系上力求新颖。全书共 21 章，在"绪论"之后，共分为三部分，第一部分为中药制剂基本技能部分（第二章至第五章），第二部分为中药制剂生产技术部分（第六章至第十八章），第三部分为中药制剂技术知识拓展（第十九章至第二十一章）。此种编排顺序便于学生学习和掌握，并与药品生产实际紧密结合。

2. 在编写内容上进行整合。按照高职教育"以理论够用，注重实践"的要求，删减理论性较强的内容，切实讲述中药制药岗位上所需的知识。另外，把以往包含在一些具体剂型中的技术单列一章具体讲述，便于学生在掌握各种技术的基础上，再去学习各种剂型。

3. 在内容上体现时代性和实用性。编写过程中，以《中国药典》（2015 年版）为依据，以适应执业药师考试大纲新变化为要求，以最新出版教材为参考，以药品生产第一线上常用剂型为主体，力求在内容上体现时代性和实用性。

4. 在编写逻辑上由浅入深、由简到繁。在叙述语言上力求精练、易懂，并以图表加以说明，便于学生理解。

5. 本教材每一章前都加入本章的学习目标，每一章中加入"知识拓展""知识链接"，每一章后加入目标检测与技能训练，使每个学生更便于掌握所学知识。

本书参编人员及分工为：张炳盛编写第一、十三章，刘丽宁编写第十五章，亓国锋编写第十二章，孙振国编写第十四章，夏清编写第六章，刘芳编写第七章，李跃军编写第十一章，侯春久编写第二章，崔海燕编写第三章，李鹏编写第五章，于慧编写第四章，李卿编写第八章，任红兵编写第九章，陈红英编写第十章，朱玲编写第十六章，王立青编写第十七、二十一章，陈玲玲编写第十八章，侯金良编写第十九章，谭怀美编写第二十章。

本教材在编写过程中得到各参编老师所在学校领导的热情关怀和全力支持，在此表示诚挚谢意。另外，本教材引用了其他教材的部分内容，由于体例所限未注明，在此一并表示由衷感谢。

由于编者水平所限，以及时间仓促，书中若有不妥和错误之处，殷切希望读者提出宝贵意见，以便再版时修订提高。

《中药制剂技术》编委会

2018 年 1 月

目 录

┃中药制剂基本技能┃

中药制剂生产技术

▌中药制剂技术知识拓展▐

第 一 章

绪 论

【学习目标】

知识目标

掌握中药制剂技术课程的性质及常用术语。

熟悉中药制剂的剂型分类;《中国药典》(2015 年版) 一部的体例与内容;制剂生产管理中的相关药事法规。

了解中药制剂的发展。

技能目标

能对各种中药制剂进行分类,正确和熟练使用《中国药典》。

第一节 概 述

一、中药制剂技术的概念

中药制剂技术是以中医药理论为指导,运用现代科学技术,研究中药药剂的处方设计、基本理论、制备工艺、质量控制和合理应用的一门综合性应用技术科学。其内容不但与本专业的课程及其他专业学科有衔接与联系,而且与临床医疗用药实践和工业化生产实践密切相关。中药制剂技术是连接中医与中药的纽带,是培养中药制药高级技术技能型人才的主干专业课程。

中药制剂技术是中医药学的重要组成部分,它随着中医药学的发展,其理论和技术已日趋完善。中药制剂技术的重点是研究中药制剂的处方组成、基本理论、制备工艺、质量标准的制定及在中医药理论指导下的临床合理应用,它具体包括中药制剂与中药调剂两部分。

二、中药制剂技术的任务

中药制剂技术的基本任务是研究将中药原料制成适宜的剂型，保证以有效、安全、稳定、可控的药剂满足医疗卫生工作的需要，并产生较好的社会效益和经济效益。中药制剂技术的具体任务概括如下。

（一）继承和整理中医药学中有关药剂学的理论、技术和经验

中医药宝库中有关药剂的内容很多，大多记载在历代医书、方书、本草、医案等医药典籍中，但均为散在分布，不系统、不完整。中华人民共和国成立后，在"系统学习，全面掌握，整理提高"方针指引下，进行了较多的继承和整理工作，但与中药现代化的要求还有一定距离，因而需要我们对传统中药制剂技术遗产，加以继承和发扬，使其系统化、科学化。如很多有名的传统制剂还缺少客观的质量控制方法和标准，需进一步完善和提高。

（二）吸收和应用现代药剂学的理论、技术、设备及研究成果，加速实现中药制剂现代化

药剂学的理论对提高制剂的生产技术水平，制备安全、有效、稳定、可控的制剂有着十分重要意义。它不仅可以促进基础与专业结合，而且能促进中药药剂的发展。

（三）加强中药制剂技术基本理论的研究

这是中药制剂技术从传统经验开发向现代科学技术开发过渡的重要研究内容。中药制剂与西药制剂最大的差别是制剂的原料，前者是中药材，后者是单一化合物。因此，中药制剂的基础研究，除与西药制剂一样，包括制剂成型理论和技术、质量控制、合理应用等内容外，还包括以对中药或方剂中有效成分的提取、精制、浓缩、干燥等内容，其中关键问题是"提取与分离"。

（四）在中医药理论指导下，运用现代科学技术研制新剂型与新制剂，提高传统中药制剂水平

传统的汤剂、丸剂等，很难满足高效、速效、控制药物释放和发挥定向给药作用等多方面的要求，因此积极研究和开发中药的新剂型、新制剂，如缓释制剂、控释制剂、靶向制剂等是非常重要的。

（五）研究和开发新辅料，以适应中药制剂某些特点的需要

赋形剂是作为药物的载体，赋予制剂一定的形态与结构的物质；附加剂是用于保持药物与剂型的质量稳定的物质。研究与开发新辅料，对提高中药制剂整体水平，创造新的剂型有十分重要的意义。

三、中药制剂技术的常用术语

1. 药物与药品　药物系指用于预防、治疗、诊断疾病的物质的总称，包括原料药与

药品。药品一般是指以原料药经过加工制成具有一定剂型，可直接应用的成品。《中华人民共和国药品管理法》（简称《药品管理法》）附则中将药品定义为：药品是指用于预防、治疗、诊断人的疾病，有目的地调节人的生理机能并规定有适应证或者功能主治、用法和用量的物质，包括中药材、中药饮片、中成药、化学原料药及其制剂、抗生素、生化药品、放射性药品、血清、疫苗、血液制品和诊断药品等。

2. 药剂 系指原料药经调制技术操作制得的成品。

3. 剂型 系指原料药加工制成适合于医疗或预防需要的应用形式，称为药物剂型，简称剂型。如复方丹参片即为"片剂"剂型，六味地黄丸即为"丸剂"剂型。目前常用的中药剂型有胶囊剂、汤剂、胶剂、丹剂、散剂、丸剂、片剂、煎膏剂、注射剂、气雾剂等40多种。

4. 制剂 系指根据国家药品标准、制剂规范等规定的处方，将原料药物加工制成具有一定规格的药剂。它可以直接用于临床，如双黄连注射剂。制剂主要在药厂生产，医院制剂室也生产部分。凡研究制剂的生产工艺和理论的学科，称为制剂学。以中药材为原料制成的制剂称为中药制剂。

5. 调剂 系指根据医师处方，专为某一患者配制，并规定有用法用量的药剂。调剂一般在医院的药房中进行。凡研究药剂调配、服用等有关理论、原则和技术的学科称为调剂学。

6. 中成药 系指在中医药理论指导下，以中药材为原料，根据疗效确切、应用广泛的处方而大量生产的制剂。中成药一般具有特有的名称，并标明功能主治、用法用量和规格。

7. 辅料 系指生产药品和调配处方时所用的赋型剂和附加剂。

8. 新药 2001年9月15日国务院新颁布施行的《中华人民共和国药品管理法实施条例》对新药做出了权威性界定："新药是指未曾在中国境内上市销售的药。"

9. 标准操作规程（SOP） 经批准用以指导制剂生产操作的通用性文件或管理办法。

10. 有效期 药品可使用的常温贮存有效期限。

第二节 中药制剂的发展

一、古代中药制剂的简况

中药制剂技术是在人类防病治病的长期实践中形成并发展，随着社会的进步、科学技术的发展和医药水平的提高，中药制剂的制备理论与工艺技术不断发展和完善。

中药制剂技术的起源可追溯到夏禹时代（前2140年），那时已经能酿酒，因此有多种药物制成药酒的记载。在酿酒的同时又发现了曲，曲剂具有健脾胃、助消化、消积导滞的功效，这是一种早期应用的复合酶制剂，至今仍在使用。商汤时期（前1766年），伊尹首创汤剂。战国时期（前221年以前），我国现存的第一部医药经典著作《黄帝内经》中提出了"君、臣、佐、使"的组方原则，同时还在《汤液醪醴论》中论述了汤液醪醴的制法和作用，并记载了汤、丸、散、膏、药酒等不同剂型及其制法。秦汉时代（前221~219年）是我国药剂学理论与技术显著发展的时期，《五十二病方》《甲乙经》《山海经》就记载将药物制成酒剂、汤剂、药末剂、洗浴剂、饼剂、曲剂、丸剂、膏剂等剂型使用。东汉张仲景（142—219）的《伤寒论》和《金匮要略》著作中记载有栓剂、洗剂、软膏剂、糖浆剂等剂型10余种。晋代葛洪（281—341）著《肘后备急方》，书内记载了铅硬膏、干浸膏、蜡丸、浓缩丸、锭剂、条剂、尿道栓剂，并将成药、防疫药剂及兽用药剂列为专章论述。唐代显庆四年（659年）由政府组织编纂并颁布了唐《新修本草》，这是我国第一部也是世界上最早的国家药典。唐代孙思邈（581—682）著《备急千金要方》《千金翼方》，对制药的理论、工艺和质量问题等都有专章论著，促进了中药制剂技术的发展。

宋元时期（960~1367年），由太医院颁布、陈师文等校正的《太平惠民和剂局方》是我国历史上由官方颁布的第一部制剂规范，也是世界上最早的具有药典性质的药剂方典，书中收载的许多方剂和制法至今仍为传统中药所沿用。明代李时珍（1518—1593）名著《本草纲目》，总结了16世纪以前我国劳动人民医药实践的经验，收载的药物有1892种、剂型40多种、附方13000多首，为中药制剂技术提供了丰富的研究资料，对世界药学的发展也有重大贡献。

二、现代中药制剂的发展简介

中华人民共和国成立后，在"中医药是一个伟大的宝库，应当努力发掘，加以提高"的方针指引下，通过学习中医，研究中药新剂型，颗粒剂、片剂、涂膜剂、膜剂、气雾剂、注射剂、中西药组方制剂等成功地应用于临床。近年来，国家投入大量人力、物力和财力进行了中药新剂型、新技术、新设备、新辅料等的研究和攻关，取得了显著成就，如长效制剂、控释制剂、靶向制剂相继问世，促进了中药剂型的发展。超临界流体萃取、超声波提取、超滤、喷雾干燥、一步制粒、悬浮包衣等新技术应用于中药制剂生产。高效液相色谱法、气相色谱法、薄层扫描法、薄层色谱-分光光度法、紫外分光光度法等现代分析仪器应用于中药制剂的质量控制，对提高中药制剂质量，强化药品监督管理，加快中药制剂发展起到了重要的推动作用，尤其是中药指纹图谱的建立使中药制剂的质量控制又上了一个新台阶。新辅料的应用如片剂填充剂新开发了可压性淀粉等；黏合剂开发了聚乙烯醇、聚维酮、羟丙甲纤维素等；崩解剂开发了低取代羟丙基纤维素、羧甲基淀粉钠、交联聚维酮（PVPP）等。微晶纤维素、微粉硅胶的使用，促进了我国粉末直接压片技术的发展。

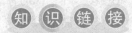

药剂学的新分支

    1. 工业药剂学是研究药物制剂的剂型设计及制剂生产理论与技术的一门学科。

    2. 物理药剂学是应用物理化学原理研究和解释药剂制造和贮存过程中存在的现象及其内在规律,并在该基础上指导剂型及制剂设计的一门学科。

    3. 生物药剂学是研究药物及其制剂在体内的吸收、分布、代谢和排泄过程,阐明药物的剂型因素、用药对象的生物因素与药效三者关系的一门学科。

    4. 药物动力学是研究药物及其代谢产物在人体或动物体内的时间-数量变化过程,并提出用于解释这一过程的数学模型,为指导合理用药、剂型设计提供量化指标的一门学科。

    5. 临床药剂学是主要阐明药物在疾病治疗中的作用、药物相互作用,指导合理用药的一门学科。

第三节　药物剂型的分类

一、药物制成剂型的目的

药物剂型是药物的应用形式,对发挥药物的疗效十分重要,具体体现在以下几方面:

1. **改变药物作用性能**　如硫酸镁口服可作泻下药应用,而静脉滴注能抑制大脑中枢神经,有镇静、解痉作用。

2. **调节药物作用速度**　如注射剂、吸入剂等,属速效剂型,可迅速发挥药效,用于抢救危重患者。丸剂、缓释制剂、植入剂等属慢效或长效剂型。因此在制剂生产中应按疾病需要选用不同作用速度的剂型。

3. **降低或消除药物的毒副作用**　如芸香草制成汤剂治疗咳喘病,有恶心、呕吐反应,疗效不佳,但制成气雾剂不仅药效发挥快,副作用小,而且剂量减少。一些控释与缓释制剂,能控制药物放出速度并保持稳定的血药浓度,降低副作用。

4. **具有靶向性**　一些具有微粒结构的制剂,如静脉注射乳剂、静脉注射脂质体乳剂等,在体内能被单核-巨噬细胞系统的巨噬细胞所吞噬,使药物在肝、肾等器官分布较多,能发挥药物剂型的靶向作用。

在选用药物剂型时，除了要满足医疗、预防的需要和药物本身性质的要求外，同时需对药物制剂的稳定性、生物利用度、质量控制及生产、贮存、运输、服用等方面加以全面考虑，使药物达到安全、有效和稳定的目的。

二、药物剂型的分类

药物的剂型种类繁多，为了便于学习、研究和应用，把药物剂型分为以下几类：

（一）按形态分类

1. 固体剂型　如散剂、丸剂、片剂、膜剂、胶囊剂等。

2. 半固体剂型　如软膏剂、糊剂等。

3. 液体剂型　如汤剂、糖浆剂、注射剂、合剂、酊剂等。

4. 气体剂型　如气雾剂、烟剂等。

由于形态相同的剂型，制备和贮运上有相近之处，如液体剂型制备时多采用溶解法、分散法；固体剂型多需粉碎和混合等；半固体剂型多用熔化和研和法。因此这种分类方法在制备、贮藏和运输上较有意义，但是过于简单，缺少剂型间的内在联系，实用价值不大。

（二）按分散系统分类

1. 真溶液型　如芳香水剂、溶液剂、糖浆剂、甘油剂、醋剂、注射剂等。

2. 胶体溶液型　如胶浆剂、火棉胶剂、涂膜剂等。

3. 乳剂型　如口服乳剂、静脉注射乳剂、部分搽剂等。

4. 混悬型　如合剂、洗剂、混悬剂等。

5. 气体分散型　如气雾剂、吸入剂等。

6. 微粒分散型　如微球剂、微囊剂、纳米囊、纳米球等。

7. 固体分散型　如散剂、颗粒剂、丸剂、片剂、注射用无菌粉末等。

这种分类方法便于应用物理化学原理来阐明各类制剂的特点，但不能反映用药部位与用药方法对剂型的要求，一种剂型由于分散介质和制法不同，可以分到几个分散体系中，如注射剂中就有溶液型、混悬型、乳剂型及注射用无菌粉末等，无法保持剂型的完整性。

（三）按给药途径分类

1. 经胃肠道给药剂型　有汤剂、合剂（口服液）、糖浆剂、煎膏剂、酒剂、流浸膏剂、散剂、胶囊剂、颗粒剂、丸剂、片剂等，经直肠给药的剂型有栓剂、灌肠剂等。

2. 不经胃肠道给药剂型　①注射给药的有注射剂，包括静脉注射、肌肉注射、皮下注射、皮内注射、穴位注射等；②呼吸道给药的有气雾剂、吸入剂、烟剂等；③皮肤给药的有软膏剂、膏剂、橡皮膏剂、糊剂、搽剂、洗剂、涂膜剂、离子透入剂等；④黏膜给药的有滴眼剂、滴鼻剂、眼用软膏、口腔膜剂、含漱剂、舌下含片、栓剂等。

此分类方法与临床用药密切结合，并能反映给药途径与应用方法对剂型制备的特殊要求。但由于给药途径和应用方法不同，一种制剂可以在不同给药途径的剂型中出现，如溶液剂可在口服、皮肤、黏膜、直肠等多种给药途径出现。

（四）按制备方法分类

按制备方法分类是将主要工序采用相同方法制备的剂型列为一类。如将用浸出方法制备的汤剂、合剂、酒剂、酊剂、流浸膏剂和浸膏剂等归纳为浸出制剂。将用灭菌方法或无菌操作法制备的注射剂、滴眼剂等列为无菌制剂。

这种分类方法有利于研究制备的共同规律，但归纳不全，并且某些剂型会随着科学的发展改变其制法，故有一定的局限性。

三、中药剂型选择的基本原则

剂型是药物使用的必备形式。药物疗效主要决定于药物本身，但是在一定条件下，剂型对药物疗效的发挥也可起到关键性作用，主要表现为对药物释放、吸收的影响。同一种药物，由于剂型种类不同，所选用的辅料不同、制备方法不同，以及工艺操作的差异，往往会使药物的稳定性和药物起效时间、作用强度、作用部位、持续时间、副作用等方面出现较大差异。因此，剂型的选择是中药制剂研究与生产的主要内容之一。通常按下述基本原则选择剂型。

（一）根据防治疾病的需要选择剂型

因为病有缓急、证有表里，须因病施治、对症下药。所以病证不同，对药物的剂型要求也就不同。一般而言，急症用药宜选用发挥疗效迅速的剂型，如注射剂、气雾剂、舌下片、合剂（口服液）等剂型；慢性病用药宜选用作用缓和、持久的剂型，如丸剂、片剂、煎膏剂等剂型；皮肤疾患用药，一般选用软膏剂、橡胶膏剂、外用膜剂、洗剂等剂型；而某些局部黏膜用药可选用栓剂、条剂、线剂等剂型。

（二）根据药物本身及其成分的性质选择剂型

剂型是药物的应用形式，有些药物只有制成适宜的剂型，才能发挥疗效或使用，这一特点与其自身性质和所含成分的性质密切相关，具体体现在以下几方面：①改变药物作用性能，如硫酸镁口服可作泻下药应用，而静脉滴注能抑制大脑中枢神经，有镇静、解痉作用。②调节药物作用速度，如注射剂、吸入剂等，属速效剂型，可迅速发挥药效，用于抢救危重患者；丸剂、缓释制剂、植入剂等属慢效或长效剂型。③降低或消除药物的毒副作用，如芸香草制成汤剂治疗咳喘病，有恶心、呕吐反应，疗效不佳，但制成气雾剂不仅药效发挥快，副作用小，而且剂量减少。④具有靶向性，如静脉注射乳剂、静脉注射脂质体乳剂等，在体内能被单核-巨噬细胞系统的巨噬细胞所吞噬，使药物在肝、肾、肺等器官分布较多，能发挥药物剂型的靶向作用。

（三）根据生产条件和方便性的要求选择剂型

在根据防治疾病的需要和药物本身性质的基础上，剂型的选择还要充分考虑拟生产厂的技术水平和生产条件，同时力求使药物剂型符合三小（剂量小、毒性小、副作用小）、三效（高效、速效、长效）、五方便（生产、贮存、运输、服用、贮藏方便）及成本低廉的要求。

对儿童用药尽量做到色美、味香、量宜、效高，并能多种途径给药。可考虑制成口服液剂、微型颗粒剂、滴鼻剂、栓剂、注射剂等。

第四节 中药制剂的工作依据

一、药品标准

我国药品标准包括《中华人民共和国药典》（简称《中国药典》）、《中华人民共和国卫生部药品标准》（简称《部颁药品标准》）。1998 年《部颁药品标准》更名为国家药品监督管理局（现更名为国家食品药品监督管理总局）药品标准（简称《局颁药品标准》）。

中药制剂工作必须遵从各种药品管理法规、《中国药典》和《局颁药品标准》，也应遵从制剂规范与处方等文件，以保证药剂工作质量，使临床用药有效、安全。

（一）药典

1. 药典的概念　药典是一个国家规定药品质量规格、标准的最高法典。由国家组织药典委员会编纂，并由政府颁布施行，具有法律的约束力。药典中收载药效确切、毒副作用小、质量稳定的常用药物及其制剂，规定其质量标准、制备要求、鉴别、杂质检查及含量测定，并注明适应证或功能主治、用法用量等，作为药品生产、检验、供应与使用的依据。药典在一定程度上反映了一个国家药品生产、医疗和科学技术水平，同时在保证人民用药安全有效，促进药物研究和生产上发挥了重要作用。

2. 《中国药典》的发展简况　我国是世界上最早颁布全国性药典的国家，早在唐显庆四年（659 年）就颁布了《新修本草》，又称《唐本草》，这是我国最早的药典，也是世界上最早出现的一部全国性药典，比欧洲 1498 年出版的地方性药典《佛洛伦斯药典》早 800 多年，比欧洲第一部全国性药典《法国药典》早 1100 年。《太平惠民和剂局方》是我国第一部官方颁布的成方规范，也具有药典的性质。

1930 年国民党政府卫生署编纂了《中华药典》，此版药典完全参考英、美国家药典，规定的药品标准不适合当时的国情。药学工作者无法遵守，而且该药典出版后一直未修订过。

中华人民共和国成立后即开展了《中国药典》的编纂工作，至今已颁布了十版，即1953 年版、1963 年版、1977 年版、1985 年版、1990 年版、1995 年版、2000 年版、2005年版、2010 年版及 2015 年版，其中 1953 年版只有一部；从 1963 年版开始至 2000 年版均分为两部，一部收载药材、中药成方及单味制剂，二部收载化学药品、抗生素、生化药品、放射性药品、生物制品及药用辅料等；从 2005 年版起分为三部，一部收载药材及饮片、植物油脂和提取物、成方制剂和单味制剂等，二部收载化学药品、抗生素、生化药品、放射性药品及药用辅料等，三部收载生物制品，首次将《中国生物制品规程》并入药典；2015 年版起分为四部，一部收载中药材及饮片、植物油脂和提取物、成方制剂和单味制剂等，二部收载化学药品、抗生素、生化药品、放射性药品等，三部收载生物制品，四部为通则（包括原有药典一部、二部、三部的附录内容及药用辅料）。每版药典均在前一版药典的基础上，内容和标准都有所修改和提高。

从总体情况看，2015 年版《中国药典》收载品种的安全性、有效性及质量控制水平又有了新的提高，基本实现了"化学药、生物药达到或接近国际标准，中药主导国际标准"的总目标。2015 年版《中国药典》主要有八个方面的变化：

一是收载品种显著增加。2015 年版药典收载 5608 个品种，比 2010 年版药典增加 1082种，其中一部收载品种 2598 种（新增 440 种、修订 517 种、不收载 7 种），二部收载品种2603 种（新增 492 种、修订 415 种、不收载 28 种），三部收载品种 137 种（新增 13 种、修订 103 种、不收载 6 种）。二是药典标准体系更加完善，将过去药典各部附录进行整合，归为本版药典四部。完善了以凡例为总体要求、通则为基本规定、正文为具体要求的药典标准体系。三是现代分析技术的扩大应用。本版药典在保留常规检测方法的基础上，进一步扩大了对新技术、新方法的应用，以提高检测的灵敏度、专属性和稳定性。四是药品安全性保障进一步提高。完善了"药材和饮片检定通则""炮制通则"和"药用辅料通则"，新增"国家药品标准物质通则""生物制品生产用原材料及辅料质量控制规程""人用疫苗总论""人用重组单克隆抗体制品总论"等，增订了微粒制剂、药品晶型研究及晶型质量控制、中药有害残留物限度制定等相关指导原则。五是药品有效性控制进一步完善。对检测方法进行了全面增修订。六是药用辅料标准水平显著提高。本版药典收载药用辅料更加系列化、多规格化，以满足制剂生产的需要。七是进一步强化药典标准导向作用。本版药典通过对品种的遴选和调整、先进检测方法的收载、技术指导原则的制定等，强化对药品质量控制的导向作用；同时，紧跟国际药品质量标准发展的趋势，兼顾我国药品生产的实际状况，在检查项目和限度设置方面，既要保障公众用药的安全性，又要满足公众用药的可及性，从而引导我国制药工业健康科学发展。八是药典制定更加公开透明、规范有序。

3. 其他国家药典　世界上许多国家颁布了自己的药典，此外还有国际和区域性药典，常用的有：

(1)《美国药典》(简称 U.S.P)，现行版为 2015 年版。

(2)《英国药典》(简称 B.P)，现行版为 2011 年版。

(3)《日本药局方》(简称 J.P)，现行版为 JP15 (2006 年)。

(4)《国际药典》(简称 Ph.Int)，是世界卫生组织（WHO）为了统一世界各国药品的质量标准和质量控制的方法而编纂的药典。修订中的国际药典为第三版，共 5 卷，第 1、2、3 卷分别于 1979 年、1981 年、1988 年出版。《国际药典》对各国无法律约束力，仅供各国编纂药典时作为参考标准。

(二) 其他药品标准

其他药品标准主要为《局颁药品标准》。由药典委员会编纂，国家食品药品监督管理总局颁布施行。《局颁药品标准》收载范围：

1. 国家食品药品监督管理总局审批的国内创新的品种，国内生产的新药及放射性药品、麻醉药品、中药人工合成品、避孕药品等。

2. 前版药典收载，而现行版未列入的，疗效肯定，国内几省仍在生产、使用并需要修订标准的药品。

3. 疗效肯定，但质量标准需进一步改进的新药。

二、药事法规

药事法规是有关药品生产、经营、管理及应用的国家政策法令、条例、管理规定等的统称。制定和实施药事法规，对促进药品生产、提高药品质量、保证用药安全和维护人民健康具有重要意义。因而所有从事中药专业工作的人员，必须在严格遵守国家药品标准的同时，切实贯彻执行药事法规的各项内容。

(一) 中华人民共和国药品管理法

1984 年 9 月 20 日第六届全国人民代表大会常务委员会第七次会议审议通过了我国第一部《中华人民共和国药品管理法》(简称《药品管理法》)，自 1985 年 7 月 1 日起施行。《药品管理法》实施后，在加强药品监督管理、打击制售假劣药品行为、保证人民用药安全有效方面发挥了十分重要的作用。但是，随着我国市场经济体制的推行和加入世贸组织（WTO），原来的《药品管理法》已不能完全适应现实需要，故 2001 年 2 月 28 日第九届全国人民代表大会常务委员会第七次会议进行修订，2001 年 12 月 1 日起施行了新修订的《药品管理法》。

(二) 药品生产质量管理规范

药品生产质量管理规范（GMP）系指药品生产全过程中，以科学、合理、规范化的条件和方法来保证生产优良药品的一整套科学管理规范，是药品生产和质量全面管理监控的通用准则。

我国自 1988 年第一次颁布 GMP 至今已有 20 多年，其间经历 1992 年和 1998 年两次修订，截至 2004 年 6 月 30 日，实现了全部原料药和制剂均在符合 GMP 条件下生产的目标。为了进一步强化药品生产企业的质量意识，建立药品质量管理体系，2011 年 1 月 17 日，卫生部以第 79 号令发布了《药品生产质量管理规范（2010 年修订）》，自 2011 年 3 月 1 日起施行。

新版 GMP 包括总则、质量管理、机构与人员、厂房与设施、设备、物料与产品、确认与验证、文件管理、质量控制与质量保证、委托生产与委托检验、产品发运与召回、自检及附则，共计 14 章、313 条。"现行 GMP 通则"包括无菌药品、原料药、生物制品、血液制品及中药制剂等 5 个方法内容。

知 识 链 接

相关药事法规

1. 药品经营质量管理规范（GSP）。

2. 药物非临床研究质量管理规范（GLP）。

3. 药物临床试验管理规范（GCP）。

4. 中药材生产质量管理规范（GAP）。

5. 药品包装用材料、容器管理办法（暂行）。

6. 药品说明书和标签管理规定。

7. 药包材国家标准。

8. 药品注册管理办法。

复习思考

一、名词解释

中药制剂技术　　药物　　药品　　制剂　　中成药　　新药　　药典

二、选择题

（一）单项选择题

1. 汤剂的创始人是（　　）

A. 后汉张仲景　　　　　　B. 商代伊尹　　　　　　C. 晋代葛洪

D. 金代李杲　　　　　　　E. 明代李时珍

2. 第一版《中华人民共和国药典》是（　　）

    A. 1953 年版　　　　　　　B. 1977 年版　　　　　　　C. 1985 年版

    D. 2000 年版　　　　　　　E. 2010 年版

3. 世界上第一部药典是（　　）

    A.《佛罗伦萨药典》　　　　B.《纽伦堡药典》　　　　C.《新修本草》

    D.《英国药典》　　　　　　E.《本草纲目》

4. 药品生产质量管理规范的缩写是（　　）

    A. GSP　　　　　　　　　B. GLP　　　　　　　　C. GMP

    D. GCP　　　　　　　　　E. GAP

5. 中药材经过加工制成具有一定形态的成品，称为（　　）

    A. 成药　　　　　　　　　B. 中成药　　　　　　　C. 制剂

    D. 药品　　　　　　　　　E. 剂型

（二）多项选择题

1. 药物制成剂型的目的（　　）

    A. 提高某些药物的生物利用度及疗效

    B. 方便运输、贮藏与应用

    C. 满足防病治病的需要

    D. 适应药物的密度

    E. 适应药物本身性质的特点

2. 不经胃肠道给药的剂型包括（　　）

    A. 注射剂　　　　　　　　B. 片剂　　　　　　　　C. 软膏剂

    D. 洗剂　　　　　　　　　E. 滴鼻剂

三、简答题

1. 药物制成剂型的目的。

2. 中药制剂技术的任务。

✎ 技能训练

《中国药典》查阅方法

一、实训目的

1. 通过查阅《中国药典》（2015 年版）中一个项目和内容，熟悉《中国药典》的查阅和使用方法。

2. 了解《中国药典》的主要内容。

二、实训条件

1. 实训场地　图书馆、教室。

2. 实训材料　《中国药典》（2015 年版），记录本等。

三、实训内容

从《中国药典》查阅溶解度、粉末分等、相对密度测定法、重量差异限度检查、人参鉴别、杜仲鉴别、六味地黄丸的制备方法、板蓝根颗粒的制备方法等内容，并详细记录各项内容的出处。

中药制剂基本技能

第 二 章

中药调剂技术

【学习目标】

知识目标

　掌握处方的含义，中药斗谱的编排原则，中药处方调剂的操作规程。

　熟悉中药处方调剂的基本知识。

　了解调剂工作制度，中药处方管理制度。

技能目标

　能熟练地进行处方的调配。

　　中药调剂是调剂人员根据中医师处方将中药饮片或制剂调配成药剂供患者使用的操作过程。中药调剂是中医药学的重要组成部分，在古籍中"合药分剂""合和""合剂"等均属中药调剂范畴。由于中医临床强调辨证施治，因而中药运用的主要形式为汤剂，故中药调剂主要针对调配汤剂处方而言，根据中医师处方要求进行临床炮制、临床制剂等也属于中药调剂的范畴。

　　中药调剂是紧紧围绕临床需要并直接为患者服务的工作。中药调剂质量的好坏不仅影响临床疗效的发挥，而且会影响到患者的身体健康，甚至危及生命安全。调剂人员不仅要对调配的药物品种和数量负责，而且对药品的真伪优劣、炮制是否得法，以及中医师处方中有无配伍禁忌、毒剧药物剂量和煎服方法正确与否等均负有监督检查责任。

第一节 处 方

一、处方的含义、种类与意义

1. 处方的含义 处方是药剂配制及生产的重要书面文件。狭义地讲，处方是医师为患者预防、诊断、治疗疾病而开写的有关配制和发出药剂的书面文件。广义地讲，凡制备任何一种药剂的书面文件皆可称为处方。

2. 处方的种类

（1）法定处方 系指药典、局颁标准上收载的处方，具有法律约束力。

（2）医师处方 系指医师为某个患者预防、诊断、治疗疾病用药的书面文件。医师处方在药房发药后应留存一定的时间，以便考察。一般药品处方留存 1 年，医疗用毒性药品、精神药品处方留存 2 年，麻醉药品处方留存 3 年。处方留存期满登记后，由单位负责人批准销毁。

（3）验方、单方和秘方 验方系指民间积累的疗效比较显著的经验处方；单方系指比较简单有效的处方，往往只含有 1~2 味药；秘方一般指秘而不传的验方或单方。在验方、单方、秘方中有些是疗效比较好或具特殊治疗作用的，应注意发掘、整理和研究提高。

（4）生产处方 系指大量生产制剂时所制定的规格标准、制备方法及质量控制等规程性文件，仅限用于制剂生产。

（5）协定处方 系指医院药房根据医疗需要，与医师共同协商制定的处方。它可以预先大量配制与储备，以便控制质量、减少患者等候临时调配取药的时间。协定处方药剂的制备必须经上级主管部门批准，并只限于本单位使用。

3. 处方的意义 处方是医师发给患者药剂的凭证，也是药房调配药剂、指导患者用药和收取药品费用的依据，具有法律、技术和经济上的意义。由于开写处方或调配处方的差错而造成的医疗事故，医师或调剂人员应负相应的法律责任。处方的技术意义在于写明了药物的名称、数量、剂型及用法用量等，保证了药剂的规格和安全有效。在经济上可按照处方检查和统计药品的消耗量，尤其是贵重药品、毒性药品和麻醉药品，也可供作报销及预算采购的依据，并作为药房向患者收取药品费用的依据。

二、医师处方

1. **处方结构**　医师处方分中医处方与西医处方，其基本结构相似，处方结构如下：

（1）处方前记　包括医院全称、门诊号或住院号，患者姓名、年龄（月龄、日龄）、性别、单位或住址，处方编号、日期及临床诊断等。性别、年龄是核对药品与剂量的依据，一定要写清楚，对婴幼儿尤为重要。

（2）处方正文　包括药品的名称、规格、数量及用法等，是处方的主要部分。药品名称用中文或拉丁文书写，毒性药品应写全称，普通药可用缩写名（但不可引起误解）。数量一律用阿拉伯数字，药品数量的小数应正写并排列整齐，以防差错。计量单位用公制，即用克、毫克、毫升等及通用的国际单位。处方不得涂改，必要时由处方医师在涂改处签字。毒性药品、麻醉药品应按有关规定严格执行。

（3）处方后记　包括医师签名、调剂人员签名及复核人签名。处方写成后，必须由医师签字或盖章后方能生效。调剂人员调配处方后必须由校对人员校对，双签名后方可将药品发出。

2. **特点**

（1）中医处方　正文内所拟中药一般按"君、臣、佐、使"及药引子等顺序排列；饮片、中成药、西药三类药品分别开写，不可在同一处方中书写，但中成药、西药可以在一张处方中书写；饮片处方药名用正名或惯用名，若用惯用名或"并开"药须书写清楚；脚注是中药处方中的一项重要内容，它是注明对饮片特殊炮制要求及对煎药法的要求；饮片处方一般以单剂量即一日量书写，同时注明总剂量数；中成药处方书写法同西药处方。

（2）西医处方　紧接处方前记为处方头，以"Rp"或"R"起头，来源于拉丁文字Recipe，有"取下列药品"的意思；处方中的药品一般按主药、辅药、矫味剂、赋形剂的顺序排列，处方中药品为药物制剂时，其剂量书写方法有单剂量法（写出一次用量，并写出一日次数及总日数）和总剂量法（写出总剂量，并写出一次用量及一日次数），服用方法通常以 Sig.（拉丁文 Signare 的缩写）为标志，用拉丁文缩写以节约书写时间。处方中常用拉丁语缩写见表2-1。

表2-1　处方中常用拉丁术语缩写

缩写	拉丁语	中文
aa	Ana	各
a. c.	Antecibos	饭前

续表

缩写	拉丁语	中文
ad	Ad	加至
add.	Adde，addatur	加
b. i. d.	Bis in die	一日2次
c.，c	Cum	与，同
ft.	Fiat，fit	制成
gtt.	Gutta	滴
h. s.	Horasomni	临睡前
I. H.	Hypodermic injection	皮下注射
I. M.	Intramuscular injection	肌内注射
I. V.	Intravenous injection	静脉注射
m.	Misce	混合
m. f.	Misce fiat	混合制成
No.	Numero	数目
O. D.	Oculus dexter	右眼
O. L.	Oculus laevus	左眼
O. S.	Oculus siniter	左眼
O. U.	Oculus uterque	双眼
p. c.	Post cibos	饭后
p. r. n.	por re nate	必要时
q，d，	Quaque die	每日
q. i. d.	Quaque in die	一日4次
q. s.	Quantum sufficiat	适量
Sig.	Signa，Signetur	标记，用法
S. O. S.	Si Opus sit	必要时
SS.	Semi Semis	一半
Stat. st	Statim	立即
t. i. d	Ter in die	一日3次
ut. dict.	Ut dictum	遵照医嘱
d. t. d.	Dentur tables doses	给予同量

三、处方的管理

中药处方包括中药饮片处方、中成药（含医疗机构中药制剂）处方。

为规范处方管理，提高处方质量，促进合理用药，保障医疗安全，根据《执业医师法》《药品管理法》《医疗机构管理条例》《麻醉药品和精神药品管理条例》等有关法律、法规，制定了处方管理办法。具体内容包括以下几个方面：

1. **处方标准**　由卫生部统一规定，处方格式由省、自治区、直辖市卫生行政部门统一制定，处方由医疗机构按照规定的标准格式印制。

2. **医师开具中药处方原则**　应当以中医药理论为指导，体现辨证论治和配伍原则，并遵循安全、有效、经济的原则。

3. **中药饮片处方的书写要求**

（1）应当体现"君、臣、佐、使"的特点要求。

（2）中药饮片名称应当按《中国药典》规定准确使用，《中国药典》没有规定的，应当按照本区、市或本单位中药饮片处方用名与调剂给付的规定书写。

（3）中药饮片剂量使用法定剂量单位，用阿拉伯数字书写，原则上应当以克（g）为单位，"g"（单位名称）紧随数值后。

（4）调剂、煎煮等特殊要求注明在药品右下方，并加括号如打碎、先煎、后下等。

（5）对饮片的产地、炮制有特殊要求的，应当在药品名称之前写明。

（6）根据整张处方中药味多少选择每行排列的药味数，并原则上要求横排及上下排列整齐。

（7）中药饮片用法用量应当符合《中国药典》规定，无配伍禁忌，有配伍禁忌和超剂量使用时，医师应当在药品下方再次签名。

（8）中药饮片剂数应当以"剂"为单位。

（9）处方用法用量紧随剂数之后，包括每日剂量、采用剂型（水煎煮、酒泡、打粉、制丸、装胶囊等）、每剂分几次服用、用药方法（内服、外用等）、服用要求（温服、凉服、顿服、慢服、饭前服、饭后服、空腹服等）等内容。

（10）按毒麻药品管理的中药饮片的使用应当严格遵守有关法律、法规和规章的规定。

4. **中成药处方的书写要求**

（1）按照中医诊断（包括病名和证型）结果，辨证或辨证辨病结合选用适宜的中成药。

（2）中成药名称应当使用经药品监督管理部门批准并公布的药品通用名称，院内中药制剂名称应当使用经省级药品监督管理部门批准的名称。

（3）用法用量应当按照药品说明书规定的常规用法用量使用，特殊情况需要超剂量使用时，应当注明原因并再次签名。

（4）片剂、丸剂、胶囊剂、颗粒剂分别以片、丸、粒、袋为单位，软膏及乳膏剂以支、盒为单位，溶液制剂、注射剂以支、瓶为单位，应当注明剂量。

（5）每张处方不得超过5种药品，每一种药品应当分行顶格书写，药性峻烈的或含毒性成分的药物应当避免重复使用，功能相同或基本相同的中成药不宜叠加使用。

（6）中药注射剂应单独开具处方。

5. 处方有效期 处方开具当日有效，特殊情况下需延长有效期的，由开具处方的医师注明有效期限，但有效期最长不得超过 3 日。

6. 处方常用量 处方一般不得超过 7 日用量；急诊处方一般不得超过 3 日用量；对于某些慢性病、老年病或特殊情况，处方用量可适当延长，但医师应当注明理由。

第二节 中药房的组织结构与管理

一、中药房的类型与任务

1. 中药房的类型 中药房按其业务性质可分为医院中药房和企业性中药房两类。

（1）**医院中药房** 系指中医院、综合性医院等所设置的中药房。其业务范围只限于调配本院医师的处方，进行中药炮制、制剂、药品检验等任务，不配制外来处方，也不零售中成药。

（2）**企业性中药房** 系指综合性中药店、中药门市部及中草药店等。因处方医生不固定，除调配处方外，尚有"问病售药"业务。即不需要处方，凭患者主述病症和望问后，由中药师售给对症的中成药。

一般来说，二、三级综合性中医院的中药房统称药剂科，下设调剂室（部）、制剂室（部）、库房（供应部）、药品检验室（部）等部门。各医院可根据自身性质与规模大小进行调整。

2. 医院中药房的基本任务

（1）严格执行《药品管理法》和有关药政法规。

（2）编制中药采购计划，保管好各类药品，保证供应，登记账卡、进销账目和统计报表。

（3）根据调配技术常规，及时、准确地调配处方。

（4）按临床需要制备制剂及加工炮制药材（主要为市场脱销的品种），自配制剂坚持自用原则。

（5）加强药品质量管理，建立健全的核对和分析检验制度，保证所配方剂和制剂的质量。

（6）做好用药咨询，结合临床搞好合理用药、新药试验和药品疗效评价。

（7）根据临床需要，积极研究、创制新制剂、新剂型。

（8）承担医药院校学生实习和药学人员进修任务。

二、中药房调剂室的设施

调剂室是中药房的重要组成部分，是调剂人员调配处方的工作场所。医院中药房的面积大小应根据医院病床、门诊量多少而定，用药量大、调剂任务重的中药调剂室占用面积要宽大一些。企业中药房的营业面积一般不得少于 40m²，店堂以位置明显、安静、光线充足、便于患者取药为原则。为方便患者，调剂室、计价室、收款室相距不宜太远。

调剂室的主要设备有药斗橱、中成药架、调剂台等，有条件的还可安装空调、冰箱等。常用的用具有戥称、捣筒、铁研船、药筛等，现分述如下。

1. 药斗橱　药斗橱是陈列中药饮片以供调剂使用的专用斗橱，又称"饮片斗架"。一般用木材制成，其质量优劣与保证药品质量有很大关系。因此，制作药斗橱时除应选择较好的木料外，还必须精细加工。药斗橱有多种形式，可根据调剂方式和药品排列需要选择。常见的有以下三种。

（1）综合配方药斗橱　系由两架普通药斗橱加一架夹斗橱组成，俗称"两斗一夹"，是应用较广的药斗橱。普通药斗橱一般为横八竖七或横八竖八、横八竖九格，有的最底层设扁大药斗，每个格斗前后分为二至三格，以盛装不同药品。夹斗橱与普通橱不同之处在于其上部设置多格的小药斗若干，专供陈列较贵重的药品，中下层类似一般商品橱，供放置药瓶、药罐等。

（2）定位配方药斗橱　又称定位配方桌，由两部分组成，下部为带斗橱的配方台，上部为药斗橱。

（3）流水作业配方药斗橱　其构造和形式与综合配方药橱基本相同，仅将普通药斗橱及夹斗橱按药品分区管理情况分别集中排列，以方便操作。

2. 调剂台　多系木制，供调配及包装使用。台面下可设抽屉及药斗橱若干。

3. 戥秤　戥秤是中药调剂的称量工具。秤杆可用木、骨或金属等材料制作，秤盘和秤砣多用金属制成。戥秤的称量范围根据需要而定，常用的有 1~125g、1~250g、1~500g 及 100mg~50g 等数种规格。后一种用于贵重药及毒剧药的称量，其他几种均用于一般中药饮片的称量。

使用戥秤时，秤杆平放在左手中指端和虎口上，砣绳挂小指端。以右手前三指抓药，置药于秤盘中心后，提起秤系（秤杆不过鼻尖），利用左手食指和中指的伸屈活动来带动砣绳的进退移动。称取毒剧药物时秤盘应衬纸，以免污染其他药。

4. 捣筒　又称铜冲钵、冲筒。适用于处方中少量药物的临时捣碎，有铜制及铁制两种。

5. 铁研船　又称药碾子、铁推槽等。用生铁铸造而成，专供粉碎少量药料之用，有大小不同规格。

6. 拌缸　由缸身、缸盖、小筛三部分组成，用以临时拌制少量药品，如朱砂拌远志、青黛拌灯心草等。操作时，先将药品置于缸内，再取拌料适量置小筛上，缸筛套合后盖严，摇动拌缸至药物与拌料拌匀即可。

7. 药筛　供调配时筛取药物细粉或混合之用。过去多用绢罗或铜丝罗，现以标准筛取代。可按需要选用不同目数，筛取不同细度的药粉。

8. 笺方　亦名压方板，用硬木制成，压处方笺用。

此外，尚有药匙、散剂及丸剂分量器、球磨机、研钵、酒精灯、夹剪、钢锉、镊子、戥秤架、盘秤、装药盘等。

三、中药斗谱的编排

中药饮片在药斗橱内的分布排列称为"斗谱"。斗谱的合理编排不仅便于调剂人员记忆、缩短调配时间、减少调配差错、提高调剂质量，而且可以减轻调剂人员劳动强度、提高配方效率。在具体编排时，可根据以下原则，互相兼顾，权衡利弊，合理设计，统筹安排。

1. 斗谱排列的原则

（1）按中药使用频率编排　编排斗谱前必须摸清当地中药的用药规律，常用药应集中安排在斗橱中部，使随手可取；较常用药物宜排列在常用药物四周；不常用的药物则安排在药斗橱的最外围。

（2）按中药性味功效编排　临床最常用的理血、理气、健胃和脾、补肝益肾等药物应排列于药斗橱的中部；解表、清热、解毒、祛风除湿、止咳平喘、化痰、利尿、消导及补益药等常用之品宜置于药斗橱的中上、中下或左右两侧；较少使用的驱虫、固涩、收敛、攻下等药则排列于斗橱的外周。

（3）按中药性状质地编排　一般将质地轻松的花、茎、叶、皮及全草类药物排列于斗橱的中上部；将根及根茎类、果实种子类排列于斗橱中部；将矿物、动物、贝壳类等质重的药物置于斗橱下部；对于质地松泡、用量较大的药物，如淡竹叶、灯心草、金银花、夏枯草、竹茹、茵陈、金钱草等，可置于较大的专用橱斗或箱内，以方便取用，防止频繁装斗。

（4）按入药部位排列　如按根、茎、叶、花、果实、种子、动物药、矿物药等分类装入药斗内。

（5）按需特殊保管的药物特殊排列　用特殊容器贮存，一般不装入药斗。

排列时必须结合本地区用药习惯和本医院性质及用药特点，使斗谱合理化、科学化。

2. 格斗配伍　将性能、功效相近，经常在同一处方中配伍使用的"姐妹药"排在同一药斗橱的前后格内，这种编排方法称为格斗配伍或药斗配伍。如党参与黄芪、乳香与没药、天冬与麦冬、白术与苍术、元胡与郁金、桃仁与红花等。一般将最常用的置于前格，较少应用的置于后格。

适于格斗配伍的还有以下几种情况。

（1）常用方剂中的药物 如四君子汤中的党参、茯苓、白术、甘草。此外，尚有四物汤、麻黄汤、桂枝汤等方剂中的药物。

（2）同一种药物的不同入药部位 如全当归、当归身、当归尾；全瓜蒌、瓜蒌皮、瓜蒌仁等。

（3）名称相似的药物 如白豆蔻、红豆蔻与草豆蔻，南沙参与北沙参，柴胡与银柴胡，白蒺藜与潼蒺藜等。

（4）同一药物的不同炮制品 如生首乌与制首乌，生甘草与炙甘草等。

格斗配伍时，应特别注意功效相反、配伍禁忌的药物，不得上下、前后或相邻排列。

四、调剂工作制度

1. 调剂人员必须有高度的责任感和高尚的职业道德，态度和蔼，文明礼貌，服务主动热情。

2. 严格按照药政法规、处方调配操作规程进行操作。做到调配处方正确无误、药味齐全、炮制得法、计量准确。

3. 加强业务学习，能鉴别药材、饮片真伪优劣，掌握药品性能、处方应付、配伍禁忌、熟记斗谱和调剂操作规程。

4. 收方后应对处方内容详细审查，审查无误后方可调配。遇有药品用法用量不妥或有配伍禁忌，或超期处方或缺货等，须与医师联系更正或重新签字后方可调配。调剂人员不得擅自更改处方。

5. 一般处方按收方先后顺序调配，急诊处方必须随到随配。

6. 严格执行国家物价政策，及时掌握药品价格变更情况，准确计价。

7. 严格执行核对检查制度，装斗、调配及发药均须由复核人员检查核对，以杜绝差错事故。一旦发生差错事故，应立即报告并及时纠正。建立差错事故登记本，随时登记，定期讨论，及时总结经验，加以改进。

8. 药剂包装要结实、美观。发出的药剂，应将使用方法详细写在药袋或瓶签上，发药时应耐心向患者说明使用方法及注意事项。

9. 调剂室内药品应定位存放，所消耗的药品需及时补充。一律凭处方发药，药品发出应做到先进先出、接近失效期者先用。药斗和药品应贴品名标签，药品更位时要及时更改标签。

10. 领进药品时要进行检查验收，禁止领发伪劣及过期失效药品。

11. 严格执行特殊药品管理制度。做到专柜、专锁、专账、专人、专用处方管理，日清日结，账物相符。

12. 调剂室须每日将处方整理装订并统计好金额，对不合格处方应进行登记。

13. 调剂室应保持良好的工作秩序，搞好清洁卫生，并做好安全保卫工作。

五、特殊药物管理制度

特殊药品是指麻醉药品、精神药品、毒性药品、放射性药品。其使用管理按《药品管理法》及相关的管理办法严格执行，现将有关内容分述如下：

1. 麻醉药品只限用于医疗、教学和科研需要。设有病房、具备进行手术等条件的医疗单位经上一级卫生行政部门批准后，发给《麻醉药品购用印鉴卡》，凭卡按购用限量规定向指定麻醉药品经营单位购用。

2. 使用麻醉药品的医务人员必须有医师以上技术职务，并经考核能正确使用麻醉药品。

3. 麻醉药品的每张处方注射剂不得超过 2 日常用量，片剂、酊剂、糖浆剂等不得超过 3 日常用量，连续使用不得超过 7 日，麻醉处方应书写完整，字迹清晰，签写开方医生姓名，配方和核对人员严格核对后均应签名。并建立麻醉药品处方登记册。医务人员不得为自己开使用麻醉药品的处方。

4. 经县以上医疗单位诊断确需使用麻醉药品止痛的危重患者（如晚期癌症患者），可到指定医疗单位凭医疗诊断书和户籍簿核发《麻醉药品专用卡》，患者凭专用卡到指定的医疗单位开方配药。配方前要严格核对供应单位、供应期限、患者姓名等项目，并在卡上登记，针剂需收缴空瓶。每次发药不超过 4 日量（一般不超过 2 日极量）；专用卡有效期为一个月，如需继续使用应携带患者户籍簿和原卡到发卡单位换卡。

5. 医疗单位应加强对麻醉药品的管理。禁止非法使用、储存、转让或借用麻醉药品，要有专人负责、专柜加锁、专用账册、专用处方、专册登记。处方保存 3 年备查。对违反规定滥用麻醉药品者，药剂科有权拒绝发药，并及时向当地卫生行政部门报告。

6. 毒性药品、精神药品的管理必须做到专人负责、专柜加锁、专用账册、专用处方。医疗单位供应和调配毒性药品须凭医生签名的正式处方，国营药店供应和调配毒性药品须凭盖有医生所在医疗单位公章的正式处方。每次处方剂量不得超过 2 日极量。对处方中未注明"生用"的毒性中药，应付炮制品。如发现处方有疑问时，须经原处方医师重新审定后再行调配。处方一次有效，取药后处方留存 2 年备查。医师应当根据医疗需要合理使用精神药品，严禁滥用。除特殊需要外，第一类精神药品的处方每次不超过 3 日常用量，第二类精神药品的处方每次不超过 7 日常用量。处方应存留 2 年备查。

7. 使用放射性药品必须取得有关部门颁发的使用许可证，使用管理按《放射性药品管理办法》执行。

第三节　中药处方调剂的操作规程与基本知识

一、中药处方调剂的操作规程

1. **审查处方**　审查处方是中药配方的第一步，是保证用药安全有效、防止差错事故的有效措施。审方时应当集中精力，从头到尾仔细阅读、认真审查，切忌高声朗读或惊讶失态，以免增加患者的精神负担。

（1）审查项目　患者姓名、性别、年龄、单位或住址，处方日期、医师签名等是否填写清楚；药名书写是否清楚、正确，有无错误或笔误、重开或遗漏等，是否为"急诊"处方；药品剂量是否有误，毒性药品、麻醉药品、精神药品及儿童用药的剂量尤需特别注意；有无配伍禁忌和不合理用药，如十八反、十九畏及妊娠禁忌等；有无须特殊处理的药品，有无缺药，脚注是否清楚，调配有无困难等；处方中"自费药"是否开自费处方。

（2）发现问题的处理　审方中一旦发现问题，应立即与医师联系，问明原因，商定解决办法，决不可随意处理，应遵循以下处理方式：凡处方内容不全，字迹模糊，药名、剂量及脚注书写不清或使用不当，无医师签名者不能进行调配。及时与医师联系，更正并签字后再行调配，不可自作主张、猜测更改；有配伍禁忌或妊娠禁忌的处方，原则上禁止配方。毒性药品用法用量有误或有疑问者亦不可配方，上述处方应与医师联系处理。若确因治疗需要，有把握应用时，须经医师在该药项下重行签字，方可调配；处方中有重味药可划去，而对缺味或药材规格、炮制等不能满足要求者，应请医师更改或另写处方，由病家自备，不可妄作更代。

2. **计价收费**　处方经审查无误后应进行药剂价格计算，并填写在处方的药价栏内。

计价的处方经收费或记账并盖以收费或记账专用章后，即送交调配，同时发给患者收据及取药证或号牌，以作为取药凭证。

计价收费是一项具有经济意义的较复杂的工作。中药品名、规格繁多，又有等级、产地之别，炮制加工各异，给计价工作带来一定困难。计价人员要熟记中药名称、规格、等级及各种炮制加工品的单价，及时掌握药品销存情况、调价情况，熟练计算，以提高工作效率、减少患者等候取药时间。计价收费工作应注意以下问题：严格执行国家的物价政策，按照国家规定的药物零售价格计价收款；计价工作要求迅速准确，按药划价。贵重及分等级的药物应注明等级单价，并注意剂数、自费药品及调价波动等，避免补费、退费现象发生；药价一律用黑色或蓝色笔缮写在处方上，以便患者付款或单位记账、统计、核对；计价的同时也是对处方的审查，往往可从中发现漏审的错误，并应及时给以纠正。

3. 调配　调配是中药配方操作的重要环节，必须对照处方，集中精力、严肃认真地进行，不要凭记忆操作，以防差错事故发生。调配主要包括对戥和调配操作两部分组成，对戥是检查戥秤是否灵敏准确。称量药物时，须以试戥时的平衡度为准。调配操作按处方剂数多少及药物剂量大小选择适宜的包药纸或盛药胶片等，整齐平铺于调剂台上，然后从处方首味开始，依次逐味准确称取，按剂分量，至全部药物配齐。要求称得准、分得匀、不漏配、无错味。配剂处方时须注意以下事项：

（1）配方取药时应执行"三三制"，即药名、标签与实物三次核对，用量、戥秤刻度与砝码三次核对，以防差错。

（2）为了使一方多剂分量均匀，配药时须采用等量递减、逐剂复戥的原则。即一次称取药物的总量，而后逐次分剂量倒药。配方称量应力求准确，一般要求实际称量总和与处方总量的误差不得超过5%，毒性药及贵重药品称量误差不得超过1%。

（3）药物称量多按处方上的药名排列顺序进行，倒药时应从包药纸或盛药胶片一角依次排列，逐味间隔将药分放，不可乱掺一堆，以便于核对检查。对于易抛散滚动的颗粒性药物，应最后称量，倒在其他药物的中间，以免抛散损耗。对于体积大的药物，可先称取倒在包药纸或盛药胶片中心，然后称取其他药物，按一定顺序围绕上药倒在四周；也可先称取其他药物，核对无误后，再称取体积大的药物，将其放于其他药物的上面。

（4）配方时应看懂脚注。凡处方中注明"先煎""后下""另煎""冲服"等特殊煎服法的药物，必须单药另包、注明用法。如注明"冲服"，但无制备的细粉者，应将药物捣（或碾）成细粉，过筛后单包；注明"烊化"者，亦应先将药物捣碎单包，并注明用法。其余如"去心""去毛""去芦"等，多在药物炮制时处理，特殊情况须照注执行。

（5）配方时须区分并开药物的品种、规格和剂量，如在并开药名后注有"各"字，即表示每味药各按处方量称取；若并开药名后无注或注有"合"字，则表示每味药按处方量的半量称取。

（6）处方中指定的炮制药味没有制备品及需处理的"药拌"，如"朱砂拌""青黛拌"等，应临时炮制，不得随意替代或马虎从事。

（7）凡处方中注明"捣碎"者如矿石、贝壳、种仁和未经切片的根及根茎类药物，都应用铜冲捣碎后入煎。

（8）药房未备之"药引"如酒、甘蔗汁、葱白、鲜芦根等，应嘱病家自备，并在处方上标明。

（9）处方中附有入煎剂的丸、散等，应另包注明用法用量。

（10）药物称量后应立即将药斗关好，以免其他药物撒落；瓶装药应立即将瓶塞盖好，以免"张冠李戴"。

（11）一张处方未调配完时决不能调配第二张处方，以免混淆。

（12）急诊处方应优先调配。

（13）保持调剂室的工作台、容器、用具等的整齐清洁。

4. **核对发药** 核对发药是中药配方操作的最后一道程序，是减少差错、防止事故的重要环节，须严格执行处方核对制度。每张处方调配完毕，必须经全面核对无误并由核对人员签字后方可发药。

（1）**核对** 核对工作应由专职或兼职人员进行。核对方法有自行核对和相互核对两种，可按顺序以药名对实物或以实物对药名交替进行。核对内容包括药物品种、规格、质量，药物剂量，脚注和特殊处理，配伍禁忌，妊娠禁忌，毒性药品、麻醉药品的使用是否得当等，剂量是否准确。经核对无误后，即可将药物包装发出。有差错者经更正后，仍需重新复核。

（2）**包装** 中药包装多采用药袋，包装前须将患者姓名、处方号、发药号等填写清楚，药袋常印有中药煎服法及有关事宜，患者依法煎服较为妥当。

以纸包药者，要求药包平整美观、规格一致、不散不漏、捆扎牢固。单包药应放于各剂药包的上面，以提醒患者注意按规定煎服。

（3）**发药** 系将调配好的药剂发到患者手中的操作。发药绝非简单地交出药剂，发药交待必须简明正确，具体要求如下：发药时严肃认真，传呼患者后，应核查其姓名、处方号及取药牌号，相符无误方可发出药剂。必要时剂数、药费金额也可参证。绝不可让患者自己取药，坚决杜绝错发及掉包现象；应将煎煮方法、服药注意事项、特殊药物的处理、自备药的添加、食忌（忌口）等交待清楚。外用药应有特殊标记并加以说明。耐心解答患者的询问，切忌敷衍了事；药剂发出后，发药人应签字负责，并登记存查。

二、中药处方调剂的基本知识

（一）毒性药品

毒性药品是指毒性剧烈或药性猛烈，治疗剂量与中毒剂量相近，使用不当可致人中毒或死亡的药品。为了用药安全，防止滥用，在调配毒性药品时，要慎之又慎，其剂量要严格遵循《中国药典》及有关法规的规定。常用毒性中药的名称、用量及用法见表2-2。

表2-2 中药有毒药物名称、用量与用法

药物名称	剂量（g）	用法
川乌	制1.5~3.0	炮制后用，宜先煎久煎
千金子	1~2	去壳去油用，多入丸散
千金子霜	0.5~1	多入丸散
小叶莲	3~9	多入丸散
马钱子	0.3~0.6	炮制后入丸散用
天仙子（莨菪子）	0.06~0.6	多入片、散用
天南星		炮制后用，外用生品适量
天然冰片	0.3~0.9	多入丸散
水蛭	1~3.0	炮制后用
水银	适量	外用
巴豆	适量	外用
巴豆霜	0.1~0.3	多入丸散
木鳖子	0.9~1.2	外用适量研末，用油或米醋调敷患处
甘遂	0.5~1.5	炮制后多入丸散
生狼毒	制0.9~2.4	炮制后用，生品适量外用
生藤黄	制0.03~0.06	炮制品入丸散
白附子	制3.0~6.0	炮制后用或外用
白降丹	适量	只能外用
半夏	3.0~9.0	炮制后用，生品适量外用
朱砂	0.1~0.5	多入丸散，不宜入煎剂
华山参	0.1~0.2	可制成气雾剂、片剂应用
全蝎	2.5~4.5	多入丸散用
红大戟	1.5~3.0	多入丸散用
红粉	适量	只能外用，不宜直接使用，不宜久用
红娘子	0.15~0.30	炮制后煎服或入丸散
芫花	1.5~3.0	醋芫花研末吞服或入丸散
青娘子	0.05~0.30	炮制后煎服或入丸散
草乌	制1.5~3.0	一般不内服，炮制后用
草乌叶	1.0~1.2	多入丸散用
两头尖	1.5~3.0	外用适量
附子	3.0~15.0	宜用炮制品
京大戟	1.5~3.0	多入丸散

药物名称	剂量（g）	用法
闹羊花	0.6~1.5	浸酒或入丸散；外用适量，煎水洗
牵牛子	3~6	多入丸散
香加皮	3~6	不宜过量服用
轻粉（甘汞）	内服0.1~0.2	多入丸散或胶囊，外用适量敷患处，一般外用
洋金花	0.3~0.6	宜入丸散，亦可卷烟吸入用，一日量不超过1.5g
砒石（红砒、白砒）	0.003~0.009	内服多入丸散，外用，研末撒、调敷或入膏药中贴之
砒霜	0.001~0.002	内服多入丸散，外用适量
商陆	3.0~9.0	外用适量，煎汤熏洗
狼毒		熬膏外敷
斑蝥	0.03~0.06	炮制后煎服或入丸散
雪上一枝花	制0.025~0.050	生品外用
硫黄	1.5~3.0	炮制后入丸散，一般外用
雄黄	0.05~0.1	多入丸散或外用
蓖麻子	2~5	外用适量
蜈蚣	3~5	
蟾酥	0.015~0.03	多入丸散，外用适量

（二）配伍禁忌

通过长期的医疗实践，古人总结出药物配伍后的"七情"变化，即药物配伍后产生协同、抑制及拮抗作用。"相须""相使"是指药物配伍后的协同作用，"相畏""相杀"系指药物配伍后能减轻或消除原有的毒性或副作用，"相恶""相反"系指药物配伍后的拮抗作用。其中"相反"与"相畏"一般视为配伍禁忌。

古代医药文献中关于配伍禁忌的论述不尽一致，但金元时期所概括的"十八反""十九畏"对后世影响较大，并编成歌诀，便于习诵，现分述如下。

1. 十八反 本草明言十八反，半蒌贝蔹及攻乌，藻戟遂芫俱战草，诸参辛芍叛藜芦。

其含意为乌头反半夏、瓜蒌、贝母、白蔹、白及；甘草反海藻、大戟、甘遂、芫花；藜芦反人参、党参、沙参、玄参、丹参、苦参、细辛、芍药。

2. 十九畏 硫黄原是火中精，朴硝一见便相争，水银莫与砒霜见，狼毒最怕密陀僧，巴豆性烈最为上，偏与牵牛不顺情，丁香莫与郁金见，牙硝难合京三棱，川乌草乌不顺犀，人参最怕五灵脂，官桂善能调冷气，若逢石脂便相欺，大凡修合看顺逆，炮爁炙煿莫相依。

其含意为硫黄畏朴硝；水银畏砒霜；狼毒畏密陀僧；巴豆畏牵牛；丁香畏郁金；牙硝

畏三棱；川乌、草乌畏犀角；人参畏五灵脂；官桂畏石脂。

十八反和十九畏中的反、畏诸药，相沿皆为配伍禁忌，但历代医学家亦有配伍应用。如甘遂半夏汤中甘草与甘遂合用，感应丸中巴豆同牵牛相配等。尽管如此，药剂人员仍须熟记歌诀，严守尽职，若发现有配伍禁忌的处方，应及时与医师联系，重新签字后方可再行调配。

（三）妊娠禁忌

能引起胎儿损害，造成堕胎、致畸等不良后果的药物，称为妊娠禁忌药物。大凡毒性药、峻下逐水药、破血逐瘀药及具芳香走窜功能的中药均属于妊娠禁忌用药的范围。妇女在怀孕期间应禁止使用。如必须应用时，须请医师在处方药物上另加签字，以示负责。

《中国药典》从 2000 年版起将妊娠禁忌用药分为：妊娠禁用药、妊娠忌用药和妊娠慎用药 3 类。

（1）妊娠禁用药　为毒性中药及中成药，孕妇绝对不能使用。《中国药典》（2015 年版）一部属妊娠禁用药的有三棱、京大戟、闹羊花、莪术、干漆、水蛭、土鳖虫、甘遂、芫花、阿魏、猪牙皂、商陆、蜈蚣、麝香、斑蝥、雄黄、牵牛子、轻粉等 30 多种中药饮片及紫雪散、七厘散、大黄䗪虫丸、小金丸、痔康片、九气拈痛丸、跌打丸、麝香保心丸、痛经丸、暖脐膏、跌打活血散、木香槟榔丸等 180 多种中成药。

（2）妊娠忌用药　大多为毒性较强或药性猛烈的中药及中成药，应避免使用。《中国药典》（2015 年版）一部属妊娠忌用药的有大皂角、天山雪莲等 2 种中药饮片及十香返生丸、十滴水软胶囊、人参再造丸、三七片、礞石滚痰丸、十一味能消丸、十二味翼首散、十滴水、三七伤药片、槟榔四消丸（大蜜丸、水丸）、三两半药酒、大黄清胃丸、山楂化滞丸、脑立清丸等 100 多种中成药。

（3）妊娠慎用药　大多是性烈或有小毒的药物，一般包括通经祛瘀、行气破滞及药性辛热的中药，可根据孕妇病情，酌情使用。《中国药典》（2015 年版）一部属妊娠慎用药的有蟾酥、华山参、三七、赭石、大黄、天南星、漏芦、瞿麦、制川乌、牛膝等 50 多种中药饮片及五虎散、少林风湿跌打膏、牛黄上清丸、牛黄上清胶囊、十香止痛丸、三妙丸、三黄片、牛黄清心丸、气滞胃痛颗粒、龙胆泻肝丸（蜜丸、水丸）、复方丹参滴丸、复方鸡血藤膏、独一味胶囊、舒心口服液、麝香祛痛气雾剂、麝香祛痛搽剂、麝香痔疮栓、舒肝丸、舒胸片、舒筋活络酒、附子理中丸等 180 多种中成药。

（四）中药调剂付药常规

（1）处方单写药名（或注明炒）即付清炒的品种，有谷芽、麦芽、稻芽、苏子、莱菔子、苍耳子、牛蒡子、白芥子、决明子、黑丑、白丑、王不留行、酸枣仁、草果、槐花、山楂。

（2）处方单写药名（或注明炒、麸炒）即付麸炒的品种，有枳壳、白术、僵蚕、薏苡仁、芡实、冬瓜子、椿根皮、半夏曲、六神曲、三棱。

（3）处方单写药名（或注明炒、烫）即付烫制的品种，有狗脊、骨碎补、穿山甲、刺猬皮、象皮、龟甲、鳖甲、鱼鳔胶。

（4）处方单写药名（或注明炙、炒）即付蜜炙的品种，有紫菀、款冬花、枇杷叶、马兜铃、桑白皮、槐角。

（5）处方单写药名（或注明炙）即付酒炙的品种，有何首乌、女贞子、肉苁蓉、山茱萸、大黄、黄精、乌梢蛇、蕲蛇。

（6）处方单写药名（或注明炒、炙）即付醋炙的品种，有乳香、没药、五灵脂、延胡索、香附、莪术、大戟、青皮、甘遂、芫花、五味子、商陆。

（7）处方单写药名（或注明炒、炙）即付盐水炒的品种，有小茴香、蒺藜、车前子、橘核、益智仁、补骨脂。

（8）处方单写药名即付炙的品种，有吴茱萸、川乌、草乌、天南星、白附子、远志、淫羊藿、厚朴、半夏、巴戟天、巴豆、马钱子、藤黄。

（9）处方单写药名即付煅制的品种，有龙骨、瓦楞子、礞石、自然铜、钟乳石、花蕊石、龙齿、牡蛎、磁石、赭石、寒水石、白石英、紫石英、禹粮石、海浮石。

（10）处方单写药名（或注明炒、煅）即付炒炭的品种，有杜仲、艾叶、地榆、陈棕、侧柏叶、血余、干漆。

（11）处方中写免煎颗粒的应付给相应的中药免煎颗粒，如当归、麻黄、荆芥等。

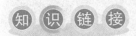 知 识 链 接

免煎中药颗粒

免煎中药颗粒又称为单味中药浓缩颗粒、单味中药配方颗粒，是将传统饮片经科学的方法提取浓缩，制备成浓缩颗粒。

免煎中药颗粒的优点主要体现在利用现代化大生产，有利于有效成分溶出并保持了药效特性，保留了性味归经；方便服用携带和保管调配；临床使用可以根据患者情况灵活组方。缺点体现在单味免煎颗粒缺少了传统工艺处方共煎过程中存在某些增溶、增效、减毒的作用，是否还具有相同的功效，还需要进一步研究；规格单一，只有成人用量，不适合儿童患者。

免煎颗粒调配注意事项：凭借医生处方销售中药免煎颗粒；若因免煎颗粒出现配伍禁忌或者超剂量现象，要拒绝调配，并经医生更改或重新签字后再进行调配；注意调配顺序，遵循进出有序、先进先出原则。

其余一律按处方要求付。各地区的习惯和经验还可形成一套本地区通用的配方付药规律，调剂人员应熟悉掌握本地区的处方应付常规。

（五）别名及并开

1. 别名　中药除正名外，往往还有一些别名。为了防止同名异物、同物异名现象，中医处方应按《中国药典》和各级药品标准所载的中药名称书写。但是，有些药物别名已经历代相继沿用成习，至今仍有医师喜用，为了保证用药安全有效，调剂人员须熟记药物的别名，以保证调剂工作的顺利进行，如金银花即有忍冬花、二宝花、双花、二花诸称，牛蒡子又名鼠粘子、大力子、牛子等。

2. 并开　医师为使处方简略或使其配伍产生协同作用，常将一些疗效相近或有协同作用的两味以上药物合并在一起书写，称为"并开"。疗效相近的如二冬即天冬和麦冬；二丑即黑丑和白丑；焦三仙即焦山楂、焦神曲、焦麦芽；配伍时有协同作用的如知柏即知母和黄柏。处方中常见并开药处方应付见表2-3。

表2-3　常见并开药物处方应付

品名	处方应付		品名	处方应付	
二冬	天冬	麦冬	谷麦芽	谷芽	麦芽
二术	苍术	白术	生熟谷麦芽	生炒谷芽	生炒麦芽
二门冬	天冬	麦冬	生熟谷稻芽	生炒谷芽	生炒稻芽
苍白术	苍术	白术	全藿香	藿香　藿香叶	藿香梗
二母	知母	浙贝母	炒稻麦	炒稻芽	炒麦芽
二蒺藜	白蒺藜	沙苑子	炒曲麦	炒神曲	炒麦芽
知贝母	知母	浙贝母	焦曲麦	焦神曲	焦麦芽
潼白蒺藜	白蒺藜	沙苑子	生炒蒲黄	生蒲黄	炒蒲黄
知柏	知母	黄柏	焦楂麦	焦山楂	焦麦芽
炒知柏	盐炒知母	盐炒黄柏	干良姜	干姜	高良姜
盐知柏	盐知母	盐黄柏	生熟枣仁	生枣仁	熟枣仁
酒知柏	酒知母	酒黄柏	腹皮子	大腹皮	生槟榔
砂蔻仁	砂仁	蔻仁	桃杏仁	桃仁	杏仁
砂蔻皮	砂仁壳	紫蔻壳	川草乌	川乌	草乌
二地	生地黄	熟地黄	全荆芥	荆芥	芥穗
生熟地	生地黄	熟地黄	桑枝叶	桑枝	桑叶
二活	羌活	独活	冬瓜皮子	冬瓜皮	冬瓜子
羌独活	羌活	独活	生熟苡米	生苡米	炒苡米
二风藤	青风藤	海风藤	生熟大黄	生大黄	熟大黄

续表

品名	处方应付		品名	处方应付	
青海风藤	青风藤	海风藤	生龙牡	生龙骨	生牡蛎
杭赤芍	赤芍	白芍	二甲	龟甲	鳖甲
二丑	黑丑	白丑	龙牡	煅龙骨	煅牡蛎
二公丁	蒲公英	紫花地丁	忍冬花藤	金银花	金银藤
二决明	石决明	草决明	二花藤	金银花	金银藤
龙齿骨	龙齿	龙骨	青陈皮	青皮	陈皮
苏子叶	苏子	苏叶	南北沙参	南沙参	北沙参
红白豆蔻	红豆蔻	白豆蔻	猪茯苓	猪苓	茯苓
荆防	荆芥	防风	赤猪苓	赤苓	猪苓
全紫苏	苏叶 苏梗	苏子	棱术	三棱	莪术
苏子梗	苏子	苏梗	乳没	炙乳香	炙没药

（六）脚注

中医师在开处方时，常在处方药品的右上角或下角加以简明的注解，对调剂人员配方提出要求，习称"脚注"。其目的在于充分保证用药质量，增强疗效。所以调剂人员应按照脚注的要求认真调配。脚注内容很多，一般包括以下几点：

1. **对煎服法的要求** 凡注明"先煎""后下""另煎""烊化""包煎""生汁兑入""另炖""泡兑"等脚注的药物，调配时不要与群药混装，应单药另包，并在发药时向患者说明单包药物的煎煮服用方法，以免影响药物疗效。调剂中需另包的药物有人参、西洋参、三七、鹿茸、羚羊角、牛黄、麝香、豹骨、珍珠、猴枣、熊胆、蟾酥、燕窝、蛤蚧、海龙、海马、玳瑁、马宝、白花蛇、藏红花、川贝母、马钱子、血竭、冰片、朱砂、琥珀、沉香、广木香、旋覆花、钩藤、大黄、番泻叶、薄荷、砂仁、细辛、青黛、蒲黄、伏龙肝、芒硝、玄明粉、马勃、车前子、葶苈子、松花粉、蚕沙、夜明砂、白及、阿胶、龟甲胶、鳖甲胶、鹿角胶、龟鹿二仙胶、雷丸、益元散、六一散、黛蛤散等，以及某些需单独处理的毒性中药，如巴豆、乌头、附子、南星、半夏、商陆、斑蝥等。

2. **对药物加工、炮制的要求** 捣碎：为节约时间、方便调剂、使药物有效成分易于煎出，通常将一些果实种子类、动物骨甲贝壳类、矿石类及某些根及根茎类药材预先串碎或捣碎，然后装入药斗备用。但下列药物不宜过早打碎，只宜临时捣碎，包括易于走油变质的果实种子，如桃仁、杏仁、牛蒡子、莱菔子、草决明等和富含芳香挥发性成分的药材，如砂仁、白蔻仁、沉香等；以及某些贵重药材，如川贝母、牛黄、三七、黄连等。除去非药用部分：如去毛（枇杷叶、石韦等）；去心（远志、莲子、巴戟天等）；去刺（苍耳子、金樱子、刺蒺藜等）；去核（大枣、山茱萸、乌梅、诃子等）。临时炮制：通常一些用量小又需特殊炮制的药物可临时加工，如白糖炒石膏、朱砂拌茯苓等。

（七）药引

中医处方时常根据药剂的性质和治疗需要，加用一些日常辅料、食物或药物，如生姜、葱白、大枣、荷叶、藕节、芦根、桑枝、竹叶、食盐、黄酒、红糖、冰糖、甘蔗汁等。加用的这些物质称"药引"，通常有引经、增强方药疗效、解除方剂中某些药物的毒副作用及矫味等作用。

第四节　调剂用药的供应

中医处方的调配以饮片为主，而饮片按斗谱排列盛装于药斗橱中，一般常用药在药斗中的装量仅约一日消耗量。由于受药斗橱容量限制，所以调剂室应有专人负责每日检查药斗内品种及数量，对短缺品种要及时登记，随时整理、补充，保证调剂用药的供应。

中药饮片需要量大的单位，可在调剂室邻近设调剂用药储运室，该室一般分中药饮片和中成药两部分，定期从药库领进一定量的饮片和中成药，以随时补充调剂用药的消耗。

一、饮片的供应

1. 查斗　系指检查药斗内药物的消耗情况。通常由专人在每天下班前完成，边查边登记，以便及时装斗，保证配方正常进行。查斗时应注意记录以下情况。

（1）逐斗检查每种饮片的消耗情况与短缺品种，及时记录应补充饮片的名称、规格和数量。

（2）注意检查药品的清洁度，有无生虫、霉变等情况，特别是一些不常用的品种和富含糖、淀粉、油的饮片，夏秋季节和湿热天气等尤应注意。

2. 装斗　装斗是以查斗记录为依据，及时将需要补充的药品装入药斗内。装斗时应注意以下问题。

（1）品种要鉴别准确、核对名签，并分清规格、等级及炮制等，不可粗心大意，否则不仅造成经济损失，甚至会发生医疗事故。

（2）装斗饮片必须经过拣选、整理、清洁，炮制品应符合规范要求，以保证用药质量。

（3）药斗内药物不可填装过满，以免调剂过程中抽拉药斗时药物窜斗而相互混杂。一般以装入药斗容积的 4/5 为宜，一些粒圆而细小的种子类药更易窜出，通常装入药斗容积的 3/5 即可。饮片装入斗中不要按压，以免饮片破碎。

（4）细粉状药物如青黛、滑石、蒲黄等，以及细小种子类药物如车前子、葶苈子等，应衬纸盛装于药斗内。

（5）新添装的饮片应放在原有饮片的下层，以保证先入者先出、后入者后出，避免斗底药物积压过久而变质。

（6）每次装斗完毕应及时将药斗推上，以保证药橱整齐，防止药物漏串。

3. **饮片的领进与保管** 根据查斗所知的日消耗量及短缺品种，由专职或兼职调剂人员负责饮片的领进与保管。药品的领用量以既能满足补充装斗的需要又能合理周转不使积压为度，领进的新品种应及时通知调剂人员。饮片规格等级如有变动，应及时通知计价人员，以便调整价格。领进药品时应严格检查饮片质量，对应该炮制而未炮制或不合格者、虫蛀者、伪劣品应杜绝领进。

二、中成药的供应

1. **中成药的种类** 中成药的品种繁多，仅二级药品标准收载的就有几千种。为便于记忆与应用，常按以下方法分类：

（1）**按临床科别分类** 分为内科类、外科类、妇科类、儿科类、五官科类，每类下分门，门下分种。这种分类方法与临床结合紧密，分类清晰，便于查找与供应保管。

（2）**按中医病门分类** 分为风痰门、伤寒门、暑湿门、燥火门、脾胃门、泻痢门、气滞门、妇科门、儿科门、外科门、咽喉齿门、痰饮门、眼目门、瘟疫门等十四门类。这种分类方法与中医临床结合紧密。

（3）**按剂型分类** 分为丸剂（包括水丸、蜜丸、水蜜丸、浓缩丸、糊丸、蜡丸及滴丸等）、散剂、膏剂（含内服膏滋、外用软膏及硬膏）、丹剂、针剂、栓剂、颗粒剂、气雾剂、片剂、胶囊剂、液体制剂、海绵剂和膜剂等四十多种。这种分类方法与制剂生产紧密结合，但与临床应用结合不太紧密。

各中成药调剂室可结合自身特点选择分类方法，做到既便于临床应用，又便于科学管理。

2. **中成药的供应** 中成药的供应分为两种情况，大型的药房单独设中成药调剂室，中小型药房常与饮片合在一起。中成药多储放于药橱内，药橱的构造、大小可因地而异，可单独存放中成药，也可设计成梯形或混合式，下方专设药斗，上方储备成药。

中成药的检查、补充与供应与饮片相似，尤须注意名称、规格、剂量、剂型、包装量、批号、生产日期、有效期等，避免差错。

复习思考

一、选择题

（一）单项选择题

1. 不属于脚注的是（　　）

    A. 久煎   B. 包煎   C. 另煎

    D. 冲服   E. 先煎

2. 妊娠禁忌是指妇女在怀孕期间应禁止使用的药物，不包括（　　）

    A. 一般具有毒性的中药   B. 具有解表功效的药物   C. 破血逐瘀功能的中药

    D. 方向走窜功能的中药   E. 有峻下逐水功能的中药

3. 下列不属于十九畏的是（　　）

    A. 山药与天花粉   B. 乌头与半夏   C. 官桂与石脂

    D. 甘草与芫花   E. 藜芦与丹参

4. 中药毒性处方，取药后处方保存（　　）

    A. 2 年   B. 3 年   C. 4 年

    D. 5 年   E. 6 年

5. 中药调剂工作中最常用的传统工具是（　　）

    A. 盘秤   B. 台秤   C. 分厘戥

    D. 天平   E. 戥称

6. 下列药斗架中不用特殊存放的中药是（　　）

    A. 属于配伍禁忌的药物   B. 形状类似的饮片   C. 贵重药物

    D. 毒性药物   E. 需先煎的药物

7. 排列斗谱常用的依据是（　　）

    A. 按药名相似   B. 按相同用药部位   C. 按同一品种不同炮制

    D. 按常用方剂   E. 按药物功效相似

8. 下列中药需要专柜存放的贵细药有（　　）

    A. 血竭   B. 龙眼肉   C. 肉苁蓉

    D. 牛黄   E. 甘草

9. 在斗谱中，白梅花因质地较轻用量较少应放在斗架哪层（　　）

    A. 高层   B. 中层   C. 低层

    D. 边架   E. 储备架

10. 不能与郁金一起存放的药物是（　　）

A. 瓜蒌   B. 党参   C. 黄芪

D. 人参   E. 丁香

（二）多项选择题

1. 调剂操作步骤包括（   ）

A. 审方   B. 划价   C. 调配

D. 复核   E. 发药

2. 以下并开药品正确的是（   ）

A. 二地   B. 二活   C. 二丑

D. 二甲   E. 二藤

3. 审方的注意要点（   ）

A. 十八反   B. 十九畏   C. 妊娠禁忌

D. 毒性中药用量   E. 道地药材

二、简答题

1. 简述处方的种类。

2. 中药房的调剂设施有哪些？

3. 中药处方调剂的操作规程？

4. 试述"十八反""十九畏"的内容。

5. 特殊的煎服方法有哪些？

技能训练

Ⅰ 参观中医院药剂科

一、实训目的

1. 了解中药房的工作任务和内容，调剂室、制剂室、炮制室、药库及煎药室等的设置、工作内容及主要任务。

2. 了解中药饮片"斗谱"的编排原则，中成药分类存放的原则。

二、实训内容

1. 听取药房负责人介绍药房的基本概况。

2. 分组参观学习医院药房的组织管理、药学信息网络管理、工作制度、药品供应、保管储藏等情况。

3. 了解制剂室、炮制室、煎药室等的主要工作内容、操作规程及设备器材等情况。

4. 重点学习中药饮片"斗谱"的编排和中成药分类存放原则，处方调配程序、饮片领进、查斗、处方保管方法等内容。

三、思考题

1. 医院处方制度的主要内容有哪些?

2. 参观学习返校后写一份参观学习体会。

Ⅱ 参观药店（大药房）

一、实训目的

1. 了解药店的概况。

2. 了解药店的经营管理方法、调配和销售程序。

3. 了解处方与非处方药的销售管理及特殊药品的管理方法。

二、实训内容

1. 听取药店负责人介绍药店的基本概况。

2. 参观学习药店药品的陈列、储存与保养方法。

3. 熟悉处方药与非处方药的销售方法，特殊药品的管理方法。

三、思考题

参观学习后请写出一份参观调查报告，其内容包括:

1. 处方药与非处方药销售情况是否按照国家食品药品监督管理总局有关规定进行销售。

2. 国家对零售药店销售处方有何规定。

3. 零售药店药品分类陈列有何规定。

Ⅲ 处方调配

一、实训目的

1. 正确审查处方，明确处方应付、脚注处理等内容。

2. 掌握处方调配的工作程序及操作注意事项。

3. 熟悉戥称的使用方法和进行配方的操作。

4. 了解特殊药品处方调配、使用和保管制度。

二、实训条件

戥称、盛药胶片、包药纸或纸袋、中药饮片数种等。

三、实训内容

1. 审查处方 由任课老师自拟处方，有意拟定错误，让学生练习审查。审查内容包括特殊处理的药物、十八反、十九畏、毒性药品用量、处方应付、脚注、并开、别名等。

2. 调配处方 教师根据中药饮片准备情况自拟处方，一般 4~10 味药即可，

四、思考题

1. 简述处方调配操作的程序及操作注意事项。

2. 审查处方出现问题应如何处理？

3. 试述处方调配时戥称的使用方法。

第 三 章

制药卫生

第一节　概　述

一、制药卫生的含义

制药卫生主要论述药剂微生物学方面的要求及达到要求所采取的措施与方法。

制药卫生是药品生产管理的一项重要内容，涉及药品生产的全过程，在药品生产的各个环节中，强化制药卫生管理，落实各项制药卫生措施，是确保药品质量的重要手段，也是实施 GMP 的要求。

药品是用于预防、诊断、治疗疾病，恢复、调整机体功能的特殊制品，其质量的优劣直接关系到人体的健康和生命的安危。药品一旦受到微生物污染，特别是致病菌和条件致病菌会对人体健康有直接的威胁，如铜绿假单胞菌污染的滴眼液会导致眼角膜受损伤的患者失明，污染了某些革兰阴性菌的油膏和乳剂会引起新生儿的湿疹和呼吸道感染；另外，被微生物污染的药品，其理化性质改变也会降低药品的有效性，甚至某些被微生物和酶降解的产物会导致患者产生严重的不良反应。因此，药品卫生标准是判断药品质量优劣的重要依据，而采取有效的制药卫生措施则是确保药品优质的重要手段。

药品生产过程中的每一个环节都应注意制药卫生的问题。不同的药物，不同的给药途径，不同的剂型，其相应的卫生标准也有差异。在药品生产过程中，必须根据药物和剂型的种类、卫生标准的具体要求，有目的地采取制药卫生措施，以保证药品质量。

药品生产过程的复杂性，要求生产者面对药品生产的现状，通过研究药品的卫生标准和达到该标准可采取的措施与方法，进一步明确如何结合实际，采取适当的技术与措施，并不断研究开发新技术和新手段，以达到防止生产过程中微生物的污染、抑制微生物在成品中的生长繁殖、杀灭或除去药品中微生物的目的，这对于提高药品质量，保证药品疗效和促进制药工业的发展非常有利。

二、中药制剂的卫生标准

制剂中的微生物包括细菌、霉菌和酵母菌、致病菌。致病菌又称控制菌，包括耐胆盐革兰阴性菌、大肠埃希菌、沙门菌、铜绿假单胞菌、金黄色葡萄球菌、梭菌、白色念珠菌。根据人体对微生物的耐受程度，《中国药典》（2015 年版）对不同给药途径的药物制剂大体分为：无菌制剂和非无菌制剂（限菌制剂）。限菌制剂是指允许一定限度的微生物存在，但不得有规定致病菌存在的药物制剂。限菌制剂的微生物限度标准是基于药品的给药途径和对患者健康潜在危害以及药品的特殊性而制订的。药品的生产、贮存、销售过程中的检验，中药提取物及辅料的检验，新药标准制订，进口药品标准复核，考察药品质量及仲裁等，除另有规定外，其微生物限度均以本标准为依据。

1. 无菌制剂　注射剂及手术、严重烧伤或严重创伤的局部给药制剂、眼用制剂应符合无菌要求。

2. 控制菌　口服制剂每 1mL 或 1g 不得检出大肠埃希菌，含动物脏器（包括脏器提取物）及动物类原药材粉（蜂蜜、王浆、动物角、阿胶除外）的口服给药制剂同时不得检出沙门菌。局部给药制剂每 1mL、1g 或 10cm² 不得检出金黄色葡萄球菌、铜绿假单胞菌；耳、鼻及呼吸道吸入给药的制剂同时还不得检出大肠埃希菌；阴道、尿道给药制剂同时还不得检出大肠埃希菌、白色念珠菌、梭菌。

各类致病菌均按一次检出结果为准，不再另行抽样复检，检出致病菌的产品则以不合格处理。

3. 活螨　螨属于节肢动物，种类繁多，分布甚广。螨的存在不仅可蛀蚀药品，使其变质失效，也可直接危害人体健康或传播疾病。因此，用于口服、创伤、黏膜和腔道的药品不得检出活螨。

4. 需氧菌数、霉菌数与酵母菌数　不同剂型不同要求，《中国药典》（2015 年版）

"非无菌药品微生物限度标准"规定见表3-1~表3-4。

表3-1　非无菌化学药品制剂、生物制品制剂、不含药材原粉的中药制剂的微生物限度标准

给药途径	需氧菌总数（cfu/g、cfu/mL 或 cfu/10cm²）	霉菌和酵母菌总数（cfu/g、cfu/mL 或 cfu/10cm²）	控制菌
口服给药① 固体制剂 液体制剂	10^3 10^2	10^2 10^1	不得检出大肠埃希菌（1g 或 1mL）；含脏器提取物的制剂还不得检出沙门菌（10g 或 10mL）
口腔黏膜给药制剂 齿龈给药制剂 鼻用制剂	10^2	10^1	不得检出大肠埃希菌、金黄色葡萄球菌、铜绿假单胞菌（1g、1mL 或 10cm²）
耳用制剂 皮肤给药制剂	10^2	10^1	不得检出金黄色葡萄球菌、铜绿假单胞菌（1g、1mL 或 10cm²）
呼吸道吸入给药制剂	10^2	10^1	不得检出大肠埃希菌、金黄色葡萄球菌、铜绿假单胞菌、耐胆盐革兰阴性菌（1g 或 1mL）
阴道、尿道给药制剂	10^2	10^1	不得检出金黄色葡萄球菌、铜绿假单胞菌、白色念珠菌（1g、1mL 或 10cm²）；中药制剂还不得检出梭菌（1g、1ml 或 10cm²）
直肠给药 固体制剂 液体制剂	10^3 10^2	10^2 10^2	不得检出金黄色葡萄球菌、铜绿假单胞菌（1g 或 1mL）
其他局部给药制剂	10^2	10^2	不得检出金黄色葡萄球菌、铜绿假单胞菌（1g、1mL 或 10cm²）

注：①化学药品制剂和生物制品制剂若含有未经提取的动植物来源的成分及矿物质还不得检出沙门菌（10g 或 10mL）。

表3-2　非无菌含药材原粉的中药制剂微生物限度标准

给药途径	需氧菌总数（cfu/g、cfu/mL 或 cfu/10cm²）	霉菌和酵母菌总数（cfu/g、cfu/mL 或 cfu/10cm²）	控制菌
固体口服给药制剂 不含豆豉、神曲等发酵原粉 含豆豉、神曲等发酵原粉	10^4（丸剂 $3×10^4$） 10^5	10^2 $5×10^2$	不得检出大肠埃希菌（1g）；不得检出沙门菌（10g）；耐胆盐革兰阴性菌应小于 10^2cfu（1g）

给药途径	需氧菌总数 （cfu/g、cfu/mL 或 cfu/10cm²）	霉菌和酵母菌总数 （cfu/g、cfu/mL 或 cfu/10cm²）	控制菌
液体口服给药制剂			不得检出大肠埃希菌（1mL）；不得检出沙门菌（10mL）；耐胆盐革兰阴性菌应小于 10^1 cfu（1mL）
不含豆豉、神曲等发酵原粉	$5×10^2$	10^2	
含豆豉、神曲等发酵原粉	10^3	10^2	
固体局部给药制剂			不得检出金黄色葡萄球菌、铜绿假单胞菌（1g 或 10 cm²）；阴道、尿道给药制剂还不得检出白色念珠菌、梭菌（1g 或 10cm²）
用于表皮或黏膜不完整	10^3	10^2	
用于表皮或黏膜完整	10^4	10^2	
液体局部给药制剂			不得检出金黄色葡萄球菌、铜绿假单胞菌（1mL）；阴道、尿道给药制剂还不得检出白色念珠菌、梭菌（1mL）
用于表皮或黏膜不完整	10^2	10^2	
用于表皮或黏膜完整	10^2	10^2	

表 3-3　非无菌药用原料及辅料微生物限度标准

	需氧菌总数 （cfu/g 或 cfu/mL）	霉菌和酵母菌总数 （cfu/g 或 cfu/mL）	控制菌
药用原料及辅料	10^3	10^2	*

注 *：未做统一规定。

表 3-4　中药提取物及中药饮片的微生物限度标准

	需氧菌总数 （cfu/g 或 cfu/mL）	霉菌和酵母菌总数 （cfu/g 或 cfu/mL）	控制菌
中药提取物	10^3	10^2	*
中药研粉口服用贵细饮片、直接口服及泡服饮片	*	*	不得检出沙门菌（10g）；耐胆盐革兰阴性菌应小于 10^4 cfu（1g）

注 *：未做统一规定。

非无菌药品的需氧菌总数、霉菌和酵母菌总数照"非无菌产品微生物限度检查：微生物计数法"（2015 年版《中国药典》制剂通则 1105，以下括号中的"通则"均指 2015 年版《中国药典》四部中的制剂通则）检查；非无菌药品的控制菌照"非无菌产品微生物限度检查：控制菌检查法"（通则 1106）检查。各品种项下规定的需氧菌总数、霉菌和酵母菌总数标准解释如下：

10^1 cfu：可接受的最大菌数为 20；

10^2 cfu：可接受的最大菌数为 200；

10^3 cfu：可接受的最大菌数为 2000；依此类推。

本限度标准所列的控制菌对于控制某些药品的微生物质量可能并不全面，因此，对于原料、辅料及某些特定的制剂，根据原辅料及其制剂的特性和用途、制剂的生产工艺等因素，可能还需检查其他具有潜在危害的微生物。

除了本限度标准所列的控制菌外，药品中若检出其他可能具有潜在危害性的微生物，应从以下方面进行评估：

药品的给药途径：给药途径不同，其危害不同；

药品的特性：药品是否促进微生物生长，或者药品是否有足够的抑制微生物生长能力；

药品的使用方法；

用药人群：用药人群不同，如新生儿、婴幼儿及体弱者，风险可能不同；

患者使用免疫抑制剂和甾体类固醇激素等药品的情况；

存在疾病、伤残和器官损伤，等等。

当进行上述相关因素的风险评估时，评估人员应经过微生物学和微生物数据分析等方面的专业知识培训。评估原辅料微生物质量时，应考虑相应制剂的生产工艺、现有的检测技术及原辅料符合该标准的必要性。

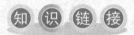

cfu：colony-forming unit，菌落形成单位

cfu 为细菌（可见）和真菌的测量单位。将稀释后的一定量的菌液通过浇注或涂布的方法，让其内的微生物单细胞——分散在琼脂平板上，待培养后，每一活细胞就形成一个菌落。与常规利用显微镜对微生物数量进行测量不同，主要是对可见（即多数情况下形成菌落）的细菌数量进行测量的单位。

三、微生物污染中药制剂的途径及预防措施

药品生产过程中被微生物污染的途径较多，为预防微生物的污染，确保制剂符合《药品卫生标准》的要求，必须针对微生物污染的途径，采取相应的、积极的防菌及灭菌措施。下面简要论述一下微生物污染中药制剂的途径及防治措施：

1. **药物原料** 中药制剂的原料饮片主要是植物的根、根茎、叶、花、果实、种子和动物或其脏器等。

原药材不仅本身带有大量的微生物、虫卵及杂质，而且在采收、加工、贮藏和运输过程中还会受到各种污染，所以应当对原药材进行洁净处理，以减少微生物的污染。

减少原药材中微生物的污染，首先做到在其生长、采收、加工、炮制、运输和贮藏各个环节均应有适当的卫生措施，使其保持较好的洁净状态。此外，应根据药材的性质采取适宜的方法对其进行洁净处理，这些方法应不影响药材的外观和有效成分含量，且杀灭微生物的效果应良好。一般耐热而质地坚硬的药材，可采用水洗、流通蒸汽灭菌、干燥的综合处理方法；对含热敏性成分的药材，可采用酒精喷洒或熏蒸，也可采用环氧乙烷气体灭菌或 γ 射线辐射灭菌的方法处理。

2. **辅料** 中药制剂制备过程中常使用各种辅料，如蜂蜜、蔗糖、葡萄糖、淀粉、糊精等一般都带有微生物，使用前应严格按规定标准进行选择或适当处理，以防止将微生物带入制剂。作洗涤和溶剂的水——饮用水、纯化水、注射用水、灭菌注射用水等都应有相应的质量标准。饮用水应符合生活饮用水标准，纯化水、注射用水，灭菌注射用水应符合《中国药典》标准，其他来源的天然水因含有各种微生物或杂质，不经处理是不能作为制药用水的。

3. **制药器械** 直接同药物接触的制药设备与用具，如粉碎机、药筛、搅拌机、制粒机、压片机、填装机以及盛装容器等，其表面带有的微生物，会直接污染药品。因此，制药设备和用具，必须采用适当的方法及时进行洁净与灭菌处理。制药设备和用具使用后也应尽快清洗干净，保持洁净和干燥状态。必要时在临用前还应消毒灭菌。

4. **环境条件** 空气中的微生物来自土壤、人和动物的体表及其排泄物，不洁的环境使空气中含有大量的微生物而污染药物原辅料、制药用具和设备，导致中药制剂的污染。因此，必须重视药品生产车间的环境卫生和空气净化，生产区周围应无露土地面和污染源，对不同制剂的生产厂房应根据 GMP 所规定的要求，达到相应的洁净级别，含尘埃浓度和菌落数应控制在限度范围内。

5. **操作人员** 人体的外表皮肤、毛发及鞋、帽和衣物都带有一些微生物，尤其手上更多。为防止污染，操作人员必须注意个人卫生，严格执行卫生管理制度，穿戴专用的工作衣物，并定时换洗。应按 GMP 的要求，定期对药品生产人员进行健康检查，同时操作人员应严格执行卫生管理制度。

6. **包装材料** 中药制剂的包装材料，种类众多，材料的性质各异，包装用的玻璃瓶、塑料袋、铝箔等一般与药品直接接触，均有被微生物污染的可能，因此，应采用适当的方法清洗、洁净，并作相应的灭菌处理，以杜绝微生物污染。

7. **贮藏条件** 药品贮藏过程中，除了在搬运和贮藏时应注意防止由于包装材料的破损而引起二次污染外，主要是控制微生物在制剂中的生长繁殖。因为，除灭菌和无菌制剂外，各种口服制剂或外用制剂往往带有一定数量的微生物。外界的温度、湿度等条件适宜时，微生物就容易滋长和增殖。为保证制剂在贮藏过程中不变质，应重视各项防腐措施的落实，并注意将药品贮藏于阴凉、干燥处。

第二节 制药环境的卫生管理

一、中药制药环境的基本要求

《中华人民共和国药品管理法》、《中华人民共和国药品管理法实施办法》、新版《药品生产质量管理规范》（2010 修订版）等文件对药品生产企业的环境、布局、厂房、设施、人员等方面提出了基本要求，它是制药环境卫生管理的基本准则，药品生产企业的新建、改建和扩建都必须按上述文件的有关要求执行。

中药制药环境的原则是：厂房的选址、设计、布局、建造、改造和维护必须符合药品生产要求，应能最大限度避免污染、交叉污染、混淆和差错，便于清洁、操作和维护。主要包括以下几个方面。

（一）厂区选择

厂址应选择在自然环境好、水源充足、水质符合要求、空气污染小、动力供应保证、交通便利、适宜长期发展的地区。设置有洁净室（区）的厂房与交通主干道间距宜在 50m 以上。

（二）厂区总体规划

行政、生产、生活和辅助区总体布局合理，不得相互妨碍。总的原则是：流程合理，卫生可控，运输方便，道路规整，厂容美观。

（三）生产厂房布局

为降低污染和交叉污染的风险，厂房、生产设施和设备应当根据所生产药品的特性、工艺流程及相应洁净度级别要求合理设计、布局和使用。生产厂房包括一般生产区和有空气洁净级别要求的洁净室（区），应符合 GMP 要求。洁净区与非洁净区之间、不同级别洁净区之间的压差应不低于 10Pa。必要时，相同洁净度级别不同功能的操作间之间也应当保持适当的压差梯度，以防止污染和交叉污染。

（四）厂房设施

1. 厂房应有人员和物流净化系统。

2. 洁净室内安装的水池、地漏不得对药物产生污染。

3. 洁净室（区）与非洁净室（区）之间应设置缓冲设施，人流、物流走向合理。

4. 厂房必须有防尘装置。

5. 厂房应有防止昆虫和其他动物进入的设施。

（五）制剂生产设备

药品生产质量的保证在很大程度上依赖设备系统的支持，因此设备的设计、选型、安装应满足生产工艺流程，方便操作和维护，有利于清洁，具体要求有：

1. 设备的设计、选型、安装、改造和维护必须符合预定用途，应当尽可能降低产生污染、交叉污染、混淆和差错的风险，便于操作、清洁、维护，以及必要时进行的消毒或灭菌。

2. 生产设备不得对药品质量产生任何不利影响。与药品直接接触的生产设备表面应当平整、光滑，易于清洗、消毒、耐腐蚀，不得与药品发生化学反应、吸附药品或向药品中释放物质。

3. 生产中发尘量大的设备（如粉碎、过筛、混合、干燥、制粒、包衣等设备）应设计或选用自身除尘能力强、密封性能好的设备，必要时局部加设防尘、捕尘装置设施。

4. 与药物直接接触的气体（干燥用空气、压缩空气、惰性气体）均应设置净化装置，净化后的气体所含微粒和微生物应符合规定空气洁净度要求，排放气体必须滤过，出风口应有防止空气倒灌装置。

5. 对传动机械的安装应增设防震、消音装置，改善操作环境，一般做到动态测试时，洁净室内噪声不超过 70dB。

6. 生产、加工、包装特殊药品的设备必须专用，如高致敏性的青霉素、避孕药品、β-内酰胺结构类药品；放射性药品、卡介苗和结核菌素、激素类、抗肿瘤类化学药品、生物制品；以人血、人血浆或动物脏器、组织为原料生产的制品，毒剧药材和重金属矿物药材。

二、空气洁净技术及应用

空气洁净技术是指能创造洁净空气环境（洁净空气室、洁净工作台），以保证产品纯度，提高成品率的一门新技术。空气洁净技术在中药制药过程中应用，是提高中药制剂质量，使其达到规定标准的有效技术手段。

大气中悬浮着大量的灰尘、纤维、煤烟、毛发、花粉、霉菌、孢子、细菌等微粒，其质轻，能长时间悬浮于大气中。中药制药生产场所采取空气洁净技术，能有效地控制空气中的悬浮粒子，使生产环境的空气洁净度符合工艺要求，防止因空气引起的药品被微生物污染的情况发生。目前，常用的空气洁净技术一般可分为非层流型空调系统和层流洁净技术。

（一）非层流型空调系统

非层流型空调系统的气流运动形式是乱流，或称紊流，系指使用高度净化的空气将操作室内产生的尘粒稀释的空气净化方式。

非层流型空调系统如图 3-1 所示。空气在洁净室中的流动特点是：从送风口到回风口之间空气的流动断面是变化的。洁净室的断面比送风口的断面大得多，因此不能在整个洁净室或工作区的断面形成均匀气流。送风口以后的流线彼此有很大的夹角，并且夹角不断增大，气流不可能在室内以单一方向流动，室内存在回流和涡流。当干净的空气从送风口送入室内后，它将迅速向四周扩散混合，同时将同样数量的空气从回风口排走。即送风的目的是稀释室内受污染的空气，把原来含尘浓度高的空气冲淡，满足规定的含尘浓度。

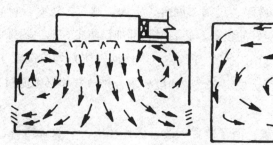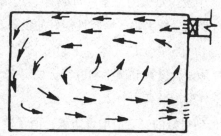

乱流方式

图3-1 非层流型空调系统示意图

非层流型空调系统的设备费用低，安装简单，但使用时不易除净空气中的尘粒，只能达到稀释空气中尘粒浓度的效果。据报道，设计较好的装置可使操作室内的洁净度达到 D 级或 C 级标准。若要求更高的空气洁净度，应采用层流洁净技术。

（二）层流洁净技术

层流洁净技术的气流运动形式是层流，是采用高度净化的气流作载体，将操作室内产生的尘粒排出的空气净化方式。洁净室的洁净度可达 A 级，能够满足无菌操作的要求。

1. 特点

（1）层流是一种粒子流体连续稳定的运动形式，是一切粒子保持在层流层中的运动。这样，粒子不易聚结，同时空气的流速相对提高，粒子在空气中浮动，不会聚积和沉降。

（2）室内空气不会出现停滞状态。

（3）外界空气已经过净化，无尘埃粒子带入室内，可达到无菌要求。

（4）新脱落的微粒很快被经过的气流带走，有自行除尘能力。

（5）可避免不同药物粉末的交叉污染，提高产品质量及安全性，降低废品率。

2. 分类　层流洁净室按规模分为大型层流洁净室和小型层流净化工作台。根据气流方向还可分为水平层流洁净室与垂直层流洁净室。

（1）水平层流洁净室　水平层流洁净室的构造如图3-2所示。室内的空气净化是由若干台净化单元组成的一面墙体来实现，每台净化单元由送风机、静压箱体、高效空气滤过器组成。净化单元机组将套间内空气经新风滤过器吸入一部分，再吸入洁净室内循环空气，经高效空气滤过器送入洁净室内，以较高的速度从一面墙（壁）向对面墙（壁）层流流去，当流速≥0.25m/s 时，室内尘粒被气流带走，0.3μm 以上的尘粒可除去99.97%，达到无菌要求。一部分由余压阀排出室外，大部分经回风夹层风道吸到净化单元循环使用。这样在洁净室内形成空气横向水平层流，达到净化空气的目的。洁净室工作时室内必须保持正压。洁净室的洁净度可达 A 级。

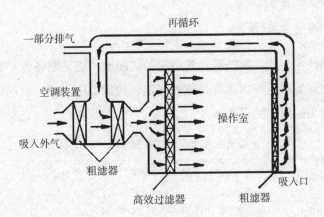

图 3-2　水平层流洁净室构造示意图

（2）垂直层流洁净室　其构造和工作原理如图 3-3 所示。由图可知，垂直层流洁净室的工作原理与水平层流洁净室相同。洁净空气从天棚沿垂直方向均匀地流向地面回风格栅，房间断面风速≥0.35m/s。洁净室的洁净度可达 A 级。

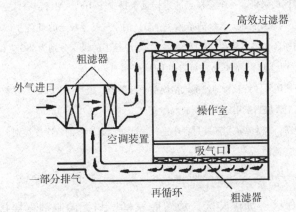

图 3-3　垂直层流洁净室构造示意图

（3）层流洁净工作台　在小规模的药品生产或实验研究过程中，若局部区域要求具备较高的空气洁净度，可用层流洁净工作台。洁净工作台的气流方向也可分为水平层流和垂直层流。垂直层流洁净工作台应用较多，效果也较好。其工作原理是使通过高效过滤器的洁净空气在操作台内形成层流气流，直接覆盖整个操作台面以获得局部洁净环境。洁净效果均可达到 A 级洁净度要求，能够满足无菌操作的需要。目前，层流净化工作台国内均有定型产品生产。图 3-4 为层流净化工作台。

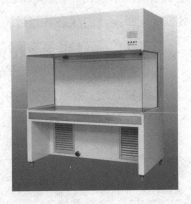

图 3-4　层流净化工作台

三、洁净室的卫生与管理

采用空气洁净技术，能使洁净室达到一定的洁净度，满足制备各类药剂的需要。关于洁净室的等级标准与要求，各国都有具体的规定，我国2010年版《GMP实施指南》把洁净区空气洁净度分为四级，见表3-5。

表3-5　洁净室空气洁净度级别表（GMP2010年修订版）

洁净度级别	悬浮粒子最大允许数/立方米			
	静态		动态[3]	
	≥0.5μm	≥5.0μm[2]	≥0.5μm	≥5.0μm
A级[1]	3520	20	3520	20
B级	3520	29	352000	2900
C级	352000	2900	3520000	29000
D级	3520000	29000	不作规定	不作规定

注：①为确认A级洁净区的级别，每个采样点的采样量不得少于1m³。A级洁净区空气悬浮粒子的级别为ISO 4.8，以≥5.0μm的悬浮粒子为限度标准。B级洁净区（静态）的空气悬浮粒子的级别为ISO 5，同时包括表中两种粒径的悬浮粒子。对于C级洁净区（静态和动态）而言，空气悬浮粒子的级别分别为ISO 7和ISO 8。对于D级洁净区（静态）空气悬浮粒子的级别为ISO 8。测试方法可参照ISO 14644-1。

②在确认级别时，应当使用采样管较短的便携式尘埃粒子计数器，避免≥5.0μm悬浮粒子在远程采样系统的长采样管中沉降。在单向流系统中，应当采用等动力学的取样头。

③动态测试可在常规操作、培养基模拟灌装过程中进行，证明达到动态的洁净度级别，但培养基模拟灌装试验要求在"最差状况"下进行动态测试。

（一）洁净室空气洁净度级别说明

A级：高风险操作区，如灌装区，放置胶塞桶、与无菌制剂直接接触的敞口包装容器的区域及无菌装配或连接操作的区域，应当采用单向流操作台（罩）维持该区的环境状态。单向流系统在其工作区域必须均匀送风，风速为0.36~0.54m/s（指导值）。应当有数据证明单向流的状态并经过验证。

在密闭的隔离操作器或手套箱内，可使用较低的风速。

B级：指无菌配制和灌装等高风险操作A级洁净区所处的背景区域。

C级和D级：指无菌药品生产过程中重要程度较低操作步骤的洁净区。

（二）无菌药品的生产操作环境示例

表3-6　最终灭菌产品生产操作示例

洁净度级别	最终灭菌产品生产操作示例
C级背景下的局部A级	高污染风险[1]的产品灌装（或灌封）

洁净度级别	最终灭菌产品生产操作示例
C 级	1. 产品灌装（或灌封） 2. 高污染风险②产品的配制和过滤 3. 眼用制剂、无菌软膏剂、无菌混悬剂等的配制、灌装（或灌封） 4. 直接接触药品的包装材料和器具最终清洗后的处理
D 级	1. 轧盖 2. 灌装前物料的准备 3. 产品配制（指浓配或采用密闭系统的配制）和过滤直接接触药品的包装材料和器具的最终清洗

注：①此处的高污染风险是指产品容易长菌、灌装速度慢、灌装用容器为广口瓶、容器须暴露数秒后方可密封等状况。

②此处的高污染风险是指产品容易长菌、配制后需等待较长时间方可灭菌或不在密闭系统中配制等状况。

表3-7　非最终灭菌产品的无菌生产操作示例

洁净度级别	非最终灭菌产品的无菌生产操作示例
B 级背景下的 A 级	1. 处于未完全密封①状态下产品的操作和转运，如产品灌装（或灌封）、分装、压塞、轧盖②等 2. 灌装前无法除菌过滤的药液或产品的配制 3. 直接接触药品的包装材料、器具灭菌后的装配及处于未完全密封状态下的转运和存放 4. 无菌原料药的粉碎、过筛、混合、分装
B 级	1. 处于未完全密封①状态下的产品置于完全密封容器内的转运 2. 直接接触药品的包装材料、器具灭菌后处于密闭容器内的转运和存放
C 级	1. 灌装前可除菌过滤的药液或产品的配制 2. 产品的过滤
D 级	直接接触药品的包装材料、器具的最终清洗、装配或包装、灭菌

注：①轧盖前产品视为处于未完全密封状态。

②根据已压塞产品的密封性、轧盖设备的设计、铝盖的特性等因素，轧盖操作可选择在 C 级或 D 级背景下的 A 级送风环境中进行。A 级送风环境应当至少符合 A 级区的静态要求。

（三）洁净室管理

无菌药品按生产工艺可分为两类：采用最终灭菌工艺的为最终灭菌产品；部分或全部工序采用无菌生产工艺的为非最终灭菌产品。

无菌药品生产的人员、设备和物料应通过气锁间进入洁净区，采用机械连续传输物料的，应当用正压气流保护并监测压差。物料准备、产品配制和灌装或分装等操作必须在洁净区内分区域（室）进行。应当根据产品特性、工艺和设备等因素，确定无菌药品生产用洁净区的级别。每一步生产操作的环境都应当达到适当的动态洁净度标准，尽可能降低产品或所处理的物料被微粒或微生物污染的风险。

第三节 灭菌方法与灭菌操作

灭菌方法系指用适当的物理或化学手段将物品中活的微生物及其芽孢杀死，从而使物品残存活微生物的概率下降至预期的无菌保证水平的方法。本法适用于制剂、原料、辅料及医疗器械等物品的灭菌。

与灭菌方法相关的操作包括：①无菌：系指物体或任何一特定的介质中，没有任何活的微生物存在。②灭菌：系指采用适当的物理或化学手段将物体上或介质中所有致病和非致病的微生物及芽孢全部杀死的操作。③消毒：系指采用物理或化学等方法杀灭物体上或介质中的病原性微生物。④防腐（抑菌）：系指用物理或化学等方法防止和抑制微生物的生长、繁殖的操作。

一、灭菌工艺验证

无菌物品是指物品中不含任何活的微生物。对于任何一批灭菌物品而言，绝对无菌既无法保证，也无法用试验来证实。一批物品的无菌特性只能相对地通过物品中活微生物的概率低至某个可接受的水平来表述，即无菌保证水平（sterility assurance level，SAL）。最终灭菌的物品微生物存活概率，即无菌保证水平不得高于 10^{-6}。已灭菌物品达到的无菌保证水平可通过验证确定。

灭菌物品的无菌保证不能依赖于最终产品的无菌检查，而是取决于生产过程中采用合格的灭菌工艺、严格的 GMP 管理和良好的无菌保证体系。灭菌程序的验证是无菌保证的必要条件，灭菌程序经验证后，方可交付正式使用。验证内容包括：

1. 撰写验证方案及制定评估标准。

2. 安装确认：确认灭菌设备技术资料齐全、安装正确，并能处于正常运行。

3. 运行确认：确认灭菌设备、关键控制和记录系统能在规定的参数范围内正常运行。

4. 性能确认：采用备灭菌物品或模拟物品按预定灭菌程序进行重复试验，确认各关键工艺参数与参数符合预定标准，确定经灭菌物品的无菌保证水平符合规定。

5. 汇总并完善各种文件和记录，撰写验证报告。

《中国药典》（2015 年版）和 GMP（2010 年修订版）均以 F_0 值作为灭菌参考值。

F_0 值即标准灭菌时间，系指灭菌过程赋予被灭菌物品在 121℃ 下的等效灭菌时间。F_0 值用于评价湿热（干热）灭菌工艺对微生物的杀灭效果，其可用于比较不同温度下的灭菌效果。《中国药典》（2015 年版）规定：对热稳定的物品，灭菌工艺可首选过度杀灭法，F_0 值不低于 12 分钟；对热不稳定的物品的 F_0 值一般不低于 8 分钟。

二、物理灭菌法

物理灭菌法系指利用温度、声波、电磁波、辐射等物理因素达到灭菌目的的方法。

(一) 湿热灭菌法

湿热灭菌法是指将物品置于灭菌柜内利用高压饱和蒸汽、过热水喷淋等手段使微生物菌体中的蛋白质、核酸发生变性而杀死微生物的方法。包括热压灭菌、流通蒸汽灭菌、煮沸灭菌和低温间歇灭菌等。该法灭菌能力强，为热力灭菌中最有效、应用最广泛的灭菌方法。

1. **影响湿热灭菌的因素** 影响湿热灭菌效果的因素较多，主要应考虑以下几个方面：

(1) 微生物的种类和数量 细菌种类不同对热的抵抗力不同，处于不用发育阶段的微生物对热的抵抗力也不同，抗热能力一般为：芽孢>繁殖期>衰老期。由于微生物受湿热死亡，遵循化学动力学一级反应规律，所以湿热灭菌的效果与菌体密度有关，被灭菌物品中微生物数量多，达到完全灭菌的时间也长，而且其中耐热菌株出现的几率也增加。即使微生物全部被杀灭，药液中微生物尸体也会多，亦会引起临床上的不良反应，因此整个药品生产过程中应尽可能避免微生物污染，并缩短生产周期。

(2) 被灭菌物品的性质 被灭菌物品中含有营养物质如糖类、蛋白质等，对微生物有一定的保护作用，能增强其抗热性。被灭菌物品的 pH 值对微生物的活性也有影响。耐热性一般为：中性环境>碱性环境>酸性环境。如含生物碱盐类的注射剂，因 pH 较低，一般用流通蒸汽灭菌即可。

(3) 蒸汽的性质 热压灭菌效果与蒸汽的性质有关。饱和蒸汽为蒸汽的沸点与其压力相当的蒸汽，故热含量高，潜热大，穿透力强，灭菌效果高；湿饱和蒸汽为热量部分散失而含有雾沫和水滴的蒸汽，故热含量低，穿透力差，灭菌效果低；过热蒸汽相当于干热蒸汽，温度虽高，穿透力差，灭菌效果也不好；不饱和蒸汽为蒸汽中含有不同比例的空气的蒸汽，压力虽高但温度不高，故灭菌效果差。因此热压灭菌应采用饱和蒸汽。

(4) 温度和灭菌时间 灭菌时间与灭菌温度成反比，考虑到药物成分的稳定性，在达到灭菌要求的前提下，尽可能缩短时间或降低温度。实践证明，只要严格控制生产过程中微生物的污染，一般中药注射剂用流通蒸汽 100℃加热 30~45 分钟即可达到灭菌要求。

2. **热压灭菌法** 在密闭高压灭菌器内，利用高压饱和水蒸气杀灭微生物的方法。本法是公认最可靠的湿热灭菌法，经热压灭菌处理，能杀灭被灭菌物品中的所有细菌繁殖体和芽孢，故药品、容器、培养基、无菌衣、橡胶塞以及其他遇高温和潮湿不发生变化或损坏的物品，均可采用本法灭菌。一般热压灭菌器所需的温度和与温度相对应的压力与时间见表 3-8。

表3-8　热压灭菌所需的温度压力与时间

温度（℃）	表压力 kPa（kg/cm^2）	时间（min）
115	68.6（0.7）	30
121.5	98.0（1.0）	20
125.5	137.2（1.4）	15

热压灭菌所用的设备很多，但其基本结构相似。热压灭菌器应密闭耐压，有排气口、安全阀、压力表和温度计等部件。大多直接通入高压饱和蒸汽加热，也有在灭菌器内加水，用煤气、电等加热者。目前常用的有手提式热压灭菌器、立式热压灭菌器和卧式热压灭菌柜等。另外国内还有新型的手动脉动真空灭菌器（适于耐高温的物料及器具的灭菌）、安瓿灭菌器（适于安瓿的灭菌）、冷水喷淋热压灭菌器（适于输液剂的灭菌，能加速降温）。

热压灭菌器是一种高压设备，使用时必须严格按照操作规程操作，并注意以下问题：

（1）用前检查：使用前认真检查灭菌器的主要部件（压力表、排气阀等）是否正常完好。

（2）自身产生蒸汽者，加水应适量，避免产生过热蒸汽。

（3）妥善放置待灭菌物品，防止影响蒸汽的流通，影响灭菌效果。

（4）灭菌时，首先应打开排气阀排尽冷空气，待有蒸汽冒出时再关闭排气阀，防止造成不饱和蒸汽。

（5）灭菌时间的计算：应从全部待灭菌物品达到预定的温度时算起，并维持规定的时间。目前国内有采用灭菌温度和时间自动控制自动记录装置，整个过程计算机系统监控，更加合理可靠。

（6）灭菌完毕，待压力表逐渐下降至零时，才能放出锅内蒸汽；锅内外压力相等时，开启灭菌器，被灭菌物品温度降至约80℃时，灭菌器的门才能全部打开，这样可有效避免内外压差太大或冷空气突然进入而造成锅内玻璃瓶炸裂、药液冲出锅外等伤人事故的发生。

3. 流通蒸汽灭菌法与煮沸灭菌法　流通蒸汽灭菌是在不密闭的容器内用流通蒸汽灭菌，也可在灭菌器中进行，打开排气阀门让蒸汽不断排出，保持器内压强与大气压相等，即为100℃的蒸汽灭菌。1~2mL注射剂、不耐高热的药品及不耐高压的橡胶制品均可采用本法。煮沸灭菌是把安瓿或其他待灭菌物品放在水中浸没加热煮沸进行灭菌。流通蒸汽灭菌与煮沸灭菌的参数通常为100℃，30分钟或60分钟。以上方法不能保证杀灭所有的芽孢，因此用上述方法灭菌的制剂制备过程中要尽量避免微生物的污染，同时也可添加适宜的抑菌剂，如三氯叔丁醇、甲酚、氯甲酚等以确保灭菌效果。

4. **低温间歇灭菌法** 此法是将待灭菌物品在 60~80℃ 加热 1 小时，杀死其细菌的繁殖体，然后在室温或 37℃ 恒温箱中放置 24 小时，让其中的芽孢发育成繁殖体，再进行第二次加热灭菌。这样循环操作三次以上，至杀死全部细菌的繁殖体和芽孢为止。本法适于必须用加热灭菌但又不耐较高温度的热敏感药品或制剂。由于灭菌过程时间较长，杀灭芽孢不够完全，故采用本法灭菌的制剂，除本身具有抑菌的作用外，须加适量的抑菌剂，以确保灭菌效果。

（二）干热灭菌法

干热灭菌法是利用火焰或干热空气进行灭菌的方法。通过加热可使蛋白质变性或凝固，核酸破坏，酶失去活性，导致微生物死亡。

1. **火焰灭菌法** 待灭菌物品置于火焰上直接灼烧达到灭菌目的的方法。该方法简便，灭菌效果可靠，适用于不易被火焰损伤的瓷器、玻璃和金属制品，如镊子、玻璃棒、搪瓷桶等器具的灭菌。一些金属或搪瓷的容器，加入少量的高浓度乙醇，点燃燃烧，也可达到灭菌目的。不能用于药品的灭菌。

2. **干热空气灭菌法** 系指将物品置于干热灭菌柜、隧道灭菌器等设备中，利用干热空气达到杀灭微生物或消除热原物质的方法。适用于耐高温但不宜用湿热灭菌法灭菌的物品灭菌，如玻璃器具、金属制容器、纤维制品、甘油、液状石蜡、油脂类和软膏基质等。由于干热空气穿透力弱，温度不均匀，而且灭菌温度较高，因此不适用于大部分药品及橡胶、塑料制品的灭菌。

干热灭菌条件一般为 160~170℃、120 分钟以上；170~180℃、60 分钟以上；250℃、45 分钟以上，也可采用其他温度和时间参数。无论采用何种灭菌条件，均应保证灭菌后的物品的 SAL $\leqslant 10^{-6}$。250℃、45 分钟的干热灭菌也可除去热原物质。

采用干热灭菌时，被灭菌物品应有适当的装载方式，不能排列过密，以保证灭菌的有效性和均一性。

（三）紫外线灭菌法

紫外线属于电磁波非电离辐射，其波长在 200~300nm 间对微生物具有极强的杀伤力，其中灭菌力最强是波长为 254nm 紫外线，能将肠道病菌，黄曲霉菌等病菌在较短时间内杀灭。紫外线灭菌原理是紫外线促使核酸蛋白变性，同时空气受紫外线照射后产生微量臭氧，共同起到杀菌作用。

紫外线以直线进行传播，其强度与距离的平方成比例地减弱，故紫外线的穿透力较弱，不能穿透固体物质深部，因此不能用于药液的灭菌和固体物质深部的灭菌，如蜜丸、片剂的灭菌；但紫外线可以穿透清洁的空气和纯净的水，因而可以广泛地用于纯净水、空气灭菌和表面灭菌。

紫外线灭菌的适宜温度在 10~55℃，相对湿度为 45%~60%，一般在 6~15m³ 的空间可装 30W 的紫外线灯一只，距离地面 1.8~2.0m 为宜。各种规格的紫外灯管均规定了有效使用期限（一般为 3000 小时），因此每次使用应做好记录，并定期检查灭菌效果。

紫外线灭菌的使用注意事项：

（1）紫外线对人体照射太久会引起结膜炎、红斑和皮肤烧伤，因此一般在操作前开启紫外灯 30~60 分钟，操作时关闭。

（2）紫外灯必须保持无尘无油垢，否则辐射强度下降。

（3）普通玻璃能吸收紫外线，因此玻璃容器中的药物如安瓿不能采用此法灭菌。

（4）紫外线能促使易氧化药物或油脂等变质，故生产此类药物时不宜与紫外线接触。

（四）微波灭菌

微波通常是指频率在 300MHz~300kMHz 之间的电磁波。极性物质在外加电场中产生分子极化现象，并随着高频电场的方向变化而剧烈转动，结果使电场能转变成分子热运动的能量，从而产生具有杀菌作用的热效应。同时，微生物中的活性分子构型遭到微波高频电场的破坏，影响其自身代谢，导致微生物死亡。两者结合达到微波灭菌的目的。该法适用于液体和固体物料的灭菌，且对固体物料具有干燥作用。

由于微波能穿透到介质的深部，故热的产生来自于被加热物质的内部，具有升温迅速、均匀的特点，灭菌效果可靠，灭菌时间也仅需几秒钟到数分钟。研究报道，微波的热效应灭菌作用必须在有一定含水量的条件下才能显示，含水量越多的物质，灭菌效果越好。

国内已研究出了微波灭菌机，灭菌温度为 125~135℃。微波灭菌法在食品与药品制造过程中的应用，以及微波用于中药饮片和中成药的灭菌，也越来越多，并显示了一定的优势。

（五）辐射灭菌法

辐射灭菌法系指采用放射性同位素放射的 γ 射线杀灭微生物和芽孢的方法。最常用的为 ^{60}Co-γ 射线辐射灭菌。γ-射线是高能射线，绝大多数微生物对该射线敏感，且穿透力强，因此适合于较厚物品，特别是已包装密封物品的灭菌，灭菌效果可靠，并可有效地防止"二次污染"。灭菌过程中，被灭菌物品温度变化小，一般温度只升高 2~3℃，故特别适于不耐热药品的灭菌。辐射灭菌的缺点是设备费用高，有些药物灭菌后疗效可能降低，对液态药剂的稳定性也有影响。同时在使用过程中安全防护要求高。

用辐射灭菌法对中药进行灭菌处理，是解决中成药微生物污染问题的有效途径，随着科学技术的发展，辐射灭菌必将受到重视并得到更加广泛的研究与应用。

（六）滤过除菌法

滤过除菌法系利用细菌不能通过致密具孔滤材的特点以除去气体或液体中微生物的方法。主要用于不耐热的低黏度药物溶液和相关气体物质的洁净除菌处理。

微生物繁殖体大小约 $1\mu m$，芽孢大小约为 $0.5\mu m$ 或更小，过滤除菌使用的滤器，其滤材可由多种材料制成，这些滤材均具有网状微孔结构，通过毛细管阻留、筛孔截留和静电吸附等方式，能有效地除去液体或气体介质中的微生物及其他杂质微粒。各种滤器的除菌都不是某一种方式的单一作用，尤其是高效能的薄膜滤器更具有多因素的阻留机制。因而，要提高过滤除菌的质量，选择合适的滤材极其重要，必须综合考虑滤材的密度、厚度、孔径大小及是否具有静电作用等因素对滤过除菌效能的影响。

目前常用的滤过除菌器主要有微孔滤膜滤器、垂熔玻璃滤器和砂滤棒。

1. 微孔滤膜滤器　以不同性质不同孔径的高分子微孔薄膜为滤材的滤过装置称为微孔滤膜滤器，是目前应用最广泛的滤过除菌器。常见的高分子微孔薄膜有硝酸纤维素膜、醋酸纤维素膜、硝酸纤维与醋酸纤维混合酯膜、聚酰胺膜、聚四氟乙烯膜及聚氯乙烯膜。膜的孔径也有多种规格，分别从 $0.025\mu m$ 到 $14\mu m$，滤过除菌器一般应选用 $0.22\mu m$ 以下孔径的滤膜作滤材。

2. 垂熔玻璃滤器　用硬质中性玻璃细粉经高温加热至接近熔点，融合制成均匀孔径的滤材，再黏结于不同形状的玻璃器内制成的滤器称为垂熔玻璃滤器，也包括直接由硬质中性玻璃烧制而成的玻璃滤棒。常见的有垂熔玻璃滤球、垂熔玻璃漏斗、垂熔玻璃滤棒三种。我国均有定型产品生产。

垂熔玻璃滤器主要特点是化学性质稳定，除强酸强碱外，一般不受药液的影响，对药物溶液不吸附，不影响药液的 pH，故制剂生产时常用于滤除杂质和细菌。

垂熔玻璃滤器的滤板孔径有多种规格，一般应用是：1 号 2 号用于粗滤，除去较大较多杂质，同时 2 号还用于油针剂的滤过；3 号 4 号用于精滤，除去水溶液中较小较少的杂质；5 号用于除去较大的细菌、酵母菌；用于滤过除菌的只有上海玻璃厂的 6 号（孔径 $2\mu m$ 以下）、长春玻璃总厂的 G_6（孔径 $1.5\mu m$ 以下）和天津滤器厂的 IG_6 号（孔径 $2\mu m$ 以下）三种规格滤板制成的垂熔玻璃滤器可以作为滤过除菌器使用。

3. 砂滤棒　在实际生产中，作为除菌目的使用的现已不多，常作为注射剂生产中的预滤器。国内生产的砂滤棒主要有两种，一种是硅藻土滤棒（苏州滤棒），由糠灰、黏土、白陶土等材料经 1200℃ 高温烧制而成，有三种规格，细号孔径为 3~4um，可滤除介质中颗粒杂质及一部分细菌。另一种是多孔素瓷滤棒（唐山滤棒），由白陶土、细砂等材料混合烧结而成，按孔径大小有 8 种规格，孔径在 $1.3\mu m$ 以下的滤棒可用作滤除细菌使用。

应用滤过除菌法除菌时，为提高除菌效果，保证成品质量，应注意下列问题：①药液应预处理：先用粗滤器滤除较大颗粒杂质，再用砂滤棒或 G_5、G_4 号垂熔玻璃滤器滤除细微沉淀物或较大杆菌、酵母菌，最后再用微孔薄膜滤器或 G_6 号垂熔玻璃滤器滤过，并收集滤液及时分装。②应配合无菌操作技术进行，必要时在滤液中添加适当的防腐剂。③新使用或已多次重复使用的滤器，须进行灭菌处理，检查滤除效果，必要时可测定滤器的孔

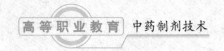

径或采样作细菌学检查。

三、化学灭菌法

化学灭菌法是使用化学药品直接作用于微生物而将其杀死同时不应损害药品的质量，达到灭菌目的的方法。化学药品因品种、用量不同，有些可用于灭菌，有些只能用于抑菌。化学药品灭菌或抑菌的机理也因品种不同而异：有的使病原体蛋白质变性，发生沉淀；有的与细菌的酶系统结合，影响其代谢功能；有的降低细菌的表面张力，增加菌体胞浆膜的通透性，使细胞破裂或溶解。

理想的化学灭菌剂应具备下列条件：①杀菌谱广；②有效杀菌浓度低；③作用速度快；④毒性低，对药品无腐蚀性，不易燃易爆；⑤性质稳定，不易受有机物、酸、碱及其他物理、化学因素的影响；⑥易溶于水，可在低温下使用；⑦无色、无味、无臭，灭菌后易于从被灭菌物品上除去，无残留；⑧价格低廉，来源丰富，便于运输。

化学灭菌法一般包括气体灭菌法和表面消毒法。

（一）气体灭菌法

气体灭菌法是利用化学药品所形成的气体或蒸气对灭菌的物品、材料进行熏蒸，而达到灭菌目的的方法。药物制剂生产时，需灭菌处理的固体药物或辅料耐热性差，既不能加热灭菌，又不能滤过除菌时，常采用气体灭菌法进行灭菌。选用气体灭菌剂应当考虑除了符合一般化学灭菌剂的要求外，还应注意其形成气体或蒸气的温度。

1. **环氧乙烷灭菌法**　制药工业上常用环氧乙烷作为灭菌的气体。环氧乙烷的分子式为 $(CH_2)_2O$，沸点是 $10.9℃$，室温下为无色气体。环氧乙烷穿透力较强，易穿透塑料、纸板及固体粉末等物质，并易从这些物质中消散。环氧乙烷的杀菌力强，可杀死微生物的繁殖体，也可杀灭细菌芽孢、真菌和病毒等。该气体对大多数固体物质呈惰性，因此可用于塑料容器、对热敏感的固体药物、纸或塑料包装的药物、橡胶制品、衣物、敷料及器械的灭菌。

环氧乙烷具有可燃性，与空气混合时，当空气的含量达 3.0%（V/V）即可爆炸，故应用时需用二氧化碳稀释：常用的混合气体是 10% 环氧乙烷与 90% 二氧化碳。

环氧乙烷对神经系统有麻醉作用，人与大剂量的环氧乙烷接触，可发生急性中毒；并能损害皮肤及眼黏膜，产生水泡或结膜炎，应用时须注意防护。

环氧乙烷灭菌时，先将待灭菌物品置于灭菌器内，密闭减压排除空气，预热，在减压条件下输入环氧乙烷混合气体，保持一定浓度、温度和湿度，经一定时间后，抽真空排除环氧乙烷混合气体并导入水中，然后送入无菌空气，直至将残余气体完全驱除。操作时控制的灭菌条件为：环氧乙烷浓度为 $850\sim900mg/L$（3h，45℃）或 $450mg/L$（5h，45℃），相对湿度 $60\%±10\%$，温度 $54℃±10℃$。

2. **甲醛蒸气熏蒸灭菌法** 甲醛是杀菌力很强的广谱杀菌剂。甲醛蒸气与环氧乙烷相比，杀菌力更强，杀菌谱更广，但由于穿透力差，所以只能用于空气杀菌。应用甲醛溶液加热熏蒸灭菌时，一般采用气体发生装置，每立方米空间用 40% 甲醛溶液 30mL，加热产生甲醛蒸气，室内相对湿度以 75% 为宜，密闭熏蒸 12~24h，残余蒸气用氨气吸收（氨醛缩合反应），或通入经处理的无菌空气排除。

3. **其他蒸气熏蒸灭菌法** 加热熏蒸法还可用丙二醇（$1mL/m^3$）、乳酸（$2mL/m^3$）。丙二醇和乳酸的杀菌力不如甲醛，但对人体无害。此外，β-丙内酯、过氧乙酸、戊二醛、三甘醇也可以蒸气熏蒸的形式用于室内灭菌。

（二）表面消毒法

消毒是杀死物体上病原微生物的方法。本法是将化学药品（消毒剂）配成有效浓度的液体，采用喷雾、涂抹或浸泡的方式达到消毒的目的。

多数化学消毒剂仅对细菌繁殖体有效，而不能杀死芽孢，应用消毒剂的目的在于减少微生物的数量。具体应用时应根据药物作用特点及消毒对象选择药物。

目前常用的消毒剂有以下几类。

1. **醇类** 包括乙醇、异丙醇、三氯丁醇等，能使菌体蛋白变性，但杀菌力较弱，能杀灭细菌繁殖体，但不能杀死芽孢。常用于皮肤和物体表面的消毒。

2. **酚类** 包括苯酚、甲酚、甲酚皂溶液、氯甲酚等。苯酚又名石炭酸，3%~5% 的苯酚溶液用于手术器械和房屋的消毒；甲酚又名煤酚，抗菌作用较苯酚强 3 倍，腐蚀性及毒性均较小；甲酚皂溶液（来苏儿）是由甲酚 500mL、植物油 300g 和氢氧化铝 43g 配成的皂液，是常用的消毒剂，可用于皮肤、器械、环境（地面、门窗、墙壁）等的消毒及处理排泄物。但来苏儿有甲酚臭味，故不能用作食具及厨房的消毒。

3. **表面活性剂** 包括洁尔灭（苯扎氯铵）、新洁尔灭（苯扎溴铵）、度米芬、洗必泰（氯已定）等阳离子表面活性剂。本类消毒剂抗菌谱广，作用快而强。常用于皮肤、器械和内外环境表面的消毒。

4. **氧化剂** 包括过氧乙酸、过氧化氢、臭氧、高锰酸钾等。本类消毒剂具有很强的氧化能力，杀菌作用较强。常用于塑料、玻璃、人造纤维等器具的浸泡消毒。

5. **含氯消毒剂** 包括漂白粉、洗消净、氯亚明等。此类消毒剂杀菌谱广，作用迅速、杀菌效果可靠且毒性低，但是不稳定，有效氯易丧失、有腐蚀性。

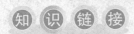

漂白粉、洗消净与氯亚明

漂白粉为含有效氯 25%~35% 的灰白粉末，受潮易分解失效，应临用时配制。

本品杀菌谱广，杀菌力强，但对皮肤有刺激性，对金属有腐蚀性，故常用于非金属用具和无色衣物的消毒。

洗消净是由次氯酸钠溶液（含氯量不得低于5%）和40%十二烷基磺酸钠溶液等量混合配制而成，是一种新型的含氯消毒洗涤剂，为广谱、高效、速效的杀菌剂，可用于医疗器械及各种用具如茶具、餐具、食品、厨房用品、地面、家具等的消毒。注意本品不宜在高温和强光下存放。

氯亚明，是一种具广谱杀菌能力的消毒剂，对细菌繁殖体、病毒、真菌及细菌芽孢都有杀灭作用。含有效氯12%，杀菌作用缓和、持久，可用于皮肤、黏膜、食具、器皿的消毒。

6. 其他 醛类如甲醛、戊二醛；酸类如过氧乙酸；含碘消毒剂如碘伏、碘酊等；染料类如甲紫等。可根据具体情况选择应用。

四、无菌操作法

无菌操作法系指整个操作过程控制在无菌条件下进行的一种操作方法。对于不能用加热灭菌或其他方法灭菌的无菌制剂的制备，如一些不耐热的药物，需要制成注射剂、眼用溶液、眼用软膏、皮试液等，均需采用无菌操作法。无菌操作必须在无菌操作室或无菌操作柜内进行，目前无菌操作室（柜）多采用层流洁净技术，确保无菌环境，所用的一切用具、材料以及环境应严格灭菌，操作人员的卫生应严格按照GMP的有关规定执行。按无菌操作制备的产品，最后一般不再灭菌，直接使用，故无菌操作法对保证不耐热产品的质量至关重要。无菌操作室的灭菌是关键。

（一）无菌操作室的灭菌

无菌操作室的空气应定期进行灭菌，常用甲醛、丙二醇或乳酸等蒸气熏蒸。室内的用具、地面、墙壁等用甲酚、来苏儿、新洁尔灭等消毒剂喷洒或擦拭。其他用具尽量用热压灭菌法或干热灭菌法处理。每天工作前开启紫外灯1小时，以保证操作环境的无菌状态。

（二）无菌操作

操作人员进入无菌操作室前要按规定沐浴风淋，并换上无菌的工作衣、帽、口罩和鞋，内衣与头发不得暴露，双手应按规定洗净并消毒后方可进行操作，以免造成污染。操作过程中所用的容器、用具、器械均要经过灭菌，大量无菌制剂的生产应在无菌洁净室内进行，小量无菌制剂的制备可在层流洁净工作台上进行。

（三）无菌检查法

制剂经无菌操作法处理后，须经无菌检查法验证已无微生物存在，才能使用。

法定的无菌检查法，包括直接接种法和薄膜滤过法，可按《中国药典》（2015年版）

中的无菌检查法项下的具体规定和方法检查。薄膜滤过法用于无菌检查的突出优点，在于可滤过较大量的样品，滤过后的薄膜，既可直接接种于培养基中，也可直接用显微镜观察检验。故此法灵敏度高，操作简单，并不易产生假阳性结果。无菌检查法应在层流洁净工作台上操作。

（四）中药制剂的微生物学检查

为确保中药制剂的质量，非无菌药品要进行微生物限度检查并应符合标准规定，按照药典规定，微生物限度检查应包括：①需氧菌总数的测定；②霉菌和酵母菌总数的测定；③控制菌的检查，控制菌主要包括大肠埃希菌、耐胆盐革兰阴性菌、铜绿假单胞菌、金黄色葡萄球菌、沙门菌、生孢梭菌、白色念珠菌。

以上项目的检验方法和具体判定标准，按《中国药典》和《中国药典分析检测技术指南》等执行。

第四节　防腐与防蛀

防腐和防蛀是确保中药制剂质量的重要环节。中药材、中药饮片、中药制剂由于原料质量、生产工艺、设备条件、贮藏环境等因素的影响，可能会出现霉变、染菌及虫蛀等情况，从而严重影响药品质量，应引起高度重视，并积极采取各种有效预防措施，解决好防腐和防蛀问题。

一、防腐和防蛀措施

防腐最重要的是应当注意药品生产过程中防止微生物的污染。但在实际生产中，并不能完全杜绝微生物的污染，制剂中有少量微生物的存在，当条件适宜时微生物的会滋长和繁殖，结果导致发霉变质。所以，根据实际情况，有针对性地选择应用防腐剂，使其具有内在的抑制微生物生长的能力，是中药制剂防腐的有效手段。

防蛀，主要是防止仓库害虫的危害，许多动植物中药和中药制剂，由于本身含有害虫生长繁殖所需要的营养成分，加上自然界危害中药的害虫种类多、繁殖快、适应能力强、分布广，若加工制作不当、保管不善，中药及其制剂就很容易被害虫感染，这些害虫在适宜的条件下滋长繁殖，造成虫害。

危害中药及其制剂的害虫常见的有米象、谷象、大谷盗、药谷盗及螨类等数十种。中药及其制剂被害虫感染的途径主要有：①中药的采收、加工、运输和贮藏过程；②制剂生产用的辅料、包装材料；③制剂生产和加工过程；④包装不严密；⑤贮藏条件不佳。

防蛀措施，首先应当杜绝虫源，认真分析害虫感染的可能途径，有目的地采取相应措施，如对中药、中药饮片、辅料及包装材料进行必要的灭虫处理，对贮藏各类物品的仓库进行科学管理，以防止害虫的感染及滋生繁殖。

灭虫处理的方法主要有物理防虫法和化学防虫法，可根据实际情况合理选用。

物理防虫法是指利用自然的或人为的高温、低温及声、光、射线等物理因素，破坏害虫的生殖、生理机能及虫体结构，使之失去生殖能力或直接消灭害虫。此类方法简单易行，还能杀灭药品上的微生物，利于药品的储存。此类方法主要有暴晒、高温烘干、低温冷藏法，此外还可利用电离辐射、光能、声音、臭氧等杀虫。

化学防虫法是利用化学药剂破坏害虫正常的生理机能或造成不利于害虫和微生物生长繁殖的条件，从而使害虫和微生物停止活动或致死的方法。此类方法具有高效、快速、经济等优点。化学防虫法一般与其他防虫方法配合使用。常用化学药剂按性质可分为触杀剂和熏蒸剂两大类。

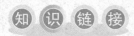

触杀剂与熏蒸剂

凡是与害虫直接接触，能毒杀仓库害虫的化学药剂统称为触杀剂。触杀剂有粉剂、液剂、乳剂和烟雾剂。

利用有毒气体、液体或固体挥发后所产生的蒸气，在空气中达到一定浓度，经害虫的呼吸系统进入其体内而使之中毒，经过一定时间后死亡的化学药剂则称为熏蒸剂。常用熏蒸剂有磷化铝、磷化锌、溴甲烷等。

二、常用防腐剂及使用要点

防腐剂（又称抑菌剂），系指能抑制微生物生长繁殖的物质。药品生产过程中，为了防止微生物的生长繁殖，可以根据各种剂型、各个品种的不同要求，选用适当的防腐剂。理想的防腐剂应符合：①用量小，无毒性、刺激性；②溶解度能到达有效抑菌浓度；③性质稳定，不与制剂中的其他成分起反应，对 pH 值和温度变化的适应性较强，贮存时也不改变性状；④抑菌谱广，能抑制多种微生物的生长繁殖；⑤无特殊的不良气味和味道等。

常用的防腐剂如下：

1. 苯甲酸与苯甲酸钠　为有效的防腐剂，防腐作用是利用苯甲酸未解离的分子，而其离子几乎无抑菌作用，故 pH 值对苯甲酸类的抑菌效果影响很大，一般在 pH 值 4 以下时防腐作用好，一般用量为 0.1%~0.25%；pH 值超过 5 时用量不得少于 0.5%。

2. 对羟基苯甲酸酯类（尼泊金类）　对羟基苯甲酸酯类有甲酯、乙酯、丙酯和丁酯，是一类性质优良的防腐剂。无毒、无味、无臭、不挥发，化学性质稳定，故常用于内服液体的防腐剂。其防腐效力在酸性溶液中作用最强，在微碱性溶液中减弱，其中丁酯的抑菌作用最强。几种酯合用有协同作用，效果更佳，一般用量为 0.01%~0.25%。

尼泊金类在水中不易溶解，配制时可采用下列两种方法：①先将水加热至 80℃左右，然后加入，搅拌使其溶解。②先将其溶解在少量乙醇中，然后在搅拌下缓慢注入水中使溶解。

聚山梨酯类表面活性剂能增加对羟基苯甲酸酯类在水中的溶解度，但由于对羟基苯甲酸酯类被增溶在聚山梨酯的胶束内部，使其防腐作用减弱，在此情况下应增加对羟基苯甲酸酯类的用量。

3. 山梨酸（2,4-己二烯酸） 本品为短链有机酸。山梨酸对真菌的抑制作用强，常用浓度为 0.15%~0.2%（mg/mL）；对细菌的最低抑菌浓度为 2mg/mL（pH<6.0）；对真菌或酵母菌的最低抑菌浓度是 0.8~1.2 mg/mL。聚山梨酯与本品也会因络合作用而降低其防腐作用，但由于其有效抑菌浓度低，因而仍有较好的抑菌作用。山梨酸依靠其未解离的分子发挥防腐作用，因此在酸性水溶液中效果较好，一般介质的 pH 值以 4.5 左右为宜。本品在水溶液中易氧化，使用时应当注意。

4. 乙醇 含 20%（mL/mL）乙醇的制剂已有防腐作用。制剂中另含有甘油、挥发油等成分时，低于 20%的乙醇也可起到防腐作用。在中性或碱性溶液中含量在 25%以上才能起防腐作用。

5. 酚类及其衍生物 为注射剂常用的抑菌剂。有苯酚、甲酚、氯甲酚等。抑菌作用：苯酚<甲酚<氯甲酚。氯甲酚对眼睛略有刺激性，使用时须注意。

6. 三氯叔丁醇 常用浓度为 0.25%~0.5%，一般用于微酸性的注射液或滴眼液中，本品有局部麻醉作用。

7. 苯甲醇 常用浓度为 1%~3%，适用于偏碱性注射液，同时有局部止痛作用。

8. 季铵盐类 常用作防腐剂的有洁尔灭、新洁尔灭和度米芬等阳离子表面活性剂，用量约为 0.01%，具有杀菌和防腐作用。洁尔灭、新洁尔灭一般用于外用溶液的防腐；度米芬多用作口含消毒剂。本类化合物在 pH<5.0 时作用减弱，遇阴离子表面活性剂失效。

9. 脱水醋酸 本品毒性小，可作为饮料、液体药剂和日常化学品的防腐剂。

10. 有机汞类 常用作抑菌剂的有硝酸苯汞和硫柳汞，多用于滴眼剂的防腐。硝酸苯汞在高温下稳定，且加热时抑菌作用增加，在 pH 值 6.0~7.5 作用最强。硫柳汞的水溶性大，但稳定性差，在弱酸性或弱碱性溶液中作用好。

11. 其他 30%以上的甘油溶液具有防腐作用；植物挥发油（桂皮醛、桉叶油、薄荷油等）也有防腐作用；0.25%的三氯甲烷也有一定的防腐作用。

复习思考

一、名词解释

制药卫生　　　标准灭菌时间　　　防腐　　　无菌

二、选择题

（一）单项选择题

1. 凡士林灭菌应采用（　　）

　　A. 干热空气灭菌法　　　　B. 热压灭菌法　　　　C. 流通蒸汽灭菌法

　　D. 低温间歇灭菌法　　　　E. 煮沸灭菌法

2. 热压灭菌法所采用的蒸汽是（　　）

　　A. 空气　　　　　　　　　B. 饱和蒸汽　　　　　C. 不饱和蒸汽

　　D. 过热蒸汽　　　　　　　E. 湿饱和蒸汽

3. 不属于 GMP（2010 年修订版）中规定的空气洁净度的级别的是（　　）

　　A. D 级　　　　　　　　　B. C 级　　　　　　　C. B 级

　　D. A 级　　　　　　　　　E. 100 级

4. 应用无菌操作法制备的是（　　）

　　A. 粉针剂　　　　　　　　B. 糖浆剂　　　　　　C. 片剂

　　D. 丸剂　　　　　　　　　E. 气雾剂

5. 不能用于含聚山梨酯类液态药剂防腐的是（　　）

　　A. 对羟基苯甲酸酯类　　　B. 山梨酸类　　　　　C. 苯甲酸类

　　D. 三氯叔丁醇类　　　　　E. 脱水醋酸

6. 对固体物料有干燥作用的灭菌方法是（　　）

　　A. 热压灭菌法　　　　　　B. 煮沸灭菌法　　　　C. 紫外线灭菌法

　　D. 微波灭菌法　　　　　　E. 辐射灭菌法

（二）多项选择题

1. 可用于滤过除菌的滤器有（　　）

　　A. 6 号垂熔玻璃滤器

　　B. 超滤器

　　C. 孔径在 0.22μm 以下的微孔滤膜滤器

　　D. 半框压滤机

　　E. 石棉板滤器

2. 下列化学药品可作为气体杀菌剂的是（　　）

A. 过氧乙酸　　　　　　B. 苯甲酸钠　　　　　C. 甲醛

D. 75%的乙醇　　　　　E. 环氧乙烷

3. 紫外线灭菌法可用于下列哪些对象的灭菌（　　　　）

A. 水针剂　　　　　　　B. 空气　　　　　　　C. 纯净水

D. 物体表面　　　　　　E. 丸剂

三、简答题

1. 微生物污染中药制剂的途径及预防污染的措施？

2. 物理灭菌法的种类及适用范围？

3. 热压灭菌器的使用注意事项？

4. 影响湿热灭菌的因素？

技能训练

参观中药厂

一、实训目的

1. 熟悉或了解中药厂净化设备、洁净室的等级标准及卫生管理、人员和物流进入生产区的各种洁净方法。

2. 熟悉灭菌法、无菌操作的方法和各种灭菌方法所常用的设备构造、性能、使用方法和注意事项。

3. 了解中药厂生产各种剂型的主要工艺流程以及质检工作的概况，保证药品质量与卫生标准的方法和措施及新剂型、新设备、新辅料等的应用。

二、实训条件

1. 实训场地　中药厂。

2. 实训材料　无菌操作车间，热压灭菌柜等。

三、实训内容

1. 听取药厂负责人介绍药厂的基本情况。

2. 参观学习中药制药企业无菌操作车间的主要任务及机械设备构造、性能、操作方法。

3. 听取各车间负责人介绍车间的基本概况，实地讲解。学生边听边看边想，可及时提问请教，由经验丰富的人员实地演示各器械的操作方法，并介绍操作注意事项。

四、总结报告

参观学习后写一份参观总结报告，内容包括参观中药制药企业的目的及参观的内容、结果、所感所想。

第四章

粉碎、筛析、混合

【学习目标】

知识目标

掌握粉碎、筛析、混合的概念。

熟悉粉碎、筛析、混合技术。

了解粉碎、筛析、混合的原理及常用设备。

技能目标

能按制剂要求进行粉碎、筛析、混合的单元操作。

第一节 粉 碎

粉碎是借机械力或其他作用力将块状固体物料破碎成所需粒度的操作过程。

一、粉碎的目的

将物料进行粉碎有如下目的：

1. 增加药物的表面积，能促进药材中药物成分的提取和溶出，也能够提高难溶性药物的溶出度。

2. 有利于各种药物剂型的制备。

3. 有利于混合、制粒、充填等其他制剂单元操作。

4. 有助于鲜药材的干燥和储存。

二、粉碎的基本原理

物质依靠分子间的内聚力集结成一定形状的块状物，内聚力的不同使物质显示出不同的硬度和性质。要使物质粉碎，必须利用外加力部分破坏分子间的内聚力，来达到粉碎的目的。在粉碎过程中，需要有力做功，结果使物质的表面积增加，这是机械能转变为表面能的过程。

药物所需要的细度是粉碎过程中的重要问题。药物细度的选择应充分考虑药物的性质、应用要求及预制备剂型的特点。比如用于提取的药物，粉碎得越细提取速度越快，但粉碎过细会导致细胞破裂，致使大量无效成分被提取。粉碎过程中应及时把达到要求的细粉进行分离，细粉进一步粉碎会成为过细粉末，同时也浪费了大量的机械能，影响粉碎效率。

药物的性质是影响粉碎效率和决定粉碎方法的主要因素。粉碎过程常用的外加力有冲击力、压缩力、剪切力、弯曲力、研磨力等。被粉碎的物料性质不同，粉碎程度不同，所需施加的外力也有所不同：冲击、压碎和研磨对脆性物质有效（如薄荷、冰片等）；剪切方法对纤维状物料有效（如甘草）；粗碎以冲击力和压缩力为主；细碎以剪切力、研磨力为主。在实际粉碎过程中多数是几种力综合作用的结果，可根据物料的性质及制剂制备需要，选择不同的粉碎方法和设备。

知 识 链 接

粉碎度

粉碎度是固体药物粉碎后的细度。常以粉碎前物料的平均直径（d_0），与粉碎后物料的平均直径（d_1）的比值（n）来表示：

$$n = \frac{d_0}{d_1}$$

粉碎度与粉碎后的药物颗粒平均直径成反比，即粉碎度越大，颗粒越小。

三、粉碎方法

（一）干法粉碎

干法粉碎是指将物料经过适当的干燥处理，使物料中的水分含量降低至一定限度再粉碎的方法。用于干法粉碎的物料含水量应根据粉碎机械性能而定，一般药物中的水分含量控制在5%以下（植物性药材的含水量控制在9%~15%）。绝大多数中药材都采用干法粉碎。

1. 单独粉碎　指将一味药材单独进行粉碎的方法。需要单独粉碎的药材一般包括：氧化性或还原性强的药物（如硫黄），目的是为了避免爆炸；贵重药物（如珍珠、人参等），目的是为了避免损失；毒性药物（如生乌头、斑蝥等），目的是为了避免污染其他药材；质地坚硬的药物（如矿物药材），该类药材不宜与其他软质药材混合粉碎。

2. 混合粉碎 指将多种原材料混合后一起进行粉碎的方法。混合粉碎多用于中药复方制剂中某些性质或硬度相近药材的粉碎。混合粉碎可以克服单独粉碎中遇到的一些困难。

（1）串料法 含黏液和糖分或树脂的黏性药物，如熟地黄、枸杞、麦冬等，吸湿性强，粉碎时必须先将处方中其他干燥药物粉碎，然后取一部分粉末与此药物掺研，使成不规则碎块或颗粒，60℃以下充分干燥后再进行粉碎。

（2）串油法 含脂肪油较多的药材如杏仁、桃仁、苏子等，需先捣成稠糊状，再与已粉碎的其他药物掺研粉碎。

（3）蒸罐混合粉碎 粉碎时先将其他药材粉碎成粗粉，再将需要蒸罐处理的药材蒸制后陆续掺入，逐步粉碎。需要蒸罐处理的中药材有动物皮、肉、筋骨等。

（二）湿法粉碎

湿法粉碎是指往物料中加入适量水或其他液体进行研磨粉碎的方法。由于液体对物料有一定的穿透力和劈裂作用，降低了细物料的黏附性，有利于粉碎。选用的液体一般以药物不溶解、遇湿不膨胀、不影响药效为原则。常用的湿法粉碎有"水飞法"和"加液研磨法"。湿法粉碎可避免粉碎时粉尘飞扬，减少某些有毒物料或刺激性物料对人体的危害。

1. 水飞法 水飞法是将一些矿物药料先打成碎块，除去杂质，放于研钵或球磨机中，加入适量清水研磨，使细粉漂浮于水面或混悬于水中，然后将此混悬液倾出，余下粗料加水反复操作，直至全部药物研磨完毕。所得的混悬液合并，沉降，倾去上清液，将湿粉干燥，粉碎得极细粉。水飞法是一种湿法粉碎方式，发源于中国传统中药炮制技术，一般适用于质重、价昂、有毒等类物料的粉碎，比如珍珠、雄黄、朱砂、炉甘石等。水飞的目的：去除杂质，洁净药物；使药物质地细腻，便于内服和外用；防止药物在研磨过程中粉尘飞扬，污染环境；除去药物中可溶于水的毒性物质，如砷、汞等。

2. 加液研磨法 加液研磨法是指在要粉碎的药物中加入少量液体后研磨至所需粒度的粉碎方法。研磨樟脑、冰片、薄荷脑时一般加入少量乙醇或水；研磨麝香时一般加入少量水。注意要"轻研冰片、重研麝香"。

（三）低温粉碎

低温粉碎是利用物料在低温时脆性增加、韧性与延伸率降低进行粉碎的方法。低温粉碎可提高生产能力，降低能量消耗，所得到的粉体流动性好。适用于在常温下粉碎困难、软化点低、熔点低的物料及热可塑性物料，也适用于富含糖分且具有一定黏性的药物。低温粉碎可保留药物中的挥发性成分。

（四）超微粉碎

超微粉碎指借助流能磨或微粉粉碎机将物料粉碎成 $10 \sim 45 \mu m$ 粒径细粉的粉碎方法。在这种粒度下，95%以上的植物细胞细胞壁会破损，能有效提高含原料药材制剂的生物利用度。

四、粉碎设备

制药工业所需粉碎的物料种类很多，性质各异，粉碎产品粒度要求各不相同，为了使粉碎操作达到良好效果，应选择适合产品粒度的粉碎设备。粉碎设备可根据物料被粉碎的程度分为粗碎、中碎及细碎设备等。

（一）中药磨粉机

中药磨粉机利用粉碎刀片高速旋转撞击来实现干性物料的一般性粉碎。它由粉碎室、粉碎刀片、高速电机等组成，如图4-1所示。物料直接放入粉碎室中，旋紧粉碎室盖，开机 $1 \sim 3$ 分钟便可完成粉碎。由不锈钢上盖及粉碎室构成，螺扣式封闭。通过直立式电机的高速运转带动横向安装的粉碎刀片，对物料进行撞击、剪切式粉碎。粉碎物体由于在密闭的空间内被搅动，所以粉碎效果相对均匀。中药磨粉机结构

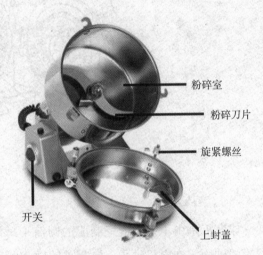

图4-1　中药磨粉机构造图

精密、体积小、质量轻、功效高、清洁卫生、造型美观，既省电又安全，噪音小且无粉尘污染，是理想的制粉设备。本机为不锈钢材料制作，机壳内部表面平滑，易于清理，改变了普通粉碎机内壁粗糙、易积粉、难清理的现象。

（二）万能粉碎机

万能粉碎机是一种应用较广泛的粉碎机，对物料粉碎的作用以撞击力、剪切力为主。适用于结晶性和纤维性等脆性、韧性物料，物料可达到中碎、细碎程度，但粉碎过程会发热，故不适用于粉碎含大量挥发性成分或黏性、遇热发黏的物料。

万能粉碎机由加料斗、抖动装置、粉碎室、钢齿、环状筛板等组成，如图4-2所示。物料由加料斗进入粉碎室，活动齿盘高速旋转产生的离心力，使物料由中心部位被甩向室壁。物料在活动齿盘与固定齿盘之间受钢齿的冲击、剪切、摩擦及物料之间的撞击作用而被粉碎。最后物料到达转盘外壁环状空间，细粉经环状筛板由底部出料，粗粉在室内继续粉碎。

为了克服万能粉碎机粉碎过程中因机件运转会导致升温的缺点，也有一些粉碎机采用粉碎室水冷却装置，故可适用于热敏性物料的粉碎。

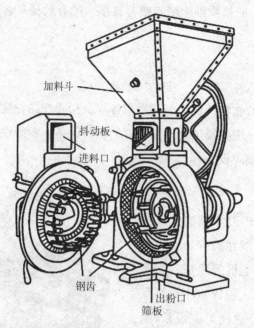

加料斗

抖动板

进料口

钢齿

出粉口

筛板

图 4-2　万能粉碎机构造示意图

（三）球磨机

球磨机是由不锈钢或瓷制成的圆筒形球罐，内装有一定数量和大小的钢球或瓷球，球罐的轴固定在电机轴承上。当球罐转动时，物料受筒内起落圆球的撞击作用、圆球与筒壁及球与球之间的研磨作用而被粉碎。球磨机结构简单，密闭操作，粉尘少，常用于毒性药物、刺激性药物、贵重药物或吸湿性药物的粉碎。对结晶性药物、硬而脆的药物进行粉碎，效果更好。球磨机较容易实现无菌条件下的粉碎与混合药物，得到无菌的产品。

易氧化药物或爆炸性药物，还可在充填惰性气体条件下密闭粉碎。

球磨机的粉碎效率与球罐的转速有关。球磨机要有适当的转速，才能使球达到一定高度并在重力和惯性的作用下呈抛物线落下而产生撞击与研磨的综合粉碎效果。如果转速太慢，圆球不能达到一定高度即沿罐内壁滑动，此时主要发生研磨作用，粉碎效果较差；如果转速太快，形成的离心力超过了圆球的重力，球紧贴于罐壁随罐旋转而不落下，故不能粉碎药物。应根据圆筒内径把转速调节至临界转速，使筒内圆球转至圆筒最高点时，由于失去离心力而下落，此时大大加强了球的撞击粉碎作用，粉碎效率最高。

球磨机除广泛应用于干法粉碎外，也可用于湿法粉碎。例如，用球磨机水飞制备炉甘石、朱砂、珍珠可达到 120 目以上细度的粉末，比干法制得的粉末滑润，且可节省人力。

（四）流能磨

流能磨又称为气流式粉碎机，其利用高速弹性流体使药物的颗粒之间及颗粒与室壁之间相互碰撞而产生强烈的粉碎作用，如图4-3所示。

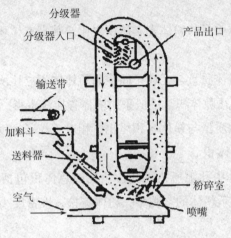

图4-3 流能磨构造示意图

用流能磨粉碎时，由于高压气流在粉碎室内膨胀而产生冷却效应，故不升高被粉碎物料的温度，适用于抗生素、酶、低熔点或其他对热敏感的药物粉碎。由于在粉碎的同时就进行了分级，所以可得5μm以下均匀的微粉。

五、粉体学基础知识

粉体是由许多固体细微粒子组成的集合体。粉体没有具体的形状，可以流动、飞扬。粉体有着较大的比表面积，容易吸潮，但利于药物的溶出、释放和吸收，同时也利于各种剂型的制备。

（一）粉体粒子的大小及形态

通常把粉体粒径小于100μm的称为"粉"，粒径大于100μm的称为"粒"。通常所说的粉体是指由许多粒径大小不一的粒子所组成的。粉体粒子大小有多种表示方法，如几何学粒径（显微镜下测投影）、有效粒径（沉降法测定）、比表面积径（吸附法或透过法测定比表面积后推算）、筛分径（筛分后通过筛子直径的平均值计算）等。

粉体的形态指一个粒子的轮廓或表面上各点所构成的图像。粉体形态比较复杂，有球形、椭圆形、柱形、针状、片状等，同时其表面极为粗糙。

（二）粉体的比表面积

粉体的比表面积是指单位质量（质量比表面积）或容量（体积比表面积）的粉体所具有的表面积。粉体表面粗糙且有很多孔隙，因此具有较大的比表面积。粉体比表面积的大小能反映出多种特性，如吸附性、孔隙率等。

（三）粉体的密度与孔隙率

1. **粉体的密度**　是指单位体积粉体的质量，根据其所指的体积含义的不同可分为真密度、粒子密度、堆密度。

（1）**真密度**　是粉体质量与粉体真实体积之比，其真实体积不包括存在于粉体颗粒内部的封闭空间。

（2）**粒子密度**　是粉体质量与无粒子间隙的粉体体积之比所求得的密度。此时体积包括粒子自身体积及粒子内孔隙体积。一般采用液体置换法求得。

（3）**堆密度**　是粉体质量与粉体容积之比。相对于粒子密度的计算方式，堆密度的体积中多出了粒子间的孔隙体积。

2. **孔隙率**　是指粉体中孔隙所占的比率。孔隙总体积包括粒子内孔隙体积及粒子间孔隙体积。孔隙率大，表示粉体的空隙多，粉体疏松，堆密度小，为轻质粉体。

（四）粉体的流动性

粉体的流动性与粒子的形状、大小、表面状态、密度、孔隙率、表面摩擦力等有直接关系。粉体的流动性对颗粒剂、片剂、胶囊剂的制备有着较大影响，是保证产品质量的关键因素。粉体流动性的表示方式有休止角和流速。

1. **休止角**　指在重力场中，粒子在粉体堆积层的自由斜面上滑动时所受重力和粒子之间摩擦力达到平衡而处于静止状态下测得的最大角。测定休止角的方法有两种：注入法和排出法。注入法：将粉体从漏斗上方慢慢加入，从漏斗底部漏出的物料在水平面上形成圆锥状堆积体的倾斜角。排出法：将粉体加入圆筒容器内，使圆筒底面保持水平，当粉体从筒底的中心孔流出，在筒内形成的逆圆锥状残留粉体堆积体的倾斜角。休止角测定方法（图4-4）有固定漏斗法（a）、固定圆锥槽法（b）、倾斜箱法（c）和转动圆柱体法（d）。

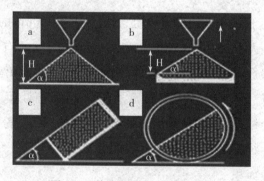

图4-4　休止角测定方法示意图

2. **流速**　单位时间粉体由一定孔径的管或孔流出的量即为粉体流速。流速大，说明粉体流动性较好。

（五）粉体的压缩性质

粉体的压缩性是指粉体在压力下体积减小的能力。粉体的成形性是指粉体紧密结合成一定形状的能力。压缩性和成形性就是俗称的压缩成形性。压缩成形性对于某些剂型（如片剂）的制备有着重要的意义。压缩成形性的好坏与多种因素有关，如粉体自身的性质、粒子间的范德华力、粒子间的机械结合力、固体桥的形成等。

第二节　筛　析

筛析是借助筛网将物料按粒度大小进行分离的技术。一般将已知重量的物料置于筛孔尺寸大小依次递减的一套筛子内，筛动一定时间后，物料按颗粒的大小分别留在各层筛子上，分为若干级。

一、筛析的目的

筛析的目的是为了获得较均匀的粒子群或除去异物。中药材质地不一，混合粉碎过程中出粉先后及粒子的大小均不同，从而使后续混合难以进行。通过筛析可以将粉碎好的物料按粒度大小进行分级，以便制备不同的剂型；也可以在粉碎过程中将粉碎达到细度要求的粒子及时筛出，减少能耗并避免过细粒子产生；筛析过程中粒子无规则运动，因此通过筛析可以起到混合的作用。

二、药筛的种类与规格

1. **药筛的种类**　药筛是指按《中国药典》规定，全国统一规格的用于药剂生产的筛，或称标准药筛。在实际生产中也使用工业筛，这类筛的选用应与标准药筛相近，且不影响药剂质量。制药用筛可分为两种：冲眼筛和编织筛。冲制筛又称作筛板，是在金属板上冲压出一定直径的小圆孔而制成的，具有坚硬且筛孔大小稳定的特点，常用于粉碎机或其他剂型的颗粒分档。编织筛是用有一定机械强度的金属丝（如不锈钢丝、铜丝、铁丝等）或其他非金属丝（尼龙丝、铝丝等）编织而成。编织筛在使用时筛线易于移位。

2. **药筛的规格**　《中国药典》（2015年版）共规定了九种筛号，一号筛的筛孔内径最大，九号筛的筛孔内径最小。我国常用的一些工业用筛的规格与标准筛号的对照见表4-1。

表4-1 《中国药典》标准筛规格表

序号	筛孔内径（平均值）/μm	工业筛目数
一号筛	2000±70	10目
二号筛	850±29	24目
三号筛	355±13	50目
四号筛	250±9.9	65目
五号筛	180±7.6	80目
六号筛	150±6.6	100目
七号筛	125±5.8	120目
八号筛	90±4.6	150目
九号筛	75±4.1	200目

目前制药工业上，习惯常以目数来表示筛号及粉末的细粗，多以每英寸（2.54cm）长度有多少孔来表示。例如，每英寸上有100个筛孔，就称100目筛。筛目数越大，筛孔越小。

三、粉末的分等

使用目数不同的筛网能分离出粒度不同的粒子，不同的粒子适用于不同的药物剂型。根据实际要求，《中国药典》（2015年版）规定了六种粉末规格，见表4-2。

表4-2 《中国药典》粉末等级标准

等级	分等标准
最粗粉	指能全部通过一号筛，但混有能通过三号筛不超过20%的粉末
粗粉	指能全部通过二号筛，但混有能通过四号筛不超过40%的粉末
中粉	指能全部通过四号筛，但混有能通过五号筛不超过60%的粉末
细粉	指能全部通过五号筛，并含能通过六号筛不少于95%的粉末
最细粉	指能全部通过六号筛，并含能通过七号筛不少于95%的粉末
极细粉	指能全部通过八号筛，并含能通过九号筛不少于95%的粉末

四、筛析设备

筛析的方法有手工筛析和机械筛析两种。筛析设备种类很多，应根据对粉末粗细的要求、粉末的性质和数量来选用。实验室筛析时常选用手摇筛，批量生产时常选用能适应流水作业的振动筛。

1. **手摇筛** 是由不锈钢、铜丝、尼龙丝等编织的筛网，固定在圆形或长方形的金属圈上，并按照筛号大小依次叠成套，最粗号在最上端，其上面加盖，最细号在底下，套在接收盘上，用手摇动过筛。手摇筛适用于实验室及小批量生产。

2. 振动筛 是利用机械方法使筛或筛网产生一定频率振动并使被筛分粒子发生相对运动，实现筛析的设备。机械振动筛（图4-5），电机的上轴及下轴各装有不平衡重锤，上轴穿过筛网并与其相连，筛框以弹簧支撑于底座上，上部重锤使筛网产生水平圆周运动，下部重锤使筛网产生垂直方向运动，故筛网的振动方向有三维性。每台机械振动筛可由1~3层筛网组成，物料加在筛网中心部位，使不同粒径的粉末自筛网的上部排出口和下部排出口分别排出。

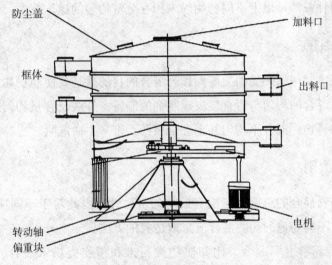

图4-5 机械振动筛结构示意图

3. 电磁簸动筛 利用电磁原理，使筛网设备产生高频运动同时产生低振幅振动。该设备具有较强的振荡作用，适用于含油脂、树脂或有较强黏性的药物粉末。

五、筛析的注意事项及影响因素

在筛析过程中，粒子与筛孔的相对大小、粒子含水量、筛析设备、单次筛析量等因素都会对筛析产生一定的影响，因此在筛析操作时应注意以下几点。

1. 选择合适的筛网孔径 一般选择筛网孔径时应充分考虑应用需求。一般粒子粒径大于3/4筛网孔径时较难透筛，反之则较为容易。如果物料中含有较多阻碍粒（粒径为1~1.5倍筛孔孔径，由于镶嵌作用会堵塞筛孔），筛析进行就会很缓慢。

2. 物料厚度适宜 间歇操作时，过筛效率与筛网面积成正比，与物料层在筛网上的厚度成反比。因此，筛网上的料层不宜太厚，以使物料粒子有充分与筛网接触的机会，提高过筛效率。连续操作的过筛装置筛面宽度加大时，料层厚度变薄，而筛面的长度加长时，物料在筛网上停留时间加长，过筛效率可提高。

3. 粉末应干燥　含水量较高的物料应先适当干燥，易吸潮的物料应及时过筛或在干燥环境中过筛。

4. 选择有振动功能的筛析设备　振动时物料在筛网上运动的方式有滑动、滚动及跳动等几种，跳动易增加物料与筛孔接触机会，并可防止堵网。

第三节　混　合

混合是指将两种或两种以上不同药物粉末相互分散均匀的操作技术。

一、混合的目的

混合操作是保障制剂均一性的关键操作。混合的目的就是要使药物粉末混合体中的各个组分均匀一致。混合的均匀与否直接决定制剂的制备、外观及含量均匀度等，尤其是剂量小的或有毒性的药物，混合不均匀甚至会给服药人带来生命危险。

二、混合的原则

不同组分的药物混合的总原则是混合的均匀一致性。因此对于不同质地、不同色泽、含少量液体成分、不同药量的药物混合应采取适宜的方法。

1. 不同质地的药物之间混合　比如矿物类粉末和植物类粉末混合，矿物类粉末较细、密度较大，植物类粉末较粗、密度较小。一般采取"先加质轻后加质重"的混合方法。

2. 不同色泽的药物之间混合　通常采用"打底套色法"。在待混合物料中找出一种颜色明显区别于其他物料颜色的物料，先把该颜色物料（底色）与其他物料的一种混合均匀，底色可作为混合均匀与否的参照物，然后把其他物料逐步加入，混合均匀（套色）。

3. 含少量液体成分的药物之间混合　如果是浸膏类，可先将浸膏烘干粉碎后，再进行混合。如有效成分为液体的，可使用吸收剂吸附后再与其他固体粉末混合。

4. 不同药量的药物之间混合　药量接近时比较容易混合均匀，但药量差距较大时，直接混合很难混合均匀。解决这一问题，可选用"等量递加法"，即先将待混合物料中量小的组分与等量量大组分混匀，再加入与混合物等量的量大组分，再混匀，如此反复，直至两组分混合完为止。

三、混合的机理

不同组分的药物粉末进行混合时，会有多种形式和方式的混合存在，包括对流、剪切、扩散等。

1. 对流混合 固体粒子在外力的作用下，粒子群从一处位移到另一处，如此反复多次，位移过程中粒子间产生相对运动，从而达到混合的方法。外力可由螺旋推进器、重力来施加。

2. 剪切混合 不同组成的粒子群间发生剪切作用而产生滑动平面，促使不同粒子群界面互相稀释，厚度减薄而达到的局部混合。

3. 扩散混合 当颗粒进行无序运动时，改变了彼此的相对位置，称为扩散混合。扩散混合中，单个颗粒发生的位移不仅可以发生在不同粒子群的界面处，也可发生在粒子群内部。

在混合操作过程中，混合通常不以单一混合机制出现，而是多种混合方式结合发生，其中某些混合方式会比较突出。通常根据药物粉末的性质和混合效率来选择适宜的混合设备，充分利用设备的混合机理。

四、混合的方法及设备

（一）混合方法

常用的混合方法有研磨混合、搅拌混合与过筛混合。

1. 研磨混合 是将各组分物料置于乳钵或球磨机中共同研磨的混合操作。研磨有两种作用，即一方面将物料研细，另一方面将物料分散混合。此法适用于小量结晶性物料的混合，不适于具有引湿性及爆炸性成分的混合。

2. 搅拌混合 是将物料置于适当大小的容器中，选用适当器具搅匀。此法较简单但不易混匀，多作初步混合之用。大量生产中常用混合机搅拌混合，经过一定时间的混合，能够达到混合均匀的目的。

3. 过筛混合 是将各组分物料先作初步混合，再通过适宜的药筛经一次或多次过筛，达到混合均匀的目的。适用于含植物性物料及各组分颜色差异较大的物料混合。

（二）混合设备

混合过程多采用搅拌或容器的旋转使物料产生整体和局部移动而达到混合的目的。常用的混合设备有 V 型混合机、搅拌槽式混合机、双螺旋锥形混合机、多维混合机、流化床等。

1. V 型混合机 由两个圆筒成 V 型交叉结合而成，有等臂和不等臂两种规格。当旋转混合时，物料被分成两部分，再使这两部分物料重新汇合在一起，如此反复循环，在较短时间内混合均匀。V 型混合机以对流混合为主，混合速度快，混合效果好。

2. 搅拌槽式混合机 是一种以机械方法对混合物料产生剪切力而达到混合目的的设备（图 4-6）。其主要部件为混合槽，槽内轴向装有与旋转方向成一定角度的搅拌桨，搅拌浆可将物料由外向中心集中，又将中心物料推向两端，在反复的运动过程中使槽内的物料混合。

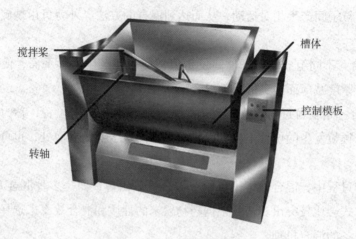

图4-6　搅拌槽式混合机

3. 双螺旋锥形混合机　此种混合机在锥形容器内置有一两个螺旋推进器，螺旋推进器在容器内既有自转又有公转，被混合的固体粒子在推进器的自转作用下自底部上升，又在公转的作用下在容器内产生漩涡和上下的循环运动，从而达到混合均匀的目的。

4. 多维混合机　是一种既有自转又有公转的混合设备，使物料能多方位的无序运动，混合效率较高。市面上常见的多维混合设备有二维混合机（图4-7）和三维混合机。

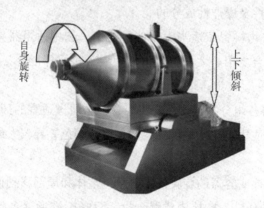

图4-7　二维混合机

5. 流化床　流化床通过气流的带动作用使粒子在流化室内无规则运动，从而达到混合的目的。流化床混合效率高，适用于粉末或细小颗粒的混合。

复习思考

一、名词解释

粉碎   筛析   混合   串油法   串料法   目   休止角

二、选择题（单项选择题）

1. 适合乳香、没药的粉碎方法是（　　　）

    A. 打底套色   B. 加液研磨   C. 串料

    D. 串油   E. 蒸罐

2. 适合采用水飞法的是（　　　）

    A. 乳香   B. 羚羊角   C. 炉甘石

    D. 樟脑   E. 鹿茸

3. 下列中药不需要单独粉碎的是（　　　）

    A. 牛黄   B. 蟾酥   C. 雄黄

    D. 熟地黄   E. 磁石

4. 《中国药典》（2015 年版）规定，标准筛中孔径最大的是（　　　）

    A. 一号筛   B. 二号筛   C. 三号筛

    D. 四号筛   E. 五号筛

5. 《中国药典》（2015 年版）一部规定的药物细粉系指（　　　）

    A. 全部通过四号筛，并含能通过五号筛不少于95%的粉末

    B. 全部通过五号筛，并含能通过六号筛不少于95%的粉末

    C. 全部通过六号筛，并含能通过七号筛不少于95%的粉末

    D. 全部通过七号筛，并含能通过八号筛不少于95%的粉末

    E. 全部通过八号筛，并含能通过九号筛不少于95%的粉末

6. 可以对原料药材进行细胞粉碎的方法为（　　　）

    A. 低温粉碎   B. 加液研磨粉碎   C. 串料粉碎

    D. 超微粉碎   E. 混合粉碎

7. 最适用于对热敏感的药物进行超微粉碎的设备是（　　　）

    A. 万能粉碎机   B. 中药磨粉机   C. 球磨机

    D. 流能磨   E. 粉碎机

8. 粉碎动物的皮、肉、筋常采用的粉碎方法是（　　　）

    A. 串油粉碎法   B. 加液研磨法   C. 低温粉碎法

    D. 水飞法   E. 蒸罐粉碎法

9. 在药料中加入适量水或其他液体进行研磨粉碎的方法是（　　）

    A. 混合粉碎   B. 蒸罐处理   C. 低温粉碎

    D. 超微粉碎   E. 湿法粉碎

10. 将物料与干冰或液化氮气混合再进行粉碎的方法是（　　）

    A. 加液研磨法   B. 水飞法   C. 超微粉碎法

    D. 低温粉碎   E. 混合粉碎

11. 药物混合的方法不包括（　　）

    A. 搅拌混合   B. 扩散混合   C. 等量递加法

    D. 过筛混合   E. 打底套色法

12. 下列对低温粉碎的叙述，错误的是（　　）

    A. 使物料脆性增加，易于粉碎

    B. 因水或其他液体以小分子渗入药物颗粒的缝隙，减少分子间引力利于粉碎

    C. 适用于在常温下粉碎困难的物料，软化点低、熔点低及热可塑性物料

    D. 可保留挥发性成分

    E. 适用于富含糖分、具有一定黏性的药物

三、简答题

1. 简述等量递加法的操作过程。

2. 简述药物混合的机理。

3. 简述休止角的测定方法。

第 五 章

浸出技术

【学习目标】

知识目标

掌握常用中药浸提方法及影响因素；影响蒸发的因素和常用蒸发工艺；常用干燥方法及其应用。

熟悉中药浸提常用浸提溶剂和浸提辅助剂；常用浸提工艺及设备的性能与应用。

技能目标

能进行煎煮法、浸渍法、渗漉法、减压蒸发与薄膜蒸发的操作；能进行干燥设备的干燥操作；能掌握中药浸出过程生产管理与质量控制要点。

中药材浸出是指采用适宜的浸提溶剂和浸提方法，从中药材中浸出所需有效成分的过程。中药材浸出是中药生产过程的重要单元操作，其生产工艺的选择和设备的配置直接影响被提取有效成分的质量和数量，并进一步影响产品的质量和经济效益等，因此，研究中药提取过程机理、优化提取工艺参数等逐渐成为中药生产研究的重点。

第一节　概　述

一、药材成分与疗效

中药材的化学成分极其复杂，每一种中药材都含有多种化学成分。根据成分在治疗中所起的作用，可将其分为有效成分、有效部位、辅助成分和无效成分等（表 5-1）。在浸提操作中，有效成分或有效部位、辅助成分常统称为药用成分，是浸提的主要对象，而无效成分和组织成分则应尽量除去。

表5-1　药材成分分类一览表

分类	含义	举例
有效成分	指具有一定的生理活性或疗效，能起到治疗疾病作用的化学成分，通常指单体化合物，能用分子式和结构式表示，具有一定的物理常数	如大黄素、盐酸小檗碱、芸香苷、青蒿素等
有效部位	指多种化学成分的混合物，在药理和临床上可代表或部分代表原中药饮片的疗效；其提取工艺相对简单，有利于发挥药材的综合疗效，符合中医用药特点	如人参总皂苷、大黄总蒽醌、银杏总黄酮等
辅助成分	指药材中本身没有特殊生理活性的一类成分，但它能增强或缓和有效成分的作用，或有利于有效成分的浸提，或增强制剂稳定性的物质	如大黄中所含的鞣质能缓和其泻下作用；洋地黄皂苷能促进洋地黄强心苷的溶解和吸收而增强洋地黄的强心作用
无效成分	指药材中无生理活性、不起药效，有的甚至还会影响中药饮片的浸提及制剂的稳定性、外观和药效的一类化学成分，如脂肪、淀粉、糖类、酶、树脂、黏液质、叶绿素、果胶、无机盐等	如苦杏仁中的酶能导致杏仁苷分解而失去止咳效果；注射剂中所含鞣质会造成制剂产生沉淀或浑浊现象，甚至还会导致注射疼痛
组织物	主要指药材中的细胞或其他不溶性物质	如纤维、石细胞、栓皮等

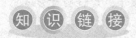

正确认识有效成分与无效成分

　　有效成分与无效成分是相对而言的，如鞣质在大多数液体制剂中常作为影响澄明度的无效成分被除去，而在五倍子、没食子、地榆等药材中的鞣质则是其收敛固涩作用的药效基础，为有效成分；大黄中的鞣质可起到缓和蒽醌泻下作用的效果，属于大黄中的辅助成分。又如多糖通常为无效成分，而用于抗肿瘤的猪苓多糖则是猪苓的有效成分。有效和无效不是绝对的，既与医疗需要相关，也随着科学技术的发展而发生变化。因此，应根据治疗目的、制剂剂型和生产条件，明确有效成分和无效成分，选择适宜的溶媒和浸提方法，设计科学合理的提取工艺。

二、药材成分浸出的目的

　　在中药制剂生产中，大多数的剂型和制剂都需要将药材经过浸提处理，尽量多地浸出药用成分，最低限度地浸出无效成分甚至有害物质，以提高疗效、减少毒性和不良反应，减少服用剂量，增加制剂稳定性等，适应制备各种剂型和临床治疗的需要。

第二节 中药的浸提与精制

一、中药浸提过程

中药浸提过程是指溶媒进入药材组织细胞内，将药用成分溶解后形成浸提液的全部过程，主要包括浸润与渗透、解吸与溶解、扩散与置换等几个相互联系又交错进行的过程。浸提的实质是溶质（药用成分）从药材固相转移到溶媒液相中的传质过程。浸提过程不是简单的溶解过程，而是经过中药材被溶媒浸润，溶媒向饮片组织细胞中渗透，药用成分解吸、溶解、扩散、置换等一系列过程完成的。

1. 浸润与渗透阶段 浸提溶剂加入后，溶剂首先要附着于药材表面使之润湿，然后通过毛细管和细胞间隙渗透进入药材细胞组织内。浸提溶媒能否使药材表面润湿，与药材性质、溶剂表面张力有关。大多数药材组织成分均带有极性基团，如蛋白质、淀粉、纤维素、果胶等，故易被水和醇等极性溶剂润湿；但含油脂或蜡质多的药材如麦角、杏仁等，则不易被极性溶剂润湿，故用水或乙醇浸出前须先行脱脂或脱蜡处理。反之，非极性溶剂不易使潮湿的药材润湿，须将药材先行干燥。此外，生产上还可向溶媒中加入表面活性剂或采用强力搅拌等措施，降低或破坏界面张力，加快润湿。

2. 解吸与溶解阶段 干燥药材中各种成分常相互固结吸附于组织细胞内，当浸提溶媒渗透进入药材细胞后，溶媒必须首先解除浸提成分之间或浸提成分与组织细胞之间的吸附作用，即为解吸阶段；然后已解吸的各种成分遵循"相似相溶"规律溶解于溶媒中，即为溶解阶段。加热浸提或在溶媒中加入酸、碱、甘油及表面活性剂等，可有助于浸提成分的解吸与溶解。

3. 扩散与置换阶段 进入中药材组织细胞内的溶媒溶解大量化学成分后，中药材内外出现浓度差，细胞外侧纯溶媒或稀溶液向中药材内渗透，中药材内高浓度溶液的溶质不断地向周围低浓度方向扩散，直至内外浓度相等，达到动态平衡。因此，浓度差是扩散的推动力。

扩散是浸提过程的关键阶段，扩散的速度决定提取过程的快慢，故浸出的关键在于保持最大的浓度差。在进行中药浸出工艺设计时，用浸提溶媒或稀浸提液随时置换药材周围的浓浸提液，应力求创造出最大浓度差以求最佳浸提效果。更新溶剂、加强搅拌或采用动态法浸提，均有利于浸出。

二、影响浸提的因素

1. 药材粒度　一般情况下，药材粒度越细，扩散面越大，有利于浸提；但不能太细，其原因是过细粉末对药液和有效成分的吸附量增加，使有效成分损失，同时大量组织细胞破裂增加高分子杂质的浸出，增大浸提液黏度而影响扩散速度，可造成过滤困难、堵塞渗漉孔等，使浸提液分离纯化操作困难。

2. 药材成分　植物药有效成分多为小分子化合物，扩散较快，在最初的浸出液中占比高，随着扩散的进行，高分子杂质逐渐增多。因此，浸提次数不宜过多，一般提取 2~3 次即可。

3. 浸提温度　温度升高可加速成分的解吸、溶解和扩散，有利于浸出；但温度过高，热敏性成分易降解，高分子杂质浸出增加。

4. 浸提时间　时间越长，浸出量越多。当扩散达平衡后，浸提过程即完成，延长时间不会增加有效成分的浸出量，反而会增加高分子杂质的浸出量，并易导致已浸出有效成分的降解。因此，有效成分扩散达平衡时即应停止浸提。

5. 浓度梯度　浓度梯度即浓度差，是浸提扩散的动力。不断搅拌、更换新鲜溶剂利于扩大浓度梯度。

6. 浸提压力　对于质地坚实的药材，加压浸提能加速溶媒对药材的润湿和渗透，可使部分细胞壁破裂，有利于浸出成分的扩散，提高浸出效率。但加压浸提对于质地疏松的中药饮片或浸润渗透过程完成后，影响不大。

7. 浸提溶剂的 pH 值　浸提溶剂适宜的 pH 值可增加某些药用成分的溶解度和稳定性，有利于浸提。

8. 新技术应用　超临界流体提取、超声提取、微波加热提取等新技术应用，有利于浸提。

三、常用浸提溶剂

正确选择浸提溶剂，可以提高浸提效率，还能保证制剂有效、安全、稳定，同时提高生产企业的经济效益。优良的溶剂应能满足：①最大限度地溶解和浸提药用成分，尽可能避免无效成分和有害物质的浸出；②不与药用成分发生化学反应，也不影响其稳定性和药效的发挥；③本身无显著的药理作用；④具有经济、安全、易得、性质稳定等特点。浸提溶剂要完全满足上述条件是非常困难的，在实际生产中选择的原则是基于上述要求，根据药材的性质与所含成分特性、医疗要求，通过试验选定适宜的浸提溶剂。常用浸提溶剂性质与特点见表5-2。

表5-2 常用浸提溶剂溶解范围和特点

种类	性质	特点
水	极性溶剂，能溶解生物碱盐类、苷类、水溶性有机酸、氨基酸、黏液质及部分糖、蛋白质、鞣质、树胶、色素、酶类等	溶解范围广，无药理作用，经济安全；浸出选择性差，浸提液杂质多，滤过、纯化困难，易霉变，不利于贮存，可引起某些有效成分（如苷类）水解
乙醇	半极性溶剂，可溶解极性和非极性成分，溶解范围可随浓度变化而变化；90%以上乙醇，适于浸出挥发油、树脂、叶绿素；50%~70%乙醇，适于浸出生物碱、苷类；50%以下的乙醇，适于浸出苦味质、蒽醌苷类化合物；含醇量达40%时，可延缓酯类、盐类等成分的水解，提高稳定性；含醇量在20%以上时，具有防腐作用	选择性强，浸提液澄明度好，比热小，易浓缩，成分不易发生分解或水解，调节浓度改变溶解范围；有一定的药理作用，价格较贵，易挥发、易燃，在生产时应注意防护
酒	黄酒的含醇量在12%~15%（mL/mL），白酒的含醇量在50%~70%（mL/mL），溶解范围和同浓度的乙醇相似	酒性味甘、辛、大热，具通血脉、行药势、散风寒、矫臭矫味的作用，主要用于制备药酒。黄酒多用于制备滋补性药酒和作矫味剂；白酒多用于制备祛风活络、止痛散瘀的药酒
其他有机溶剂	乙醚、石油醚、氯仿、苯等因具有较强的药理作用，故主要用于某些成分的纯化精制	选择性强，多易燃、易挥发，有毒

四、浸提辅助剂

浸提生产中，常在浸提溶剂中加入一些物质，可起到提高浸提效率、增加药用成分的溶解度和稳定性、除去或减少浸提液杂质的作用，此类物质称为浸提辅助剂。常用的浸提辅助剂有酸、碱及表面活性剂等（表5-3）。

表5-3 常用浸提辅助剂

类别	常用品种	作用
酸	盐酸、硫酸、醋酸、酒石酸、枸橼酸等	可促进一些生物碱的溶出，增加稳定性；沉淀某些杂质，除去酸不溶性成分
碱	氨水、碳酸钙、碳酸钠、氢氧化钠、氢氧化钙等	提高皂苷、有机酸、黄酮、蒽醌、内酯、酚类等成分的浸提效率，增加稳定性，并除去碱不溶性杂质
表面活性剂	非离子型表面活性剂，如聚山梨酯-80、聚山梨酯-20等	增加药材的润湿性而提高溶剂的浸提效果，但浸提液的杂质较多，对生产工艺、制剂稳定性及疗效的影响有待深入研究

案例导入

请从《中国药典》（2015 年版）中查阅三金片、三两半药酒、天麻头痛片或你熟悉制剂的制法，它们各自用到了哪些浸提方法和浸提溶剂？

五、常用浸提方法与设备

浸提方法不同可使浸出效果和药效有所差异，目前大量的新工艺、新技术、新设备越来越多地应用于中药的浸出过程。中药提取工艺流程框图及生产区域划分见图 5-1。

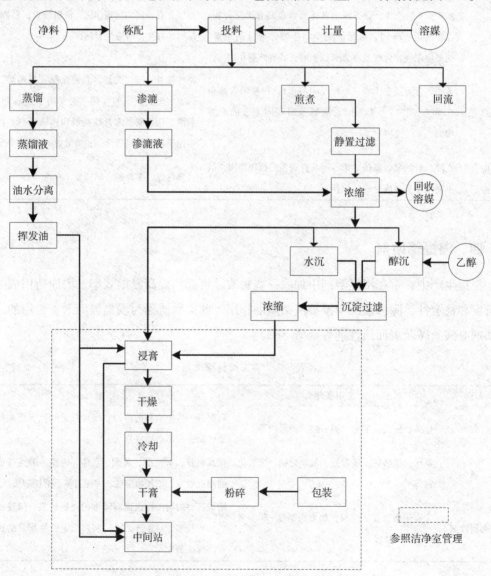

图 5-1 中药提取工艺流程框图及生产区域划分

（一）煎煮法

煎煮法也称水煮法或水提法，是以水为溶剂，将药材加热煮沸，取其煎出液的操作技术。适用于药用成分溶于水，且对湿热稳定，以及药用成分不明确的药材提取。

煎煮法以水为溶剂，价廉易得，操作简便可行；但水煎液的杂质较多，易霉败变质；对热不稳定性的成分、易水解或酶解的成分、挥发性成分在煎煮中易被破坏或挥散；含淀粉、黏液质、糖等成分较多的药材水煎液较为黏稠，过滤常较困难。

1. 操作方法　按照处方要求将加工炮制合格的饮片准确称量配齐，切成饮片或粉碎成碎块，置于适宜的煎煮容器中，加冷水浸没药材，浸泡适宜时间（20~60分钟），使药材充分膨胀，加热至沸，保持微沸一定时间（1~2小时），用筛或纱布分离煎出液，滤液保存，药渣再加水复煎1~2次，或至煎出液味淡薄为止。合并各次煎出液，浓缩至规定浓度，即可。

2. 常用设备　小量制备可用砂锅、陶制或不锈钢容器，工业化大量生产通常采用不锈钢容器，常采用的设备有多功能提取罐（图5-2）、敞口可倾式夹层锅等。

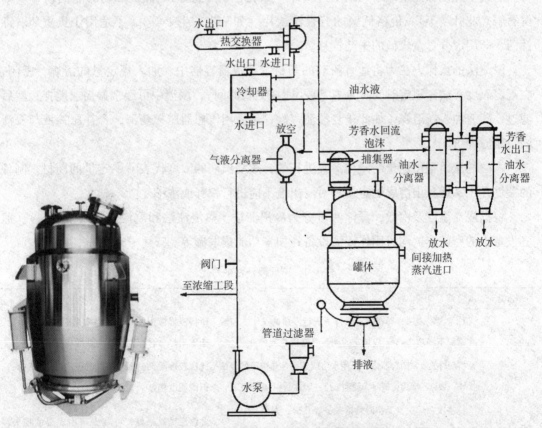

图5-2　多功能提取罐实物图和工作原理图

多功能提取罐是目前中药生产普遍采用的密闭间歇式浸提设备，可常压或加压操作，可用于煎煮、浸渍、渗漉、回流提取、水蒸气蒸馏提取挥发油及回收溶剂等。为提高效率，在提取过程中可用泵对药液进行强制循环（但对黏性大的药液不适用），将药液从罐底部排液口排出，经管道重新流回罐体。

多功能提取罐体常见直锥形与斜锥形两种形式，夹层可通蒸汽加热或通水冷却，出渣门借助液压或压缩空气启闭，药渣则借机械力或压力自动排出。罐体可增加搅拌装置，以利于有效成分的扩散及顺利出渣。有的罐体或增加底部加热层和中心加热鼓，中心加热鼓在药液中心加热，可有效利用能源，既提高加热速度、保持微沸状态，又起到支撑底部药材的支桥作用，使出液、出渣更顺畅。

（二）浸渍法

浸渍法指将原药材粗粉置于密闭容器中，加入定量溶媒，在常温或加热下通过浸泡一定时间进行提取的方法。常用溶媒为不同浓度的乙醇或白酒，也可根据药用成分的性质选用水、酸水或氨水。因水不具挥发性，且无防腐作用，故以水为溶媒时应采用热浸法。

浸渍法的操作简单易行，浸提液澄明度好，但溶媒用量较大、浸出不完全、操作时间长。适用于黏性和无组织结构的中药饮片（如乳香、没药等）、新鲜和易膨胀的饮片（如鲜石斛、花叶类等）、价格低廉的芳香性饮片（如陈皮、生姜等），不适用于贵重药、毒性药、药用成分含量较低的中药饮片。

浸渍法的操作方法为将适宜粉碎的药材置于浸渍容器中，加入规定量的溶媒，密闭，在规定温度下放置规定时间（通常24小时或更长时间），浸渍中可经常振摇或搅拌；然后滤过，药渣加入新溶媒，如此重复浸渍多次；最后用压榨器压榨药渣，合并压榨液与浸渍液，粗滤即可。

本法的浸出是用定量的浸出溶媒进行的，故浸出液的浓度代表着一定量的药材。制备的关键在于掌握浸出溶媒的定量，对浸出液不应进行稀释或浓缩。

根据浸渍温度及次数，浸渍法可分为冷浸渍法、热浸渍法和重浸渍法（表5-4）。煎煮设备中的密闭容器均可用作浸渍设备，如多功能提取罐等。

表5-4　不同浸渍法的对比

分类	操作方法	特点
冷浸渍法	又称常温浸渍法，即在室温条件下进行浸渍的操作。一般在室温下浸渍3~5天或规定时间，经常振摇或搅拌	所得浸提液澄明度好，且不通过加热，适用于不耐热、含挥发性及含黏性成分的药材
热浸渍法	系将药材放入密闭容器内，采用水浴或蒸汽加热进行的浸渍操作。如以乙醇为溶剂时，浸渍温度一般控制在40~60℃	此法较冷浸渍法浸提时间短，生产效率高，但澄明度稍差
重浸渍法	又称多次浸渍法，操作时将溶剂分为几份，先用其中一份浸渍饮片，药渣再用第二份溶剂浸渍，如此重复2~3次，最后合并各次浸渍液	此法浸提效果好，可减少药用成分的损失，但费时费工，操作烦琐

（三）渗漉法

渗漉法是将适度粉碎的药材粉末润湿后，装于渗漉装置中，从上部连续添加新鲜浸提溶剂，溶剂流经药材层，自下部流出口收集浸提液，从而浸出药材成分的操作方法。

此法属于动态浸提技术，由于浸提过程始终保持最大浓度差，药用成分浸出完全；无须加热，节省能源；不必滤过，操作简单。适用于药用成分含量较低、药用成分不耐热或易挥发的药材，毒性或贵重药、高浓度制剂的制备。不适用于新鲜、易膨胀或无组织结构的药材。

除单渗漉法外，还可根据实际条件、实际需要及药材的性质等，在单渗漉法的基础上采用重渗漉、回流渗漉、加压渗漉和逆流渗漉等。常用设备有渗漉筒、多功能中药提取罐等。

1. 单渗漉法

（1）粉碎药材　将药材干燥后，适度粉碎，粒度一般以粗粉或中粉为宜。过细则易堵塞孔隙，造成溶剂流动不畅，影响渗漉效果；过粗则不易压紧，溶剂流动太快，溶剂消耗量大，浸出不完全。

（2）润湿药材　药粉在装填渗漉筒前应先用浸提溶媒完全润湿，其目的是使其充分膨胀，以防止在装筒后因药粉膨胀而造成堵塞，影响渗漉操作的进行。

（3）装填药材　装填药粉前，在渗漉筒（罐）底部铺一层棉花或多孔隔板；装填时，湿润药粉应分次投入、层层压平、压力均匀（松紧适度）、不超过筒的 2/3；装填完毕后应在药面上镇压适当重物。若装筒过松，溶媒则很快通过药粉，浸提不完全，并导致溶媒浪费；而装筒过紧，则溶媒流动不畅，渗漉过程无法进行；当装筒松紧不匀时，会使溶媒自较松的一侧快速流下，导致松的一侧浸提不完全、紧的一侧不能正常浸提。

（4）排气、浸泡药粉　药粉与药粉间隙存在一定量的空气，当加入溶媒时，若空气未排尽就会产生气泡，使已装好的粉层被冲散破坏，造成空隙，而溶媒则从气泡形成的空隙流出，造成浸提不完全。浸泡药粉的目的在于使溶媒充分渗透到原料细胞内。操作时先将下部出口处打开，自药面上加入溶媒，待出口处流出液不再出现气泡时关闭出口，继续添加溶媒至高出药面数厘米，流出的溶媒收集后再倒回渗漉筒内，加盖浸泡 24~48 小时。

（5）收集渗漉液　浸泡完毕后，打开渗漉筒下部流出口，使渗漉液缓缓流出。渗漉液流出速度可根据原料性质来定，一般药粉控制在 1~3mL/min 或 3~5mL/min。实际生产中渗漉量很大，溶媒流速可调整为按每小时收集渗漉筒使用容积的 1/48~1/24。在渗漉过程中，要边收集渗漉液，边添加新溶媒，保持溶媒浸没药面。一般情况下，应收集渗漉液的总体积为药粉量的 4~8 倍。

因制剂的种类不同，渗漉液的收集和处理方法也有所不同。如制备流浸膏剂，先收集药材量 85% 的初漉液另器保存，续漉液应在低温条件下浓缩至药材量的 15%，与初漉液合并，取上清液分装；制备浸膏剂时，应将全部渗漉液低温浓缩至稠膏状，加稀释剂或继续浓缩至规定标准；而制备酊剂、酒剂时，则应在规定溶媒全部用完或漉液量达欲制备量的 3/4 时即停止渗漉，压榨残渣，压出液与渗漉液合并，滤过，添加适量乙醇或蒸馏酒至规定浓度和体积后，静置，滤过即得。

2. 其他渗漉法

（1）重渗漉法　重渗漉法是将多个渗漉筒串联排列，渗漉液重复用作新药粉的溶媒，进行多次渗漉以提高渗漉液浓度的方法。操作时将中药原料粗粉，分别装填于几个渗漉筒，每一个均按一般渗漉方法操作，收取浓渗漉液，而稀渗漉液可作为溶媒用于下一个筒的渗漉。此法的优点是提高了浸提效率，同时大部分浓渗漉液不必加热蒸发浓缩，适合于有效成分遇热不稳定的中药。此法的缺点是制备流程长，操作麻烦。

（2）回流连续渗漉法　此法原理是将收集的渗漉液加热蒸馏，蒸馏出的溶媒再重新投入渗漉筒内，进行再提取，如此反复，直到提取完全为止。回流连续渗漉装置的结构原理与索氏提取器相同。本法适合于以挥发性溶媒为提取溶媒的工艺。其优点是循环提取，操作简单，适合大生产。缺点是浸提液在蒸发器内受热浓缩时间长，对受热易破坏的有效成分不适合，可采取薄膜蒸发装置。

（3）加压渗漉法　其原理与特点和普通渗漉法相同，只是溶媒借机械压力流入渗漉筒内，连续渗漉，直到最后收集浓度较高的渗漉液。本法无须加热，适合于较长时间制备同一种原料的生产。

（4）逆流渗漉法　逆流渗漉法是指药材与溶媒在浸出容器中沿相反方向流动，从上口流出渗漉液的一种浸提方法。操作时，将贮液筒置于高处，利用药柱自压，使溶媒自渗漉筒底部向上流动，由上口流出渗漉液。由于溶媒是克服重力借助毛细管力和药柱自压，由下向上逆流而动，因而药材粉末的浸润渗透比一般渗漉法彻底，渗漉效果也较好。

（四）回流法

回流法是指用乙醇等易挥发的有机溶剂加热提取药材成分，挥发性溶剂蒸发后又被冷凝流回蒸馏器，如此反复直至有效成分提取完全的方法。回流法所用溶剂可循环使用，故溶剂用量小，利用率高，但提取液受热时间较长，故只适用于药用成分对热稳定的药材。

回流法可分为回流提取法和连续回流提取法，二者区别是前者为间歇操作，后者为连续操作，溶剂用量较少。回流提取法的操作方法为将原料适当粉碎后装入容器内，添加规定量的溶剂，在冷凝器上通入冷却水，待原料浸泡至规定时间后水浴加热，回流提取至规定时间，滤取药液；药渣再添加新溶剂回流 2~3 次，合并回流液，回收溶媒即可。大生产常用多功能提取罐进行回流提取。连续回流提取法是用较少的溶剂通过连续循环回流进行提取，使饮片中的药用成分充分浸出的方法，少量药粉常用索氏提取器。回流提取含皂苷类成分的药材时，要控制加热蒸汽流量不宜太大，保证蒸汽流量的稳定性，防止因药液爆沸导致溢料。

（五）水蒸气蒸馏法

水蒸气蒸馏法是将已润湿的药材放入密闭蒸馏器中，通水蒸气进行加热，使挥发性成分浸出的操作。分为共水蒸馏法（即直接加热法）、通水蒸气蒸馏法和水上蒸馏法三种，适用于具有挥发性、能随水蒸气蒸馏而不被破坏、与水不发生反应，又难溶或不溶于水的药用成分的提取、分离，如挥发油的提取。为提高馏出液的浓度，一般需将馏出液进行重蒸馏或加盐重蒸馏，但蒸馏次数不宜过多，以免某些成分氧化或分解。生产常用设备有多功能中药提取罐、挥发油提取罐等。

（六）超临界流体提取法

超临界流体提取法是利用超临界流体为萃取剂，从液体或固体中萃取药用成分并进行分离的操作技术。

超临界流体（supercritical fluid，SF）是指某种气（或液）体在操作压力和温度均高于临界点时，其密度近似于液体，扩散系数和黏度近似于气体（低黏度），与常规溶剂相比，表现为对溶质的溶解度高，又具有似气体易扩散、传质效率高等特点，且其溶解能力可通过压力和温度的变化来调节。

超临界流体提取过程主要由萃取和分离两部分组成：在萃取阶段，SF 在高于临界点时将所需组分从原料中萃取出来；在分离阶段，通过变化压力、温度参数或其他方法，使液态 SF 变成气体，从而将所需组分与气态 SF 迅速分离，分离出来的 SF 可压缩回收后循环使用。目前，超临界流体提取剂常使用 CO_2，其化学性质稳定，经济易得，经其萃取的产物易纯化且无溶剂残留，临界温度和压力均较低，易于工业化。

此法具有操作范围广、选择性好、操作温度低等优点，尤其适于热敏性成分的提取，也常用于亲脂性、分子量较小物质的萃取，而对于极性大、分子量大的物质如苷类、多糖等，通常加夹带剂并在较高压力下操作，以提高萃取能力。

如图 5-3 所示，以常用二氧化碳为例，在等温条件下超临界流体提取的操作流程是：①压缩：二氧化碳以气态形式输入冷凝器，经过高压泵压缩升压和换热器定温，成为操作条件下的超临界流体；②提取：将超临界流体通入提取器内，溶解原料的可溶组分，得到 SF 提取液；③减压：SF 提取液经过减压阀降压，由液态变为气态后，进入收集器；④分离：在收集器内，溶质（通常为液体或固体）从气体中分离并取出。解溶后的二氧化碳气体可再循环使用。

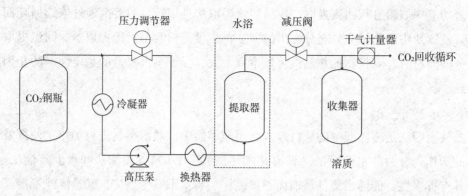

图 5-3　超临界流体提取工艺装备示意图

（七）超声提取法

超声提取法是利用超声波增大物质分子运动频率和速度，增加溶剂穿透力，提高药物溶出速度，缩短提取时间的方法。与传统的提取技术相比，由于不需加热，避免了某些热不稳定成分的分解，同时具有省时、节能、提取效率高等优点。采用超声提取工艺时应考虑溶剂、超声波频率、超声波提取时间、温度、药材组织构成等因素对提取效率的影响。

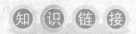

半仿生提取法

半仿生提取法是模拟口服给药后药物经胃肠道转运的环境，为经消化道给药的中药制剂设计的一种新的提取方法。即先将原料以一定 pH 值的酸水提取，再以一定 pH 值的碱水提取，提取用水的最佳 pH 值和其他工艺参数的选择，可用一种或几种药用成分结合的主要药理作用作为指标，采用比例分割法来优选。此法既考虑到活性混合成分，又以单体成分为指标，不仅充分发挥混合物的综合作用，又能利用单体成分控制制剂质量。

案例导入

当归补血口服液

1. 处方　当归 132g，黄芪 330g。

2. 制法　以上二味，当归加水蒸馏，分别收集蒸馏液和蒸馏后的水溶液（另器贮存）；药渣与黄芪加水煎煮三次，第一次 2 小时，第二次 1.5 小时，第三次 1 小时，煎液滤过，滤液与当归蒸馏后的水溶液合并，浓缩至相对密度为 1.14~1.16（60℃），加乙醇使含醇量达 70%，静置 24 小时，取上清液，回收乙醇至相对密度为 1.05~1.07（65℃），加蔗糖 150g、山梨酸 1.5g 及水适量，搅拌使溶解，加入上述蒸馏液及水至 1000mL，搅匀，滤过，灌装，灭菌，即得。

以上是《中国药典》（2015 年版）收载的当归补血口服液的制法，请说一说该制剂运用了哪些浸提方法？其浸提生产的质量控制要点有哪些？水提取液浓缩后为什么加入乙醇使含醇量达 70%？

六、常用精制方法

中药材经采用适宜的浸提工艺浸提得到浸出液，采用沉淀法、超滤法、盐析法、酸碱法、澄清剂法、透析法、萃取法、大孔树脂吸附法等物理手段来除去提取液的杂质，最大限度地保留原提取液的有效成分，减小服用量。近年来随着技术发展，国产的膜过滤、高速离心等新设备陆续问世，在行业内也得到了应用。

1. 水提醇沉法　系指以水为溶剂，将药材中的药用成分浸出，再用不同浓度的乙醇沉淀浸提液中杂质的操作。处方中药材加水煎煮，既提取出有效成分，如生物碱、苷类、有机酸类、氨基酸、多糖类等，同时也提取出一些水溶性杂质，如淀粉、蛋白质、黏液质、鞣质、色素、无机盐等。若往水煎液中加入适量乙醇，可以改变其溶解性能而将醇不溶性杂质部分或全部除去。当乙醇浓度达到 60%~70% 时，除鞣质、树脂等外，其他水溶性杂质已基本沉淀而除去。如果分 2~3 次加入乙醇，浓度又逐步提高，最终达到 75%~80%，则除去杂质的效果更好。

水提醇沉工艺设计时依据中药水提液中所含成分的性质，采用不同浓度的乙醇处理。操作时将中药水提液浓缩至 1∶1~1∶2（mL∶g），药液放冷后，边搅拌边缓慢加入乙醇使达到规定含醇量，密闭冷藏 24~48 小时，滤过，滤液回收乙醇，得到精制液。

水煎液往往还含有一些水溶性杂质，如油脂、脂溶性色素、树脂等，醇沉也难以除去，应在醇沉、滤过、回收乙醇后，再加水混匀，冷藏 24 小时，又可除去一些水不溶性杂质。如此醇、水交替处理，杂质除得完全，有利于提高提取液的澄明度。

2. 醇提水沉法　系指将中药原料用一定浓度的乙醇提取药效成分，再用水除去提取液中杂质的方法。基本原理及操作与水提醇沉法相同。适于蛋白质、黏液质、多糖等杂质较多的药材的提取和精制，使其不易被提出。但树脂、油脂、色素等脂溶性杂质溶出增多。为此，醇提取液经回收乙醇后，再加水处理，并冷藏一定时间，可使脂溶性杂质沉淀而除去。

3. 萃取法　系指利用有效成分在两种互不相溶的溶剂中溶解度或分配系数的不同，使有效成分从一种溶剂转移到另外一种溶剂的操作方法。例如，含生物碱的中药水提取液，浓缩后调至碱性，使生物碱游离析出，然后用氯仿反复萃取，生物碱转移至氯仿层中，得到生物碱氯仿提取液，回收氯仿，则得生物碱提取物，可配制注射液。

4. 酸碱沉淀法 此法是利用某些中药有效成分的溶解度与其溶液酸碱度相关的性质，通过在溶液中加入适量酸或碱，调节 pH 值至一定范围，使有效成分溶解或析出，从而达到分离精制药用成分的目的。例如，多数苷元（如蒽醌类、黄酮类、香豆素）、内酯、树脂、多元酚、芳香酸等有效成分在碱性水溶液中较易溶解，故可用碱水提取，然后加酸促使产生沉淀而析出，无效成分则仍留在溶液中，实现有效成分的分离精制。

5. 透析法 中药水煎液中的高分子有机物，如多糖类、蛋白质、鞣质、树脂因分子较大，不能透过透析膜，而多数有效成分是以低分子化合物或以离子形式存在的，一般能透过透析膜，故利用这一特性将药液进行透析，可达到分离、精制、去除杂质的目的。

6. 超滤法 超滤法是一种膜分离技术，属物理分离法，是以微孔薄膜（孔径 1 ~ 20nm）为分离介质，依靠膜两侧的压力差使微粒与溶液分离，主要滤除 5 ~ 100nm 的颗粒。故超滤是在纳米数量级上进行选择性过滤，可分离分子大小不同的成分。超滤时，由于超滤膜上存在极小的筛孔，能将大于孔径的大分子物质（如鞣质、蛋白质、颗粒状杂质等无效成分）截留，使溶剂和小分子物质（多为有效成分）通过而达到精制目的。具有分离效率高、分离过程中无相变化、能耗低、可在常温下操作等特点，尤其适合于热敏物质的分离。超滤法最初主要用于中药注射液精滤，具有有效成分损失少、除杂效果好、工艺流程短、澄明度好、能除菌等优点。

常用的高分子膜有醋酸纤维素膜（CA 膜）、聚砜膜（PS 膜）等。通常选用截留蛋白质分子量为 10000 ~ 30000 的膜孔范围，用于中药注射剂的制备。

本法的特点是：以水为溶剂，保持传统的煎煮方法；操作条件温和，不加热，不用有机溶剂，有利于保持原药材的生物活性和有效成分的稳定性；易于除于鞣质等杂质，注射剂的澄明度和稳定性好。

7. 吸附澄清法 其作用原理是：使液体中的微粒相互合并形成较大的沉淀而析出；能将固体微粒吸附于表面，难于通过滤器；澄清剂在滤器表面形成滤渣层，利于过滤。操作时，在中药浸出液中加入一定量的澄清剂，利用它们具有可降解某些高分子杂质，降低药液黏度，或能吸附、包合固体微粒等特性来加速药液中悬浮粒子的沉降，经滤过去除沉淀物而获得澄清药液。吸附澄清法操作简单、生产成本低、保留成分多，主要用于除去药液中粒度较大且有沉降趋势的悬浮颗粒。应用时要结合处方所含成分的特性，注意药液浓度、澄清剂种类、浓度、用量及 pH、温度等操作条件的选择与优化。

理想的澄清剂应不溶于需澄清处理的液体中且不吸附浸提液中的药用成分，化学性质稳定，无毒，来源广泛。常用澄清剂有壳聚糖、101 果汁澄清剂、ZTC1+1 天然澄清剂等。

8. 高速离心法 如果中药水提取液含不溶性微粒较少，药液黏度大，一般的精制方法难以进行或对有效成分影响较大时，可采用高速离心分离法。高速离心法其转速通常在

3000~6000r/min，用于细粒子、黏度大的浸出液及乳浊液的分离。本法能很好地解决固液分离问题，尤其是中药复方药味多，有效成分（或部位）不甚明确时，本法能最大限度地保留有效成分、除去悬浮杂质，且无热处理过程，生产周期短。

9. 大孔树脂吸附法　大孔树脂自 20 世纪 80 年代初开始用于中草药化学成分的分离。利用大孔树脂多孔结构和选择性吸附功能，通过表面吸附、表面电性或形成氢键等，从水溶液中选择吸附有机物质，再经洗脱回收达到分离纯化的目的。大孔树脂一般为白色球形颗粒，粒度多为 20~60μm，有非极性、中等极性与极性树脂三类，应用较多的主要为 D-101 型、D-101A 型、D-201 型等。大孔树脂具有多种品种与规格，可选择性吸附不同成分，应用时要结合所含成分的理化特性，研究确定大孔树脂类型、型号、粒度、柱高与直径比、药液上样量、洗脱剂与用量等工艺参数。

第三节　蒸　发

蒸发就是通过不断加热使物料中溶剂部分或全部气化并不断排出所产生蒸汽的操作。蒸发是中药制剂原料成型前处理的重要操作单元，为满足后道工序的要求，中药材浸提液往往需蒸发处理，以提高溶液中的溶质浓度（浓缩）。在中药制剂中，凡有浸出操作的制剂，浸出液的处理大部分离不开浓缩。蒸发方式分为自然蒸发（常温）和沸腾蒸发（加热）两种。中药制剂生产中多采用沸腾蒸发来提高浓缩效率，其热能供给来源为饱和水蒸气，常称之为加热蒸汽或一次蒸汽，药液被一次蒸汽加热蒸发所产生的溶剂蒸汽则称为二次蒸汽。

一、影响蒸发的因素

1. 蒸发面积　蒸发面积越大，蒸发速度越快。故常压蒸发时多采用锅底浅、直径大、广口的蒸发锅；而在密闭容器内则可利用液体形成薄膜达到增加液体蒸发面积，从而加快蒸发的目的。

2. 热源和浸提液间的温度差　热源与浸提液沸腾温度差越大，蒸发速度越快。可适当提高加热温度或降低浸提液温度以增加温度差来加快蒸发，一般要求加热温度与浸提液沸腾温度差应不低于 20℃。

3. 液面外蒸汽的浓度　蒸汽浓度越大，蒸气压就越大，分子不易逸出，蒸发速度慢，反之则快。生产上常采用通风设备，尽可能降低蒸发液面外的蒸汽浓度，从而加速蒸发。

4. 液面外蒸汽的温度　蒸发液面外蒸汽温度越高，蒸发进行得越快。这是由于在某一温度下饱和的蒸汽，在另一较高温度下则变成不饱和。因此，在蒸发液面上通入热风，可促进蒸发。

5. 液体表面压力 蒸发液体表面压力越小，蒸发速度越快。液体表面的压力包括大气压及液体本身的静压，降低液体静压和蒸发器内的气压，都可加快蒸发。生产上常采用减压蒸发以加速蒸发，同时又避免药物受高热而破坏。

6. 液体本身的静压力 液体静压力越小，蒸发越快。这是由于液体静压的大小对液体的对流与沸点有一定影响。液体层越厚，静压越大，所需促进对流的热量也越大，液体的对流不易良好进行。

此外，相比于液体内部，液体表面由于大量气化导致温度下降较快、浓度升高，使液面黏稠度增大，而易产生结膜现象，不利于传热和蒸发。结膜现象易发生于对流不良的液体中，常出现在低温蒸发时或蒸发后期阶段。蒸发后期由于液体黏度增大或沉积物附着锅壁，易产生热蓄积，发生局部过热现象，引起药物变质。生产中常采取搅拌或不停去除沉积物的措施，以克服药液表面结膜和垢层带来的不良影响。

二、常用蒸发方法与设备

常用蒸发方法有常压蒸发、减压蒸发、薄膜蒸发、多效蒸发等，需要根据浸提液的性质、品种要求及生产条件来选择适当的浓缩方法。

（一）常压蒸发

常压蒸发系指药液在一个大气压下进行蒸发的方法。适用于药用成分耐热，且溶剂无燃烧性、无毒无害、无经济价值的浸提液的浓缩。

常压浓缩多采用敞口可倾式夹层锅（图5-4），使用时应加强搅拌（避免表面结膜），并应室内排风（抽走生成的大量水蒸气）。该法耗时长，易使成分水解破坏。另由于多在敞口设备中进行，不符合GMP要求，故制剂生产已少用。

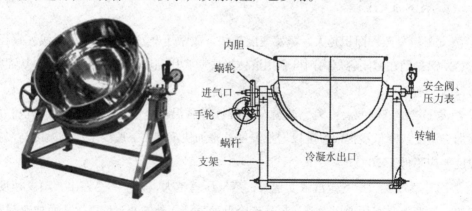

图5-4 可倾式球形夹层锅实物图和结构示意图

（二）减压蒸发

减压蒸发系指在密闭容器内，抽真空使液体在低于一个大气压下蒸发的方法，又称真空蒸发。本法因减压操作使溶液沸点降低，故适用于含有热不稳定性成分的浸提液的蒸发。

此法优点是：①由于压力降低，溶液沸点随之降低，可防止或减少热敏性物质的分解；②传热温度差增大，提高了蒸发效率；③对热源的要求降低，提供了可利用低压蒸汽或废热蒸汽作热源的可能性，减少了蒸发器的热损失，节省能源；④不断地移除二次蒸汽，有利于蒸发的顺利进行。此法的缺点是：为保持蒸发器的真空度，需要增加额外的能量消耗，真空度愈高，消耗的能量也愈大；同时，溶液沸点下降随之黏度增大，使对流传热系数减少。应通过经济核算来选择合适的蒸发操作压力。

常用设备有真空浓缩罐、减压蒸馏器等，对以水为溶剂提取的浸提液，多采用真空浓缩罐在减压状态下进行浓缩。减压蒸馏器（图5-5）是在减压及较低温度下使药液得到浓缩，同时可回收溶剂，故也常用于溶剂回收。

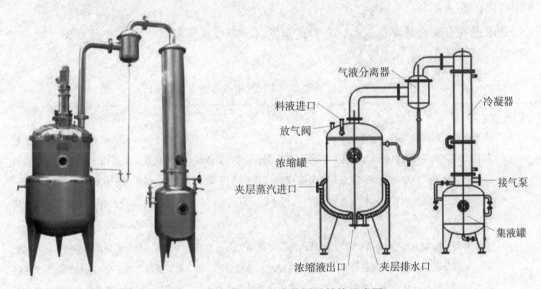

图5-5 减压蒸发设备实物图及结构示意图

生产中蒸发器有多种类型，常用循环式蒸发器，包括中央循环式蒸发器、外加热式蒸发器和强制循环蒸发器。其结构主要由加热室（内有数根加热列管）和分离室两部分组成，料液经加热列管加热后沸腾，沿列管上升，产生的二次蒸汽进入分离室，而未气化的料液则沿循环管流回加热室底部，周而复始，循环蒸发。

中央循环蒸发器在同一罐体内，下部为加热室，上部为分离室，循环管位于罐体中央，加热列管环列其四周，其结构紧凑，但清理和维修麻烦、料液循环速度低，可用于黏度适中、结垢不严重、有少量结晶析出及腐蚀性较小的料液浓缩。

外加热式蒸发器，加热室外置，与蒸发室分离，加热室顶部多设有除沫器。相比于中央循环蒸发器，外加热式蒸发器更便于清洗。更换加热管。降低蒸发器总高度，可有效防止料液被二次蒸汽夹带而形成跑料。

强制循环蒸发器是借助泵的外力作用强制使循环速度加快，提高了生产强度，但动力能消耗大，适用于高黏度和易析出结晶、易结垢或易产生泡沫的料液浓缩。

（三）薄膜蒸发

薄膜蒸发系指使浸提液形成薄膜而进行浓缩的方法。蒸发的速度与蒸发面积大小成正比，故增大汽化表面，是加速蒸发的重要措施。薄膜蒸发是使药液流经加热管时形成薄膜，药液薄膜再被加热至剧烈沸腾而产生大量泡沫，极大增加了气化表面，从而大大提高了蒸发效率。

薄膜蒸发具有的特点是：浸提液的浓缩速度快，受热时间短；不受液体静压和过热影响，成分不易被破坏；能连续操作，可在常压也可在减压下进行；能将溶剂回收重复使用。故此法适用于蒸发处理热敏性料液，可实现连续操作，并可缩短生产周期，在制剂生产中应用广泛。

常用设备有旋转薄膜蒸发器、升膜式蒸发器、降膜式蒸发器、离心式蒸发器、刮板式蒸发器（表5-5）。

表5-5　不同类型薄膜浓缩设备的对比

类型	主要结构	成膜方式	特点
升膜式蒸发器	由预热器、列管蒸发器、气液分离器等组成。预热器为夹层式加热构造；列管蒸发器由单根或多根垂直管组成，加热蒸汽走管间，料液走管内	料液由蒸发器底部进入，加热沸腾形成的液膜向上流动而蒸发	适用于蒸发量大、热敏性及易产生泡沫的料液。不适用于处理浓度较大的料液、黏度大于0.06 Pa·s、易结晶、易结垢的料液。中药提取液可选用此蒸发器作初步蒸发器
降膜式蒸发器	由预热器、降膜分布器、列管蒸发器、气液分离器等组成。降膜分布器既可保证料液在加热管内壁形成均匀的薄膜，又可防止二次蒸汽从管上方窜出	料液由蒸发器顶端引入，经液体分布装置进入各加热管，加热沸腾形成的液膜靠重力和二次蒸汽的共同作用向下流动蒸发	与升膜式蒸发器相比，料液停留时间更短，受热影响更小，故特别适用于热敏性料液，可用于蒸发黏度较大（0.05~0.45Pa·s）和浓度较高的料液。不宜用于易结晶或易结垢料液的蒸发
刮板式蒸发器	壳体上配有加热夹套，壳体中心转动轴上安装有叶片，叶片与壳壁之间的缝隙为0.7~1.5mm。常用叶片有刮板式和甩盘式两种	料液从蒸发器上部沿切线方向引入，叶片强制将料液刮拉成膜状流动而蒸发	传热系数高，料液停留时间短，但结构复杂、制造与安装要求高、动力消耗大、传热面积有限而致处理液量不能太大。适用于处理易结晶、高黏度或热敏性的料液

续表

类型	主要结构	成膜方式	特点
离心式蒸发器	由电机、加热器、锥形盘等组成。加热器为六组固定于转鼓并随空心轴旋转的锥形盘，每个锥形盘都有夹层，内走加热蒸汽、外壁走料液	料液过滤后从蒸发器顶部进入，经分配管均匀送至高速旋转的锥形盘内侧面，在离心力作用下将料液分布于锥形盘加热面而形成均匀薄膜进行蒸发	传热系数高，浓缩比高（15~20倍），料液受热时间极短（仅1秒），设备体积小，特别适用于热敏性料液的处理，不宜用于黏度大、有结晶、易结垢的料液

（四）多效蒸发

工业生产中，蒸发所产生的二次蒸汽产量较大，含大量的潜热，常采用多效蒸发加以回收利用，以节省能源消耗。多效蒸发是将多个单效蒸发器串联，将前效所产生的二次蒸汽引入后一效作为加热蒸汽，组成二效蒸发器。将二效的二次蒸汽引入三效供加热用，组成三效蒸发器，同理组成多效蒸发器，如图5-6所示。最后一效引出的二次蒸汽进入冷凝器。为了维持一定的温度差，多效蒸发一般需减压操作。此法具有节能、蒸发效率高的优点，适用于易起泡、易跑料、易结垢浸提液的浓缩。

常见多效蒸发器有二效、三效、四效外加热式蒸发器，二效升降薄膜蒸发器，三效降膜蒸发器等。根据蒸发器加入原料的方式，可分为并流加料、逆流加料、平流加料三种蒸发流程。

表5-6 多效蒸发器不同原料加入方式的对比

类型	原料加入方式	特点
并流加料法	料液与加热蒸汽流向相同，均由第一效顺序至末效	利用各效间的压差输送料液；因前效温度和压力高于后效，可不设预热器；辅助设备少，流程紧凑，温度损失小；操作简便，工艺稳定，设备维修量少。但后效温度降低，溶液黏度逐效增大，降低了传热系数，需要更大的传热面积
逆流加料法	料液流向与加热蒸汽流向相反。原料液从末效进入，用泵依次送至前一效，浓缩液由第一效底部排出；而加热蒸汽的流向仍由第一效顺序至末一效	因浓缩液浓度增大而温度逐效升高，故各效黏度相差较小，传热系数大致相同；完成液排出温度较高，可在减压下进一步浓缩。缺点是辅助设备多，需用泵输送原料液；因各效低于沸点下进料，故必须设置预热器，能量消耗大。主要应用于黏度较大的液体浓缩
平流加料法	每效均加入原料液与加热蒸汽，两者流向相同，并在每效都放出增浓药液	主要用于黏度大、易结晶的场合，也可用于两种或两种以上不同液体的同时蒸发过程

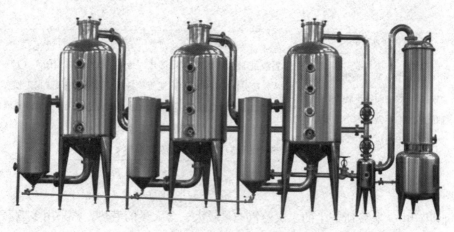

图 5-6　三效减压蒸发装置实物图

第四节　干　燥

湿物料中所含的水分或其他溶剂称为湿分，除去湿分的方法包括机械除湿法、化学除湿法、加热或冷冻干燥法。其中，加热或冷冻干燥法也常称为干燥，是指利用热能或其他方式除去湿物料中所含水分或其他溶剂，获得干燥物品的操作。这种方法费用较高但除湿程度高。在制剂生产中加热干燥应用最为广泛，如新鲜药材的除水，粉末、颗粒、浸膏、片剂及丸剂的干燥等。

一、影响干燥的因素

1. 被干燥物料的性质　待干燥物料本身的性质是影响干燥速度的主要因素，物料的形状、大小，料层的厚薄及物料中水分的结合方式等性质对干燥均有影响。

一般而言，颗粒状物料比粉末状物料干燥快，一方面原因是颗粒状物料对水的吸附能力弱而干燥快，另一方面是由于粉末状物料间空隙小、内部水分扩散慢而干燥较慢。干燥时料层铺得越薄，暴露面积越大，干燥越快；而大块的物料因暴露面积较小而干燥较慢。结晶性物料和有组织细胞的药材比浸提浓缩后的稠膏干燥快，因为膏状物的结构不像晶体物质能形成粒状，并在颗粒间有空隙，也不像有组织细胞的药材具有许多毛细管。

湿物料水分有结合水分和非结合水两种存在形式，结合水分是指存在于细小毛细管中和物料细胞中的水分，其所产生的蒸气压较同温度时水的蒸气压低，难以从物料中完全去除。结合水分有物理机械结合水（如毛细管水）、物理化学结合水（如吸附结合水）和化学结合水（如结晶水）。非结合水系指存在于物料表面及物料孔隙中和粗大毛细管中的水分，它产生的蒸气压等于同温度水的蒸气压，此种水分与料物结合力弱，易于除去。

但是物料本身的性质有时难以改变，所以干燥应根据物料的性质和实际生产设备条件等，选择适宜的干燥方法。

2. 干燥介质的温度、湿度和流速　一般而言，干燥介质的温度愈高，水分蒸发愈快，干燥也愈快，所以在适当范围内提高干燥介质的温度可加快干燥速度，但应根据物料性质选择适宜的干燥温度，以降低能耗，防止破坏有效成分。

干燥介质的相对湿度愈小，愈易干燥。随着物料中湿分的气化，为避免烘箱或烘房内相对湿度饱和而停止蒸发，应采用鼓风、排风装置增加空气流速，排除湿蒸汽，更新气流以降低干燥介质的相对湿度。

3. 干燥的速率　干燥过程可分为恒速阶段和降速阶段：在恒速阶段，干燥速率与物料湿含量（水分含量）无关；而在降速阶段，干燥速率近似地与物料湿含量成正比。在干燥初期，首先表面水分很快蒸发除去，然后内部水分扩散至表面继续蒸发。若一开始干燥温度过高，干燥速度过快，则物体表面水分很快蒸发，使干燥不完全，造成"假干"现象。所以，干燥应控制在一定速度下缓缓进行。

4. 干燥方法　物料静态干燥（如烘房、烘箱等干燥方式）因暴露面小而致干燥时间长、效率低。沸腾干燥、喷雾干燥等流化干燥法，物料在动态情况下与干燥介质接触面大，干燥速度快、效率高。

二、常用干燥方法与设备

干燥方法的分类有多种，按操作方式可分为间歇式干燥和连续式干燥，按操作压力可分为常压干燥和真空干燥，按热量传递方式可分为传导干燥、对流干燥、辐射干燥、介电加热干燥。对于某一具体的干燥器，其热能传递方式可以是上述一种或几种方式的联合。在制剂生产中，应根据物料的形状、含湿程度、热稳定性及对干燥物品的要求，选择适宜的干燥方法与设备。

（一）热传导式干燥

热传导式干燥又称接触式干燥，系指物料与其加热壁面直接接触、传递热能，使物料中的湿分气化、并由周围空气气流带走的干燥方法。一般通过抽真空来排除水分，故传导式干燥器一般在真空下干燥。由于真空干燥温度低，干燥速度快，故适合于热敏性物料，也可干燥易氧化、易燃烧，或要求回收溶剂的品种。常见设备有耙式真空干燥器、回转滚筒干燥器等。

1. 耙式真空干燥器　主体为一个带有蒸汽夹套的圆筒，其正中的转轴上有固定耙式搅拌叶片（耙齿），叶片向左向右各一半，叶片外缘与筒体内壁间隙很小。电动机通过减速器带动搅拌器，并安装自动转向装置，使搅拌方向每隔数分钟改变一次。被干燥物料从壳体上方正中间加入，在不断正反转动的耙齿的搅拌下，物料与壳体内壁接触的表面不断更新，受到蒸汽的间接加热，气化的湿分经干式除尘器、湿式除尘器、冷凝器，由真空泵抽走，黏附在器壁上的干物料不断被耙齿刮下、粉碎棒粉碎，从而获得干燥产品。

耙式真空干燥器适应强，被干燥物料含水量可在 15%~90% 范围内，可用于浆状、膏状或粒状物料的干燥，特别适用于不耐高温、易燃、易氧化、干燥时易板结的膏状物料的干燥。与厢式干燥器相比，劳动强度低，操作条件好，但存在干燥时间较长、生产能力低、结构较复杂、搅拌叶片易损坏等缺点。

2. **滚筒干燥机** 系将已蒸发到一定稠度的药液涂于滚筒加热面上使成薄层进行干燥。湿物料在滚筒外壁上获得以导热方式传递的热量，随滚筒转动过程而干燥，在卸料点由刮刀卸下，得到粉状或片状成品。按压力分为常压和减压两种形式，按结构可分为单筒、双筒干燥机，可连续操作，广泛用于液态物料或带状物料的干燥，对膏状和黏稠物料更适用。因蒸发面及受热面都显著增大，料膜薄，且传热传质方向一致，其一般热效率为80%~90%，热效率高，干燥速率大，干燥时间短，整个干燥周期仅为 10~15 秒，特别适用于热敏性物料。

（二）对流干燥

对流干燥系由热空气将热量以对流方式传给与其接触的湿物料，将其中的湿分气化并由气流带走而干燥的操作。此时热空气既是载热体，又是载湿体。常见设备有厢式干燥器、气流干燥器、流化床干燥器、喷雾干燥器等，在制剂生产中应用非常广泛。

1. **厢式干燥器** 是空气干燥的常用设备，一般为方形密封的金属箱，其四周以绝热材料加以保温，箱内装有搁板，板内具有夹层或附有蛇管，以便通入载热剂加温。

小型设备称为烘箱，多采用强制气流的方法，由鼓风机、搁板、加热器等组成。操作时将湿料放在搁板的架上，开启加热器和鼓风机，以蒸汽或电能为热源，产生热风通过各层物料带走湿分达到干燥的目的，最后自出口处将热湿空气排出厢外。排出的热湿空气如未饱和，可利用气流调节器，使一部分回入进气道，与新鲜空气混合后重新利用。

大型设备称为烘房，将装有物料的烘盘置于具有多层搁架的烘车上推入烘房，空气由风机送入或抽出，经加热器加热后，均匀通过盘间物料表面进行干燥。为增加干燥速率和降低干燥温度，可将厢式干燥器在真空状态下进行操作。减压干燥适宜于热敏性物料。

厢式干燥器的特点是结构简单，设备投资少，操作方便，适应性强，适合制药工业中批量少的多品种生产，且干燥后物料破损少、粉尘少。但干燥时间长、物料干燥不够均匀、热利用率低、劳动强度大。为保证操作的规范化，目前生产中所用厢式干燥器常配有温度自动记录仪。

2. **流化床干燥器** 沸腾干燥又称流化床干燥，是流化技术用于湿粒性物料如片剂、颗粒剂的干燥方法。其干燥的原理是将待干燥的湿颗粒置于空气分布板上，干热空气以较快的速度流经空气分布板进入干燥室，由于风速较大，所以能使颗粒随气流向上浮动。当颗粒浮动至干燥室的上部时，由于该处风速降低，颗粒又下沉，到了下部又因气流较快而上浮，如此反复使颗粒处于沸腾状态。气流与颗粒间的接触面积大，气固间的传热效果良好，使颗粒快速、均匀地被干燥。

沸腾干燥传热系数大，干燥速率较高；干燥产品较均匀；物料在干燥床内停留时间长短可在几分钟至数小时范围内调节，产品含水量低；可在同一干燥器内进行连续或单元操作；物料处理量大，结构简单，占地面积小，投资费用低，操作维护方便。但沸腾干燥器对被处理物料的含水量、形状和粒径有一定限制，易黏结成团及易黏壁的物料处理困难，干燥过程易发生摩擦，使物料产生过多细粉。

沸腾干燥适宜于处理粒度范围在 $30\mu m \sim 6mm$，含水量在 $10\% \sim 15\%$ 的湿颗粒，也用于处理含水量在 $2\% \sim 5\%$ 的粉粒。特别适用于处理湿性粒状而不易结块的物料，如湿颗粒的干燥。

根据流化床的结构不同，目前生产中常见设备有单层圆筒形沸腾干燥器和卧式多室沸腾干燥器。

（1）单层圆筒形沸腾干燥器　空气由系统末端的风机抽入过滤器后进入加热器，经加热后进入沸腾干燥器下部，通过多孔分布板（一般孔径为 $1.5 \sim 2.5mm$），使被干燥的物料在干燥器内呈沸腾状翻动，通过沸腾床的空气由器顶排出，进入旋风分离器和袋滤器将夹带出去的细粉捕集后排出。湿物料由加料器连续或间歇地加入，干燥后的物料通过卸料器出料。

（2）卧式多室沸腾干燥器　设备为一长方形厢式流化床，底部为多孔筛板，筛板上方有上下可调的竖向挡板，竖向挡板下沿与多孔分布板间仅留几十毫米间隙，竖向挡板将流化床分为 $4 \sim 8$ 个小室，每个室的筛板下部均有一进气支管，支管上有可调节气体流量的阀门，湿物料由第一室连续加入，逐渐向第八室移动。干燥后的物料由第八室卸下，废气由干燥器顶部排出。卧式多室沸腾干燥器对各种物料的适应性较大，操作稳定，但热效率较低。

3. 喷雾干燥器　喷雾干燥是流化技术用于液体物料干燥的良好方法，以热空气作为干燥介质，其干燥原理是使液体物料以液体形式通过喷嘴成直径为 $10 \sim 60\mu m$ 细小雾滴，使干燥总面积增大，当与热气流相遇时进行热交换，水分迅速蒸发，物料被干燥成为粉末状或颗粒状。喷雾干燥的特点：干燥速度快，干燥时间短，避免物料受热变质，特别适用于热敏性物料的干燥；由料液直接得到干燥产品，省去蒸发、结晶、分离及粉碎等单元操作，操作方便，易自动控制，减轻劳动强度；产品质量良好，疏松性、分散性和速溶性均好。但喷雾干燥器传热系数小，热效率低，设备体积庞大，干燥时物料易发生黏壁现象。

喷雾干燥器在药物制剂生产中应用广泛，特别适用于热敏性物料及易氧化物料的干燥。近年来，在中药制剂生产中日渐广泛应用，将中药浸出液浓缩至适宜比重时，通过喷雾干燥法直接得到干燥细粉，以此细粉作为原料进行制剂生产，较稠浸膏、浸膏加工制剂，提高了制剂的质量稳定性，减小了剂量。

喷雾干燥器由干燥塔（喷雾干燥室）、喷嘴、旋风分离器、干料收集器、加热空气和输送热空气装置、细粉与废气分离装置等部分构成。喷嘴是喷雾干燥器的关键部位，直接关系到干燥产品的质量和技术经济指标。常用喷嘴有压力式喷嘴、离心式喷嘴、气流式喷嘴三种类型。按热空气与料液接触方式，常见工艺过程可分并流型、逆流型、混合型三种。实际生产时需根据料液性质选择适宜类型。

（三）辐射干燥

辐射干燥系利用辐射发射的电磁波被物料吸收，直接转变为热的干燥方法。红外线是介于可见光与微波之间的电磁波，波长 $0.75 \sim 5.6\mu m$ 的红外线为近红外线，波长 $5.6 \sim 1000\mu m$ 的为远红外线。由辐射器所发出的红外线被物料以分子共振的形式吸收，分子运动加快，产生热量，因此红外线可被用于干燥。由于物料对红外线的吸收光谱大部分分布在远红外区域，许多物料，特别是有机物、高分子物料及水分等在远红外区域有很宽的吸收带，因此常利用远红外线干燥。

远红外辐射元件常用远红外石英管、镀金石英管等，远红外干燥设备有厢式或隧道式等。远红外线干燥升温时间短，加热速度快，其干燥速度是热风干燥的 10 倍；干燥产品质量好，干燥均匀；绿色环保，无尘，无污染，不产生废气；设备简单，成本低，操作方便灵活，易于维护，可连续干燥，易于实现自动化。但电耗较大，仅限于薄层物料及物体表面的干燥。适用于热敏性物料、多孔性薄层物料的干燥。在制剂生产中可用于湿颗粒、中药水丸的干燥，还广泛用于玻璃容器的干燥灭菌。

（四）介电加热干燥

介电加热干燥系指湿物料置于高频电场内，由于高频电场的交变作用使物料加热，湿分气化而进行的干燥技术。最常用的是微波干燥。高频微波是频率为 300MHz ~ 300kMHz 的电磁波。微波干燥的原理是将湿物料置于高频电场内，湿物中的极性分子（水分子）在微波电场的作用下反复极化、变动与转动，产生剧烈的碰撞与摩擦，将微波电场中所吸收的能量变成了热能，物料本身被加热而干燥。

微波干燥器一般由直流电源、微波发生器、波导、微波干燥室及冷却系统组成。直流电源供给微波发生器高压直流电，微波发生器能将电能转换为微波能，波导是用来传输微波的金属导管，冷却系统则对微波发生器具有冷却作用。

微波干燥器具有加热迅速、干燥速度快、干燥时间短、穿透能力强、干燥均匀、产品质量好、能选择性加热、热效率高、控制灵敏、操作方便等优点。但缺点是设备费用高、耗电量大、产量小、质量欠稳定，以及有可能因微波泄漏而对人体造成伤害。

（五）冷冻干燥

冷冻干燥又称为升华干燥，是将含水物料置于冷冻干燥室内预冻至该溶液的最低共熔点以下，使制品冻结完全，然后抽真空，在低温、低压条件下，利用冰的升华性能，使物料中的水分由固体冰升华而被除去，物质本身剩留在冻结时的冰架中的干燥方法。

冷冻干燥在冷冻、真空条件下进行干燥，可避免产品因高热而分解变质，挥发性成分的损失极少；并且在缺氧状态下干燥，避免药物被氧化，因此干燥所得的产品稳定；冻干品呈多孔疏松结构，加水后迅速溶解恢复药液原有特性；同时产品重量轻、体积小，含水量低，可长期保存而不变质。冷冻干燥目前在医药工业、食品工业、科研和其他方面得到广泛应用。

1. **操作方法** 冷冻干燥的操作流程按预冻、升华干燥、再干燥进行。①预冻：将药液温度降低到共熔点以下 10~20℃，并保持一段时间，至物料完全冻结，根据预冻速率不同可分为慢冻法和快冻法。②升华干燥：将预冻的物料置于真空干燥器中，抽真空逐渐降低压力至一定程度后，冰晶升华成水蒸气，在冷凝室中冷凝而除去。③再干燥：升华完成后，温度继续升至0℃或室温并保持一段时间，排净残留水蒸气或水分。

2. **常用设备** 冷冻干燥器由干燥室、冷凝器、制冷机组、真空泵组、加热系统组成（图5-7）。①干燥室内设若干搁板，搁板内置有冷冻管和加热管，分别对制品进行冷冻或加热，可调节温度在-40~+60℃范围。室门四周镶嵌密封胶圈，临用前涂以真空脂，以保证室体密封。②冷凝器：由数组螺旋冷凝蛇管组成，设有除霜装置，一般被制冷至-40~-80℃范围，将来自干燥室的大量水蒸气冷凝。③制冷机组：通常设置两组，一组对干燥室的搁板降温，另一组用来对冷凝器中的冷冻盘管降温。常用的制冷剂有氨、氟利昂及烃类，大型冷冻干燥器采用盐水（氯化钙、氯化钠水溶液）作载冷剂吸收被冷却物体的热量，再与制冷剂进行热交换的间接制冷法。④真空泵组：用以保证干燥室内真空度，小型冷冻干燥器常采用罗茨泵与旋片式真空泵串联，大型机组可采用多级蒸气喷射泵组成。⑤加热系统：用来加热冷冻干燥室内的搁板，促进产品升华，常采用电加热或循环油间接加热。

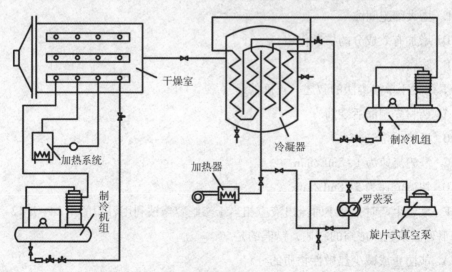

图 5-7 冷冻干燥器示意图

复习思考

一、选择题

（一）单项选择题

1. 药材浸提过程中推动渗透与扩散的动力是（　　　）

    A. 温度　　　　　　　　　B. 溶媒用量　　　　　　C. 时间

    D. 浸提压力　　　　　　　E. 浓度差

2. 浸提药材时（　　　）

    A. 粉碎度越大越好　　　　B. 温度越高越好　　　　C. 时间越长越好

    D. 溶媒 pH 越高越好　　　E. 浓度差越大越好

3. 下列哪一种方法不能增加浸提浓度梯度（　　　）

    A. 不断搅拌　　　　　　　B. 更换新鲜溶剂　　　　C. 连续逆流提取

    D. 动态提取　　　　　　　E. 高压提取

4. 下列溶剂中既可以作为脱脂剂又可以作为脱水剂的是（　　　）

    A. 醋酸乙酯　　　　　　　B. 丙酮　　　　　　　　C. 氯仿

    D. 油醚　　　　　　　　　E. 苯

5. 浸提过程中加入酸、碱的作用是（　　　）

    A. 增加浸润与渗透作用

    B. 增加有效成分的溶解作用

    C. 增大细胞间隙

    D. 增加有效成分的扩散作用

    E. 防腐

6. 下列关于单渗漉法的叙述，正确的是（　　　）

    A. 药材先湿润后装筒

    B. 浸渍后排气

    C. 慢漉流速为 $1 \sim 5\,mL/min$

    D. 快漉流速为 $5 \sim 8\,mL/min$

    E. 大量生产时，每小时流出液应相当于渗漉容器被利用容积的 $1/24 \sim 1/12$

7. 下列关于减压浓缩的叙述，错误的是（　　　）

    A. 能防止或减少热敏性物质的分解

    B. 增大了传热温度差，蒸发效率高

    C. 不断排出溶剂蒸气，有利于蒸发顺利进行

D. 沸点降低，可利用低压蒸气作加热源

E. 不利于乙醇提取液的乙醇回收

8. 下列关于薄膜蒸发特点的叙述，错误的是（　　　）

    A. 浓缩速度快，受热时间短

    B. 不受液体静压和过热影响，成分不易被破坏

    C. 能连续操作，可在常压或减压下进行

    D. 能将溶剂回收反复使用

    E. 能进行固液分离

9. 可使物料瞬间干燥的是（　　　）

    A. 冷冻干燥   B. 沸腾干燥   C. 喷雾干燥

    D. 减压干燥   E. 鼓式干燥

10. 下列干燥设备中利用热气流达到干燥目的的是（　　　）

    A. 冷冻干燥   B. 微波干燥   C. 远红外干燥

    D. 喷雾干燥   E. 减压干燥

11. 下列属于用升华原理干燥的是（　　　）

    A. 冷冻干燥   B. 微波干燥   C. 远红外干燥

    D. 喷雾干燥   E. 沸腾干燥

（二）多项选择题

1. 影响浸提的因素有（　　　）

    A. 药材的成分与粒度   B. 浸提的时间与温度   C. 溶剂的用量与 pH 值

    D. 溶剂性质   E. 浸提的压力

2. 乙醇作为浸出溶媒所具备的特点是（　　　）

    A. 极性可调   B. 溶解范围广   C. 可以延缓酯类药物的水解

    D. 具有防腐作用   E. 可用于药材脱脂

3. 下列措施中，哪些有助于提高浸提效果（　　　）

    A. 将药材粉碎成极细粉

    B. 强制浸出液循环流动

    C. 用酸或碱调节浸提溶剂的 pH 值

    D. 渗漉时让浸出液快速流出

    E. 在浸提过程中不断搅拌

4. 渗漉法的优点为（　　　）

    A. 为动态浸出   B. 药材充填操作简单   C. 提取液不必另行滤过

    D. 节省溶剂   E. 适用于配制高浓度制剂

5. 下列有关渗漉法叙述正确的是（　　　）

    A. 药粉越细，浸出越完全

    B. 装筒前药粉用溶媒湿润

    C. 装筒时药粉应较松，使溶剂容易扩散

    D. 药粉装完后，添加溶媒，并排出空气

    E. 控制适当的渗漉速度

6. 适用于渗漉法提取制备的有（　　　）

    A. 含贵重药的制剂　　　　B. 含毒性药的制剂　　　　C. 含黏性药材的制剂

    D. 高浓度制剂　　　　　　E. 含新鲜及易膨胀药材的制剂

7. 减压蒸发的优点是（　　　）

    A. 防止或减少热敏性物质的分解

    B. 提高了蒸发效率

    C. 传热温度差升高

    D. 溶剂蒸气排出快

    E. 可利用低压蒸气作热源

8. 下列属于流化干燥技术的是（　　　）

    A. 真空干燥　　　　　　　B. 喷雾干燥　　　　　　　C. 沸腾干燥

    D. 微波干燥　　　　　　　E. 红外干燥

9. 影响干燥的因素有（　　　）

    A. 物料的性质　　　　　　B. 干燥介质的温度　　　　C. 干燥介质的温度

    D. 干燥介质的流速　　　　E. 干燥方法

二、简答题

1. 简述浸提的影响因素及提高浸提效果的措施。

2. 为加快蒸发可采取哪些措施？

3. 影响干燥的因素有哪些？可采取哪些干预措施加快干燥？

技能训练

参观中药厂

为密切联系生产、科研和临床实践，使学生对中药制剂生产加深感性认识，拓宽视野，强化技能训练，应选择具有代表性的中药厂进行参观学习。目的在于增加学生在中药制剂生产技术、管理和质量控制等方面的感性认识，以深化、巩固和扩大课堂教学的基本理论和基本知识，为培养一专多能高素质合格中药人才奠定基础。

一、实训目的

1. 了解中药厂的主要任务、工作内容、车间设置、主要设备及生产品种等内容。

2. 熟悉或了解中药厂 GMP 设施、厂房设计、管理、净化设备、洁净室的等级标准与卫生管理、药品卫生措施与方法。

3. 熟悉灭菌法和无菌操作的方法和常用设备构造、性能及使用方法和操作注意事项。

4. 熟悉药材粉碎与筛析的常用机器设备构造、性能及使用与保养方法。

5. 熟悉中药提取车间浸提、精制、浓缩与干燥等方法与设备。

6. 了解中药厂生产各种剂型的主要工艺流程及质检工作的概况，保证药品质量与卫生标准的方法和措施，以及新剂型、新设备、新辅料等的应用。

二、实训内容

1. 任课教师应事先联系约定，做好充分准备，认真严密组织和安排。带教老师根据参观学习内容提出要求和注意事项，使学生带着问题而有目的地去学习，避免走马观花。

2. 听取药厂负责介绍药厂的基本概况。

3. 分组参观学习药厂质检科及提取、粉碎与筛析、无菌操作等车间的主要工作任务，以及机械设备构造、性能及操作方法。

4. 听取各车间负责人介绍车间的基本概况，实地讲解。学生边听边看边想，可及时提问请教。由经验丰富的工人师傅实地演示各器械的操作方法，并介绍操作注意事项。

三、思考题

1. 写一份参观学习体会。

2. 常用物理灭菌有哪些？热压灭菌器应如何操作？注意哪些问题？

3. 常用粉碎的方法有哪些？应如何选择使用？

4. 提取的方法有哪些？应如何选择？

5. 常用蒸馏、浓缩与干燥的方法有哪些？各自的适用范围是什么？

中药制剂生产技术

第 六 章

浸出制剂

【学习目标】

知识目标

掌握合剂、糖浆剂、煎膏剂、酒剂与酊剂、流浸膏与浸膏剂的制备方法及操作关键。

熟悉浸出制剂的含义、特点，以及合剂、糖浆剂、煎膏剂、酒剂与酊剂、流浸膏与浸膏剂含义、特点及质量标准。

技能目标

能制备各种浸出制剂；能控制浸出制剂的质量。

第一节 概 述

一、浸出制剂的含义与特点

（一）含义

浸出制剂系指用适宜的提取溶媒和方法将饮片中的药用成分提取，直接制得或再经一定的加工处理制成的供内服或外用的一类中药制剂。本章重点介绍汤剂、合剂、糖浆剂、煎膏剂、流浸膏剂与浸膏剂、酒剂与酊剂的生产技术。

（二）特点

浸出制剂既保留了中药传统制备方式，又利用了现代去粗取精的浸提工艺，因此，浸出制剂既是中药各类剂型的基础，也是中药现代化的重要途径。浸出制剂具有如下特点：

1. 此类制剂能保持原药材各种成分的综合疗效，故符合中医药理论。

2. 因经去粗取精的过程，故与原药材相比可减少服用剂量，使用方便。

3. 药效缓和、持久、副作用小。

4. 部分浸出制剂可用做其他制剂的原料。

5. 浸出制剂的缺点：部分浸出制剂稳定性差，不适于贮存，久贮后易污染细菌、霉菌等，如汤剂、糖浆剂；又如酒剂、酊剂、流浸膏剂具有流动性，久贮后虽不易发生染菌发霉，但运输、携带时玻璃容器易损，瓶塞若封闭不严溶媒易挥发，有时产生浑浊或沉淀；浸膏剂若存放的环境或场所不当可迅速吸潮、结块，不利于制备或包装。

二、浸出制剂的种类

浸出制剂按提取溶媒和制备方法不同可分为以下几类。

1. 水浸出制剂　指以水为主要溶媒，在一定的加热条件下浸出饮片中的药用成分制成的含水浸出制剂，如汤剂、合剂等。

2. 醇浸出制剂　指在一定条件下，用适宜浓度的乙醇或蒸馏酒为溶媒提取饮片中的药用成分制成的含醇浸出制剂，如酒剂、酊剂、流浸膏剂等。

3. 含糖浸出制剂　指在水或含醇浸出制剂的基础上，通过一定处理，加入适量蔗糖或蜂蜜制成，如煎膏剂、糖浆剂等。

4. 无菌浸出制剂　指采用适宜的浸出溶媒浸出饮片成分，然后将浸出液用适宜的方法精制处理，最后制成无菌制剂，如中药注射剂等。

5. 其他浸出制剂　除上述各种浸出制剂外，还有用提取物为原料制备的颗粒剂、片剂、软膏剂、栓剂等。

第二节　汤　剂

一、概述

（一）含义

汤剂是将中药饮片或粗粒加水煎煮或沸水浸泡后，去渣取汁而得到的液体制剂，亦称为汤液。以药材粗颗粒入药者称为煮散；以沸水浸泡药物不定时饮用者称为"饮"。

（二）特点

1. 适应中医辨证施治需要，可随症加减处方，灵活性大。

2. 制法简便，价廉易得。

3. 属液体制剂，吸收快、奏效迅速。

4. 味苦量大，必须临时制备。

二、汤剂的制备

汤剂制备工艺流程一般为：

原辅料的准备与处理→饮片的浸润→煎煮→去渣取汁→合并滤液。

（一）原辅料的准备与处理

1. 饮片的准备　根据处方要求，准确称取饮片，以保证煎煮质量，提高药效。

2. 溶媒　小量生产选用饮用水，大量生产用纯化水。

3. 煎器　传统采用砂锅或瓦罐。李时珍言"凡煎药并忌铜铁器，宜银器瓦罐"。现代实验研究证明，砂锅性质稳定，锅底厚，传热均匀和缓，保温性强，水分蒸发量小，对热不稳定的药用成分不易损失。用铁或铜器煎煮药物，可使金属与饮片中的化学成分发生反应。

（二）饮片的浸润

除特殊品种外，一般饮片在煎煮前应用冷水将其浸润，使药用成分能很好地提取出来。依据饮片性质，花、叶、草、茎等类饮片浸泡的时间为 20～30 分钟，根、根茎、种子、果实类饮片浸泡 60 分钟左右即可。

（三）煎煮

1. 煎药的用水量　煎药用水量的多少直接影响汤剂质量。剂多水少，会造成"煮不透、煎不尽，药味则不出"，即药用成分浸出不完全；而剂少水多，虽能增加药用成分的提出率，但汤剂的成品量不大，不宜患者服用，且煎耗药力。在实际生产中须根据饮片用量及质地而定。水量为药材的 5～8 倍，或加水浸过药面 2cm 左右。

2. 火候　煎煮时所用火力大小直接影响饮片煎煮的质量。对火候的掌握是先用武火加热至沸，文火保持微沸，目的是减慢水分的蒸发，利于药用成分的浸出。

3. 煎煮时间　煎煮的时间应根据饮片的性质、煎煮次数、剂量大小而定。解表药因多含挥发性成分煎煮时间宜短，滋补药煎煮时间宜长。

4. 煎煮次数　为保证药用成分既浸出完全，又节省时间，一般汤剂煎煮 2～3 次。

5. 需要特殊处理的饮片　由于中药的性质、质地、性能等不同，汤剂的制备方法也不相同，为保证汤剂的疗效，在汤剂的制备过程中应针对具体情况对饮片进行特殊处理。

（1）先煎　即应先入煎 30 分钟左右，再纳入其他药同煎。包括有效成分不易煎出的矿物、贝壳类药，如磁石、牡蛎等；须久煎去毒的药物，如附子、川乌等；治疗特殊需要，如大黄久煎泻下力缓，欲减其泻下力则应先下。

（2）后下　有些药物煎久易失去功效，故在其他药物快要煎好时才下，稍煎即可。如气味芳香的药物薄荷、木通、藿香、砂仁、钩藤、豆蔻、杏仁等，内含挥发油，煎煮过久，则因有效成分挥发而失效。又如大黄后下，可使其泻下作用更强。

（3）包煎　即将药物包于原色稀棉布袋中进行煎煮。包煎的饮片有：花粉、细小种子及细粉类药物，因其易漂浮在水面，不利煎煮，如蒲黄、葶苈子、滑石粉等；含淀粉、黏液质较多的药物，因其易黏锅煳化、焦化，如车前子等；绒毛类药物，因其难于滤净，混入药液则刺激咽喉，如旋覆花等。

（4）另煎　少数价格昂贵的药物须另煎，以免煎煮出的有效成分被其他药物的饮片吸附，如人参、西洋参等。

（5）烊化　将胶类药物放入水中或已煎好的药液中溶化，或加入少许黄酒蒸化，再倒入已煎好的药液中和匀内服。

（6）冲服　某些贵重的药物有效成分不在水中溶解的或加热后某些有效成分易分解的药物，如人参粉、牛黄粉、羚羊粉、三七粉、麝香粉、全蝎粉、肉桂粉、甘遂粉等，将药末合于已煎好的煎剂中搅拌后服。

（7）取汁兑服　为了保存某些具有清热作用的药物的固有性能或保持药的新鲜，可将药物磨汁、压榨取汁或火烤沥汁后，兑入煎液中混匀服用。需要取汁兑服的饮片有鲜生地黄、生藕、梨、生韭菜、鲜姜等。

（四）去渣取汁

汤剂煎煮至规定时间后及时过滤，弃去药渣，合并煎液，静置，取上清液服用。一般头煎取 200mL 左右，二煎取 100mL 左右，儿童酌减。

（五）贮存

汤剂在室温条件下保存时间为一天。

三、举例

旋覆代赭汤

【处方】旋覆花（包煎）15g，党参 12g，代赭石（先煎）30g，甘草（炙）6g，制半夏 12g，生姜 9g，大枣 4 枚。

【制法】以上药材，将代赭石打碎入煎器内，加水 700mL，煎煮 1 小时，旋覆花用布包好，与其他五味药材用水浸泡后置煎器内共煎 30 分钟，滤取药液；药渣再加水 500mL，煎煮 20 分钟，滤取药液。合并两次煎出液，静置，过滤，即得。

【功能与主治】降逆化痰，益气和胃。用治胃气虚弱，痰浊内阻证，症见心下痞硬，噫气不除，或反胃呕逆，吐涎沫。

【用法与用量】一日两次，早晚分服。

第三节 合 剂

一、概述

（一）含义

合剂系指饮片用水或其他溶剂，采用适宜的方法提取制成的口服液体制剂（单剂量灌装者也可称"口服液"）。

（二）特点

1. 能保证制剂的综合疗效，奏效快，易被吸收。

2. 将各次煎出液合并后经浓缩至规定浓度，可使患者减少服用量。

3. 克服了汤剂临用前煎药的麻烦，若单剂量包装则携带、保存和服用更方便。

4. 不能随症加减。

5. 放置时间长易出现沉淀物。

二、合剂的制备

1. 合剂的制备工艺流程　备料→浸提→纯化→浓缩→分装→灭菌。

2. 制备方法　按处方称取炮制合格的饮片，依据各品种项下规定的方法进行提取，一般采用煎煮法煎煮两次，每次煎煮 1~2 小时，滤液静置沉降后过滤；若处方中含芳香挥发性成分饮片，可用"双提法"收集挥发性成分另器保存，备用；亦可根据药用成分的特性，选用不同浓度的乙醇或其他溶媒，用渗漉法、回流法等进行提取；所得滤液浓缩至规定的相对密度，必要时加入矫味剂、防腐剂或着色剂，分装于灭菌瓶中密闭，灭菌。在制备过程中，也可选用先煎、后下、另煎、包煎、烊化等特殊处理方法，以确保合剂质量。

三、合剂质量要求与检查

（一）合剂的质量要求

按照《中国药典》（2015 年版）四部，合剂在生产与贮藏期间应符合下列规定。

1. 饮片应按各品种项下规定的方法提取、纯化、浓缩制成口服液体制剂。

2. 根据需要可加入适宜的附加剂。除另有规定外，在制剂确定处方时，该处方的抑菌效力应符合抑菌效力检查法（通则 1121）的规定。山梨酸和苯甲酸的用量不得超过 0.3%（其钾盐、钠盐的用量分别按酸计），羟苯酯类的用量不得超过 0.05%，如加入其他附加剂，其品种与用量应符合国家标准的有关规定，不影响成品的稳定性，并应避免对检验产生干扰。必要时可加入适量的乙醇。

3. 合剂若加蔗糖，除另有规定外，含蔗糖量一般不高于 20%（g/mL）。

4. 除另有规定外，合剂应澄清。在贮存期间不得有发霉、酸败、异物、变色、产生气体或其他变质现象，允许有少量摇之易散的沉淀。

5. 一般应检查相对密度、pH 值等。

6. 除另有规定外，合剂应密封，置阴凉处贮存。

（二）合剂的质量检查

除另有规定外，合剂应进行以下相应检查。

1. **装量** 单剂量灌装的合剂，照下述方法检查，应符合规定。

检查法 取供试品 5 支，将内容物分别倒入经标化的量入式量筒内，在室温下检视，每支装量与标示装量相比较，少于标示装量的不得多于 1 支，并不得少于标示装量的 95%。多剂量灌装的合剂，照最低装量检查法（通则 0942）检查，应符合规定。

2. **微生物限度** 除另有规定外，照非无菌产品微生物限度检查：微生物计数法（通则 1105）和控制菌检查法（通则 1106）及非无菌药品微生物限度标准（通则 1107）检查，应符合规定。

四、举例

小建中合剂

【处方】桂枝 111g，白芍 222g，炙甘草 74g，生姜 111g，大枣 111g。

【制法】以上五味，桂枝蒸馏提取挥发油，蒸馏后的水溶液另器收集；药渣与炙甘草、大枣加水煎煮两次，每次 2 小时，合并煎液，滤过，滤液与蒸馏后的水溶液合并，浓缩至约 560mL；白芍、生姜用稀乙醇作溶剂，浸渍 24 小时后进行渗漉，收集渗漉液，回收乙醇后与上述药液合并，静置，滤过，另加饴糖 370g，再浓缩至近 1000mL，加入苯甲酸钠 3g 与桂枝挥发油，加水至 1000mL，搅匀，即得。

【性状】本品为棕黄色的液体；气微香，味甜、微辛。

【功能与主治】温中补虚，缓急止痛。用于脾胃虚寒，脘腹疼痛，喜温喜按，嘈杂吞酸，食少；胃及十二指肠溃疡见上述证候者。

【用法与用量】口服。一次 20~30mL，一日 3 次。用时摇匀。

第四节　糖浆剂

一、概述

（一）含义

糖浆剂系指含有原料药物的浓蔗糖水溶液。除另有规定外，中药糖浆剂的含糖量应不低于 45%（g/mL）。

（二）特点

味甜量少，服用方便，吸收快；能掩盖药物不良气味，深受儿童患者欢迎；制备方法简单。含糖量高的，渗透压高，不易染菌，低浓度的为防止污染，常加防腐剂。

（三）分类

糖浆剂根据其组成和用途的不同可分为以下几类。

1. 单糖浆　蔗糖的饱和水溶液，不含任何药物，浓度为 85%（g/mL）或 64.74%（g/g）。

单糖浆的应用：配置其他药用糖浆；用作其他口服液体药剂的矫味剂、助悬剂，丸剂、片剂的黏合剂及包糖衣的物料。

2. 芳香糖浆　含芳香性物质或果汁的浓蔗糖水溶液。主要用作液体制剂的矫味剂。如橙皮糖浆、姜糖浆等。

3. 药用糖浆　含药物的浓蔗糖水溶液，具有相应的治疗作用。如川贝枇杷糖浆、养阴清肺糖浆等。

二、糖浆剂的制备

糖浆剂的制备工艺流程：

备料→浸出→净化→浓缩→配制→滤过→灌装→质检→包装。

1. 备料

（1）饮片的准备　按处方要求将饮片炮制合格，准确称量备齐；根据浸出方法的不同，将饮片制成粗末或粗粉，备用。

（2）蔗糖的处理　若是未经提纯的蔗糖，应先精制后才能使用；若用糖浆进行配制，则应将蔗糖制成单糖浆。

2. 浸出、净化、浓缩　选取合适的提取、净化、浓缩方法，对饮片进行相应的处理，使之达到产品工艺要求。

3. 配制　糖浆剂的配制方法根据饮片性质的不同有下列几种：

（1）热溶法　将蔗糖加入一定量煮沸的蒸馏水或中药浸提液中，继续加热使溶解，再加入其他可溶性药物并搅拌溶解，趁热过滤，自滤器上加蒸馏水至规定体积。本法适于单糖浆剂及对热稳定的药用糖浆的制备。

（2）冷溶法　将蔗糖加入蒸馏水或药物溶液中，室温下搅拌，完全溶解后过滤。适于对热不稳定或挥发性药物的制备。生产过程容易染菌，少用。

（3）混合法　在含药溶液中加入单糖浆及其他附加剂（如防腐剂、芳香剂等），充分混匀后，加蒸馏水至规定量，静置、滤过，即得。

4. 滤过　糖浆配制好后，按规定方法静置一定时间，先用筛网粗滤，再用微孔滤膜进行精滤。必要时应加入澄清剂加速沉降以利过滤。

5. 灌装　过滤后的澄清糖浆应及时地灌装于灭菌的洁净干燥有刻度的玻璃瓶或塑料瓶中，立即将瓶盖塞紧盖严，贴上标签，原则上是当天配制的糖浆液要当天灌装完毕。若糖浆剂是趁热分装的，应将瓶倒立放置，冷却后再放正，贴上标签。

6. 包装贮存　除另有规定外，糖浆剂应密封，置阴凉处贮存。

三、糖浆剂质量要求与检查

（一）质量要求

1. 含蔗糖量应不低于45%（g/mL）。

2. 将原料药物用新煮沸过的水溶解（饮片应按各品种项下规定的方法提取、纯化、浓缩至一定体积），加入单糖浆；如直接加入蔗糖配制，则需煮沸，必要时滤过，并自滤器上添加适量新煮沸过的水至处方规定量。

3. 根据需要可加入适宜的附加剂。如需加入抑菌剂，除另有规定外，在制剂确定处方时，该处方的抑菌效力应符合抑菌效力检查法（通则1121）的规定。山梨酸和苯甲酸的用量不得过0.3%（其钾盐、钠盐的用量分别按酸计），羟苯酯类的用量不得过0.05%。如需加入其他附加剂，其品种与用量应符合国家标准的有关规定，且不应影响成品的稳定性，并应避免对检验产生干扰。必要时可加入适量的乙醇、甘油或其他多元醇。

4. 除另有规定外，糖浆剂应澄清。在贮存期间不得有发霉、酸败、产生气体或其他变质现象，允许有少量摇之易散的沉淀。

5. 一般应检查相对密度、pH 值等。

6. 除另有规定外，糖浆剂应密封，避光置干燥处贮存。

（二）质量检查

除另有规定外，糖浆剂应进行以下相应检查。

1. 装量　单剂量灌装的糖浆剂，照下述方法检查应符合规定。

检查法：取供试品5支，将内容物分别倒入经标化的量入式量筒内，尽量倾净。在室温下检视，每支装量与标示装量相比较，少于标示装量的不得多于 1 支，并不得少于标示装量的 95%。多剂量灌装的糖浆剂，照最低装量检查法（通则 0942）检查，应符合规定。

2. 微生物限度　除另有规定外，照非无菌产品微生物限度检查：微生物计数法（通则 1105）和控制菌检查法（通则 1106）及非无菌药品微生物限度标准（通则 1107）检查，应符合规定。

四、举例

小儿腹泻宁糖浆

【处方】党参 150g，白术 200g，茯苓 200g，葛根 250g，甘草 50g，广藿香 50g，木香 50g。

【制法】以上七味，白术、广藿香、木香加水蒸馏，收集蒸馏液；药渣与其余党参等四味加水煎煮两次，每次 2 小时，合并煎液，滤过，滤液浓缩至相对密度为 1.15～1.20（50°C），放冷，加入乙醇使含醇量达 50%，静置，滤过，滤液回收乙醇，加蔗糖 610g 及山梨酸 3g，煮沸使溶解，滤过，滤液加入上述蒸馏液，搅匀，制成 1000mL，即得。

【性状】本品为深棕色的黏稠液体；气香，味甜、微涩。

【功能与主治】健脾和胃，生津止泻，用于脾胃气虚所致的泄泻，症见大便泄泻、腹胀腹痛、纳减、呕吐、口干、倦怠乏力、舌淡苔白。

【用法与用量】口服。10 岁以上儿童一次 10mL，一日 2 次；10 岁以下儿童酌减。

第五节　煎膏剂

一、概述

（一）含义

煎膏剂系指饮片用水煎煮，取煎煮液浓缩，加炼蜜或糖（或转化糖）制成的半流体制剂。

（二）特点

由于煎膏剂经浓缩并含较多的糖或蜜等辅料，故具有药物浓度高、体积小、稳定性好、便于服用等优点。煎膏剂的效用以滋补为主，兼有缓和的治疗作用，药性滋润，故又称膏滋。也有的将加糖煎膏剂称糖膏，加蜂蜜煎膏剂称蜜膏。煎膏剂多用于慢性疾病，如益母草膏药多用于妇女活血调经；养阴清肺膏多用于阴虚肺燥、干咳少痰等症。受热易变质及以挥发性成分为主的中药不宜制成煎膏剂。

二、煎膏剂的制备

煎膏剂的制备工艺流程：

备料→煎煮浓缩→加糖收膏→质检→包装。

1. 备料

（1）饮片的处理　按处方要求将加工炮制合格的饮片准确称量配齐；若为新鲜果品类如桑椹、雪梨等应先去果核和腐烂部分，洗净后压榨取汁备用，果渣加水煎煮浓缩；胶类如阿胶、鹿角胶等应先采用烊化的方法制成胶液，在收膏时加入清膏中；细料药粉碎成细粉，收膏后放冷加入煎膏中搅匀。

（2）辅料　煎膏剂中常用蜂蜜、蔗糖、冰糖、红糖、饴糖作辅料。无论选用何种辅料，在加入清膏前均应炼制，其目的在于除去杂质及部分水分，杀死微生物及霉，防止返砂。

2. 煎煮浓缩　根据原料性质进行煎煮，一般加水煎煮 2~3 次，每次 1~3 小时，随时补充沸水。煎液用适宜的滤器过滤。滤液置蒸发锅中，武火加热至沸腾，当药液变稠时改用文火，不断搅拌，继续浓缩至规定的相对密度，或取少许浓缩液滴于桑皮纸上，以液滴周围不渗水为度，即得"清膏"。

3. 收膏　清膏中加规定量炼糖或炼蜜。继续加热熬炼，不断搅拌并捞出液面上的泡沫至规定标准。除另有规定外，炼蜜或糖的用量一般不超过清膏量的 3 倍。收膏时随着稠度增加，加热温度可相应降低。收膏稠度视各品种而定，一般是夏天宜老，冬天宜嫩。收膏的标准经验判定：夏天挂旗、冬天挂丝；手捻现筋丝；滴于冷水中不散但不成珠状；滴于桑皮纸上周围不现水迹即可。

4. 分装与贮存　收膏完毕放冷后，将煎膏分装于清洁、干燥、无菌的广口容器中，密封，置阴凉处贮存。

三、煎膏剂质量要求与检查

（一）质量要求

1. 饮片按各品种项下规定的方法煎煮，滤过，滤液浓缩至规定的相对密度，即得清膏。

2. 如需加入药粉，除另有规定外，一般应加入细粉。

3. 清膏按规定量加入炼蜜或糖（或转化糖）收膏；若需加饮片细粉，待冷却后加入，搅拌混匀。除另有规定外，加炼蜜或糖（或转化糖）的量，一般不超过清膏量的 3 倍。

4. 煎膏剂应无焦臭、异味，无糖的结晶析出。

5. 除另有规定外，煎膏剂应密封，置阴凉处贮存。

（二）质量检查

1. 相对密度 除另有规定外，照《中国药典》（2015 年版）四部煎膏剂相对密度项下检查法（通则 0601）检查，应符合规定。

2. 不溶物 照《中国药典》（2015 年版）四部煎膏剂不溶物项下检查法检查，应符合规定。

3. 装量 照《中国药典》（2015 年版）四部最低装量检查法（通则 0942）检查，应符合规定。

4. 微生物限度 按照《中国药典》（2015 年版）四部微生物计数法（通则 1105）和控制菌检查（通则 1106）及非无菌药品微生物限度标准（通则 1107）检查，应符合规定。

四、举例

二冬膏

【处方】天冬 500g，麦冬 500g。

【制法】以上二味，加水煎煮三次，第一次 3 小时，第二次、第三次各 2 小时，合并煎液，滤过，滤液浓缩成相对密度为 1.21~1.25（80℃）的清膏。每 100g 清膏加炼蜜 50g，混匀，即得。

【性状】本品为黄棕色稠厚的半流体；味甜、微苦。

【功能与主治】养阴润肺。用于肺阴不足引起的燥咳痰少、痰中带血、鼻干咽痛。

【用法与用量】口服。一次 9~15g，一日 2 次。

第六节　流浸膏剂与浸膏剂

一、概述

（一）含义

流浸膏剂、浸膏剂系指饮片用适宜的溶剂提取，蒸去部分或全部溶剂，调整至规定浓度而成的制剂。

除另有规定外，流浸膏剂系指每 1mL 相当于饮片 1g；浸膏剂分为稠膏和干膏两种，每 1g 相当于饮片或天然药物 2~5g。

（二）特点

1. 优点

（1）贮存时间延长 乙醇可作为防腐剂，流浸膏剂至少含 20% 以上的乙醇，若水为溶剂，其成品中亦需加入 20%～25% 的乙醇作防腐剂，以利贮存；浸膏剂不含或含极少量溶剂，有效成分稳定，能久贮。

（2）患者服药量减少　流浸膏剂、浸膏剂是经提取精制而成，服用量明显减少，患者易于接受。

（3）有效成分含量准确　有效成分明确的浸膏剂、流浸膏剂制备时均要做含量测定，调整制剂的浓度，因而服用剂量准确。

（4）除供临床外尚能配制其他剂型　流浸膏剂一般多用于配制酊剂、合剂、糖浆剂等；浸膏剂一般多用于配制片剂、散剂、胶囊剂、颗粒剂、丸剂等。

2. 缺点　贮存条件要求高，需要遮光密闭贮存。流浸膏剂在贮存中如发生乙醇含量降低，可使其制剂沉淀、分层；浸膏剂由于含水量低，易吸潮，可使制剂变质。

二、流浸膏剂与浸膏剂的制备

（一）流浸膏剂的制备

流浸膏剂的制备工艺流程为：

备料→渗漉→浓缩→调整浓度→质检→包装。

流浸膏剂制备时所用溶剂的数量，一般为饮片量的 4～8 倍。若原料中含有油脂者应先脱脂，再进行浸提。

渗漉时应先收集药材量 85% 的初漉液，另器保存；续漉液低温浓缩成稠膏状与初漉液合并，调整浓度至规定，静置。若有效成分已明确者，需做含量测定及乙醇量测定；有效成分不明确者只做乙醇含量测定，然后按测定结果将浸出浓缩液加适量溶剂稀释，或低温浓缩使其符合规定标准，静置 24 小时以上，滤过，即得。

若溶剂为水，且有效成分受热不变化者，可不必收集初漉液，将全部漉液常压或减压浓缩后，加适量乙醇作防腐剂。

流浸膏剂成品应置棕色遮光容器内密封，置阴凉处贮存。

（二）浸膏剂的制备

浸膏剂的制备工艺流程为：

备料→煎煮或渗漉→浓缩→调整浓度→质检→包装。

浸膏剂用煎煮法或渗漉法制备，全部煎煮液或漉液应低温浓缩至稠膏，加稀释剂或继续浓缩至规定的量。制备干浸膏时，干燥操作往往比较费时且麻烦，制备时可将浸膏摊铺在涂油或撒布一层药粉或淀粉的烘盘内，在 80℃ 以下抽真空干燥，制成薄片状物；也可在浸膏中掺入适量药粉或淀粉稀释后再干燥。若要直接将其制成干浸膏粉，达到既能缩短干燥时间，又能防止药用成分分解或失效的目的，最好是采用喷雾干燥法。

三、流浸膏剂与浸膏剂质量要求与检查

（一）质量要求

1. 除另有规定外，流浸膏剂用渗漉法制备，也可用浸膏剂稀释制成；浸膏剂用煎煮法、回流法或渗漉法制备，全部提取液应低温浓缩至稠膏状，加稀释剂或继续浓缩至规定的量。

渗漉法的要点如下：

（1）根据饮片的性质可选用圆柱形或圆锥形的渗漉器。

（2）饮片须适当粉碎后，加规定的溶剂均匀湿润，密闭放置一定时间，再装入渗漉器内。

（3）饮片装入渗漉器时应均匀，松紧一致，加入溶剂时应尽量排出饮片间隙中的空气，溶剂应高出药面，浸渍适当时间后进行渗漉。

（4）渗漉速度应符合各品种项下的规定。

（5）收集85%饮片量的初漉液另器保存，续漉液经低温浓缩后与初漉液合并，调整至规定量，静置，取上清液分装。

2. 流浸膏剂久置若产生沉淀时，在乙醇和有效成分含量符合各品种项下规定的情况下，可滤过除去沉淀。

3. 除另有规定外，应置遮光容器内密封，流浸膏剂应置阴凉处贮存。

（二）质量检查

1. 乙醇量　除另有规定外，含乙醇的流浸膏照《中国药典》（2015年版）四部乙醇量测定法（通则0711）测定，应符合规定。

2. 甲醇量　除另有规定外，含乙醇的流浸膏照《中国药典》（2015年版）四部甲醇量检查法（通则0871）检查，应符合各品种项下的规定。

3. 装量　照《中国药典》（2015年版）四部最低装量检查法（通则0942）检查，应符合规定。

4. 微生物限度　照《中国药典》（2015年版）第四部非无菌产品微生物限度检查：微生物计数法（通则1105）和控制菌检查法（通则1106）及非无菌药品微生物限度标准（通则1107）检查，应符合规定。

四、举例

远志流浸膏

本品为远志经加工制成的流浸膏。

【制法】取远志中粉，照流浸膏剂与浸膏剂项下的渗漉法（通则0189），用60%乙醇

作溶剂，浸渍 24 小时后，以每分钟 1~3mL 的速度缓缓渗漉，收集初漉液 850mL，另器保存，继续渗漉，等有效成分完全漉出，收集续漉液，在 60℃ 以下浓缩至稠膏状，加入初滤液，混匀，滴加浓氨试液适量使微显碱性，并有氨臭，用 60% 乙醇调整浓度至每 1mL 相当于原药材 1g，静置，等澄清，滤过，即得。

【性状】本品为棕色的液体。

【处方工艺分析】本制剂是以 60% 的乙醇为溶剂，利用渗漉法制成的流浸膏剂。因远志皂苷在 60% 乙醇溶液中溶解度较大，且该浓度醇溶液去杂质能力较强，通过慢漉，能保证远志中的药用成分尽可能被提取出来。远志皂苷在碱性条件下稳定性较好，故用浓氨试液适量使呈微显碱性，使皂苷元成盐而溶解，防止皂苷元沉淀析出。成品浓度为 1：1。

【制备过程注意事项】乙醇浓度、粉碎度、装筒质量及渗漉速度均会影响到远志流浸膏的质量，同时还应注意浓缩的温度与加热的方式。

颠茄浸膏

本品为茄科植物颠茄的干燥全草经加工制成的浸膏。

【制法】取颠茄草粗粉 1000g，用 85% 乙醇作溶剂，浸渍 48 小时后，以每分钟 1~3mL 的速度缓缓渗漉，收集初漉液约 3000mL，另器保存，继续渗漉，等生物碱完全漉出，续漉液作下次渗漉的溶剂用。将初漉液在 60℃ 减压回收乙醇，放冷至室温，分离除去叶绿素，滤过，滤液在 60~70℃ 蒸至稠膏状，加 10 倍量的乙醇，搅拌均匀，静置，等沉淀完全，吸取上清液，在 60℃ 减压回收乙醇后，浓缩至稠膏状，取出约 3g，照〔含量测定〕项下的方法，测定生物碱的含量，加稀释剂适量，使生物减的含量符合规定，低温干燥，研细，过四号筛，即得。

【性状】本品为灰绿色的粉末。

【处方工艺分析】本制剂是以 85% 的乙醇为溶剂，利用渗漉法制成的浸膏剂。因颠茄生物碱在 85% 乙醇溶液中易溶解，通过慢漉，能保证颠茄中的生物碱提取完全。但高浓度乙醇也使叶绿素溶出量增多，故用冷藏法除去叶绿素。可用乳糖、葡萄糖或淀粉等作稀释剂调整浸膏剂的浓度，使生物碱含量符合规定。低温干燥，以保证成品质量。

【制备过程注意事项】乙醇浓度、粉碎度、装筒质量及渗漉速度均会影响颠茄浸膏的质量。操作中还应注意稠浸膏干燥的温度，不能太高，否则会影响浸膏剂的质量。

第七节 酒剂与酊剂

一、概述

(一) 含义

酒剂系指饮片用蒸馏酒提取制成的澄清液体制剂。酒剂多供内服,少数外用,也有供内服兼能外用者。

酊剂系指将原料药物用规定浓度的乙醇提取或溶解而制成的澄清液体制剂,也可用流浸膏剂稀释制成。供口服或外用。

(二) 特点

1. 酒剂的特点 酒味甘、辛,性大热,能通血脉,行药势,散寒;含微量酯类、酸类、醛类等成分,气味醇香,是一种良好的提取溶剂。药材的多种成分皆易溶解于白酒。酒剂祛风活血、散瘀止痛,适于治疗风寒湿痹,但儿童、孕妇、心脏病及高血压患者不宜服用。

2. 酊剂的特点 酊剂的溶媒为乙醇,由于乙醇对药材中各成分的溶解能力因醇的浓度不同而不同,因此用不同浓度的醇有选择地浸出,药液内杂质较少,有效成分含量较高,故剂量缩小,服用方便,且不易生霉。乙醇有一定的生理作用,在应用上受到了一定的限制。酊剂用水稀释时常有沉淀产生。

二、酒剂与酊剂的制备

(一) 酒剂的制备

酒剂的制备工艺流程为:

备料→浸出→静置、过滤→质检→包装。

1. 备料

(1) 原料的处理 按处方要求将原料加工炮制合格,一般应当加工成片、段、块、丝或粗粉。

(2) 酒的选用 酒剂用酒应符合《食品卫生国家标准》关于蒸馏酒质量标准的规定,生产内服酒应用谷类酒为原料。蒸馏酒的浓度和用量均应符合各品种制法项下的规定。一般祛风湿类酒剂所用的酒浓度可高些,而滋补类酒剂的酒浓度可低些。

(3) 矫味剂与着色剂 为了增加酒剂的色香味,掩盖其不良臭味,可在酒剂中加入矫味剂与着色剂。常用的有:①矫味剂:用于酒剂的矫味剂有糖或蜂蜜。糖有冰糖、蔗糖、红糖等。用糖作酒剂的矫味剂成本低、澄明度好。蜂蜜具有矫味及治疗功能,多用于滋补类酒剂，但成品的澄明度较差，一般使用炼蜜。②着色剂：酒剂多数为红棕色，可选用焦糖调色或应用处方中的有色饮片如红花、栀子、姜黄、紫草、红曲等增色。

2. 浸出　酒剂的浸出方法可用浸渍法、渗漉法或其他适宜方法制备。

（1）浸渍法　分为冷浸法和热浸法两种。①冷浸法：即在常温条件下进行浸渍的方法。将饮片加工炮制合格后，置适宜的容器中，加入规定量的蒸馏酒，密闭浸渍，每日搅拌 1~2 次，一周后改为每周搅拌 1 次，除另有规定外，浸渍 30 天以上。取上清液，压榨药渣，榨出液与上清液合并。此法制得的成品澄明度好，但浸渍时间较长。②温浸法：在 40~60℃ 的条件下进行浸渍的方法。适宜于耐热药物制备酒剂。将饮片加工炮制合格后，置适宜的容器中，加入规定量的蒸馏酒，搅匀密闭，水浴或蒸汽加热至微沸后立即取下，倾入另一有盖容器中，浸泡 30 天以上，每日搅拌 1~2 次，滤过，压榨药渣，榨出液与滤液合并。本法温度高，药用成分浸出完全，时间短，但澄明度较差，且酒与挥发性成分易挥发损失。

（2）渗漉法　以蒸馏酒为溶媒，按照渗漉法操作，收集漉液，若处方中需加矫味剂或着色剂时，可加至渗漉完毕后的药液中。

（3）其他方法　可用回流法等方法进行浸出。

3. 静置、过滤　将上述方法制得的浸出液静置，待杂质充分沉淀后取上清液，滤过。需加矫味剂或着色剂的酒剂应在浸出完毕后加入，搅匀，密闭静置，澄清，滤过。

4. 包装与贮存　将检验合格的酒剂灌装于洁净的细口中性玻璃瓶内，密封，置阴凉处贮存。

（二）酊剂的制备

酊剂可用浸渍法、渗漉法、溶解法和稀释法制备。

1. 溶解法和稀释法　取浸膏或流浸膏，加规定浓度的乙醇适量，溶解或稀释，静置，必要时滤过，即得。

2. 浸渍法　取炮制合格的饮片，根据性质进行适当粉碎后置有盖容器中，加入适量乙醇，密盖，搅拌或振摇，浸渍 3~5 日或规定的时间，倾取上清液，再加入乙醇适量，依法浸渍至药用成分充分浸出，合并浸出液，加乙醇至规定量后，静置 24 小时。滤过，即得。

3. 渗漉法　按照渗漉法操作，用适量乙醇渗漉，至漉液达到规定量后，静置，滤过，即得。

三、酒剂与酊剂质量要求与检查

（一）酒剂的质量要求与检查

1. 质量要求

（1）生产酒剂所用的饮片，一般应适当粉碎。

（2）生产内服酒剂应以谷类酒为原料。

（3）可用浸渍法、渗漉法或其他适宜方法制备。蒸馏酒的浓度及用量、浸渍温度和时间、渗漉速度，均应符合各品种制法项下的要求。

（4）可加入适量的糖或蜂蜜调味。

（5）配制后的酒剂须静置澄清，滤过后分装于洁净的容器中。在贮存期间允许有少量摇之易散的沉淀。

（6）酒剂应检查乙醇含量和甲醇含量。

（7）除另有规定外，酒剂应密封，置阴凉处贮存。

2. 质量检查

（1）总固体　照《中国药典》（2015 年版）四部制剂通则酒剂项下总固体检查法检查，应符合规定。

（2）乙醇量　照《中国药典》（2015 年版）四部乙醇量测定法（通则 0711）测定，应符合各品种项下的规定。

（3）甲醇量　照《中国药典》（2015 年版）四部甲醇量检查法（通则 0871）检查，应符合规定。

（4）装量　照《中国药典》（2015 年版）四部最低装量检查法（通则 0942）检查，应符合规定。

（5）微生物限度　照《中国药典》（2015 年版）四部非无菌产品微生物限度检查：微生物计数法（通则 1105）和控制菌检查（通则 1106）及非无菌药品微生物限度标准（通则 1107）检查，除需氧菌总数每 1mL 不得过 500cfu，霉菌和酵母菌总数每 1mL 不得过 100cfu 外，其他应符合规定。

（二）酊剂的质量要求与检查

1. 质量要求

（1）除另有规定外，每 100mL 相当于原饮片 20g。含有毒剧药品的中药酊剂，每 100mL 应相当于原饮片 10g；其有效成分明确者，应根据半成品的含量加以调整，使符合各酊剂项下的规定。

（2）酊剂可用溶解、稀释、浸渍或渗漉等法制备。

（3）除另有规定外，酊剂应澄清，久置允许有少量摇之易散的沉淀。

（4）除另有规定外，酊剂应遮光，密封，置阴凉处贮存。

2. 质量检查

（1）乙醇量　照《中国药典》（2015 年版）四部乙醇量检查法（通则 0711）测定，应符合各品种项下的规定。

（2）甲醇量　照《中国药典》（2015 年版）四部甲醇量检查法（通则 0871）检查，

应符合规定。

（3）装量　照《中国药典》（2015 年版）四部最低装量检查法（通则 0942）检查，应符合规定。

（4）微生物限度　除另有规定外，照《中国药典》（2015 年版）四部非无菌产品微生物限度检查：微生物计数法（通则 1105）和控制菌检查法（通则 1106）及非无菌药品微生物限度标准（通则 1107）检查，应符合规定。

四、举例

舒筋活络酒

【处方】木瓜 45g，桑寄生 75g，玉竹 240g，续断 30g，川牛膝 90g，当归 45g，川芎 60g，红花 45g，独活 30g，羌活 30g，防风 60g，白术 90g，蚕沙 60g，红曲 180g，甘草 30g。

【制法】以上十五味，除红曲外，其余木瓜等十四味粉碎成粗粉，然后加入红曲；另取红糖 555g，溶解于白酒 11100g 中，用红糖酒作溶剂，浸渍 48 小时后，以每分钟 1~3mL 的速度缓缓渗漉，收集漉液，静置，滤过，即得。

【性状】本品为棕红色的澄清液体；气香，味微甜、略苦。

【功能与主治】祛风除湿，活血通络，养阴生津。用于风湿阻络、血脉瘀阻兼有阴虚所致的痹病，症见关节疼痛、屈伸不利、四肢麻木。

【用法与用量】口服。一次 20~30mL，一日 2 次。

祛伤消肿酊

【处方】连钱草，生草乌，冰片，莪术，红花，血竭，川芎，桂枝，威灵仙，茅膏菜，了哥王，海风藤，野木瓜，两面针，天南星，白芷，栀子，酢浆草，樟脑，薄荷脑。

【制法】以上二十味，除冰片、血竭、樟脑、薄荷脑外，其余十六味粉碎成粗粉，混匀，用 75% 乙醇作溶剂，浸渍 48 小时后，以每分钟 1~3mL 的速度缓缓渗漉，收集渗漉液备用。继续渗漉，渗漉液作下批渗漉液溶剂。另取血竭、薄荷脑、樟脑、冰片四味加适量上述渗漉液溶解后，加入上述渗漉液中，搅拌均匀，静置 24 小时，滤过，滤液用 75% 乙醇调整至 1000mL，分装，即得。

【性状】本品为黄棕色液体；气芳香。

【功能与主治】活血化瘀，消肿止痛。用于跌打损伤，皮肤青紫瘀斑，肿胀疼痛，关节屈伸不利；急性扭挫伤见上述证候者。

【用法与用量】外用，用棉花浸取药液涂搽患处。一日 3 次。

复习思考

一、选择题

（一）单项选择题

1. 下列属于含糖浸出剂型的是（　　　）

    A. 浸膏剂　　　　　　　B. 流浸膏剂　　　　　　C. 煎膏剂

    D. 合剂　　　　　　　　E. 酒剂

2. 除另有规定外，流浸膏剂每1mL相当于原药材（　　　）

    A. 0.5~1g　　　　　　　B. 1g　　　　　　　　　C. 1~1.5g

    D. 2~5g　　　　　　　　E. 1~2g

3. 流浸膏剂与浸膏剂的制备多用（　　　）

    A. 煎煮法　　　　　　　B. 渗漉法　　　　　　　C. 回流法

    D. 水蒸气蒸馏法　　　　E. 浸渍法

4. 益母草膏属于（　　　）

    A. 混悬剂　　　　　　　B. 煎膏剂　　　　　　　C. 流浸膏剂

    D. 浸膏剂　　　　　　　E. 糖浆剂

5. 中药糖浆剂含蔗糖量应不低于（　　　）

    A. 64.72%（g/g）　　　　B. 64.07%（g/g）　　　　C. 60%（g/mL）

    D. 85%（g/mL）　　　　　E. 45%（g/mL）

6. 下列可用热溶法制备的制剂是（　　　）

    A. 酒剂　　　　　　　　B. 酊剂　　　　　　　　C. 汤剂

    D. 合剂　　　　　　　　E. 糖浆剂

7. 制备汤剂时，质地坚实的矿物、贝壳类饮片应当（　　　）

    A. 后下　　　　　　　　B. 先煎　　　　　　　　C. 包煎

    D. 另煎　　　　　　　　E. 单煎

8. 中药合剂的制备工艺流程为（　　　）

    A. 药材准备→浸提→浓缩→净化→分装→灭菌

    B. 药材准备→浸提→净化→浓缩→分装→灭菌

    C. 药材准备→净化→浸提→浓缩→分装→灭菌

    D. 药材准备→浸提→浓缩→分装→净化→灭菌

    E. 药材准备→浸提→净化→分装→浓缩→灭菌

（二）多项选择题

1. 下列关于煎膏剂的叙述，正确的有（　　　）

　　A. 煎膏剂含较多的糖或蜜，药物浓度高，稳定性较差

　　B. 煎膏剂的效用以滋补为主，多用于慢性疾病

　　C. 煎膏剂一般多采用煎煮法

　　D. 煎膏剂中加入糖或蜜的量一般不超过清膏量的 3 倍

　　E. 煎膏剂返砂的原因与煎膏剂中总糖量和转化糖量有关

2. 炼糖的目的是（　　　）

　　A. 杀灭微生物　　　　　B. 防止返砂　　　　　C. 除去杂质

　　D. 改变药性　　　　　　E. 使蔗糖全部水解产生转化糖

3. 下列需测定含醇量的剂型是（　　　）

　　A. 酒剂　　　　　　　　B. 酊剂　　　　　　　C. 合剂

　　D. 浸膏剂　　　　　　　E. 流浸膏剂

4. 下列含有乙醇的制剂有（　　　）

　　A. 糖浆剂　　　　　　　B. 酊剂　　　　　　　C. 合剂

　　D. 煎膏剂　　　　　　　E. 酒剂

二、简答题

1. 浸出制剂的特点有哪些？

2. 简述煎膏剂炼糖的目的与方法。

3. 比较流浸膏剂与浸膏剂的异同。

✎ **技能训练**

浸提制剂的制备

一、实训目的

1. 掌握浸出制剂的制备方法及操作要点。

2. 学会各类浸出制剂的质量检查方法。

二、实训条件

1. 实训场地　实验室。

2. 实训材料

设备器皿：磨塞广口瓶、渗漉筒、木槌、接收瓶、铁架台、蒸馏瓶、冷凝管、温度计、水浴锅、烧杯、量筒、量杯、脱脂棉、滤纸、电炉、蒸发器、漏斗、天平等。

药品：土槿皮、远志、益母草、红糖、白糖、乙醇、氨溶液等。

三、实训内容

（一）单糖浆

【处方】蔗糖 42.5g，蒸馏水，制备量 50mL。

【制法】取蒸馏水 25mL，煮沸，加入蔗糖，搅拌溶解后，加热至 100℃，沸后趁热用脱脂棉滤过，自滤器上添加适量热蒸馏水，使成 50mL，混匀即得。

【作用与用途】有矫味、助悬作用。常用于配制液体制剂的矫味剂或制备含药糖浆，亦可作片剂、丸剂包衣的黏合剂。

【注】

（1）本品为蔗糖的近饱和溶液，为无色或淡黄色黏稠液体，含蔗糖 85%（g/mL）或 64.74%（g/g）。25℃时相对密度为 1.313。

（2）原料蔗糖应选用洁净的无色或白色干燥结晶品。盛装本品的容器和用具洗净后应干热灭菌，以防染菌。

（3）本品可用热溶法制备，也可用冷溶法制备，热溶法制得的成品因含转化糖，长期贮存后，色泽易变深，所制备时加热温度不宜过高，时间不宜过长，以防蔗糖焦化或转化，而影响产品的质量。加热不仅能加速蔗糖溶解，尚可杀灭蔗糖中的微生物、凝固蛋白，使糖浆易于保存。

（4）趁热灌装时，应将密塞瓶倒置放冷后，再恢复直立，以防蒸汽冷凝成水珠存于瓶颈，致使糖浆发酵变质。本品应密闭，在 30℃ 以下避光保存。

（二）益母草膏

【处方】益母草、红糖适量。

【制法】取益母草，切碎，加水煎煮两次，每次 2 小时，合并煎液，滤过，滤液浓缩至相对密度为 1.21~1.25（80℃）的清膏。每 100g 清膏加红糖 200g，加热溶化，混匀，浓缩至规定的相对密度，即得。

【功能与主治】活血调经。用于血瘀所致的月经不调，产后恶露不绝，症见月经量少淋沥不净，产后出血时间过长；产后子宫复旧不全见上述证候者。

【用法与用量】口服，一次 10g，一日 1~2 次。

【注】相对密度应不低于 1.36（通则 0183）。

【步骤】

（1）按照处方药物量配齐各药物，能正确使用台秤。

（2）将益母草置砂锅中，加水浸泡 30 分钟后，加水煎煮两次，合并煎液。

（3）乘热过滤煎液，滤液继续浓缩至相对密度为 1.21~1.25（80℃）的清膏。

（4）按照清膏与红糖比例取红糖，加入约占糖量一半的水中，另外加酒石酸（0.1%），直火加热，不断搅拌溶化，至颜色呈现金黄色时为止。

（5）将上述炼好的糖加入上述清膏中，搅拌混匀，继续浓缩至相对密度为 1.10~1.12 止（80℃）。

（6）密封、瓶装，即得成品。

（三）远志流浸膏

【处方】远志（中粉）100g，浓氨溶液适量，乙醇（60%）加至 100mL。

【制法】取远志中粉按渗漉法制备。用 60%乙醇作溶剂，浸渍 24 小时后，以每分钟 1~3mL 的速度缓缓渗漉，收集初漉液 85mL，另器保存。继续渗漉，等有效成分完全漉出，收集续漉液，在 60℃以下减压浓缩至稠膏状，加入初漉液，混合后滴加浓氨溶液适量使呈微碱性，并有氨臭，再加 60%乙醇稀释使成 100mL，静置，澄清后，滤过，即得。

【功能与主治】祛痰药，用于咳痰不爽。

【用法与用量】口服，一次 0.5~2mL，一日 1.5~6mL。

【注】

（1）远志内含有酸性皂苷和远志酸，在水溶液中渐渐水解而产生沉淀，因此，加适量氨溶液使成微碱性，以延缓苷的水解，防止产生沉淀。

（2）装渗漉筒前，应先用溶剂将药粉湿润。装筒时应注意分次投入，逐层压平，松紧适度，切勿过松、过紧。投料完毕用滤纸或纱布覆盖，加几粒干净碎石以防止药材松动或浮起。加溶剂时宜缓慢并注意使药材间隙不留空气，渗漉速度以 1~3mL/min 为宜。

（3）药材粉碎程度与浸出效率有密切关系。对组织疏松的药材，选用其粗粉浸出即可；而质地坚硬的药材，则可选用中等粉或粗粉。粉末过细可能导致较多量的树胶、鞣质、植物蛋白等黏稠物质的浸出，对主药成分的浸出不利，且使浸出液与药渣分离困难，不易滤清，使产品混浊。

（4）收集 85%初漉液，另器保存。因初漉液有效成分含量较高，可避免加热浓缩而导致成分损失和乙醇浓度改变。

（四）土槿皮酊

【处方】土槿皮 20g，乙醇（80%）适量，备量 100mL。

【制法】取土槿皮粗粉，置广口瓶中，加 80%乙醇 100mL，密闭浸渍 3~5 日，时加振摇或搅拌，滤过，残渣压榨，滤液与压榨液合并，静置 24 小时，滤过，自滤器上添加 80%乙醇使成 100mL，搅匀，滤过，即得。

【功能与主治】杀菌，治脚癣。

【用法与用量】外用，将患处洗净擦干后，涂于患处，一日 1~2 次。

【注】

（1）本品所用原料土槿皮以 2 号粉为宜，粉末过细过滤较困难。

（2）在浸渍期间，应注意时常振摇或搅拌，为提高浸提效率，可采用重浸渍法。

四、思考题

（1）常用的浸出方法有哪些？各有什么特点？

（2）比较浸渍法与渗漉法的异同点？操作中各应注意哪些问题？

（3）渗漉法制备流浸膏时为何要收集85%初漉液另器保存？

第 七 章

液体药剂

【学习目标】

知识目标

掌握液体药剂的含义、特点、分类方法；常用溶剂和附加剂；各类液体药剂的生产技术。

熟悉增加药物溶解度的方法；增加液体药剂稳定性的方法。

了解液体药剂生产与质量控制。

技能目标

学会分析液体药剂中附加剂的作用并能根据液体药剂的需要选择合理的附加剂；学会对液体药剂进行质量评价。

素质目标

依据不同给药途径用液体药剂临床合理使用，建立安全用药意识和对患者提供液体药剂合理储存保管咨询服务。

第一节 概 述

液体药剂的品种多，临床应用广泛，它们的性质、理论和制备工艺在中药制剂技术中占有重要地位。

一、液体药剂的含义与特点

液体药剂有广义和狭义之分。广义的液体药剂是指所有以液态形式存在并使用的药物制剂；狭义的液体药剂是指除了无菌制剂和中药浸出制剂以外的其他液体形态的制剂。本章节中所阐述的液体药剂为狭义的液体药剂。

（一）液体药剂的含义

液体药剂（liquid pharmaceutical preparations）系指药物以一定形式分散于液体介质中制成的供内服或外用液体形态的制剂。在液体药剂中，药物称为分散相，药物可以是固体、液体或气体，在一定条件下以分子、离子、小液滴、不溶性微粒、胶粒等形式分散于分散介质中形成液体分散体系。液体药剂的理化性质、稳定性、药效甚至毒性等均与药物粒子分散度的大小有密切关系。一般药物在分散介质中的分散度愈大，体内吸收愈快，呈现的疗效也愈高。

（二）液体药剂的特点

与固体药剂相比，液体药剂有以下优点：① 药物以分子或微粒状态分散在介质中，分散度大，吸收快，能较迅速地发挥药效；②给药途径广泛，可以内服、外用；③易于分剂量，服用方便，特别适用于婴幼儿和老年患者；④药物分散于溶剂中，能减少某些药物的刺激性，如调整液体药剂浓度而减少刺激性，避免溴化物、碘化物等固体药物口服后由于局部浓度过高而引起胃肠道刺激作用；⑤某些固体药物制成液体药剂后，有利于提高药物的生物利用度。

但液体药剂有以下不足：①药物分散度大，又受分散介质的影响，易引起药物的化学降解，使药效降低甚至失效；② 液体药剂体积较大，携带、运输、贮存都不方便；③水性液体药剂容易霉变，需加入防腐剂；④非均匀性液体药剂，药物的分散度大，分散粒子具有很大的比表面积，易产生一系列的物理稳定性问题。

二、液体药剂的分类与质量要求

（一）液体药剂的分类

1. 按分散系统分类

（1）均相液体药剂　药物以分子或离子状态均匀分散的澄明溶液，是热力学稳定体系，有以下两种。

①低分子溶液剂：由低分子药物分散在分散介质中形成的液体制剂，也称溶液剂。

②高分子溶液剂：由高分子化合物分散在分散介质中形成的液体药剂。

（2）非均相液体药剂　药物以微粒、小液滴、胶粒分散在分散介质中，为不稳定的多相分散体系，属热力学和动力学不稳定体系，包括以下几种：

①溶胶剂：又称疏水胶体溶液。

②乳剂：由不溶性液体药物分散在分散介质中形成的不均匀分散体系。

③混悬剂：由不溶性固体药物以微粒状态分散在分散介质中形成的不均匀分散体系。

按分散体系分类，分散微粒大小决定了分散体系的特征，见表7-1。

表7-1　分散体系中微粒大小与特征

液体类型		微粒大小/nm	特征
胶体溶液	低分子溶液剂	<1	真溶液；无界面，热力学稳定体系；扩散快，能透过滤纸或某些半透膜
	高分子溶液剂	1~100	真溶液；热力学稳定体系；扩散慢，能透过滤纸，不能透过半透膜
	溶胶剂	1~100	胶态分散形成多相体系；有界面，热力学不稳定体系；扩散慢，能透过滤纸，不能透过半透膜
	乳剂	>100	液体微粒分散形成多相体系；动力学和热力学均不稳定体系；有界面，显微镜下可见；为非均相系统
	混悬剂	>500	固体微粒分散形成多相体系；动力学和热力学均不稳定体系；有界面，显微镜下可见；为非均相系统

2. 按给药途径分类

（1）内服液体药剂　经胃肠道给药、吸收而发挥全身治疗作用，如合剂、糖浆剂、乳剂、混悬液、滴剂等。

（2）外用液体药剂

①皮肤用液体药剂：如洗剂、搽剂等。

②五官科用液体药剂：如洗耳剂、滴耳剂、滴鼻剂、含漱剂、滴牙剂等。

③直肠、阴道、尿道用液体药剂：如灌肠剂、灌洗剂等。

（二）液体药剂的质量要求

1. 均相液体药剂应是澄明溶液。

2. 非均相液体药剂的药物粒子应分散均匀，液体药剂浓度应准确。

3. 口服的液体药剂应外观良好、口感适宜，外用的液体药剂应无刺激性。

4. 液体药剂应有一定的防腐能力，保存和使用过程不应发生霉变。

5. 包装容器应适宜，方便患者携带和使用。

第二节　表面活性剂

一、表面活性剂的含义

表面活性剂是指具有很强表面活性，能使液体的表面张力显著下降的物质。此外，作为表面活性剂还应具有增溶、乳化、润湿、去污、杀菌、消泡和起泡等应用性质，这是与一般表面活性物质的重要区别。

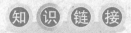

水的表面张力

一定条件下的任何纯液体都具有表面张力，20℃时，水的表面张力为 72.75mN·m⁻¹。当溶剂中溶入溶质时，溶液的表面张力因溶质的加入而发生变化。水溶液表面张力的大小因溶质不同而改变，如一些无机盐可以使水的表面张力略有增加，一些低级醇则使水的表面张力略有下降，而肥皂和洗衣粉可使水的表面张力显著下降。使液体表面张力降低的性质即为表面活性。

二、表面活性剂的特点

（一）两亲性

表面活性剂分子一般由亲油的非极性烃链和一个以上的亲水极性基团组成两亲性分子。亲油基团一般是烃链长度在 8 个碳原子以上的烃链，或者含有杂环或芳香族基团的碳链。亲水的极性基团可以是解离的离子，也可以是不解离的亲水基团。极性基团可以是羧酸及其盐、磺酸及其盐、硫酸酯及其可溶性盐、磷酸酯基、氨基或胺基及它们的盐，也可以是羟基、酰胺基、醚键、羧酸酯基等。如肥皂是脂肪酸类（R—COO—）表面活性剂，其结构中的脂肪酸碳链（R—）为亲油基团，解离的脂肪酸根（COO—）为亲水基团。

（二）吸附性

当水中表面活性剂的浓度很低时，表面活性剂分子在水-空气界面产生定向排列，亲水基团朝向水而亲油基团朝向空气。当溶液较稀时，表面活性剂几乎完全集中在表面形成单分子层，溶液表面层的表面活性剂浓度大大高于溶液中的浓度，并将溶液的表面张力降低到纯水表面张力以下。表面活性剂在溶液表面层聚集的现象称为正吸附。正吸附改变了溶液表面的性质，最外层呈现出碳氢链性质，从而表现出较低的表面张力，随之产生较好的润湿性、乳化性、起泡性等。

三、表面活性剂的性质

1. 表面活性剂胶束　当表面活性剂的正吸附到达饱和后继续加入表面活性剂，其分子则转入溶液中，因其亲油基团的存在，水分子与表面活性剂分子相互间的排斥力远大于吸引力，导致表面活性剂分子自身依赖范德华力相互聚集，形成亲油基团向内、亲水基团向外、在水中稳定分散、大小在胶体粒子范围的胶束（micelles）。在一定温度和浓度范围内，表面活性剂胶束有一定的分子缔合数，但不同表面活性剂胶束的分子缔合数各不相同。离子表面活性剂的缔合数在 10~100，少数大于 1000；非离子表面活性剂的缔合数一般较大，例如月桂醇聚氧乙烯醚在 25℃ 的缔合数为 5000。表面活性剂分子缔合形成胶束的最低浓度即为临界胶束浓度（critical micell concentration，CMC），不同表面活性剂的 CMC 不同。具有相同亲水基的同系列表面活性剂，若亲油基团越大，则 CMC 越小。在 CMC 时，溶液的表面张力基本上到达最低值。在 CMC 到达后的一定范围内，单位体积内胶束数量和表面活性剂的总浓度几乎成正比。胶束的结构如图 7-1 所示。

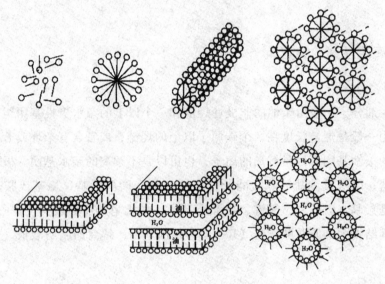

图 7-1　胶束的结构

2. 亲水亲油平衡值

（1）*HLB* 值的概念　表面活性剂分子中亲水和亲油基团对油或水的综合亲和力称为亲水亲油平衡值（hydrophile-lipophile balance，*HLB*），*HLB* 值范围限定在 0~40，其中非离子表面活性剂的 *HLB* 值范围为 0~20，即完全由疏水碳氢基团组成的石蜡分子的 *HLB* 值为 0，完全由亲水性的氧乙烯基组成的聚氧乙烯的 *HLB* 值为 20，既有碳氢链又有氧乙烯链的表面活性剂的 *HLB* 值则介于两者之间。亲水性表面活性剂有较高的 *HLB* 值，亲油性表面活性剂有较低的 *HLB* 值。亲油性或亲水性很大的表面活性剂易溶于油或水，在溶液界面的正吸附量较少，故降低表面张力的作用较弱。

表面活性剂的 *HLB* 值与其应用性质有密切关系，*HLB* 值在 3~8 的表面活性剂适合用作 W/O 型乳化剂；*HLB* 值在 8~16 的表面活性剂，适合用作 O/W 型乳化剂；作为增溶剂的 *HLB* 值在 15~18；作为润湿剂的 *HLB* 值在 7~9 等，如图 7-2 所示。

（2）*HLB* 值的计算　一些常用表面活性剂的 *HLB* 值列于表 7-2。非离子表面活性剂的 *HLB* 值具有加和性，例如简单的二组分非离子表面活性剂体系的 *HLB* 值可计算如下：

$$HLB = \frac{HLB_a \times W_a + HLB_b \times W_b}{W_a + W_b} \qquad (7-1)$$

如用 45% 司盘 60（*HLB* = 4.7）和 55% 吐温 60（*HLB* = 14.9）组成的混合表面活性剂的 *HLB* 值为 10.31。但上式不能用于混合离子型表面活性剂 *HLB* 值的计算。

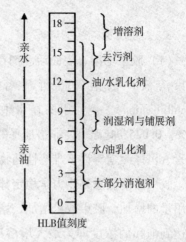

图 7-2　不同 *HLB* 值表面活性剂的适用范围

表 7-2　常用表面活性剂的 *HLB* 值

表面活性剂	*HLB* 值	表面活性剂	*HLB* 值
阿拉伯胶	8.0	吐温 20	16.7
西黄芪胶	13.0	吐温 21	13.3
明胶	9.8	吐温 40	15.6
单硬脂酸丙二酯	3.4	吐温 60	14.9
单硬脂酸甘油酯	3.8	吐温 61	9.6
二硬脂酸乙二酯	1.5	吐温 65	10.5
单油酸二甘酯	6.1	吐温 80	15.0
十二烷基硫酸钠	40.0	吐温 81	10.0
司盘 20	8.6	吐温 85	11.0
司盘 40	6.7	卖泽 45	11.1
司盘 60	4.7	卖泽 49	15.0
司盘 65	2.1	卖泽 51	16.0
司盘 80	4.3	卖泽 52	16.9
司盘 83	3.7	聚氧乙烯 400 单月桂酸酯	13.1
司盘 85	1.8	聚氧乙烯 400 单硬脂酸酯	11.6
油酸钾	20.0	聚氧乙烯 400 单油酸酯	11.4
油酸钠	18.0	苄泽 35	16.9
油酸三乙醇胺	12.0	苄泽 30	9.5
卵磷脂	3.0	西土马哥	16.4
蔗糖酯	5~13	聚氧乙烯氢化蓖麻油	12~18
泊洛沙姆 188	16.0	聚氧乙烯烷基酚	12.8
阿特拉斯 G-263	25~30	聚氧乙烯壬烷基酚醚	15.0

3. 表面活性剂的增溶作用

（1）胶束增溶　表面活性剂在水溶液中达到 CMC 后，一些水不溶性或微溶性物质在胶束溶液中的溶解度可显著增加，形成透明胶体溶液，这种作用称为增溶（solubilization）。例如甲酚在水中的溶解度仅 2% 左右，但在肥皂溶液中，却能增加到 50%。0.025% 吐温可使非洛地平的溶解度增加 10 倍。在药剂中，一些挥发油、脂溶性维生素、甾体激素等许多难溶性药物常可借此增溶，形成澄明溶液及提高浓度。

胶束增溶体系是热力学稳定体系也是热力学平衡体系。在 CMC 以上，随着表面活性剂用量的增加，胶束数量增加，增溶量也相应增加。当表面活性剂用量为 1g 时，增溶药物达到饱和的浓度即为最大增溶浓度（maximum additive concentration, MAC）。例如，1g 十二烷基硫酸钠可增溶 0.262g 黄体酮，1g 吐温 80 或吐温 20 可分别增溶 0.19g 和 0.25g 丁香油。此时继续加入增溶质，若增溶质为液体，体系将转变成乳浊液；若增溶质为固体，则溶液中将有沉淀析出。显然，表面活性剂 CMC 及缔合数不同，增溶 MAC 就不同。CMC 越低、缔合数越大，MAC 就越高。

（2）温度对增溶的影响　温度对增溶存在三方面的影响：①影响胶束的形成；②影响增溶质的溶解；③影响表面活性剂的溶解度。对于离子型表面活性剂，温度上升主要是增加增溶质在胶束中的溶解度及增加表面活性剂的溶解度。

Krafft 点：离子型表面活性剂在水中的溶解度随温度而变化的曲线上，当升高至某一温度，其溶解度急剧升高，该温度称为 Krafft 点，相对应的溶解度即为该离子表面活性剂的临界胶束浓度。Krafft 点是离子表面活性剂的特征值，也是表面活性剂应用温度的下限。例如十二烷基硫酸钠和十二烷基磺酸钠的 Krafft 点分别约为 8℃ 和 70℃，显然，后者在室温的表面活性不够理想。

起昙与昙点：对于聚氧乙烯型非离子表面活性剂，温度升高可导致聚氧乙烯链与水之间的氢键断裂，当温度上升到一定程度时，聚氧乙烯链可发生强烈脱水和收缩，使增溶空间减小，增溶能力下降，表面活性剂溶解度急剧下降和析出，溶液出现混浊，这种因加热聚氧乙烯型非离子表面活性剂溶液而发生混浊的现象称为起昙，此时的温度称为浊点或昙点（cloud point）。在聚氧乙烯链相同时，碳氢链越长，浊点越低；在碳氢链长相同时，聚氧乙烯链越长则浊点越高。如吐温 20 为 90℃，吐温 60 为 76℃，吐温 80 为 93℃，大多数此类表面活性剂的浊点在 70~100℃，但很多聚氧乙烯类非离子表面活性剂在常压下观察不到浊点，如泊洛沙姆 108、泊洛沙姆 188 等。

4. 表面活性剂的生物学性质

（1）对药物吸收的影响　研究发现，表面活性剂的存在可能增进药物的吸收也可能降低药物的吸收，取决于多种因素的影响。如药物在胶束中的扩散、生物膜的通透性改变、对胃空速率的影响、黏度等，很难作出预测。

如果药物系被增溶在胶束内，药物从胶束中扩散的速度和程度及胶束与胃肠生物膜融合的难易程度具有重要影响。如果药物可以顺利从胶束内扩散或胶束本身迅速与胃肠黏膜融合，则增加吸收，例如应用吐温 80 明显促进螺内酯的口服吸收。如使用 1.25% 吐温 80 时，水杨酰胺的吸收速度为 1.3mL/min，而当浓度增加到 10% 时，吸收速度仅为 0.5mL/min。

表面活性剂溶解生物膜脂质增加上皮细胞的通透性，从而改善吸收，如十二烷基硫酸钠改进头孢菌素钠、四环素、磺胺脒、氨基苯磺酸等药物的吸收。但长期类脂质的损失可能造成肠黏膜的损害。

（2）与蛋白质的相互作用　蛋白质分子结构中氨基酸的羧基在碱性条件下发生解离而带有负电荷，在酸性条件下结构中的氨基或胺基发生解离而带有正电荷。因此在两种不同带电情况下，分别与阳离子表面活性剂或阴离子表面活性剂发生电性结合。此外，表面活性剂还可能破坏蛋白质二维结构中的盐键、氢键和疏水键，从而使蛋白质各残基之间的交联作用减弱，螺旋结构变得无序或受到破坏，最终使蛋白质发生变性。

（3）毒性　一般而言，阳离子表面活性剂的毒性最大，其次是阴离子表面活性剂，非离子表面活性剂毒性最小。两性离子表面活性剂的毒性小于阳离子表面活性剂。

表面活性剂用于静脉给药的毒性大于口服，非离子表面活性剂毒性较低。

阴离子及阳离子表面活性剂不仅毒性较大，而且还有较强的溶血作用。例如 0.001% 十二烷基硫酸钠溶液就有强烈的溶血作用。非离子表面活性剂的溶血作用较轻微，在亲水基为聚氧乙烯基非离子表面活性剂中，以吐温类的溶血作用最小，其顺序为：聚氧乙烯烷基醚>聚氧乙烯芳基醚>聚氧乙烯脂肪酸酯>吐温类；吐温 20>吐温 60>吐温 40>吐温 80。目前吐温类表面活性剂仍只用于某些肌内注射液中。

（4）刺激性　各类表面活性剂都可以用于外用制剂，但长期应用或高浓度使用可能出现皮肤或黏膜损害。例如季铵盐类化合物高于 1% 即可对皮肤产生损害，十二烷基硫酸钠产生损害的浓度为 20% 以上，吐温类对皮肤和黏膜的刺激性很低，但同样一些聚氧乙烯醚类表面活性剂在 5% 以上浓度即产生损害作用。

四、常用的表面活性剂

表面活性剂的分类方法有多种：①根据来源可分为天然表面活性剂、合成表面活性剂两大类。②根据溶解性可分为水溶性表面活性剂和油溶性表面活性剂。③根据分子组成特点和极性基团的解离性质，可分为离子表面活性剂和非离子表面活性剂。根据离子表面活性剂所带电荷，又可分为阳离子表面活性剂、阴离子表面活性剂和两性离子表面活性剂。

（一）离子表面活性剂

1. 阴离子表面活性剂　起表面活性作用的部分是阴离子。

（1）高级脂肪酸盐即肥皂类　通式为（RCOO⁻）ₙMⁿ⁺。脂肪酸烃链 R 一般在 $C_{11} \sim C_{17}$ 之间，以硬脂酸、油酸、月桂酸等较常见。根据金属离子的不同，分为碱金属皂（一价皂）、碱土金属皂（二价皂）和有机胺皂（三乙醇胺皂）等。三者均具有良好的乳化性能，其中碱金属皂、有机胺皂作 O/W 型乳化剂，碱土金属皂为 W/O 型乳化剂。易被酸破坏，碱金属皂还可被钙、镁盐等破坏，电解质可使之盐析。本品有一定的刺激性，一般只用于外用制剂。

（2）硫酸化物　主要是硫酸化油和高级脂肪醇硫酸酯类，通式为 $R \cdot O \cdot SO_3^- M^+$，其中脂肪烃链 R 在 $C_{12} \sim C_{18}$ 范围内。硫酸化油的代表是硫酸化蓖麻油，俗称土耳其红油，为黄色或桔黄色黏稠液，有微臭，可与水混合，为无刺激性的去污剂和润湿剂，可代替肥皂洗涤皮肤，也可用于挥发油或水不溶性杀菌剂的增溶。高级脂肪醇硫酸酯类中常用的是十二烷基硫酸钠（SDS，又称月桂醇硫酸钠，O/W 型乳化剂）、十六烷基硫酸钠（鲸蜡醇硫酸钠）、十八烷基硫酸钠（硬脂醇硫酸钠）等。乳化性也很强，并较肥皂类稳定，较耐酸和钙、镁盐，但可与一些高分子阳离子药物发生作用而产生沉淀，对黏膜有一定的刺激性，主要用作外用软膏的乳化剂，也用于片剂等固体制剂的润湿剂或增溶剂。

（3）磺酸化物　系指脂肪族磺酸化物和烷基芳基磺酸化物等。通式分别为 $R \cdot SO_3^- M^+$ 和 $RC_6H_5 \cdot SO_3^- M^+$。它们的水溶性及耐酸、耐钙、耐镁盐性比硫酸化物稍差，在酸性水溶液中也不易水解。常用的品种有二辛基琥珀酸磺酸钠、二己基琥珀酸磺酸钠、十二烷基苯磺酸钠等，后者为目前广泛应用的洗涤剂。甘胆酸钠、牛磺胆酸钠等胆酸盐也属此类，常用作胃肠道脂肪的乳化剂和单硬脂酸甘油酯的增溶剂。

2. 阳离子表面活性剂　起作用的部分是阳离子，亦称阳性皂。其分子结构的主要部分是一个五价的氮原子，所以也称为季铵化物。其特点是水溶性大，在酸性与碱性溶液中较稳定，具有良好的表面活性作用和杀菌作用。常用品种有苯扎氯铵和苯扎溴铵等。

3. 两性离子表面活性剂　分子结构中同时具有正、负电荷基团，在不同 pH 值介质中可表现出阳离子或阴离子表面活性剂的性质。

（1）卵磷脂　是天然的两性离子表面活性剂。其主要来源是大豆和蛋黄，根据来源不同，又可称豆磷脂或蛋磷脂。卵磷脂的组成十分复杂，包括各种甘油磷脂，如脑磷脂、磷脂酰胆碱、磷脂酰乙醇胺、丝氨酸磷脂、肌醇磷脂、磷脂酸等，还有糖脂、中性脂、胆固醇和神经鞘脂等。

（2）氨基酸型和甜菜碱型　这两类表面活性剂为合成化合物，阴离子部分主要是羧酸盐，阳离子部分为季铵盐或胺盐，由胺盐构成者即为氨基酸型（$R \cdot {}^+NH_2 \cdot CH_2CH_2 \cdot COO^-$）；由季铵盐构成者即为甜菜碱型 $[R \cdot {}^+N \cdot (CH_3)_2 \cdot CH_2 \cdot COO^-]$。氨基酸型在等电点时亲水性减弱，并可能产生沉淀，而甜菜碱型则无论在酸性、中性及碱性溶液中均易溶，在等电点时也无沉淀。

两性离子表面活性剂在碱性水溶液中呈阴离子表面活性剂的性质，具有很好的起泡、去污作用；在酸性溶液中则呈阳离子表面活性剂的性质，具有很强的杀菌能力。

（二）非离子表面活性剂

非离子表面活性剂在水中不解离，分子中构成亲水基团的是甘油、聚乙二醇和山梨醇等多元醇，构成亲油基团的是长链脂肪酸或长链脂肪醇，以及烷基或芳基等，它们以酯键或醚键与亲水基团结合，品种很多，广泛用于外用、口服制剂和注射剂，个别品种也用于静脉注射剂。

1. 脂肪酸甘油酯 主要有脂肪酸单甘油酯和脂肪酸二甘油酯，如单硬脂酸甘油酯等。脂肪酸甘油酯的外观根据其纯度可以是褐色、黄色或白色的油状、脂状或蜡状物质，熔点在 $30 \sim 60℃$，不溶于水，在水、热、酸、碱及酶等作用下易水解成甘油和脂肪酸。其表面活性较弱，HLB 为 $3 \sim 4$，主要用作 W/O 型辅助乳化剂。

2. 多元醇型

（1）蔗糖脂肪酸酯 简称蔗糖酯，是蔗糖与脂肪酸反应生成的一大类化合物，属多元醇型非离子表面活性剂，根据与脂肪酸反应生成酯的取代数不同，有单酯、二酯、三酯及多酯。改变取代脂肪酸及酯化度，可得到不同 HLB 值（$5 \sim 13$）的产品。

蔗糖脂肪酸酯为白色至黄色粉末，随脂肪酸酯含量增加，可呈蜡状、膏状或油状，在室温下稳定，高温时可分解或发生蔗糖的焦化，在酸、碱和酶的作用下可水解成游离脂肪酸和蔗糖。蔗糖酯不溶于水，但在水和甘油中加热可形成凝胶，可溶于丙二醇、乙醇及一些有机溶剂，但不溶于油。主要用作水包油型乳化剂、分散剂。一些高脂肪酸含量的蔗糖酯也用作阻滞剂。

（2）脂肪酸山梨坦 是失水山梨醇脂肪酸酯，由山梨糖醇及其单酐和二酐与脂肪酸反应而成的酯类化合物的混合物，商品名为司盘（spans）。根据反应的脂肪酸的不同，可分为司盘20（月桂山梨坦）、司盘40（棕榈山梨坦）、司盘60（硬脂山梨坦）、司盘65（三硬脂山梨坦）、司盘80（油酸山梨坦）和司盘85（三油酸山梨坦）等多个品种。

脂肪酸山梨坦是黏稠状、白色至黄色的油状液体或蜡状固体。不溶于水，易溶于乙醇，在酸、碱和酶的作用下容易水解，其 HLB 值从 $1.8 \sim 3.8$，是常用的油包水型乳化剂，但在水包油型乳剂中，司盘20和司盘40常与吐温配伍用作混合乳化剂；而司盘60、司盘65等则适合在油包水型乳剂中与吐温配合使用。

（3）聚山梨酯 是聚氧乙烯失水山梨醇脂肪酸酯，是由失水山梨醇脂肪酸酯与环氧乙烷反应生成的亲水性化合物。氧乙烯链节数约为20，可加成在山梨醇的多个羟基上，所以也是一种复杂的混合物。商品名为吐温（Tweens），美国药典品名为 Polysorbate。与司盘的命名相对应，根据脂肪酸不同，有聚山梨酯 20（吐温 20）、聚山梨酯 40、聚山梨酯 60、聚山梨酯 65、聚山梨酯 80（吐温 80）和聚山梨酯 85 等多种型号。

聚山梨酯是黏稠的黄色液体，对热稳定，但在酸、碱和酶作用下也会水解。在水和乙醇及多种有机溶剂中易溶，不溶于油，低浓度时在水中形成胶束，其增溶作用不受溶液 pH 值影响。聚山梨酯是常用的增溶剂、乳化剂、分散剂和润湿剂。

3. 聚氧乙烯型

（1）聚氧乙烯脂肪酸酯　系由聚乙二醇与长链脂肪酸缩合而成的酯，通式为 $R \cdot COO \cdot CH_2(CH_2OCH_2)_n CH_2 \cdot OH$，商品有卖泽（Myrij）。有较强水溶性，乳化能力强，为水包油型乳化剂，常用的有聚氧乙烯 40 硬脂酸酯等。

（2）聚氧乙烯脂肪醇醚　系由聚乙二醇与脂肪醇缩合而成的醚，通式为 $R \cdot O \cdot (CH_2OCH_2)_n H$，商品有苄泽（Brij），如 Brij30 和 Brij35 分别为不同分子量的聚乙二醇与月桂醇缩合物；西土马哥（Cetomacrogol）为聚乙二醇与十六醇的缩合物；平平加 O（PerogolO）则是 15 个单位的氧乙烯与油醇的缩合物。埃莫尔弗（Emolphor）是一类聚氧乙烯蓖麻油化合物，由 20 个单位以上的氧乙烯与油醇缩合而成，为淡黄色油状液体或白色糊状物，易溶于水和醇及多种有机溶剂，*HLB* 值在 12～18 范围内，具有较强的亲水性质。常用作增溶剂及 O/W 型乳化剂。

4. 聚氧乙烯-聚氧丙烯共聚物　本品又称泊洛沙姆（Poloxamer），商品名普郎尼克（Pluronic），通式为 $HO(C_2H_4O)_a-(C_3H_6O)_b-(C_2H_4O)_a H$。根据共聚比例的不同，本品有各种不同分子量的产品，分子量可在 1000～14000，*HLB* 值为 0.5～30。随分子量增加，本品从液体变为固体。随聚氧丙烯比例增加，亲油性增强；相反，随聚氧乙烯比例增加，亲水性增强。本品具有乳化、润湿、分散、起泡和消泡等多种优良性能，但增溶能力较弱。

五、表面活性剂在中药药剂中的应用

表面活性剂在中药药剂中有着广泛的应用，阳离子型表面活性剂可直接用于消毒、杀菌和防腐，其他类型表面活性剂常用于难溶性药物的增溶、油的乳化、混悬微粒的润湿与助分散、促进药物吸收等方面。

（一）增溶剂

表面活性剂在溶液中形成胶束后可增大难溶性药物在溶剂中的溶解度。增溶体系是溶剂、增溶剂和增溶质组成的三元体系。具有增溶作用的表面活性剂称为增溶剂。应用增溶剂可增加难溶药物的溶解度，改善液体制剂的澄明度，同时提高制剂的稳定性。

（二）起泡剂和消泡剂

一些含有表面活性剂或具有表面活性物质的溶液，如中草药的乙醇或水浸出液，含有皂苷、蛋白质、树胶及其他高分子化合物的溶液，当剧烈搅拌或蒸发浓缩时，可产生稳定的泡沫。这些表面活性剂通常有较强的亲水性和较高的 *HLB* 值，在溶液中可降低液体的界面张力而使泡沫稳定，这些物质即称为"起泡剂"。在产生稳定泡沫的情况下，加入一些 *HLB* 值为 1~3 的亲油性较强的表面活性剂，则可与泡沫液层争夺液膜表面而吸附在泡沫表面上，代替原来的起泡剂，而其本身并不能形成稳定的液膜，故使泡沫破坏，这种用来消除泡沫的表面活性剂称为"消泡剂"。

（三）去污剂

去污剂或称洗涤剂是用于除去污垢的表面活性剂，*HLB* 值一般为 13~16。常用的去污剂有油酸钠和其他脂肪酸的钠皂、钾皂、十二烷基硫酸钠或烷基磺酸钠等阴离子表面活性剂。

（四）消毒剂和杀菌剂

大多数阳离子表面活性剂和两性离子表面活性剂都可用作消毒剂，少数阴离子表面活性剂也有类似作用，如甲酚皂、甲酚磺酸钠等。表面活性剂的消毒或杀菌作用可归结于它们与细菌生物膜蛋白质的强烈相互作用使之变性或破坏。

第三节 溶解度与增加药物溶解度的方法

一、溶解度及其影响因素

药物的溶解度是制备药物制剂时首先掌握的必要信息，也直接影响药物在体内的吸收与药物生物利用度。

（一）溶解度的定义及表示方法

溶解度（solubility）系指在一定温度（气体在一定压力）下，在一定量溶剂中达饱和时溶解的最大药量，是反映药物溶解性的重要指标。溶解度常用一定温度下 100g 溶剂中（或 100g 溶液或 100mL 溶液）溶解溶质的最大克数来表示，也可用物质的摩尔浓度（mol/L）表示。

（二）影响药物溶解度的因素

1. 药物的分子结构　药物在溶剂中的溶解度是药物分子与溶剂分子间相互作用的结果。若药物分子间的作用力大于药物分子与溶剂分子间作用力，则药物溶解度小；反之，则溶解度大，即"相似相溶"。

2. 溶剂化物　药物结晶过程中，溶剂分子进入晶格使结晶型改变，形成药物的溶剂化物。如溶剂为水，即为水合物。溶剂化物与非溶剂化物的熔点、溶解度和溶解速度等物理性质不同，这是由结晶结构的改变影响晶格能所致。在多数情况下，溶解度和溶解速度按水合物<无水物<有机化物的顺序排列。例如琥珀酸磺胺嘧啶水合物的溶解度为 10mg/

100mL，无水物溶解度为 39mg/100mL，戊醇溶剂化物溶解度为 80mg/100mL。

3. 晶型 同一化学结构的药物，由于结晶条件（如溶剂、温度、冷却速度等）不同，形成结晶时分子排列与晶格结构不同，因而形成不同的晶型，产生多晶型（polymorphism）。多晶型现象在有机药物中广泛存在，晶型不同，导致晶格能不同，药物的熔点、溶解速度、溶解度等也不同。无定型（amorphous forms）为无结晶结构的药物，无晶格束缚，自由能大，所以溶解度和溶解速度较结晶型大。例如新生霉素在酸性水溶液中形成无定型，其溶解度比结晶型大 10 倍，溶出速度也快，吸收也快。

4. 粒子大小 对于可溶性药物，粒子大小对溶解度影响不大；而对于难溶性药物，粒子半径大于 2000nm 时粒径对溶解度无影响，但粒子大小在 0.1~100nm 时溶解度随粒径减小而增加。

5. 温度 温度对溶解度的影响取决于溶解过程是吸热还是放热。当吸热时，溶解度随温度升高而升高；放热时，溶解度随温度升高而降低。

6. pH 值 多数药物为有机弱酸、弱碱及其盐类，这些药物在水中溶解度受 pH 影响很大。弱酸性药物随溶液 pH 值升高溶解度增大，弱碱性药物随溶液 pH 值下降溶解度增大，两性化合物在等电点 pH 值时溶解度最小。

7. 同离子效应 若药物的解离型或盐型是限制溶解的组分，则其在溶液中的相关离子的浓度是影响该药物溶解度大小的决定因素。一般向难溶性盐类饱和溶液中加入含有相同离子化合物时，其溶解度降低，这是由于同离子效应的影响。如许多盐酸盐类药物在 0.9%氯化钠溶液中的溶解度比在水中低。

8. 混合溶剂 混合溶剂是指能与水任意比例混合、与水分子能以成氢键结合、能增加难溶性药物溶解度的溶剂。如乙醇、甘油、丙二醇、聚乙二醇等可与水组成混合溶剂，洋地黄毒苷可溶于水和乙醇的混合溶剂中。药物在混合溶剂中，的溶解度，与混合溶剂的种类、混合溶剂中各溶剂的比例有关。药物在混合溶剂中的溶解度通常是各单一溶剂溶解度的相加平均值，但也有高于相加平均值的。在混合溶剂中，各溶剂在某一比例时，药物的溶解度比在各单纯溶剂中溶解度出现极大值，这种现象称为潜溶（cosolvency），这种溶剂称为潜溶剂（cosolvent）。如苯巴比妥在 90%乙醇中有最大溶解度。

选用溶剂时，无论采用何种给药途径，必须考虑其毒性。如果是注射给药还要考虑生理活性、刺激性、溶血、降压、过敏等。常与水组成潜溶剂的有乙醇、丙二醇、甘油、聚乙二醇等。如醋酸去氢皮质酮注射液等，以水-丙二醇为溶剂。

二、增加药物溶解度的方法

（一）有机弱酸弱碱药物制成可溶性盐

将含碱性基团的药物如生物碱，加酸制成盐类，可增加其在其在水中溶解度；将酸性

146

药物加碱制成盐增加其在水中溶解度，如乙酸水杨酸制成钙盐在水中溶解度增大，且比钠盐稳定。

（二）难溶性药物分子中引入亲水基团

难溶性药物分子中引入亲水基团可增加在水中的溶解度。如维生素 K_3 不溶于水，分子中引入 $-SO_3HNa$ 则成为维生素 K_3 亚硫酸氢钠，可制成注射剂。

（三）加入助溶剂

助溶（hydrotropy）系指难溶性药物与加入的第三种物质在溶剂中形成可溶性络合物、复盐或缔合物等，以增加药物在溶剂（主要是水）中的溶解度，这第三种物质称为助溶剂。助溶剂可溶于水，多为低分子化合物（不是表面活性剂），可与药物形成络合物。如碘在水中溶解度为 1：2950，如加适量的碘化钾，可明显增加碘在水中溶解度，能配成含碘 5% 的水溶液。碘化钾为助溶剂，增加碘溶解度的机理是 KI 与碘形成分子间的络合物 KI_3。

常用的助溶剂可分为两大类：一类是某些有机酸及其钠盐，如苯甲酸钠、水杨酸钠、对氨基苯甲酸钠等；另一类为酰胺类化合物，如乌拉坦、尿素、烟酰胺、乙酰胺等。

（四）加入增溶剂

增溶（solubilization）是指某些难溶性药物在表面活性剂的作用下，在溶剂中溶解度增大并形成澄清溶液的过程。具有增溶能力的表面活性剂称增溶剂，被增溶的物质称为增溶质。对于以水为溶剂的药物，增溶剂的最适 *HLB* 值为 15～18。常用的增溶剂为聚山梨酯类和聚氧乙烯脂肪酸酯类等。每 1g 增溶剂能增溶药物的克数称增溶量。许多药物，如挥发油、脂溶性维生素、甾体激素类、生物碱、抗生素类等均可用此法增溶。

（五）更换溶剂或选择潜溶剂

为了提高难溶性药物的溶解度，常常使用两种或多种混合溶剂。在混合溶剂中各溶剂达到某一比例时，药物的溶解度出现极大值，这种现象称潜溶（cosolvency），这种溶剂称潜溶剂。与水形成潜溶剂的有乙醇、丙二醇、甘油、聚乙二醇等。甲硝唑在水中的溶解度为 10%（*W/V*），如果使用水-乙醇混合溶剂，则溶解度提高 5 倍。醋酸去氢皮质酮注射液是以水-丙二醇为溶剂制备的。

第四节 真溶液型液体药剂

真溶液型液体药剂又称低分子溶液剂，系指小分子药物分散在溶剂中制成的均匀分散的液体制剂。包括溶液剂、芳香水剂、糖浆剂、酊剂、醑剂、甘油剂、涂剂等。

一、溶液剂

溶液剂（solutions）系指药物溶解于溶剂中所形成的澄明液体制剂。根据需要可加入助溶剂、抗氧剂、矫味剂、着色剂等附加剂。

（一）溶液剂的制备方法

溶液剂的制备有两种方法，即溶解法和稀释法。

1. 溶解法　其制备过程是：药物的称量→溶解→过滤→质量检查→包装等步骤。生产工艺流程如图7-3所示。

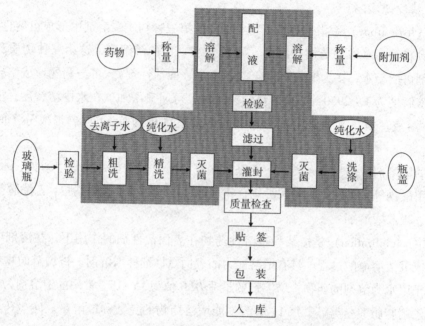

图7-3　溶液剂生产工艺流程及环境区域划分示意图

具体方法：取处方总量1/2～3/4量的溶剂，加入称好的药物，搅拌使其溶解。过滤，并通过滤器加溶剂至全量。过滤后的药液应进行质量检查。制得的药物溶液应及时分装、密封、贴标签及进行外包装。

例：

复方碘溶液

【处方】碘50g，碘化钾100g，蒸馏水适量，至1000mL。

【注解】碘化钾为助溶剂，溶解碘化钾时尽量少加水，以增大其浓度，有利于碘的溶解。

2. 稀释法　先将药物制成高浓度溶液，再用溶剂稀释至所需浓度即得。用稀释法制备溶液剂时应注意浓度换算，挥发性药物浓溶液稀释过程中应注意挥发损失，以免影响浓度的准确性。

（二）制备溶液剂时应注意的问题

有些药物虽然易溶，但溶解缓慢，在药物溶解过程中应采用粉碎、搅拌、加热等措施；易氧化的药物溶解时，宜将溶剂加热放冷后再溶解药物，同时应加适量抗氧剂，以减少药物氧化损失；对易挥发性药物应在最后加入，以免因制备过程而损失；处方中如有溶解度较小的药物，应先将其溶解后加入其他药物；难溶性药物可加入适宜的助溶剂或增溶剂使其溶解。

二、芳香水剂与露剂

芳香水剂（aromatic waters）系指芳香挥发性药物的饱和或近饱和水溶液。露剂系指含挥发性成分的饮片用水蒸气蒸馏法制成的芳香水剂。

芳香水剂应澄明，必须具有与原有药物相同的气味，不得有异臭、沉淀和杂质。芳香水剂浓度一般都很低，可作为矫味、矫臭和分散剂使用。

芳香水剂的制备方法：以挥发油和化学药物作原料时，多用溶解法和稀释法；以药材作原料时，多用水蒸气蒸馏法提取挥发油。芳香水剂多数易分解、变质甚至霉变，所以不宜大量配制和久贮。

例：

薄荷水

【处方】薄荷油 2mL，滑石粉 15g，蒸馏水适量，至 1000mL。

【注解】薄荷油在水中的溶解度为 0.05%；滑石粉作为薄荷油的分散剂，与薄荷油共研使其被吸附在滑石粉颗粒周围，加水振摇时，易使挥发油均匀分布于水中以增加溶解速度。滑石粉还具有吸附作用，过量挥发油过滤时因吸附在滑石粉表面而被滤除，起到助滤作用，故滑石粉不宜过细。

三、甘油剂

甘油剂（glycerins）系指药物溶于甘油中制成的专供外用的溶液剂。甘油剂用于口腔、耳鼻喉科疾病。甘油吸湿性较大，应密闭保存。

甘油剂的制备可用溶解法，如碘甘油；或化学反应法，如硼酸甘油。

例：

碘甘油

【处方】碘 1.0g，碘化钾 1.0g，纯化水 1.0mL，甘油加至 100.0mL。

【注解】甘油作为碘的溶剂可缓和碘对黏膜的刺激。甘油易附着于皮肤或黏膜上，使药物滞留患处，而起延效作用。本品不宜用水稀释，必要时用甘油稀释以免增加刺激性。

四、醑剂

醑剂（spirits）系指挥发性药物的浓乙醇溶液，可供内服或外用。凡用于制备芳香水剂的药物一般都可制成醑剂。醑剂中的药物浓度一般为 5%～10%，乙醇浓度一般为 60%～90%。醑剂中的挥发油容易氧化、挥发，长期储存会变色等。醑剂应贮存于密闭容器中，但不宜长期储存。可用溶解法和蒸馏法制备。

例：

复方樟脑醑

【处方】薄荷脑 3g，苯酚 5g，乙醇 630mL，蒸馏水加至 1000mL。

【注解】薄荷脑能选择性刺激人体皮肤或黏膜的冷觉感受器，产生冷觉反射和冷感，引起皮肤黏膜血管收缩，起到消炎、止痛、止痒、促进血液循环、减轻浮肿等作用。

第五节　胶体溶液型液体药剂

一、概述

高分子溶液与溶胶属于胶体分散体系，其分散体系的质点在 1～100nm 范围内，但两者存在着较大的区别。高分子溶液是以单分子状态分散的体系，表现出均相体系的各种特征，属于热力学稳定体系。溶胶是疏水性物质，以纳米尺度的颗粒形式（多分子聚集体）分散于介质中形成非均相体系，属于热力学不稳定体系。

二、胶体溶液的分类

（一）高分子溶液剂

高分子溶液剂系指高分子化合物溶解于溶剂中制成的均匀分散的液体制剂。高分子溶液剂以水为溶剂，称为亲水性高分子溶液剂，或称胶浆剂。以非水溶剂制备的高分子溶液剂，称为非水性高分子溶液剂。高分子溶液剂属于热力学稳定系统。

（二）溶胶剂

溶胶剂系指固体药物微细粒子分散在水中形成的非均匀状态的液体分散体系，又称疏水胶体溶液。溶胶剂中分散的微细粒子在 1～100nm 之间，胶粒是多分子聚集体，有极大的分散度，属热力学不稳定系统。将药物分散成溶胶状态，它们的药效会出现显著的变化。

三、胶体溶液的性质

（一）高分子溶液的性质

1. 荷电性　溶液中高分子化合物结构的某些基团因解离而带电。由于高分子溶液带有电荷，因而具有电泳现象。同时，胶体溶液的带电性有利于维持其稳定性。

2. **渗透压** 亲水性高分子溶液与溶胶不同，有较高的渗透压，渗透压的大小与高分子溶液的浓度有关。

3. **黏性** 高分子溶液是黏稠性流体，其黏度与分子量有关，黏稠性大小用黏度表示。可根据高分子溶液的黏度来测定高分子化合物的分子量。

4. **聚结特性** 高分子化合物含有大量亲水基，能与水形成牢固的水化膜，可阻止高分子化合物分子之间的相互凝聚，使高分子溶液处于稳定状态。

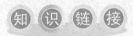

聚结沉淀

高分子的水化膜和荷电发生变化时易出现聚结沉淀。如：①向溶液中加入大量的电解质，由于电解质的强烈水化作用，破坏高分子的水化膜，使高分子凝结而沉淀，将这一过程称为盐析；②向溶液中加入脱水剂，如乙醇、丙酮等也能破坏水化膜而发生聚结；③其他原因，如盐类、pH值、絮凝剂、射线等的影响，使高分子化合物凝结沉淀，称为絮凝现象；④带相反电荷的两种高分子溶液混合时，由于相反电荷中和而产生凝结沉淀。

5. **胶凝性** 一些亲水性高分子溶液，如明胶水溶液、琼脂水溶液，在温热条件下为黏稠性流动液体，当温度降低时，高分子溶液就形成网状结构，分散介质水被全部包含在网状结构中，形成了不流动的半固体状物，称为凝胶，如软胶囊的囊壳就是这种凝胶，形成凝胶的过程称为胶凝。凝胶失去网状结构中的水分时，体积缩小，形成干燥固体，称干胶。

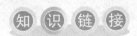

溶胶的双电层构造

溶胶剂中固体微粒由于本身的解离或吸附溶液中某种离子而带有电荷，带电的微粒表面必然吸引带相反电荷的离子，称为反离子。吸附的带电离子和反离子构成了吸附层。少部分反离子扩散到溶液中，形成扩散层。吸附层和扩散层分别是带相反电荷的带电层称为双电层，也称扩散双电层。双电层之间的电位差称为 ζ 电位。在电场的作用下胶粒向与其自身电荷相反方向移动。ζ 电位的高低决定于反离子在吸附层和溶液中分布量的多少，吸附层中反离子愈多则溶液中的反离子愈少，ζ 电位就愈低。相反，进入吸附层的反离子愈少，ζ 电位就愈高。由于胶粒电荷之间排斥作用和在胶粒周围形成的水化膜，可防止胶粒碰撞时发生聚结。ζ电位愈高斥力愈大，溶胶也就愈稳定。ζ电位降至 25mV 以下时，溶胶产生聚结不稳定性。

（二）溶胶的性质

1. 光学性质　当强光线通过溶胶剂时从侧面可见到圆锥形光束，称为丁达尔效应。这是由于胶粒粒度小于自然光波长引起光散射所产生的。溶胶剂的混浊程度用浊度表示，浊度愈大表明散射光愈强。

2. 电学性质　溶胶剂由于双电层结构而荷电，可以荷正电，也可以荷负电。在电场的作用下胶粒或分散介质产生移动，在移动过程中产生电位差，这种现象称为界面动电现象。溶胶的电泳现象就是界面动电现象所引起的。

3. 动力学性质　溶胶剂中的胶粒在分散介质中有不规则的运动，这种运动称为布朗运动，是由于胶粒受溶剂水分子不规则地撞击产生的。溶胶粒子的扩散速度、沉降速度及分散介质的黏度等都与溶胶的动力学性质有关。

4. 稳定性　溶胶剂属热力学不稳定系统，主要表现为有聚结不稳定性和动力不稳定性。但由于胶粒表面电荷产生静电斥力，以及胶粒荷电所形成的水化膜，都增加了溶胶剂的聚结稳定性。由于重力作用胶粒产生沉降，但由于胶粒的布朗运动又使其沉降速度变得极慢，增加了动力稳定性。

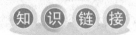

保护胶体

　　溶胶剂对带相反电荷的溶胶及电解质极其敏感。将带相反电荷的溶胶或电解质加入溶胶剂中，由于电荷被中和使 ζ 电位降低，同时又减少了水化层，使溶胶剂产生聚结进而产生沉降。向溶胶剂中加入天然的或合成的亲水性高分子溶液，使溶胶剂具有亲水胶体的性质而增加稳定性，这种胶体称为保护胶体。

四、胶体溶液的稳定性

溶胶剂属热力学不稳定体系，主要表现为热力学不稳定性和动力学不稳定性。但由于胶粒表面电荷产生静电斥力，以及胶粒荷电形成水化膜，增加了溶胶剂的聚结稳定性。重力作用虽使胶粒产生沉降，但由于胶粒的布朗运动又使其沉降速度变得极慢，增加了动力稳定性。

溶胶剂的稳定性受很多因素影响，主要有：①电解质的作用：加入的电解质中和胶粒的电荷，使ζ电位降低，同时也因电荷的减弱而使水化层变薄，使溶胶剂产生凝聚而沉淀。②溶胶的相互作用：将带相反电荷的溶胶剂混合，也会产生沉淀。当两种溶胶的用量比刚好使相反电荷的胶粒所带的电荷量相等时，完全沉淀；否则可能部分沉淀，或不会沉淀。③保护胶的作用：向溶胶剂中加入亲水性高分子溶液，使溶胶剂具有亲水胶体的性质而增加稳定性，这种胶体称为保护胶体（protective colloid）。如制备氧化银胶体时，加入血浆蛋白作为保护胶而制成稳定的蛋白银溶胶。

五、胶体溶液的制备与举例

（一）高分子溶液的制备

制备高分子溶液时首先要经过溶胀过程。溶胀是指水分子渗入高分子化合物分子间的空隙中，与高分子中的亲水基团发生水化作用而使体积膨胀，结果使高分子空隙间充满了水分子，这一过程称有限溶胀。由于高分子空隙间存在水分子，降低了高分子分子间的作用力（范德华力），溶胀过程继续进行，最后高分子化合物完全分散在水中形成高分子溶液，这一过程称为无限溶胀。无限溶胀常需搅拌或加热等过程才能完成。形成高分子溶液的这一过程称为胶溶。胶溶过程的快慢取决于高分子的性质及工艺条件。

制备明胶溶液时，先将明胶碎成小块，放于水中泡浸 3~4 小时，使其吸水膨胀，这是有限溶胀过程，然后加热并搅拌使其形成明胶溶液，这是无限溶胀过程。甲基纤维素则在冷水中完成这一制备过程。淀粉遇水立即膨胀，但无限溶胀过程必须加热至 60~70℃ 才能完成，即形成淀粉浆。胃蛋白酶等高分子药物，其有限溶胀和无限溶胀过程都很快，需将其撒于水面，待其自然溶胀后再搅拌可形成溶液，如果将它们撒于水面后立即搅拌则形成团块，给制备过程带来困难。

例：

胃蛋白酶合剂

【处方】胃蛋白酶 2g，单糖浆 10mL，5%羟苯乙酯乙醇液 1mL，橙皮酊 2mL，稀盐酸 2mL，纯化水加至 100mL。

【注解】胃蛋白酶为主药，单糖浆、橙皮酊为矫味剂，5%羟苯乙酯为防腐剂，稀盐酸为 pH 调节剂，纯化水为溶剂。本品一般不宜过滤，因为胃蛋白酶带正电荷，而润湿的滤纸或棉花带负电荷，过滤时易吸附胃蛋白酶。

（二）溶胶剂的制备

1. 分散法

（1）机械分散法　常采用胶体磨进行制备。分散药物、分散介质及稳定剂从加料口处加入胶体磨中，胶体磨以 10000r/min 转速高速旋转，将药物粉碎成胶体粒子范围。可以制成质量很好的溶胶剂。

（2）胶溶法　亦称解胶法，它不是使脆的粗粒分散成溶液，而是使刚刚聚集起来的分散相又重新分散的方法。

（3）超声分散法　用 20000Hz 以上超声波所产生的能量使分散粒子分散成溶胶剂的方法。

2. 凝聚法

（1）物理凝聚法　改变分散介质的性质，使溶解的药物凝聚成为溶胶。

（2）化学凝聚法　借助于氧化、还原、水解、复分解等化学反应制备溶胶的方法。

例：

纳米银溶胶

【处方】 $1×10^{-3}$ mol/L $AgNO_3$ 溶液 500mL，1%柠檬酸钠溶液 13mL。

【注解】 $AgNO_3$ 为主药，柠檬酸钠为还原剂，还原剂量的多少直接影响生成纳米银的量。一般反应温度为 50℃，反应时间为 60 分钟最宜。本品为广谱抗菌、强效抗菌剂，可以纳米银溶胶为抗菌剂制得纳米银抗菌内墙涂料。

第六节　乳剂型液体药剂

一、概述

乳剂（emulsions）系指互不相溶的两种液体混合，其中一相液体以液滴状态分散于另一相液体中形成的非均匀相液体分散体系。形成液滴的液体称为分散相（dispersed Phase）、内相或非连续相，另一液体则称为分散介质、外相（external phase）或连续相。

（一）乳剂的基本组成

乳剂由水相（W）、油相（O）和乳化剂组成，三者缺一不可。根据乳化剂的种类、性质及相体积比（φ）形成水包油（O/W）或油包水（W/O）型。也可制备复乳（multiple emulsion），如 W/O/W 或 O/W/O 型。水包油型（O/W）或油包水型（W/O）乳剂的主要区别方法见表7-3。

表7-3　水包油（O/W）或油包水型（W/O）型乳剂的区别

	O/W 型乳剂	W/O 型乳剂
外观	通常为乳白色	接近油的颜色
稀释	可用水稀释	可用油稀释
导电性	导电	不导电或几乎不导电
水溶性染料	外相染色	内相染色
油溶性染料	内相染色	外相染色

（二）乳剂的类型

根据乳滴的大小，将乳剂分为普通乳、亚微乳、纳米乳三类。

1. 普通乳（emulsion） 普通乳液滴大小一般在 $1\sim100\mu m$ 之间，这时乳剂形成乳白色不透明的液体。

2. 亚微乳 粒径大小一般在 $0.1\sim0.5\mu m$ 之间，常作为胃肠外给药的载体。静脉注射乳剂应为亚微乳，粒径可控制在 $0.25\sim0.4\mu m$ 范围内。

3. 纳米乳（nano emulsion） 当乳滴粒子小于 $0.1\mu m$ 时，乳剂粒子小于可见光波长的 1/4，即小于 120nm 时，乳剂处于胶体分散范围，这时光线通过乳剂时不产生折射而是透过乳剂，肉眼可见乳剂为透明液体，这种乳剂称为纳米乳或微乳（micro emulsion）或胶团乳（micellar emulsion）。纳米乳粒径在 $0.01\sim0.10\mu m$ 范围。

乳剂中的液滴具有很大的分散度，其总表面积大，表面自由能很高，属热力学不稳定体系。

（三）乳剂的特点

乳剂中液滴的分散度很大，药物吸收和药效的发挥很快，生物利用度高；油性药物制成乳剂能保证剂量准确，而且使用方便；水包油型乳剂可掩盖药物的不良臭味，并可加入矫味剂；外用乳剂能改善对皮肤、黏膜的渗透性，减少刺激性；静脉注射乳剂注射后分布较快、药效高、有靶向性；静脉营养乳剂，是高能营养输液的重要组成部分。

二、乳剂的形成

乳剂是由水相、油相和乳化剂经乳化制成，但要制成符合要求的稳定的乳剂，首先必须提供足够的能量使分散相能够分散成微小的乳滴，其次是提供使乳剂稳定的必要条件。

（一）提供乳化所需的能量

乳化过程包括分散和稳定两个过程。分散过程是指内相液体形成液滴均匀地分散于分散介质中，即内相液体被切分成小液滴而分布于外相中，小液滴的表面积和界面自由能均增大，因此要完成分散过程必须通过乳化机械做功提供乳化能量。切分后的乳滴愈细、制备量愈大，需要乳化能愈多，要求乳化机械做功愈多。

（二）加入适宜乳化剂

1. 降低界面张力 当水相与油相混合时，用力搅拌即可形成液滴大小不同的乳剂，但很快会合并分层。这是因为形成乳剂的两种液体之间存在界面张力，两相间的界面张力愈大，界面自由能也愈大，形成乳剂的能力就愈小。两种液体形成乳剂的过程，是两相液体间新界面形成的过程，乳滴愈细，新增加的界面就愈大。乳剂的分散度越大，新界面增加就越多，而乳剂粒子的界面自由能也就越大。这时乳剂就有巨大的降低界面自由能的趋势，促使乳滴合并以降低自由能，所以乳剂属于热力学不稳定分散体系。为保持乳剂的分散状态和稳定性，必须降低界面自由能，一是乳剂粒子自身形成球形，以保持最小表面积；二是最大限度地降低界面张力或界面自由能。

加入乳化剂的意义在于：①乳化剂被吸附于乳滴的界面，使乳滴在形成过程中有效地降低表面张力或表面自由能，有利于形成和扩大新的界面；②在乳剂的制备过程不必消耗更大的能量，以至用简单的振摇或搅拌的方法，就能形成具有一定分散度和稳定的乳剂。所以适宜的乳化剂，是形成稳定乳剂的必要条件。

2. **形成牢固的乳化膜**　乳化剂被吸附于乳滴周围，有规律地定向排列成膜，不仅降低油、水间的界面张力和界面自由能，而且可阻止乳滴的合并。在乳滴周围形成的乳化剂膜称为乳化膜。乳化剂在乳滴表面排列越整齐，乳化膜就越牢固，乳剂也就越稳定。

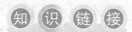

乳化膜的三种类型

1. **单分子乳化膜**　表面活性剂类乳化剂被吸附于乳滴表面，有规律地定向排列成单分子乳化剂层，称为单分子乳化膜，增加了乳剂的稳定性。

2. **多分子乳化膜**　亲水性高分子化合物类乳化剂，在乳剂形成时被吸附于乳滴的表面，形成多分子乳化剂层，称为多分子乳化膜。强亲水性多分子乳化膜不仅阻止乳滴的合并，而且增加分散介质的黏度，使乳剂更稳定。如阿拉伯胶作乳化剂就能形成多分子膜。

3. **固体微粒乳化膜**　作为乳化剂使用的固体微粒对水相和油相有不同的亲和力，因而对油、水两相界面张力有不同程度的降低，在乳化过程中固体微粒被吸附于乳滴的表面，在乳滴表面排列成固体微粒膜，起阻止乳滴合并的作用，增加了乳剂的稳定性。这样的固体微粒层称为固体微粒乳化膜。如硅皂土和氢氧化镁等都可作为固体微粒乳化剂使用。

（三）乳化剂对乳剂类型的影响

基本的乳剂类型是 O/W 型和 W/O 型。决定乳剂类型的因素很多，最主要的是乳化剂的性质和乳化剂的 HLB 值，其次是形成乳化膜的牢固性、相容积比、温度、制备方法等。

乳化剂分子中含有亲水基和亲油基，形成乳剂时，亲水基伸向水相，亲油基伸向油相，若亲水基大于亲油基，乳化剂伸向水相的部分较大，使水的表面张力降低很大，可形成 O/W 型乳剂。若亲油基大于亲水基，则恰好相反，形成 W/O 型乳剂。天然的或合成的亲水性高分子乳化剂，亲水基特别大，而亲油基很弱，降低水相的表面张力大，形成 O/W 型乳剂。固体微粒乳化剂，若亲水性大则被水相湿润，降低水的表面张力大，形成 O/W 型乳剂；若亲油性大则被油湿润，降低油的表面张力大，形成 W/O 型乳剂。所以乳化剂亲油、亲水性是决定乳剂类型的主要因素。乳化剂亲水性太大，极易溶于水，反而形成的乳剂不稳定。

三、乳化剂

乳化剂是乳剂的重要组成部分，在乳剂形成、稳定性及药效发挥等方面起重要作用。乳化剂应具备的条件：①较强的乳化能力，并能在乳滴周围形成牢固的乳化膜；②有一定的生理适应能力，乳化剂都不应对机体产生近期的和远期的毒副作用，也不应该有局部的刺激性；③受各种因素的影响小；④稳定性好。

（一）乳化剂的种类

1. **表面活性剂类乳化剂**　这类乳化剂分子中有较强的亲水基和亲油基，乳化能力强，性质比较稳定，容易在乳滴周围形成单分子乳化膜。这类乳化剂混合使用效果更高。

（1）阴离子型乳化剂　硬脂酸钠、硬脂酸钾、油酸钠、硬脂酸钙、十二烷基硫酸钠、十六烷基硫酸化蓖麻油等。

（2）非离子型乳化剂　单甘油脂肪酸酯、三甘油脂肪酸酯、聚甘油硬脂酸酯、蔗糖单月桂酸酯、脂肪酸山梨坦、聚山梨酯、卖泽（myrj）、苄泽（brij）、泊洛沙姆等。

2. **天然乳化剂**　天然乳化剂由于亲水性较强，能形成 O/W 型乳剂，多数有较大的黏度，能增加乳剂的稳定性。使用这类乳化剂需加入防腐剂。

（1）阿拉伯胶　是阿拉伯酸的钠、钙、镁盐的混合物，可形成 O/W 型乳剂。适用于制备植物油、挥发油的乳剂，可供内服用。阿拉伯胶使用浓度为 10%~15%。在 pH 值 4~10 范围内乳剂稳定。阿拉伯胶内含有氧化酶，使用前应在 80℃加热加以破坏。阿拉伯胶乳化能力较弱，常与西黄芪胶、琼脂等混合使用。

（2）西黄芪胶　可形成 O/W 型乳剂，其水溶液具有较高的黏度，在 pH 值 5 时溶液黏度最大，0.1%溶液为稀胶浆，0.2%~2%溶液呈凝胶状。西黄芪胶乳化能力较差，一般与阿拉伯胶合并使用。

（3）明胶　O/W 型乳化剂，用量为油量的 1%~2%。易受溶液的 pH 值及电解质的影响而产生凝聚作用。使用时须加防腐剂。常与阿拉伯胶合并使用。

（4）杏树胶　为杏树分泌的胶汁凝结而成的棕色块状物，用量为 2%~4%。乳化能力和黏度均超过阿拉伯胶，可作为阿拉伯胶的代用品。

（5）卵黄　含有 7%的卵磷脂，为强 O/W 型乳化剂，可供内服。一个卵黄磷脂相当于 10g 阿拉伯胶的乳化能力，可乳化脂肪油 80~100g、挥发油 40~50g。受稀酸、盐类及糖浆等影响较少，但应加防腐剂。

3. **固体微粒乳化剂** 一些溶解度小、颗粒细微的固体粉末，乳化时可被吸附于油水界面，形成乳剂。形成乳剂的类型由接触角 θ 决定，一般 $\theta<90°$ 易被水润湿，形成 O/W 型乳剂；$\theta>90°$ 易被油润湿，形成 W/O 型乳剂。O/W 型乳化剂有氢氧化镁、氢氧化铝、二氧化硅、皂土等。W/O 型乳化剂有氢氧化钙、氢氧化锌等。

4. **辅助乳化剂** 是指与乳化剂合并使用能增加乳剂稳定性的乳化剂。辅助乳化剂的乳化能力一般很弱或无乳化能力，但能提高乳剂的黏度，并能增强乳化膜的强度，防止乳滴合并。

（1）增加水相黏度的辅助乳化剂：甲基纤维素、羧甲基纤维素钠、羟丙基纤维素、海藻酸钠、琼脂、西黄芪胶、阿拉伯胶、黄原胶、果胶、皂土等。

（2）增加油相黏度的辅助乳化剂：鲸蜡醇、蜂蜡、单硬脂酸甘油酯、硬脂酸、硬脂醇等。

（二）乳化剂的选择

乳化剂的选择应根据乳剂的使用目的、药物的性质、处方的组成、欲制备乳剂的类型、乳化方法等综合考虑，适当选择。

1. **根据乳剂的类型选择** 在乳剂的处方设计时应先确定乳剂类型，根据乳剂类型选择所需的乳化剂。O/W 型乳剂应选择 O/W 型乳化剂，W/O 型乳剂应选择 W/O 型乳化剂。乳化剂的 *HLB* 值为这种选择提供了重要的依据。

2. **根据乳剂给药途径选择** 口服乳剂应选择无毒的天然乳化剂或某些亲水性高分子乳化剂等。外用乳剂应选择对局部无刺激性、长期使用无毒性的乳化剂。注射用乳剂应选择磷脂、泊洛沙姆等乳化剂。

3. **根据乳化剂性能选择** 乳化剂的种类很多，其性能各不相同，应选择乳化性能强、性质稳定、受外界因素（如酸碱、盐、pH 值等）影响小、无毒无刺激性的乳化剂。

4. **混合乳化剂的选择** 乳化剂混合使用有许多特点，可改变 *HLB* 值，以改变乳化剂的亲油亲水性，使其有更大的适应性，如磷脂与胆固醇混合比例为 10∶1 时，可形成 O/W 型乳剂，比例为 6∶1 时则形成 W/O 型乳剂。增加乳化膜的牢固性，如油酸钠为 O/W 型乳化剂，与鲸蜡醇、胆固醇等亲油性乳化剂混合使用，可形成络合物，增强乳化膜的牢固性，并增加乳剂的黏度及其稳定性。非离子型乳化剂可以混合使用，如聚山梨酯和脂肪酸山梨坦等。非离子型乳化剂可与离子型乳化剂混合使用。但阴离子型乳化剂和阳离子型乳化剂不能混合使用。乳化剂混合使用，必须符合油相对 *HLB* 值的要求，乳化油相所需 *HLB* 值列于表 7-3。若油的 *HLB* 值为未知，可通过实验加以确定。

表7-3　乳化油相所需 *HLB* 值

名　称	所需 *HLB* 值		名　称	所需 *HLB* 值	
	W/O 型	O/W 型		W/O 型	O/W 型
液体石蜡（轻）	4	10.5	鲸蜡醇	—	15
液体石蜡（重）	4	10~12	硬脂醇	—	14
棉子油	5	10	硬脂酸	—	15
植物油	—	7~12	精制羊毛脂	8	15
挥发油	—	9~16	蜂蜡	5	10~16

四、乳剂的稳定性

乳剂属热力学不稳定的非均匀相分散体系，常发生下列变化。

1. **分层**　乳剂的分层系指乳剂放置后出现分散相粒子上浮或下沉的现象，又称乳析。分层的主要原因是由于分散相和分散介质之间的密度差造成的。O/W 型乳剂一般出现分散相粒子上浮。乳滴上浮或下沉的速度符合 Stokes 公式。乳滴的粒子愈小，上浮或下沉的速度就愈慢。减小分散相和分散介质之间的密度差，增加分散介质的黏度，都可以降低乳剂分层的速度。乳剂分层也与分散相的相容积有关，通常分层速度与相容积成反比，相容积低于 25%乳剂很快分层，达 50%时就能明显降低分层速度。分层的乳剂经振摇后仍能恢复成均匀的乳剂。

2. **絮凝**　乳剂中分散相的乳滴发生可逆的聚集现象称为絮凝。但由于乳滴荷电及乳化膜的存在，阻止了絮凝时乳滴的合并。发生絮凝的条件是：乳滴的电荷减少，使 ζ 电位降低，乳滴产生聚集而絮凝。絮凝状态仍保持乳滴及其乳化膜的完整性。乳剂中的电解质和离子型乳化剂的存在是产生絮凝的主要原因，同时絮凝与乳剂的黏度、相容积比及流变性有密切关系。由于乳剂的絮凝作用，限制了乳滴的移动并产生网状结构，可使乳剂处于高黏度状态，有利于乳剂稳定。絮凝与乳滴的合并是不同的，但絮凝状态进一步变化也会引起乳滴的合并。

3. **转相**　由于某些条件的变化而改变乳剂类型的称为转相，由 O/W 型转变为 W/O 型或由 W/O 型转变为 O/W 型。转相主要是由于乳化剂的性质改变引起的。如油酸钠是 O/W 型乳化剂，遇氯化钙后生成油酸钙，变为 W/O 型乳化剂，乳剂则由 O/W 型变为 W/O 型。向乳剂中加入相反类型的乳化剂也可使乳剂转相，特别是两种乳化剂的量接近相等时，更容易转相。转相时两种乳化剂的量比称为转相临界点（phase inversion critical point）。在转相临界点上乳剂不属于任何类型，处于不稳定状态，可随时向某种类型乳剂转变。

4. **合并与破裂**　乳剂中的乳滴周围有乳化膜存在，但乳化膜破裂导致乳滴变大，称为合并。合并进一步发展使乳剂分为油、水两相，称为破裂。乳剂的稳定性与乳滴的大小有密切关系，乳滴愈小乳剂就愈稳定，乳剂中乳滴大小是不均一的，小乳滴通常填充于大乳滴之间，使乳滴的聚集性增加，容易引起乳滴的合并。所以为了保证乳剂的稳定性，制备乳剂时尽可能地保持乳滴均一性。此外分散介质的黏度增加，可使乳滴合并速度降低。影响乳剂稳定性的各因素中，最重要的是形成乳化膜的乳化剂的理化性质，单一或混合使用的乳化剂形成的乳化膜愈牢固，就愈能防止乳滴的合并和破裂。

5. 酸败　乳剂受外界因素及微生物的影响，使油相或乳化剂等发生变化而引起变质的现象称为酸败。所以乳剂中通常须加入抗氧剂和防腐剂，防止氧化或酸败。

五、乳剂的制备

（一）乳剂的制备方法

生产工艺流程如图 7-4 所示。

1. 油中乳化剂法（emulsifier in oil method）　又称干胶法。本法的特点是先将乳化剂（胶）分散于油相中，研匀后加水相制备成初乳，然后稀释至全量。在初乳中油、水、胶的比例是：植物油为 4∶2∶1，挥发油为 2∶2∶1，液体石蜡为 3∶2∶1。本法适用于阿拉伯胶或阿拉伯胶与西黄芪胶的混合胶。

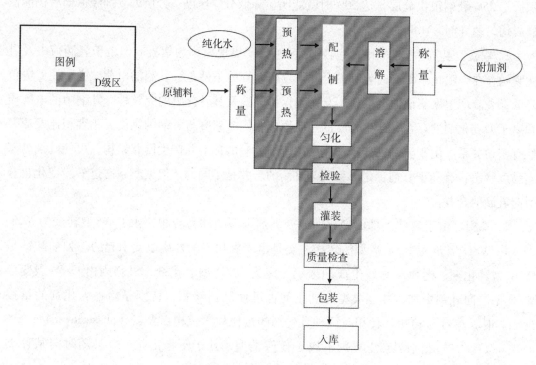

图 7-4　乳剂生产工艺流程及环境区域划分示意图

2. **水中乳化剂法**（emulsifier in water method） 又称湿胶法。本法先将乳化剂分散于水中研匀，再将油加入，用力搅拌使成初乳，加水将初乳稀释至全量，混匀，即得。初乳中油水胶的比例与上法相同。

3. **新生皂法**（nascent soap method） 将油水两相混合时，两相界面上生成的新生皂类产生乳化的方法。植物油中含有硬脂酸、油酸等有机酸，加入氢氧化钠、氢氧化钙、三乙醇胺等，在高温下（70℃以上）生成的新生皂为乳化剂，经搅拌即形成乳剂。生成的一价皂则为 O/W 型乳化剂，生成的二价皂则为 W/O 型乳化剂。本法适用于乳膏剂的制备。

4. **两相交替加入法**（alternate addition method） 向乳化剂中每次少量交替地加入水或油，边加边搅拌，即可形成乳剂。天然胶类、固体微粒乳化剂等可用本法制备乳剂。当乳化剂用量较多时，本法是一个很好的方法。

5. **机械法** 将油相、水相、乳化剂混合后用乳化机械制备乳剂的方法。机械法制备乳剂时可不用考虑混合顺序，借助于机械提供的强大能量，很容易制成乳剂。

6. **纳米乳的制备** 纳米乳除含有油相、水相和乳化剂外，还含有辅助成分。很多油，如薄荷油、丁香油等，还有维生素 A、维生素 D、维生素 E 等均可制成纳米乳。纳米乳的乳化剂主要是表面活性剂，其 *HLB* 值应在 15~18 的范围内，乳化剂和辅助成分应占乳剂的 12%~25%，通常选用聚山梨酯 60 和聚山梨酯 80 等。制备时取 1 份油加 5 份乳化剂混合均匀，然后加于水中，如不能形成澄明乳剂，可增加乳化剂的用量；如能很容易形成澄明乳剂，可减少乳化剂的用量。

7. **复合乳剂的制备** 采用二步乳化法制备，第一步先将水、油、乳化剂制成一级乳，再以一级乳为分散相与含有乳化剂的水或油再乳化制成二级乳。如制备 O/W/O 型复合乳剂，先选择亲水性乳化剂制成 O/W 型一级乳剂，再选择亲油性乳化剂分散于油相中，在搅拌下将一级乳加于油相中，充分分散即得 O/W/O 型乳剂。

（二）乳剂的制备设备

1. **搅拌乳化装置** 小量制备可用乳钵，大量制备可用搅拌机，分为低速搅拌乳化装置和高速搅拌乳化装置。组织捣碎机属于高速搅拌乳化装置。

2. **乳匀机** 借助强大推动力将两相液体通过乳匀机的细孔而形成乳剂，制备时可先用其他方法初步乳化，再用乳匀机乳化，效果较好。

3. **胶体磨** 利用高速旋转的转子和定子之间的缝隙产生的强大剪切力使液体乳化，要求不高的乳剂可用本法制备。

4. **超声波乳化装置** 利用 10~50kHz 高频振动来制备乳剂，可制备 O/W 和 W/O 型乳剂，但黏度大的乳剂不宜用本法制备。

（三）乳剂中药物的加入方法

乳剂是药物很好的载体，可加入各种药物使其具有治疗作用。若药物溶解于油相，可先将药物溶于油相再制成乳剂；若药物溶于水相，可先将药物溶于水后再制成乳剂；若药物不溶于油相也不溶于水相时，可用亲和性大的液相研磨药物，再将其制成乳剂，也可将药物先用已制成的少量乳剂研磨至细再与乳剂混合均匀。

制备符合质量要求的乳剂，要根据制备量的多少、乳剂的类型及给药途径等多方面加以考虑。黏度大的乳剂应提高乳化温度。足够的乳化时间也是保证乳剂质量的重要条件。

六、举例

鱼肝油乳剂

【处方】鱼肝油 500mL，阿拉伯胶细粉 125g，西黄芪胶细粉 7g，糖精钠 0.1g，挥发杏仁油 1mL，尼泊金乙酯 0.5g，蒸馏水加至 1000mL。

【制法】将阿拉伯胶与鱼肝油研匀，一次加入 250mL 蒸馏水，用力沿一个方向研磨制成初乳，加糖精钠水溶液、挥发杏仁油、尼泊金乙酯醇液，再缓缓加入西黄芪胶胶浆，加蒸馏水至全量，搅匀，即得。

【临床适应证】用于预防和治疗维生素 A 及维生素 D 的缺乏症，如佝偻病、夜盲症及小儿手足抽搐症。

【注解】处方中，鱼肝油为药物、油相，阿拉伯胶为乳化剂，西黄芪胶为稳定剂，糖精钠、杏仁油为矫味剂，羟苯乙酯为防腐剂。本品与醋酸曲安奈德配成复方乳膏剂，具有消炎及快速缓解真菌感染症状的双重作用。

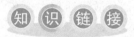

乳剂的质量评定

乳剂给药途径不同，其质量要求也各不相同，很难制定统一的质量标准。但对所制备的乳剂的质量必须有最基本的评定。

1. 乳剂粒径大小的测定：乳剂粒径大小是衡量乳剂质量的重要指标。不同用途的乳剂对粒径大小要求不同，如静脉注射乳剂，其粒径应在 0.5μm 以下。其他用途的乳剂粒径也都有不同要求。常用方法有显微镜测定法、库尔特计数器测定法、动态光散射法、透射电镜法。

2. 分层现象的观察：乳剂经长时间放置，粒径变大，进而产生分层现象。这一过程的快慢是衡量乳剂稳定性的重要指标。

3. 乳滴合并速度的测定。

4. 稳定常数的测定：乳剂离心前后光密度变化百分率称为稳定常数。

第七节　混悬液型液体药剂

一、概述

混悬剂（suspensions）系指难溶性固体药物以微粒状态分散于分散介质中形成的非均匀的液体制剂。混悬剂中药物微粒一般在 0.5～10μm 之间，小者可为 0.1μm，大者可达 50μm 或更大。混悬剂属于热力学不稳定的粗分散体系，所用分散介质大多数为水，也可用植物油。

1. 制备混悬剂的条件　①凡难溶性药物需制成液体制剂供临床应用时；②药物的剂量超过了溶解度而不能以溶液剂形式应用时；③两种溶液混合时药物的溶解度降低而析出固体药物时；④为了使药物产生缓释作用等条件下，都可以考虑制成混悬剂。但为了安全起见，毒剧药或剂量小的药物不应制成混悬剂使用。

2. 混悬剂的质量要求　药物本身的化学性质应稳定，在使用或贮存期间含量应符合要求；混悬剂中微粒大小根据用途不同而有不同要求；粒子的沉降速度应很慢，沉降后不应有结块现象，轻摇后应迅速均匀分散；混悬剂应有一定的黏度要求；外用混悬剂应容易涂布。

二、影响混悬剂稳定性的因素

混悬剂主要存在物理稳定性问题。混悬剂中药物微粒分散度大，使混悬微粒具有较高的表面自由能而处于不稳定状态。疏水性药物的混悬剂比亲水性药物存在更大的稳定性问题。

（一）混悬粒子的沉降速度

混悬剂中的微粒受重力作用产生沉降时，其沉降速度服从 Stokes 定律：

$$V = \frac{2r^2\ (\rho_1 - \rho_2)\ g}{9\eta} \tag{7-1}$$

式中，V 为沉降速度，cm/s；r 为微粒半径，cm；ρ_1 和 ρ_2 分别为微粒和介质的密度，g/mL；g 为重力加速度，cm/s^2；η 为分散介质的黏度。由 Stokes 公式可见，微粒沉降速度与微粒半径平方、微粒与分散介质的密度差成正比，与分散介质的黏度成反比。混悬剂微粒沉降速度愈大，动力稳定性就愈小。增加混悬剂的动力稳定性的主要方法是：①尽量减小微粒半径，以降低沉降速度；②增加分散介质的黏度，以减小固体微粒与分散介质间的密度差，这就要向混悬剂中加入高分子助悬剂，在增加介质黏度的同时，也减小了微粒与分散介质之间的密度差，同时微粒吸附助悬剂分子而增加亲水性。混悬剂中的微粒大小是不均匀的，大的微粒总是迅速沉降，细小微粒沉降速度很慢，细小微粒由于布朗运动，可长时间悬浮在介质中，使混悬剂长时间地保持混悬状态。

（二）微粒的荷电与水化

混悬剂中微粒可因本身离解或吸附分散介质中的离子而荷电，具有双电层结构。由于微粒表面荷电，水分子可在微粒周围形成水化膜，这种水化作用的强弱随双电层厚度而改变。微粒荷电使微粒间产生排斥作用，加之有水化膜的存在，阻止了微粒间的相互聚结，使混悬剂稳定。向混悬剂中加入少量的电解质可以改变双电层的构造和厚度，会影响混悬剂的聚结稳定性并产生絮凝。疏水性药物混悬剂的微粒水化作用很弱，对电解质更敏感；亲水性药物混悬剂微粒除荷电外，本身具有水化作用，受电解质的影响较小。

（三）絮凝与反絮凝

混悬剂中的微粒由于分散度大而具有很大的总表面积，因而微粒具有很高的表面由自能，这种高能状态的微粒就有降低表面自由能的趋势。但由于微粒荷电，电荷的排斥力阻碍了微粒产生聚集。因此只有加入适当的电解质使ζ电位降低，以减小微粒间电荷的排斥力。ζ电位降低一定程度后，混悬剂中的微粒形成疏松的絮状聚集体，使混悬剂处于稳定状态。混悬微粒形成疏松聚集体的过程称为絮凝（flocculation），加入的电解质称为絮凝剂。为了得到稳定的混悬剂，一般应控制ζ电位在 $20\sim25\mathrm{mV}$ 范围内，使其恰好能产生絮凝作用。絮凝剂主要是具有不同价数的电解质，其中阴离子絮凝作用大于阳离子。电解质的絮凝效果与离子的价数有关，离子价数增加1，絮凝效果增加10倍。常用的絮凝剂有枸橼酸盐、酒石酸盐、磷酸盐及氰化物等。与非絮凝状态比较，絮凝状态具有以下特点：沉降速度快，有明显的沉降面，沉降体积大，经振摇后能迅速恢复均匀的混悬状态。

向絮凝状态的混悬剂中加入电解质，使絮凝状态变为非絮凝状态的过程称为反絮凝，加入的电解质称为反絮凝剂。反絮凝剂所用的电解质与絮凝剂相同。

（四）结晶增长与转型

混悬剂中药物微粒大小不可能完全一致，混悬剂在放置过程中，微粒的大小与数量在不断变化，即小的微粒数目不断减少，大的微粒不断增大，使微粒的沉降速度加快，结果必然影响混悬剂的稳定性。研究结果发现，其溶解度与微粒大小有关。混悬剂溶液在总体上是饱和溶液，但小微粒的溶解度大而在不断地溶解，对于大微粒来说过饱和而不断地增长变大，这时必须加入抑制剂以阻止结晶的溶解和生长，以保持混悬剂的物理稳定性。

（五）分散相的浓度和温度

在同一分散介质中，分散相的浓度增加，混悬剂的稳定性降低。温度对混悬剂的影响更大，温度变化不仅改变药物的溶解度和溶解速度，还能改变微粒的沉降速度、絮凝速度、沉降容积，从而改变混悬剂的稳定性。冷冻可破坏混悬剂的网状结构，也使稳定性降低。

三、混悬液的稳定剂

为了提高混悬剂的物理稳定性，在制备时需加入的附加剂称为稳定剂。稳定剂包括助悬剂、润湿剂、絮凝剂与反絮凝剂等。

（一）助悬剂

助悬剂（suspending agents）系指能增加分散介质的黏度以降低微粒的沉降速度或增加微粒亲水性的附加剂。助悬剂包括的种类很多，其中有低分子化合物、高分子化合物，甚至有些表面活性剂也可作助悬剂用。常用的助悬剂有以下几种。

1. 低分子助悬剂　如甘油、糖浆剂等，在外用混悬剂中常加入甘油。

2. 高分子助悬剂

（1）天然的高分子助悬剂　主要是胶树类，如阿拉伯胶、西黄芪胶、桃胶等。阿拉伯胶和西黄芪胶可用其粉末或胶浆，其用量前者为 5%~15%，后者为 0.5%~1%。还有植物多糖类，如海藻酸钠、琼脂、淀粉浆等。

（2）合成或半合成高分子助悬剂　纤维素类，如甲基纤维素、羧甲基纤维素钠、羟丙基纤维素，其他如卡波普、聚维酮、葡聚糖等。此类助悬剂大多性质稳定，受 pH 值影响小，但应注意某些助悬剂能与药物或其他附加剂有配伍变化。

（3）硅皂土　是天然的含水硅酸铝，为灰黄或乳白色极细粉末，直径为 1~150μm，不溶于水或酸，但在水中膨胀，体积增加约 10 倍，形成高黏度并具触变性和假塑性的凝胶。在 pH 值>7 时，膨胀性更大，黏度更高，助悬效果更好。

（4）触变胶　利用触变胶的触变性，即凝胶与溶胶恒温转变的性质，静置时形成凝胶防止微粒沉降，振摇时变为溶胶有利于倒出。使用触变性助悬剂有利于混悬剂的稳定。单硬脂酸铝溶解于植物油中可形成典型的触变胶，一些具有塑性流动和假塑性流动的高分子化合物水溶液常具有触变性，可选择使用。

（二）润湿剂

润湿剂系指能增加疏水性药物微粒被水湿润的附加剂。许多疏水性药物，如硫黄、甾醇类、阿司匹林等不易被水润湿，加之微粒表面吸附有空气，给制备混悬剂带来困难，这时应加入润湿剂，润湿剂可被吸附于微粒表面，增加其亲水性，产生较好的分散效果。最常用的润湿剂是 *HLB* 值在 7~11 之间的表面活性剂，如聚山梨酯类、聚氧乙烯蓖麻油类、泊洛沙姆等。

（三）絮凝剂与反絮凝剂

使混悬剂产生絮凝作用的附加剂称为絮凝剂，而产生反絮凝作用的附加剂称为反絮凝剂。制备混悬剂时常需加入絮凝剂，使混悬剂处于絮凝状态，以增加混悬剂的稳定性。絮凝剂和反絮凝剂的种类、性能、用量、混悬剂所带电荷及其他附加剂等均对絮凝剂和反絮凝剂的使用有很大影响，应在试验的基础上加以选择。

四、混悬液型液体药剂的制备

制备混悬剂时，应使混悬微粒有适当的分散度，粒度均匀，以减小微粒的沉降速度，使混悬剂处于稳定状态。混悬剂的制备分为分散法和凝聚法。生产工艺流程如图7-5所示。

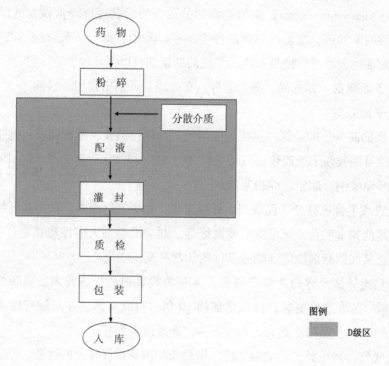

图7-5 混悬剂生产工艺流程及环境区域划分示意图

（一）分散法

分散法是将粗颗粒的药物粉碎成符合混悬剂微粒要求的分散程度，再分散于分散介质中制备混悬剂的方法。采用分散法制备混悬剂时：①亲水性药物，如氧化锌、炉甘石等，一般应先将药物粉碎到一定细度，再加处方中的液体适量，研磨到适宜的分散度，最后加入处方中的剩余液体至全量；②疏水性药物不易被水润湿，必须先加一定量的润湿剂与药物研匀后再加液体研磨混匀；③小量制备可用乳钵，大量生产可用乳匀机、胶体磨等机械。

粉碎时采用加液研磨法，可使药物更易粉碎，微粒可达 $0.1\sim0.5\mu m$。

对于质重、硬度大的药物，可采用中药制剂常用的"水飞法"，即在药物中加适量的水研磨至细，再加入较多量的水，搅拌，稍加静置，倾出上层液体，研细的悬浮微粒随上清液被倾倒出去，余下的粗粒再进行研磨。如此反复直至完全研细，达到要求的分散度为止。"水飞法"可使药物粉碎到极细的程度。

（二）凝聚法

1. 物理凝聚法　物理凝聚法是将分子或离子分散状态分散的药物溶液加入另一分散介质中凝聚成混悬液的方法。一般将药物制成热饱和溶液，在搅拌下加至另一种不同性质的液体中，使药物快速结晶，可制成 10μm 以下（占 80%～90%）微粒，再将微粒分散于适宜介质中制成混悬剂。醋酸可的松滴眼剂就是用物理凝聚法制备的。

2. 化学凝聚法　是用化学反应法使两种药物生成难溶性的药物微粒，再混悬于分散介质中制备混悬剂的方法。为使微粒细小均匀，化学反应在稀溶液中进行并应急速搅拌。胃肠道透视用 $BaSO_4$ 就是用此法制成的。

五、举例

复方硫黄洗剂

【处方】沉降硫黄 30g，硫酸锌 30g，樟脑醑 250mL，羧甲基纤维素钠 5g，甘油 100mL，蒸馏水加至 1000mL。

【制法】取沉降硫黄置乳钵中，加甘油研磨成细糊状，硫酸锌溶于 200mL 水中，另将羧甲基纤维素钠用 200mL 水制成胶浆，在搅拌下缓缓加入乳钵中，移入量器中，搅拌下加入硫酸锌溶液，搅匀，在搅拌下以细流加入樟脑醑，加蒸馏水至全量，搅匀，即得。

【注解】硫黄为强疏水性药物，甘油为润湿剂，使硫黄能在水中均匀分散；羧甲基纤维素钠为助悬剂，可增加混悬液的动力学稳定性；樟脑醑为 10% 樟脑乙醇液，加入时应急剧搅拌，以免樟脑因溶剂改变而析出大颗粒。

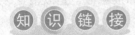

混悬剂的质量评定

1. 微粒大小的测定　混悬剂中微粒的大小不仅关系到混悬剂的质量和稳定性，也会影响混悬剂的药效和生物利用度。所以测定混悬剂中微粒大小及其分布，是评定混悬剂质量的重要指标。显微镜法、库尔特计数法、浊度法、光散射法、漫反射法等很多方法都可测定混悬剂粒子大小。

2. 沉降容积比的测定　沉降容积比（sedimentation rate）是指沉降物的容积与沉降前混悬剂的容积之比。测定方法：将混悬剂放于量筒中，混匀，测定混悬剂的总容积 V_0，静置一定时间后，观察沉降面不再改变时沉降物的容积 V_u，其

沉降容积比 F 为:

$$F = \frac{V_u}{V_0} = \frac{H_u}{H_0} \qquad (7-2)$$

沉降容积比也可用高度表示,H_0 为沉降前混悬液的高度,H_u 为沉降后沉降面的高度。F 值愈大混悬剂愈稳定,F 值在 $1\sim0$ 之间。

3. 絮凝度的测定　絮凝度(flocculation value)是比较混悬剂絮凝程度的重要参数。

4. 重新分散试验　优良的混悬剂经过贮存后再振摇,沉降物应能很快重新分散,这样才能保证服用时的均匀性和分剂量的准确性。

5. ζ 电位测定　混悬剂中微粒具有双电层,即 ζ 电位。ζ 电位的大小可表明混悬剂的存在状态。一般 ζ 电位在 25mV 以下,混悬剂呈絮凝状态;ζ 电位在 $50\sim60mV$ 时,混悬剂呈反絮凝状态。

6. 流变学测定　主要是用旋转黏度计测定混悬液的流动曲线,由流动曲线的形状确定混悬液的流动类型,以评价混悬液的流变学性质。若为触变流动、塑性触变流动和假塑性触变流动,能有效地减缓混悬剂微粒的沉降速度。

第八节　其他液体药剂

液体药剂除按分散系统分类外,还可按给药途径和应用方法分类。给药途径不同,对液体药剂有特殊要求,同一给药途径的液体药剂中又包括不同分散体系的药剂。

一、灌肠剂

灌肠剂(enemas)系指灌注于直肠的水性、油性溶液,乳状液和混悬液,是以治疗、诊断或营养为目的的液体药剂。

二、冲洗剂

冲洗剂(rinse)系指用于冲洗开放性伤口或腔体的无菌溶液。冲洗剂应无菌、无毒、无局部刺激性。可由原料药物、电解质或等渗调节剂溶解在注射用水中制成。冲洗剂也可是注射用水,在标签中应注明供冲洗用。通常冲洗剂应调节至等渗,在适宜条件下目测应澄清。冲洗剂的容器应符合注射剂容器的规定,开启后立即使用,未用完的应弃去。

三、洗剂

洗剂(lotions)是指含原料药物的溶液、乳状液或混悬液,供清洗无破损皮肤或腔道用，有消毒、消炎、止痒、收敛、保护等局部作用。洗剂可为溶液型、混悬型、乳剂型，其中混悬剂为多。混悬型洗剂中的水分或乙醇在皮肤上蒸发，有冷却和收缩血管的作用，能减轻急性炎症。混悬型洗剂中常加入甘油和助悬剂，当分散介质蒸发后可形成保护膜，保护皮肤免受刺激，如复方硫黄洗剂等。

四、搽剂

搽剂（liniments）系指原料药物用乙醇、油或适宜的溶剂制成的液体药剂，供无破损皮肤揉擦用，有镇痛、收敛、保护、消炎、杀菌等作用。起镇痛、抗刺激作用的搽剂，多用乙醇为分散剂，使用时用力揉搽，可增加药物的渗透性。起保护作用的搽剂多用油、液体石蜡为分散剂，搽用时有润滑作用，无刺激性。

五、滴耳剂

滴耳剂（ear drops）系指供滴入耳腔内的外用液体药剂。以水、乙醇、甘油为溶剂，也可用丙二醇、聚乙二醇等。乙醇为溶剂虽然有渗透性和杀菌作用，但有刺激性；以甘油为溶剂，作用缓和，药效持久，有吸湿性，但渗透性较差；水作用缓和，但渗透性差。所以滴耳剂常用混合溶剂。滴耳剂有消毒、止痒、收敛、消炎、润滑作用。慢性中耳炎患者，由于黏稠分泌物存在，使药物很难达到中耳部，制剂中加入溶菌酶、透明质酸酶等，能淡化分泌物，促进药物分散，加速肉芽组织再生。外耳道有炎症时，pH 值在 7.1~7.8 之间，所以外耳道用滴耳剂最好为弱酸性。滴耳剂有氯霉素滴耳液等。

六、滴鼻剂

滴鼻剂（nasal drops）系指专供滴入鼻腔内使用的液体药剂。以水、丙二醇、液体石蜡、植物油为溶剂，多制成溶液剂，但也有制成混悬剂、乳剂使用的。鼻用水溶液容易与鼻腔内分泌液混合，易分布于鼻腔黏膜表面，但维持时间短。为促进吸收、防止黏膜水肿，应适当调节渗透压、pH 值和黏度。油溶液刺激性小，作用持久，但不与鼻腔黏液混合。正常人鼻腔液 pH 值一般为 5.5~6.5，炎症病变时，则呈碱性，有时 pH 值高达 9，易使细菌繁殖，影响鼻腔内分泌物的溶菌作用及纤毛的正常运动，所以碱性滴鼻剂不宜经常使用。滴鼻剂 pH 值应为 5.5~7.5，应与鼻黏液等渗，不改变鼻黏液的正常黏度，不影响纤毛运动和分泌液离子组成，如盐酸麻黄碱滴鼻剂等。

七、漱口剂

漱口剂（gargarsims）系指用于咽喉、口腔清洗的液体药剂。用于口腔的清洗、去臭、防腐、收敛和消炎。一般用药物的水溶液，也可含少量甘油和乙醇。溶液中常加适量着色剂，以示外用漱口，不可咽下。有时发药量较大，可制成浓溶液发出，用时稀释，也可制成固体粉末，用时溶解。漱口剂要求微碱性，有利于除去口腔的微酸性分泌物、溶解黏液蛋白。

第九节　液体药剂的矫臭、矫味与着色

一、液体药剂的色、香、味

液体药剂除了保证其有效性、安全性和稳定性外，还应注意其外观和臭味。有些药物制剂本身无色，但为了心理治疗上的需要或某些目的，有时需加入调色的物质称着色剂。着色剂能改善制剂的外观颜色，可用来识别制剂的浓度、区分应用方法和减少患者对服药的厌恶感。尤其是选用的颜色与矫味剂能够配合协调，更易为患者所接受。许多药物有不良的臭味，如溴化钾、碘化钾等盐类有咸味，氯霉素、生物碱类等有苦味，鱼肝油有腥味，这些药物由于口感差让患者服药顺应性降低，选择适宜的矫味剂能在一定程度上掩盖与矫正药物的不良臭味。

二、矫味剂与矫臭剂

1. **甜味剂**　包括天然的和合成的两大类。天然的甜味剂中，蔗糖和单糖浆应用最广泛，具有芳香味的果汁糖浆如橙皮糖浆及桂皮糖浆等不但能矫味，也能矫臭。甘油、山梨醇、甘露醇等也可作甜味剂。天然甜味剂甜菊苷，为微黄白色粉末，无臭，有清凉甜味，甜度比蔗糖大约 300 倍，在水中溶解度（25℃）为 1∶10，pH 值 4~10 时加热也不被水解，常用量为 0.025%~0.05%。本品甜味持久且不被吸收，但甜中带苦，故常与蔗糖和糖精钠合用。合成的甜味剂有糖精钠，甜度为蔗糖的 200~700 倍，易溶于水，但水溶液不稳定，长期放置甜度降低，常用量为 0.03%。常与单糖浆、蔗糖和甜菊苷合用，常作咸味的矫味剂。阿司帕坦，也称蛋白糖，为二肽类甜味剂，又称天冬甜精，甜度比蔗糖高150~200 倍，不致龋齿，可以有效地降低热量，适用于糖尿病、肥胖症患者。

2. **芳香剂**　在制剂中有时需要添加少量香料和香精以改善制剂的气味和香味。这些香料与香精称为芳香剂。香料分天然香料和人造香料两大类。天然香料有植物中提取的芳香性挥发油如柠檬、薄荷挥发油等，以及它们的制剂如薄荷水、桂皮水等。人造香料也称调和香料，是由人工香料添加一定量的溶剂调合而成的混合香料，如苹果香精、香蕉香精等。

3. **胶浆剂**　胶浆剂具有黏稠缓和的性质，可以干扰味蕾的味觉而能矫味，如阿拉伯胶、羧甲基纤维素钠、琼脂、明胶、甲基纤维素等的胶浆。如在胶浆剂中加入适量糖精钠或甜菊苷等甜味剂，则增加其矫味作用。

4. **泡腾剂** 将有机酸与碳酸氢钠一起，遇水后可产生大量二氧化碳，二氧化碳能麻痹味蕾起矫味作用。对盐类的苦味、涩味、咸味有所改善。

三、着色剂

1. **天然色素** 常用的有植物性和矿物性色素，作食品和内服制剂的着色剂。植物性色素：红色的有苏木、甜菜红、胭脂虫红等；黄色的有姜黄、胡萝卜素等；蓝色的有松叶兰、乌饭树叶；绿色的有叶绿酸铜钠盐；棕色的有焦糖等。矿物性色素如氧化铁（棕红色）。

2. **合成色素** 人工合成色素的特点是色泽鲜艳，价格低廉，大多数毒性比较大，用量不宜过多。我国批准的内服合成色素有苋菜红、柠檬黄、胭脂红、胭脂蓝和日落黄，通常配成1%贮备液使用，用量不得超过万分之一。外用色素有伊红、品红、美蓝、苏丹黄G等。

第十节 液体药剂的包装与贮藏

一、液体药剂的包装

液体药剂的包装关系到产品的质量、运输和贮存。液体药剂体积大、易流出，稳定性较其他制剂差，易被微生物污染。液体药剂如果包装不当，在运输和贮存过程中会发生变质。因此包装容器的材料选择、容器的种类、形状及封闭的严密性等都极为重要。

液体药剂的包装材料包括容器（玻璃瓶、塑料瓶等）、瓶塞（软木塞、橡胶塞、塑料塞）、瓶盖（塑料盖、金属盖、赛璐珞瓶帽等）、硬纸箱、塑料盒、标签、说明书、纸箱、木箱等。

液体药剂包装瓶上应贴有标签。医院液体药剂的投药瓶上应贴不同颜色的标签，习惯上内服液体药剂的标签为白底蓝字或黑字，外用液体药剂的标签为白底红字或黄字。

二、液体药剂的贮藏

液体药剂特别是以水为溶剂的液体药剂，在贮存期间易受外界因素（如温度、光线、空气、微生物等）的影响，极易水解和染菌，使其变质。流通性的液体药剂应注意采取有效的防腐措施，并应密闭贮存于阴凉干燥处。医院液体药剂应尽量减小生产批量，缩短存放时间，有利于保证液体药剂的质量。

复习思考

1. 液体药剂的特点及其分类方法有哪些？简述均相和非均相液体药剂的特征。

2. 试述表面活性剂定义、分类及结构特点。

3. 试举例简述各类表面活性剂的特点和在中药制剂中的应用。

4. 试述乳化剂定义、种类及其乳化作用机理。

5. 试述决定乳剂类型的主要因素及其转相方法。

6. 混悬剂处方中常用的稳定剂有哪几类？

7. 何谓絮凝和反絮凝剂？其作用机理如何？

技能训练

低分子溶液剂的制备

一、实训目的

1. 掌握溶液型液体药剂的基本制备方法。

2. 掌握液体药剂制备过程的各项基本操作。

二、实训指导

低分子溶液剂即溶液型液体药剂，是指小分子药物以分子或离子（直径在 1nm 以下）状态分散在溶剂中所形成的液体药剂。常用的溶剂有水、乙醇、甘油、丙二醇、液状石蜡、植物油等。属于溶液型液体药剂的有溶液剂、糖浆剂、甘油剂、芳香水剂和醑剂等。这些剂型是基于溶质和溶剂的差别而命名的。从分散系统来看都属于低分子溶液（真溶液），从制备工艺来看，这些剂型的制法虽然不完全相同，并各有其特点，但作为溶液的基本制法是溶解法、稀释法和化学反应法。其制备原则和操作步骤如下：

1. 药物的称量　固体药物常以克为单位，根据药物量的多少，选用不同的托盘天平称重。液体药物常以毫升为单位，选用不同的量杯或量筒进行量取。用量较少的液体药物，也可采用滴管计滴数量取（标准滴管在 20℃ 时，1mL 水应为 20 滴），量取液体药物后，应用少许水洗涤量器，洗液并于容器中，以减少药物的损失。

2. 溶解及加入药物　取处方配制量的 1/2～3/4 溶剂，加入药物搅拌溶解。①溶解度大的药物可直接加入溶解；②对不易溶解的药物，应先研细，搅拌使溶，必要时可加热以促进其溶解；③对遇热易分解的药物则不宜加热溶解；④小量药物（如毒药）或附加剂（如助溶剂、抗氧剂等）应先溶解；⑤难溶性药物应先加入溶解，亦可采用增溶、助溶或选用混合溶剂等方法使之溶解；⑥无防腐能力的药物应加防腐剂；⑦易氧化不稳定的药物可加入抗氧剂、金属络合剂等稳定剂并调节 pH 值等；⑧浓配易发生变化的可分别稀配后再混合；⑨醇性制剂如酊剂加至水溶液中时，加入速度要慢，且应边加边搅拌；⑩液体药物及挥发性药物应最后加入。

3. 过滤　固体药物溶解后，一般都要过滤，可根据需要选用玻璃漏斗、布氏漏斗、垂熔玻璃漏斗等，滤材有脱脂棉、滤纸、纱布、绢布等。

4. 质量检查　成品应进行质量检查。

5. 包装及贴标签　质量检查合格后，选用洁净容器包装，并贴上标签（内服药用白底蓝字或白底黑字标签，外用药用白底红字标签）。

三、实训内容

（一）薄荷水

【处方】

薄荷油	0.1mL
滑石粉	0.75g
纯化水	加至 50mL

【制法】取薄荷油加精制滑石粉 0.75g，在乳钵中研匀，加少量纯化水移至有盖的容器中，再加纯化水至 10mL，振摇 10 分钟后用润湿的滤纸滤过，初滤液如浑浊应重滤至滤液澄清，再自滤纸上加适量纯化水使成 50mL，即得。

【注意事项】

（1）本品为芳香调味药与祛风药，用于胃肠充气，亦可作分散媒用。

（2）制备时滑石粉不宜过细，以免制出的溶液浑浊。

（3）过滤用脱脂棉不宜过多，但应做成棉球塞住漏斗颈部。

（4）脱脂棉用水湿润后，反复过滤，不换滤材。

（5）如系新鲜薄荷，可用水蒸气蒸馏法制备。

（6）可用增溶法配制薄荷水。

（二）复方碘溶液（卢戈氏溶液）

【处方】

碘	1g
碘化钾	2g
纯化水	加至 30mL

【制法】取碘化钾置容器内，加适量纯化水，搅拌使溶解，加入碘，搅拌溶解后加蒸馏水至全量，即得。

【注意事项】

（1）本品又称卢戈氏溶液（luqols solution），为红棕色的澄清液体，有碘而特臭。可调节甲状腺机能，用于缺碘引起的疾病，如甲状腺肿、甲亢等的辅助治疗。每次 0.1~0.5mL，饭前用水稀释 5~10 倍后服用，一日 3 次。

（2）碘有腐蚀性、挥发性，称量、制备、贮存时应注意选择适当条件。

（3）本品应贮存于密闭玻璃瓶内，不得用木塞，以免被碘腐蚀。

（4）碘在水中的溶解度为 1：2950，加入 KI 生成络盐，易溶于水，并增加其稳定性。

（三）樟脑醑

【处方】

樟脑	5g
乙醇	40mL
共制	50mL

【制法】 取樟脑加乙醇约 40mL 溶解后滤过，再自滤器上添加乙醇使成 50mL，即得。

【注意事项】

（1）本品含醇量应为 80%~87%，樟脑与乙醇均系易挥发性物质，包装应密封，并置冷处储藏，以防挥发损失。

（2）本品遇水易析出结晶，故滤材用乙醇湿润，所用器具应干燥。

四、实训结果

实验序号	结果记录		
	外观性状	色泽	气味

五、思考题

1. 滑石粉在制备薄荷水中起何作用？能否用其他物质代替？薄荷水还可用哪些方法制备？

2. 碘化钾在碘酊剂处方中起何作用？制备本品应注意哪些问题？服用本品时应注意什么问题？

3. 在生产糖浆剂过程中可能出现哪些问题？单糖浆中为何不用加防腐剂？用热溶法制备单糖浆有什么优点？糖浆剂为什么要有一定的浓度？糖浆剂在贮存中应注意哪些问题？

4. 樟脑醑向水中加会析出什么？采用什么方法避免？

高分子溶液剂及溶胶剂的制备

一、实训目的

1. 掌握胶体药物的溶解特性和制备方法。

2. 掌握胶体溶液与溶液的区别。

二、实训指导

胶体溶液型液体药剂按分散系统分类，包括两类：一类属于分子（或离子）分散体系的高分子溶液，如羧甲基纤维素钠、西黄芪胶、阿拉伯胶、琼脂、白及胶等胶浆剂，以及胃蛋白酶、明胶等蛋白质溶液；另一类属于微粒（多分子聚集体）分散体系的胶体溶液，如氧化银溶胶、氢氧化铁溶胶及由表面活性剂作增溶剂的某些溶液（如甲酚皂溶液）等。

由于胶体质点介于真溶液与混悬剂二者之间，所以胶体溶液既具有溶液的某些性质，又具有混悬剂的部分性质；但胶体溶液既不同于真溶液，也不同于混悬剂，它有其独特的性质。

胶体溶液型液体药剂的溶剂大多数是水，但也有乙醇、乙醚、丙酮等非水溶剂。按胶体与溶剂之间亲和力不同，胶体可分亲液（或亲水）胶体和疏液（或疏水）胶体。常用的多为亲水胶体溶液。

亲水胶体溶液的制备与溶液的制备基本相同，唯溶解时要经过溶胀过程。宜将胶体粉末分次撒在液面上，使其充分吸水自然膨胀而胶溶；或将胶体粉末置于干燥容器内，先加少量乙醇或甘油使其均匀润湿，然后加大量水振摇或搅拌使之胶溶。如直接将水加到粉末中，往往黏结成团，使水难以透入团块中心，以致长时间不能制成均匀的胶体溶液，操作时应加注意。片状、块状原料（如明胶等），应加少量水放置，令其充分吸水膨胀，然后于水浴（60℃左右）加热使溶。

处方中需要加入电解质或高浓度醇、糖浆、甘油等具有脱水作用的液体时，应用溶剂稀释后再加入，且用量不宜过大。

胶体溶液如需滤过时，所用的滤材应与胶体溶液荷电性相同，最好选用不带电荷的滤器，以免凝聚。胶体溶液以新鲜配制为佳，以免发生陈化现象或污染微生物。必要时可加适宜的防腐剂，以增加制剂的稳定性。

三、实训内容

（一）胃蛋白酶合剂的制备

【处方】

胃蛋白酶（1∶3000）	2.0g
稀盐酸	2mL
橙皮酊	5mL
单糖浆	10mL
苯甲酸	0.2g
蒸馏水	加至100mL

【制法】取苯甲酸溶于橙皮酊后，缓缓加入约80mL水中，搅匀，并加入单糖浆和稀盐酸，搅匀，再将胃蛋白酶撒布在液面上，令其自然浸透后，轻轻搅拌使溶解，加水至足量，搅匀，即得。

【注意事项】

（1）胃蛋白酶活性要求在pH值1.5~2.5之间，过高或过低都降低活性或完全失活。故配制时稀盐酸一定要先稀释。

（2）胃蛋白酶为胶体物质，溶解时应撒布于液面，使其充分吸水膨胀，再缓缓搅匀，温度过高（40℃左右）也易失活，故不宜用热水。

（3）本品在贮存中受多种因素影响，易降低或消失活性，不宜久贮，不宜大量配制，不宜剧烈振摇。

（4）本处方所用胃蛋白酶消化力为1∶3000，若用其他规格的应进行折算。本品系助消化药。胃蛋白酶为一种消化酶，能使蛋白质分解为蛋白胨。因其消化力以pH值1.5~2.5时最强，故常与稀盐酸配伍应用。橙皮酊为芳香性苦味健胃药，既是芳香矫味剂又有一定的健胃作用。单糖浆为矫味剂。本品主要用于因食蛋白性食物过多所致消化不良症及病后恢复期消化机能减退等症。

（二）甲酚皂溶液的制备

【处方】

甲酚	5mL
植物油	1.7g
氢氧化钠	0.3g
蒸馏水	加至10mL

【制法】取氢氧化钠加水1.0mL溶解后，加植物油于水浴上加热至皂化完全，取溶液

1 滴加水 9 滴无油滴析出，即为皂化完全，趁热加入甲酚搅拌使溶解澄清，再加水至足量。

【注意事项】

（1）处方中生成的钠皂可用钾皂代替。

（2）皂化过程中可加少量乙醇以加速皂化反应进行。

（三）2.5%西黄芪胶浆的制备

【处方】

西黄芪胶（七号粉）	2.5g
苯甲酸	0.2g
乙醇	2.5mL
蒸馏水	加至 100mL

【制法】取西黄芪胶与苯甲酸同置干燥广口瓶中，加乙醇摇匀，然后一次加适量蒸馏水使成 100mL，猛力摇匀，即得。

【注意事项】

（1）乙醇作分散剂，将胶粉先湿润。

（2）苯甲酸作防腐剂，以防霉败。

（四）羧甲基纤维素钠胶浆的制备

【处方】

羧甲基纤维素钠	0.5g
甘油	6.0mL
对羟基苯甲酸乙酯溶液 5%	0.4mL
纯化水	适量
共制	20mL

【制法】取羧甲基纤维素钠分次加入 500mL 热纯化水中，轻加搅拌使其溶解，然后加入甘油、羟苯乙酯溶液（5%）、香精，最后添加纯化水至 1000mL，搅匀，即得。

【注意事项】

（1）本品为润滑剂，用于腔道、器械检查或查肛时。

（2）用法与用量：取本品适量涂于器械表面或顶端。

（3）羧甲基纤维素钠为白色纤维状粉末或颗粒，无臭，在冷、热水中均能溶解，但在冷水中溶解缓慢，不溶于一般有机溶剂。配制时，羧甲基纤维素钠如先用少量乙醇湿润，再按上法溶解则更为方便。

（4）羧甲基纤维素钠遇阳离子型药物及碱土金属、重金属盐能发生沉淀，故不能使用季铵盐类和汞类防腐剂。

（5）本品在 pH 值 5~7 时黏度最高，当 pH 值低于 5 或高于 10 时黏度迅速下降，一般选 pH 值为 6~8。

（6）甘油可以起保湿、增稠和润滑作用。

四、实训结果

实验序号	结果记录		
	外观性状	色泽	气味

五、思考题

（1）何谓增溶？以处方为例说明增溶机理。

（2）写出皂化化学反应式，加速皂化反应的方法有哪些？

（3）西黄芪胶能用热水配制吗？

（4）简述亲水胶体的溶胀过程和胶溶过程。

乳剂的制备

一、实训目的

1. 掌握乳剂的一般制备方法。

2. 比较不同方法制备的乳剂油滴粒度大小、均匀度及其稳定性。

3. 掌握乳剂类型的鉴别方法。

二、实训指导

乳剂也称乳浊液型液体药剂，系指两种互不相容的液体混合，其中一种以液滴状态分散于另一种液体中形成的非均相分散体系。形成液滴的一相称为内相、不连续相或分散相；包在液滴外的一相称为外相、连续相或分散介质。分散相的直径一般在 0.1~10 μm 之间。乳剂类型有单乳剂（O/W 型、W/O 型）和复合乳剂（W/O/W 型、O/W/O 型）。

乳剂是一种动力学及热力学不稳定的分散体系，为提高稳定性，其处方中除分散相和连续相外，还加入乳化剂，并且需在一定的机械力作用下进行分散。乳化剂的稳定机理是通过在分散液滴表面形成单分子膜、多分子膜、固体粉末膜等界面膜，降低了界面张力，防止液滴相遇时发生合并。常用的乳化剂有表面活性剂、阿拉伯胶、西黄芪胶等。

通常小量制备时，可在乳钵中研磨制得或在瓶中振摇制得，工厂大量生产多采用乳匀机、高速搅拌器、胶体磨制备。如以阿拉伯胶作乳化剂，常采用干胶法和湿胶法制备；以新生皂为乳化剂，可研磨或振摇制得。乳剂类型的鉴别方法有稀释法（水）和染色镜检法（水/油性染料）。

三、实训内容

（一）液状石蜡乳的制备

【处方】

液状石蜡	6mL
阿拉伯胶	2g
5%尼泊金乙酯醇溶液	0.05mL
1%糖精钠溶液	0.003g
香精	适量
纯化水	加至 15mL

【制法】

（1）干胶法（干法）：将阿拉伯胶分次加入液状石蜡中研匀，加纯化水 4mL，研至发出噼啪声，即成初乳；再加 5%尼泊金乙酯醇溶液，加剩余纯化水适量研匀，再加糖精钠溶液和香精，共制 15mL。

（2）湿胶法：取纯化水 4mL 置乳钵中，加 2g 阿拉伯胶粉研成胶浆，分次加入 6mL 液状石蜡，边加边研磨至初乳形成；再加 5%尼泊金乙酯醇溶液及剩余纯化水研匀，最后加糖精钠溶液和香精，共制成 15mL，即得。

【注意事项】

（1）干胶法简称干法，适用于乳化剂为细粉者；湿胶法简称湿法，所用的乳化剂可以不是细粉，预先能制成胶浆（胶：水为 1：2）者即可。

（2）制备初乳时，干法应选用干燥乳钵，量油的量器不得沾水，量水的量器也不得沾油，油相与胶粉（乳化剂）充分研匀后，按液状石蜡：胶：水为 3：1：2 的比例一次加水，迅速沿同一方向研磨，直至稠厚的乳白色初乳形成为止，其间不能改变研磨方向，也不宜间断研磨。

（3）湿法所用胶浆（胶：水为 1：2）也可提前制出，备用。

（4）制备 O/W 型乳剂必须在初乳制成后，方可加水稀释。

（5）乳钵应选用内壁较为粗糙的瓷乳钵。

（6）本品因以阿拉伯胶为乳化剂，故为 O/W 型乳剂。所制得的乳剂应为乳白色，镜检油滴应细小均匀。

（7）液状石蜡系矿物性油，在肠中不吸收、不消化，对肠壁及粪便起润滑作用，并能阻抑肠内水分的吸收，因而可促进排便，为润滑性轻泻剂。

（8）用于治疗便秘，特别适用于高血压、动脉瘤、疝气、痔及手术后便秘的患者，可以减轻排便的痛苦。

（二）鱼肝油乳剂的制备

【处方】

鱼肝油	10mL
阿拉伯胶（细粉）	2.5g
西黄芪胶（细粉）	0.14g
蒸馏水	加至 20mL

【制法】

（1）干法：按油∶水∶胶为 4∶2∶1 的比例，将油与胶轻轻混合均匀，一次加入水，向一个方向不断研磨，直至稠厚的乳白色初乳生成为止（有噼啪声），再加水稀释研磨至足量。

（2）湿法：胶与水先研成胶浆，加入西黄芪胶浆，然后加入油，边加边研磨至初乳生成，再加水稀释至足量，研匀，即得。

【注意事项】

（1）干法应选用干燥乳钵，量器分开。研磨时不能停止，也不能改变方向。

（2）乳剂制备必须先制成初乳后，方可加水稀释。

（3）选用粗糙乳钵，杵棒头与乳钵底接触好。

（4）可加矫味剂及防腐剂。

四、思考题

1. 简述以干法、湿法制备初乳的操作要点。

2. 乳剂的类型主要取决于什么因素？

3. 分析液体石蜡乳的处方并说明各成分的作用。

4. 在鱼肝油乳剂的制备过程中干法与湿法比较，哪个效果好，其操作要点如何？

乳剂类型的鉴别

1. 染色镜检法：将上述乳剂涂在载玻片上，用注射器加少量油溶性染料苏丹红染色，镜下观察。另用水溶性亚甲蓝染色，同样镜检，判断乳剂的类型。将实验结果记录于下表中。

乳剂类型鉴别结果

	液状石蜡乳		鱼肝油乳剂		…………	
	内相	外相	内相	外相	内相	外相
苏丹红						
亚甲蓝						
乳剂类型						

注：（1）染色法中所用染料不宜过多，以免乳剂被稀释而破乳。

（2）所用检品及试剂过多，容易污染或腐蚀显微镜。

2. 稀释法：取试管两支，加入液状石蜡乳剂 1 滴，加水约 5mL，振摇或翻转数次，观察是否能混匀，并根据实验结果判断乳剂类型。

第八章

散 剂

第一节 概 述

一、散剂的含义

散剂系指原料药物或与适宜的辅料经粉碎、均匀混合制成的干燥粉末状制剂。分为口服散剂和局部用散剂。

散剂作为中药传统剂型之一，最早记载于《五十二病方》，此后《黄帝内经》《伤寒论》《金匮要略》《名医别录》等均收载了多种散剂。《中国药典》（2015 年版）一部收载散剂 50 多个品种。古有"散者散也，去急病用之"的论述，说出了散剂易分散、奏效快的特点。此外，散剂制法简便，方便运输携带。散剂除了作为药物剂型直接应用于患者外，有的已改制成胶囊、片剂等剂型。粉碎了的药物也是制备其他剂型如片剂、胶囊剂、混悬剂及丸剂等的基础。因此，制备散剂的基本操作技术在药剂学的应用上具有普遍意义。

二、散剂的特点

1. 粉碎程度大，比表面积大，易分散、奏效快。

2. 外用覆盖面积大，对溃疡、外伤等疾病可起到保护黏膜、吸收分泌物和促进凝血作用。

3. 剂量可随症加减，易于控制，对于吞服片剂、胶囊等困难的小儿尤其适用。

4. 制法简便，运输、携带和贮藏方便。

但散剂由于药物粉碎后比表面积增大，其臭味、刺激性及化学活性也相应增加，且挥发性成分易散失，所以一些刺激性大、腐蚀性强、易吸湿变质的药物一般不宜制成散剂。此外，散剂的口感不好，剂量较大者易致服用困难。

三、散剂的分类

（一）按药物组成分类

按药物组成不同，可分为单散剂和复方散剂。

1. 单散剂　系由一种药物组成，如川贝散、三七散等。

2. 复方散剂　系由两种或两种以上药物组成，如冰硼散、七厘散等。

（二）按医疗用途和给药途径分类

按医疗用途和给药途径不同，可分为内服散剂与外用散剂两大类。有的散剂既可内服，又可外用，如七厘散。

1. 内服散剂　此类散剂是通过口服给药，如八味沉香散、川芎茶调散。

2. 外用散剂　此类散剂是通过皮肤或黏膜给药，具体又可分为：

（1）撒布散　撒布于皮肤和黏膜创伤表面的散剂，如黄连素粉。

（2）调敷散　使用时以酒或醋调成稠糊敷于患处或敷于脚心等穴位的散剂，如如意黄金散。

（3）眼用散　直接用于眼部的散剂，如八宝眼药散。

（4）吹入散　吹入鼻喉等腔道的散剂，如慢鼻净。

（5）袋装散　包封于布袋中的散剂，如挂于胸前的小儿香囊，绑敷于肚脐表面的元气袋。

（三）按剂量分类

按剂量不同，可分为分剂量散剂和不分剂量散剂两大类。

1. 分剂量散剂　系将散剂按一次服用量单独包装，按医嘱分包服用。

2. 不分剂量散剂　系以多次应用的总剂量形式包装，按医嘱由患者分剂量使用。

（四）按药物性质分类

按药物性质不同，可分为普通散剂和特殊散剂。其中特殊散剂又分为毒剧药散剂、含低共熔混合物散剂、含液体药物散剂。

四、散剂的质量要求

1. 粒度　散剂中的药物均应为粉末，根据医疗需要及药物性质不同，其粉末细度应有所区别。除另有规定外，口服散剂应为细粉；儿科和局部用散剂应为最细粉。必要时应作散剂粒度检查，以确定是否符合用药要求。制备含有毒性药、贵重药或药物剂量小的散剂时，应采用配研法混匀并过筛。用于深部组织创伤及溃疡面的外用散剂及眼用散剂应在清洁避菌环境下配制。散剂中可含有或不含有辅料，根据需要可加入矫味剂、芳香剂和着色剂等。

2. 外观均匀度　散剂一般应呈干燥、疏松状，混合均匀、色泽一致，主药含量一致。

3. 含水量　散剂一般的含水量应控制在9%以内。

4. 装量差异　单剂量、一日剂量包装的散剂装量差异限度应符合药典规定。

此外，还应做卫生学检查，应符合无菌、微生物限度等规定。

第二节　散剂的制备

一、一般散剂的制备

散剂制备的一般工艺流程为：

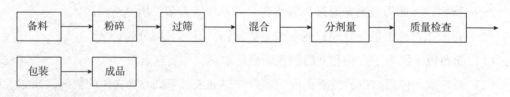

1. 粉碎及过筛　制备散剂用的原辅料，均需按药物本身特性及临床用药的要求，采用适宜的方法粉碎、过筛得细粉备用（粉碎与过筛见本教材第四章）。药物的粉碎度不仅关系到它的一般物理性质（如外观、均匀性、流动性等），并且可直接影响它的生物利用度，进而影响其疗效。易溶于水的药物不必粉碎得太细；对于难溶性药物而言，为了加速其溶解和吸收，应粉碎得细些。

2. 混合　混合是散剂制备的重要工艺过程之一，也是散剂制备的关键工序，要求混合均匀、色泽一致。混合均匀与否，对制剂的质量有直接影响。混合的目的、原理、方法、器械等在第四章已经介绍。本节主要介绍散剂的两种常用混合方法及操作要点。

（1）等量递增法　当混合组分比例相差悬殊时，则难以混合均匀，常采用等量递增法（又称配研法）混合，即量小组分为一份，加入与之等体积量大组分混匀，再加入与混合物等量的量大组分，如此倍量增加混合至加完量大组分全部混匀，再过筛混合。

（2）打底套色法　当混合的组分有明显的色泽差异时，应先"打底"后"套色"（又称套研法）。所谓"打底"是指将量小的、色深的组分先放入混合器（表面在混合之前应先用少许其他量大组分饱和）作为基础，然后将量大的、色浅的药粉逐渐分次加入混合器中混匀，即为"套色"。本法缺点是强调了色泽差异，但却忽视了粉体粒子等比例量容易混合均匀的情况。

混合时还应该注意，若混合各组分的密度相差悬殊，在混合时一般先加密度小的，再加密度大的，这样可以避免密度小的组分浮于上部或者飞扬，密度大的沉于底部不易混匀。若各组分的色泽深浅相差悬殊，同时比例也悬殊时，可以先放色深的，加等量色浅的混匀后再倍量增加混合至全部混合均匀，即称为"倍增套色法"，此法在实际生产中最为常用。

3. 分剂量　分剂量是把混合均匀的散剂按照所需剂量分成相等重量份数的过程或操作。常用的方法有重量法、容量法和估分法。

（1）重量法　用衡器逐份称重的方法。本法分剂量准确，但操作麻烦，效率低，难以机械化。主要用于含毒性药物、贵重药物散剂的分剂量。

（2）容量法　用固定容量的容器进行分剂量的方法。此法效率高，可实现连续操作，但准确性不如重量法，药物、混合物的性质（如流动性、堆密度、吸湿性）及分剂量的速度均能影响其准确性，分剂量时应注意及时检查并加以调整。目前药厂生产使用的自动分包机、分量机和医疗机构制剂室大量配制散剂所用的散剂分量器都是采用容量法分剂量的。

（3）估分法（目测法）　系将一定总量的散剂，根据目测分成所需剂量的若干等份的方法。此法操作简单，但误差较大，仅适用于一般散剂小量配置，不适用于含有贵重细料药和毒剧药物的散剂，也不适用于大生产。

二、特殊散剂的制备

（一）含毒性药物的散剂

毒性药物一般应用剂量小，不易准确称取，剂量不准易致中毒，因此毒性药物常制成倍散应用。"倍散"系指在小剂量毒性药物中添加一定比例的辅料制成的散剂，也称为稀释散。

倍散的稀释比例按药物的剂量而定，如果剂量在 0.01~0.1g 者，可配成 10 倍散（1份药物加 9 份辅料如乳糖或淀粉等混匀）；剂量在 0.001~0.01g 者，则应配成 100 倍散，

0.001g 以下者，则应配成 1000 倍散。

倍散的辅料应是无显著药理作用，且不与主药发生反应，不影响主药含量测定的惰性物质。常用的有乳糖、淀粉、糊精、蔗糖、葡萄糖及无机物如硫酸钙、碳酸钙、氧化镁等。

制备倍散时，常添加食用色素如胭脂红、苋菜红、靛蓝等将散剂染成一定颜色，以便于观察散剂混合的均匀性并与未稀释原药进行区别。

例1：

马钱子散

【处方】制马钱子适量（含士的宁 8.0g），地龙（焙黄）93.5g。

【制法】以上二味，将制马钱子、地龙分别粉碎成细粉，配研，过筛，即得。

【功能与主治】祛风湿，通经络。用于风湿闭阻所致的痹病，症见关节疼痛、臂痛腰痛、肢体肌肉萎缩。

【用法与用量】每晚用黄酒或开水送服。一次 0.2g，如无反应，可以增至 0.4g，最大服用量不超过 0.6g，老幼及体弱者酌减。

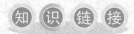

含毒性成分中药材的应用方法

马钱子等含毒性成分中药材，因产地、采收季节及炮制方法等因素的影响，致使其成分含量相差悬殊，为保证用药安全，常将这些毒性成分测定含量后，用辅料调整其含量，制成调制粉供配制使用。如《中国药典》（2015 年版）中马钱子粉的制备时，即取马钱子粉测定士的宁含量后，加适量淀粉，使士的宁含量控制在 0.78% ~ 0.82%，马钱子碱不得少于 0.50%。

（二）含低共熔混合物的散剂

两种或两种以上药物按一定比例混合时，在室温条件下，出现的润湿或液化现象称为低共熔现象。通常在研磨混合时液化现象出现较快，但是在有些情况下，液化现象需要一定时间才出现。

一般低共熔现象的发生与药物品种及所用比例量及当时温度条件有关，可表现为液化、润湿或者仍然干燥。

药剂配制时容易发生低共熔现象的药物有：薄荷脑与樟脑、薄荷脑与麝香草酚、冰片、樟脑与水杨酸苯酯等低分子化合物（酚类、醛类与酮类化合物）。

低共熔混合物散剂的制备方法，应依据其形成低共熔混合物后对药物作用的影响、处方中其他固体药物粉末的多少而定。

1. 若两种药物配制时形成低共熔混合物后药理作用增强，应先共熔后混合。

2. 若共熔后药理作用无明显变化，而处方中其他固体药物粉末较多时，可先共熔后混合。

3. 若低共熔后，药理作用减弱，应分别混合，以避免出现低共熔。

4. 若处方中含有足以溶解低共熔混合物的挥发油时，可先共熔，后溶解，再喷雾于其他固体组分中混匀

例2：

避瘟散

【处方】檀香156g，零陵香18g，白芷42g，香排草180g，姜黄18g，玫瑰花42g，甘松18g，丁香42g，木香36g，人工麝香1.4g，冰片138g，朱砂662g，薄荷脑138g。

【制法】以上13味，除人工麝香、冰片、薄荷脑外，朱砂水飞成极细粉，其余檀香等九味粉碎成细粉，过筛、混匀；将冰片、薄荷脑同研至液化，另加入甘油276克，搅匀。将人工麝香研细，与上述粉末配研，过筛，混匀，与液化的冰片和薄荷脑研匀，即得。

【功能与主治】祛暑避秽，开窍止痛。用于夏季暑邪引起的头目眩晕、头痛鼻塞、恶心、呕吐、晕车晕船。

【用法与用量】口服。一次0.6g，外用适量，吸入鼻孔。

注：处方中加甘油的目的是保持散剂适当湿润，在吸入鼻腔时，防止过度刺激鼻黏膜，涂敷时也易于黏着在皮肤上。

（三）含液体药物的散剂

当复方散剂中含有挥发油、非挥发性液体药物、流浸膏、药材煎液等液体组分时，应根据药物的性质、用量及处方中其他固体组分的量来处理。

1. 当处方中液体组分量较少时，可用处方中其他固体组分吸收后混合均匀。

2. 若液体组分量较多，固体组分不能完全吸收，可加入适宜辅料（如乳糖、淀粉、糊精、蔗糖、沉降磷酸钙等）吸收至不显润湿为度。

3. 如液体组分量过多，并属于非挥发性成分时，可加热除去大部分水，然后加入处方中其他固体组分或辅料，在低温条件下干燥，混合均匀。

4. 若处方中含有黏稠浸膏或挥发油时，可用少量的乙醇溶解或稀释后与药粉混匀。

例3：

蛇胆川贝散

【处方】蛇胆汁100g，川贝母600g。

【制法】以上二味，川贝母粉碎成细粉，与蛇胆汁混合均匀，干燥，粉碎，过筛，即得。

【功能与主治】清热、止咳，除痰。用于肺热咳嗽，痰多。

【用法与用量】口服。一次 0.3~0.6g，一日 2~3 次。

（四）眼用散剂

一般配制眼用散剂的药物多经水飞或粉碎成过九号筛（200 目）的极细粉，以减少对眼部的机械刺激。眼用散剂要求无菌，因此配制时的用具要灭菌，配制操作应在清洁、避菌环境下进行，成品要进行灭菌。

例 4：

八宝眼药

【处方】珍珠 9g，麝香 9g，熊胆 9g，海螵蛸（去壳）60g，硼砂（炒）60g，朱砂 10g，冰片 20g，炉甘石（三黄汤飞）300g，地栗粉 200g。

【制法】珍珠、朱砂、海螵蛸分别水飞成极细粉；炉甘石用三黄汤水飞成极细粉；地栗粉、硼砂分别研成极细粉；将上述极细粉以配研法混匀。麝香、冰片、熊胆研细，再与上述粉末配研，过九号筛，混匀，灭菌，即得。

【功能与主治】消肿，明目。用于目赤肿痛，眼缘溃烂，畏光怕风，眼角涩痒。

【用法与用量】每用少许，点入眼角。一日 2~3 次。

注：炉甘石用三黄汤淬，可以增加清热效果。炉甘石 100kg，用黄连、黄柏、黄芩各 2.5 kg，煎汤取汁淬。即取净炉甘石，煅红，倾入三黄汤中，研磨，倾出混悬液，下沉部分再煅，再按上法反复数次，合并混悬液，静置后分取沉淀物，干燥、研细，过筛。

地栗粉的制备：取鲜荸荠洗净，削去芽苗及根蒂，捣烂压榨取汁，滤过，滤液沉淀。取沉淀物干燥，研成极细粉即得。

第三节　散剂的质量检查

散剂应干燥、疏松、混合均匀、色泽一致。

一、外观均匀度

取供试品适量，置光滑纸上，平铺约 5cm²，将其表面压平，在明亮处观察，应色泽均匀，无花纹与色斑。

二、粒度

除另有规定外，化学药品局部用散剂和用于烧伤或严重创伤的中药局部用散剂及儿科用中药散剂，照下述方法检查，应符合规定。

检查法：除另有规定外，取供试品 10g，精密称定，照粒度和粒度分布测定法（通则 0982，单筛分法）测定。化学药散剂通过七号筛（中药通过六号筛）的粉末重量，不得少于95%。

三、水分

中药散剂照水分测定法（通则0832）测定，除另有规定外，不得过9.0%。

四、装量差异

单剂量包装的散剂，照下述方法检查，应符合规定。

检查法：除另有规定外，取供试品10袋（瓶），分别精密称定每袋（瓶）内容物的重量，求出内容物的装量与平均装量。每袋（瓶）装量与平均装量相比较，按表11-1中的规定，超出装量差异限度的散剂不得多于2袋（瓶），并不得有1袋（瓶）超出装量差异限度的1倍。凡有标示装量的散剂，每袋（瓶）装量应与标示装量相比较。

表11-1 散剂装量差异限度

平均装量或 标示装量	装量差异限度 （中药、化学药）	装量差异限度 （生物制品）
0.1g 或 0.1g 以下	±15%	±15%
0.1g 以上至 0.5g	±10%	±10%
0.5g 以上至 1.5g	±8%	±7.5%
1.5g 以上至 6g	±7%	±5%
6g 以上	±5%	±3%

凡规定检查含量均匀度的化学药和生物制品散剂，一般不再进行装量差异的检查。

五、装量

除另有规定外，多剂量包装的散剂，照最低装量检查法（通则0942）检查，应符合规定。

六、无菌

除另有规定外，用于烧伤〔除程度较轻的烧伤（Ⅰ度或浅Ⅱ度外）〕、严重创伤或临床必需无菌的局部用散剂，照无菌检查法（通则1101）检查，应符合规定。

七、微生物限度

除另有规定外，照非无菌产品微生物限度检查：微生物计数法（通则1105）和控制菌检查（通则1106）及非无菌药品微生物限度标准（通则1107）检查，应符合规定。凡规定进行杂菌检查的散剂，可不进行微生物限度检查。

八、干燥失重

化学药和生物制品散剂，除另有规定外，取供试品，照干燥失重测定法（通则0831）测定，在105℃干燥至恒重，减失重量不得过2.0%。

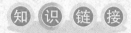

散剂的包装、贮藏

散剂的表面积较大，容易吸湿、风化及挥发，若包装不当会吸湿从而导致潮解、结块、变色、分解、霉变等变化，严重影响散剂的质量及用药安全。所以散剂在包装与储存中主要应解决好防潮的问题。包装时应选择适宜的包装材料及方法。常用的包装材料有包药纸（包括有光纸、玻璃纸、蜡纸等）、塑料袋、玻璃管或玻璃瓶等。

多剂量包装的散剂应附分剂量的用具；含有毒性药的内服散剂应单剂量包装。

除另有规定外，散剂应密闭贮存，含挥发性药物或易吸潮药物的散剂应密封贮存。

复习思考

一、名词解释

散剂　　　等量递增法

二、选择题

（一）单项选择题

1. 在倍散中加色素的目的是（　　）

　A. 帮助判断分散均匀性　　　　B. 美观　　　　C. 稀释

　D. 形成共熔物

2. 下列说法错误的是（　　）

　A. 含毒性药物的散剂不应采用容量法分剂量

　B. 倍散适合制备剂量小的散剂

　C. 散剂含低共熔组分时，应先将其共熔后再与其他组分混合

D. 散剂含少量液体组分时，可利用处方中其他固体组分吸收

3. 单剂量包装的散剂，包装量在 1.5g 以下至 6g 的，装量差异限度为（　　）

A. ±15%　　　　　　　　B. ±10%　　　　　　　　C. ±8%

D. ±7%

4. 制备含毒性药物散剂，剂量在 0.01g 以下时，应该配成（　　）

A. 5 倍散　　　　　　　　B. 10 倍散　　　　　　　C. 20 倍散

D. 100 倍散

5. 含毒性药物的散剂分剂量常用（　　）

A. 含量法　　　　　　　　B. 重量法　　　　　　　C. 估分法

D. 目测法

6. 散剂的制备工艺是（　　）

A. 粉碎→混合→过筛→分剂量

B. 粉碎→混合→过筛→分剂量→包装

C. 粉碎→混合→过筛→分剂量→质量检查→包装

D. 粉碎→混合→过筛→分剂量→质量检查→包装

7. 散剂混合时常用（　　）

A. 熔融法　　　　　　　　B. 等量递增法　　　　　C. 单研法

D. 共研法

8. 下列关于散剂的说法正确的是（　　）

A. 含挥发性药物也可制成散剂

B. 适合于刺激性强的药物

C. 由于没经过提取，所以分散速度慢

D. 易吸潮、剂量大

9. 制备含毒性药物的散剂，剂量为 0.05g 时，一般应配成多少比例的倍散（　　）

A. 1∶10　　　　　　　　B. 1∶100　　　　　　　C. 1∶5

D. 1∶1000

（二）多项选择题

1. 关于散剂特点的陈述，正确的是（　　）

A. 易分散，奏效快　　　B. 制备方法简便　　　C. 可掩盖不良气味

D. 较丸、片剂稳定　　　E. 可随意增减剂量

2. 关于含低共熔混合物散剂的陈述，正确的是（　　）

A. 低共熔现象是药物混合后出现润湿或液化的现象

B. 低共熔现象的发生与药物的品种及比例量有关

C. 低共熔药物混合时全都迅速产生低共熔现象

D. 薄荷脑与樟脑混合时能产生低共熔现象

E. 若低共熔物药效增强则可直接用共熔法混合

三、简答题

1. 散剂的特点是什么？

2. 什么是研磨混合法中的打底套色法？

3. 散剂的制备工艺过程是什么？

📝 **技能训练**

冰硼散的制备

一、实训目的

1. 掌握散剂制备工艺流程和制备方法。

2. 能根据物料的性质正确选择粉碎和混合方法进行操作。

3. 能对散剂进行外观、粒度、装量差异检查。

二、实训条件

1. 实训场地　实验室或实训车间。

2. 实训材料　冰片，硼砂（煅），朱砂，玄明粉等。

3. 实训仪器和设备　天平、乳钵或球磨机、二维（或三维）运动混合机、搪瓷盆、离心机（中速）、六号筛、七号筛、九号筛等。

三、实训内容

冰硼散

【处方】冰片 50g，硼砂（煅）500g，朱砂 60g，玄明粉 500g。

【制法】

（1）分别称取以上四味药，朱砂水飞成极细粉，硼砂粉碎成细粉，将冰片研细。

（2）用朱砂打底，按等量递增法与玄明粉套色混匀，再将混合粉与硼砂进行配研直至混合完全。

（3）将冰片与混合粉按等量递增法混合均匀。

（4）将上述混合后的粉末过筛、包装，即得。

【操作注意】

（1）朱砂为矿物类药，呈朱红色。应以水飞法制成极细粉。

（2）研磨冰片时要轻研，如产生结块，可加入少量无水乙醇以减小黏性，待晾干后再与其他药粉混匀。

（3）应注意将打底套色法与等量递增法结合进行。

【质量检查】

（1）外观均匀度　散剂应干燥、疏松、混合均匀、色泽一致。依法检查（通则 0115），取供试品适量置光滑纸上，平铺约 5cm²，将其压平，在亮处观察，应呈现均匀的色泽，无花纹、色斑。

（2）粒度检查　照粒度测定法（通则 0982）测定，除另有规定外，通过六号筛的粉末重量，不得少于 95%。

（3）装量差异检查　取供试品 10 袋（瓶），分别称定每袋（瓶）内容物的重量，每袋（瓶）的重量与标示量相比较，超出限度的不得多于 2 袋（瓶），并不得有 1 袋（瓶）超出限度一倍。

多剂量分装的散剂照最低装量检查法（通则 0942）检查，应符合规定。

【功能与主治】清热解毒，消肿止痛。用于热毒蕴结所致的咽喉疼痛，牙龈肿痛，口舌生疮。

【用法与用量】吹敷患处，每次少量，一日数次。

第 九 章

颗粒剂

第一节 概　述

【学习目标】

知识目标

掌握颗粒剂的概念、特点及种类。

熟悉各种类型颗粒剂的制备工艺流程及质量评价项目。

了解颗粒剂的最新发展。

技能目标

能熟练操作相关制粒设备进行颗粒剂的生产操作，能对生产中出现的质量问题进行分析，并提出解决方法。

素质目标

培养学生养成良好的安全意识和卫生意识，树立药品质量第一的观念。

一、颗粒剂的含义

中药颗粒剂系指药材提取物与适宜的辅料或药材细粉制成的具有一定粒度的颗粒状制剂。颗粒剂系口服剂型，一般将其分散或溶解在溶剂中服用。

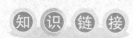

颗粒剂的发展简史

中药颗粒剂是在汤剂、糖浆剂和酒剂的基础上发展起来的一种剂型，1990 年版《中国药典》称为冲剂，1995 年版改称为颗粒剂。随着提取、纯化、制粒技术与相关设备的进步及新辅料、包装材料的应用，中药颗粒剂的质量与药效有了较大改善，成为近年来发展较快的剂型之一。

二、颗粒剂的特点

中药颗粒剂既保持了汤剂吸收快、作用迅速的特点，又克服了汤剂服用前临时煎煮不便、久贮易变质及不易携带等缺点，并且可按需加入矫味剂、芳香剂来掩盖药物的不良气味，患者乐于服用；质量较液体制剂稳定；处方中药材大部分经过提取纯化，体积较小，携带、运输及贮藏均较方便；但仍存在需要加入较多辅料、吸湿性较强等问题。因此应注意在包装材料的选择、贮存与运输条件上加以控制。

三、颗粒剂的分类

中药颗粒剂按溶解性能和溶解状态可分为可溶性颗粒剂（包括水溶性颗粒剂、酒溶性颗粒剂）、混悬性颗粒剂和泡腾性颗粒剂等，单剂量颗粒压制成块状的又称块状颗粒剂。其他还有肠溶性颗粒剂、缓释颗粒剂和控释颗粒剂等。

第二节　颗粒剂的制备

中药颗粒剂制备工艺流程一般为：原料处理→粉碎与过筛→混合→制粒（干燥）→整粒→质检→包装。

一、水溶性颗粒剂的制备

（一）原料处理

1. 提取　根据处方中药材所含有效成分及对颗粒剂溶解性的要求，可选用适宜的溶剂和方法进行提取。一般多采用煎煮法提取，也可用渗漉法、回流法及浸渍法提取。含挥发油的药材可采用"双提法"。煎煮法是目前生产颗粒剂最常用的提取方法，适用于有效成分溶于水且对湿热较稳定的药材。操作时，称取药材饮片或段、粗末，提取药液，静置，滤过，滤液低温蒸发浓缩至规定浓度，备用。

2. 纯化　取上述浓缩液，除另有规定外，加入 1~2 倍量的乙醇，充分混匀，静置冷藏过夜，使其沉淀，滤过，滤液蒸馏回收乙醇，再继续浓缩至稠膏状，相对密度为 1.30~1.35（80~90℃），或干燥成干浸膏备用。加入乙醇沉淀的目的是为了除去黏液质、树胶、蛋白质等杂质，以保证成品质量和便于制粒。

（二）混合

取上述稠膏或干浸膏细粉，加入规定量的水溶性辅料，必要时用适当浓度的乙醇（70~90%）为湿润剂，选择适宜的混合方法和设备（相关内容见第四章第三节）混合均匀制成软材，正常的软材在混合机中能"翻滚成浪"，并"握之成团，触之即散"。软材的干湿度可通过增减黏合剂浓度、用量或加入适量"粉头"进行调节和控制。含药量小或含毒剧药的颗粒剂，应根据原料药物的性质采用适宜方法使其分散均匀。

（三）制粒

将制好的软材通过摇摆式颗粒机等制粒设备或用手工筛（12~14目）制成颗粒。水溶性颗粒剂的辅料主要是蔗糖和糊精。蔗糖用前应于60℃干燥2~3小时，粉碎，过80目筛制成糖粉。稠膏与糖粉的比例应视膏中所含药物成分的性质及膏中含水量而定，一般为1：2.5~1：4。为了减少糖粉的用量，可酌用部分糊精，辅料的总用量一般不超过稠膏量的5倍。

（四）干燥

为防止上述制得的湿颗粒放置过久而结块或变质，应尽快选择适宜的方法和设备进行干燥（相关内容见第五章第四节）。

干燥时颗粒不宜堆积太厚，且要定时翻动，使颗粒干燥均匀。干燥温度由药物性质而定，一般以60~80℃为宜，对热稳定的药物干燥温度可适当提高到80~100℃；含挥发油和遇热不稳定的药物应控制在60℃以下进行干燥。干燥时温度应逐渐升高，防止升温过快导致颗粒表面结成一层硬壳而影响颗粒内部水分的蒸发；且颗粒中的糖骤遇高温会熔化，使颗粒形成饼块而变得坚硬。颗粒干燥的程度除另有规定外，含水量不应超过8.0%。

（五）整粒

湿粒干燥后，可能出现结块、粘连等现象，必须用摇摆式颗粒机通过一号筛整粒，将大颗粒磨碎，再通过五号筛除去细小颗粒或细粉。筛下的细小颗粒和细粉可重新制粒，或并入下次同一批号药粉中，混匀制粒。颗粒剂处方中若含有挥发性成分，一般可溶于适量95%乙醇中，用雾化器均匀喷洒在干燥颗粒上，混合均匀，然后密闭放置一定时间，待挥发性成分渗透均匀后，方可进行包装。为提高挥发性成分的稳定性，也可将其用β-环糊精制成包合物加入整粒后的颗粒中混合均匀。

（六）包装

包装系指将各项质量检查符合要求的颗粒剂按生产指令用自动颗粒包装机进行分剂量和包装。颗粒剂中因含有浸膏和蔗糖，极易吸潮结块或溶化，故应密封包装，贮存于干燥阴凉处。包装材料常用复合铝塑袋，这类材料不易透湿透气，贮存期内可有效防止出现吸潮、软化等现象。

二、酒溶性颗粒剂的制备

酒溶性颗粒剂加入白酒后即溶解成为澄清的药酒，可代替药酒服用。

（一）制备酒溶性颗粒剂的要求

1. 处方中药材的有效成分应易溶于稀醇中。

2. 提取时所用溶剂为乙醇，但其含醇量应与饮用白酒含醇量相同（一般以60°的白酒为准），方能使颗粒剂溶于白酒后保持澄清。

3. 所加辅料应溶于白酒，常为蔗糖或其他可溶性矫味剂。

4. 一般每包颗粒剂的剂量以能冲泡成0.25~0.5kg药酒为宜，由患者根据规定剂量饮用。

（二）制法

酒溶性颗粒剂制法与水溶性颗粒剂类同。一般以60%左右的乙醇或一定度数的白酒为溶剂，多采用渗漉法、浸渍法或回流法等方法对药材进行提取，提取液回收乙醇后，浓缩至稠膏状，加入适宜的辅料制成软材，将软材制颗粒后及时干燥，整粒，包装即得。

三、混悬性颗粒剂的制备

混悬性颗粒剂系指将处方中含挥发性或热敏性成分的药材、贵重药材粉碎成极细粉，和处方中其余药材经提取、浓缩而制成的稠膏进行混合后制成的颗粒剂，其特点是用热水冲后不能全部溶解而呈混悬性液体。此类颗粒剂适用于处方中含挥发性、热敏性或淀粉较多的药材，既可避免挥发性成分挥发损失，又可节省其他辅料，降低成本。

混悬性颗粒剂的制法是将挥发性、热敏性或淀粉量较多的药材粉碎成细粉，过六号筛；一般性药材以水为溶剂，煎煮提取，煎液蒸发浓缩成稠膏。将上述稠膏与药材细粉及适量糖粉混匀，制成软材，再通过一号筛（12~14目），制成湿颗粒，60℃以下干燥，整粒，包装，即得。

四、泡腾性颗粒剂的制备

泡腾性颗粒剂是利用有机酸与弱碱和水作用产生二氧化碳气体，使药液产生气泡而呈泡腾状态的一种颗粒剂。因其能产生二氧化碳，可使颗粒疏松、崩裂，具速溶性。而二氧化碳溶于水后呈酸味，能刺激味蕾，有矫味的作用，若再加适量芳香剂和甜味剂，可得到饮料样的风味。

常用的有机酸有枸橼酸、酒石酸等，弱碱有碳酸钠、碳酸氢钠等。

泡腾性颗粒剂的制法系将处方中的药材按水溶性颗粒剂的制法进行提取、纯化、浓缩，将制成的稠膏或干浸膏粉，分成两份，一份加入有机酸制成酸性颗粒，另一份加入弱碱制成碱性颗粒，分别干燥，然后将酸性颗粒与碱性颗粒混匀，包装，即得。

五、块状颗粒剂的制备

块状颗粒剂系指将按上述方法制备好的干燥颗粒加适量润滑剂后，经压块机压制成一定重量的块状物（又称冲剂），如复方消食冲剂。

知识链接

1. 颗粒剂常用辅料种类有填充剂、黏合剂、润湿剂、着色剂、矫味剂、稳定剂。

2. 填充剂具有增加制剂重量和体积、有利于制剂成型的作用，常用种类有淀粉、糖粉、乳糖、微晶纤维素、甘露醇、山梨醇、无机盐等。

3. 润湿剂与黏合剂具有增加物料黏性的作用，常见种类有水、乙醇、淀粉浆、羧甲基纤维素钠溶液、羟丙基纤维素溶液、聚维酮溶液等。

4. 制粒常用技术分为湿法制粒和干法制粒两大类，湿法制粒技术常用的有挤压过筛制粒技术、高速混合制粒技术、流化床制粒技术、喷雾干燥制粒技术、转动制粒技术等；干法制粒技术常用的有滚压法制粒技术、重压法制粒技术等。

六、举例

感冒清热颗粒

【处方】荆芥穗200g，薄荷60g，防风100g，柴胡100g，紫苏叶60g，葛根100g，桔梗60g，苦杏仁80g，白芷60g，苦地丁200g，芦根160g。

【制法】以上十一味，取荆芥穗、薄荷、紫苏叶提取挥发油，蒸馏后的水液另器收集；药渣与防风等8味加水煎煮两次，合并煎煮液，滤过，滤液与上述水液合并。合并液浓缩成相对密度为1.32~1.35（50℃）的清膏，取清膏，加蔗糖、糊精及乙醇适量，制成颗粒，干燥，加入上述挥发油，混匀，制成1600g；或加入辅料适量，混匀，干燥，加入上述挥发油，混匀，制成800g（无蔗糖）；或将合并液减压浓缩至相对密度为1.08~1.10（55℃）的药液，喷雾干燥，制成干膏粉，取干膏粉，加乳糖适量，混合，加入上述挥发油，混匀，制成颗粒400g，即得（含乳糖）。

【性状】本品为棕黄色颗粒，味甜、微苦；或为棕褐色的颗粒，味微苦（无蔗糖或含乳糖）。

【功能与主治】疏风散寒，解表清热。用于风寒感冒，头痛发热，恶寒身痛，鼻流清涕，咳嗽咽干。

【用法与用量】开水冲服，一次1袋，一日2次。

六味地黄颗粒

【处方】熟地黄320g，酒萸肉160g，牡丹皮120g，山药160g，茯苓120g，泽泻120g。

【制法】以上六味，熟地黄、茯苓、泽泻加水煎煮两次，每次2小时，煎液滤过，滤液浓缩至相对密度为1.32~1.35（80℃）的稠膏，备用；酒萸肉、山药、牡丹皮粉碎成细粉，与浓缩液混合，加糊精适量和甜蜜素溶液适量，加入75%乙醇适量，制粒，干燥，制成颗粒1000g，即得。

【性状】本品为棕褐色的颗粒；味微甜、酸、微苦，有特异香气。

【功能与主治】滋阴补肾。用于肾阴亏损，头晕耳鸣，腰膝酸软，骨蒸潮热，盗汗遗精，消渴。

【用法与用量】开水冲服。一次5g，一日2次。

第三节 颗粒剂的质量控制

一、颗粒剂的质量要求

（一）生产与贮藏期间的要求

1. 原辅料与辅料应均匀混合。含药量小或含毒剧药的颗粒剂，应根据原料药物的性质采用适宜方法使其分散均匀。除另有规定外，中药饮片应按各品种项下规定的方法进行提取、纯化、浓缩成规定的清膏，采用适宜的方法干燥并制成细粉，加适量辅料（不超过干膏量的2倍）或饮片细粉，混匀并制成颗粒；也可将清膏加适量辅料（不超过清膏量的5倍）或饮片细粉，混匀并制成颗粒。

2. 凡属挥发性原料药物或遇热不稳定的药物，在制备过程中应注意控制适宜的温度条件，凡遇光不稳定的原料药物应遮光操作。

3. 除另有规定外，挥发油应均匀喷入干燥颗粒中，密闭至规定时间或用包合等技术处理后加入。

4. 根据需要，颗粒剂可加入适宜的辅料，如稀释剂、黏合剂、分散剂、着色剂和矫味剂等。

5. 为了防潮、掩盖原料药物的不良气味等需要，也可对颗粒进行包薄膜衣。必要时，包衣颗粒应检查残留溶剂。

6. 除另有规定外，颗粒剂应密封，置干燥处贮存，防止受潮。

（二）颗粒剂的质量评定

根据《中国药典》（2015 年版）四部的有关规定，颗粒剂质量控制主要从以下几个方面进行：

1. **外观性状** 颗粒剂应干燥，颗粒均匀，色泽一致，无吸潮、软化、结块、潮解等现象。

2. **粒度** 除另有规定外，按照《中国药典》（2015 年版）四部粒度和粒度分布测定法（通则 0982）第二法双筛分法测定，不能通过一号筛与能通过五号筛的总和不得超过 15%。

3. **水分** 中药颗粒剂按照《中国药典》（2015 年版）四部水分测定法（通则 0832）测定，除另有规定外，水分不得超过 8.0%。

4. **溶化性** 除另有规定外，取供试品 10g（中药单剂量包装取 1 袋），加热水 200mL，搅拌 5 分钟，立即观察，可溶颗粒应全部溶化或轻微浑浊；混悬颗粒剂应能混悬均匀。

泡腾颗粒检查法：取供试品 3 袋，将内容物分别转移至盛有 200mL 水的烧杯中，水温为 15~25℃，应迅速产生气体而呈泡腾状，5 分钟内颗粒均应完全分散或溶解在水中。

颗粒剂按上述方法检查，均不得有异物或焦屑。

5. **装量差异** 单剂量包装的颗粒剂按下述方法检查，其装量差异应符合表 9-1 规定。

检查法：取供试品 10 袋（瓶），除去包装，分别精密称定每袋（瓶）内容物的重量，求出每袋（瓶）内容物的装量与平均装量。每袋（瓶）装量与平均装量相比较［凡无含量测定或有标示装量的颗粒剂，每袋（瓶）装量应与标示装量比较］，超出装量差异限度的颗粒剂不得多于 2 袋（瓶），并不得有 1 袋（瓶）超出装量差异限度的 1 倍。

凡规定检查含量均匀度的颗粒剂，一般不再进行装量差异检查。

表 9-1　颗粒剂的装量差异要求

平均装量或标示装量	装量差异限度	平均装量或标示装量	装量差异限度
1.0g 及 1.0g 以下	±10%	1.5g 以上至 6.0g	±7%
1.0g 以上至 1.5g	±8%	6.0g 以上	±5%

6. **装量** 多剂量包装的颗粒剂，照《中国药典》（2015 年版）四部最低装量检查法（通则 0942）进行检查，结果应符合规定。

7. **微生物限度** 以动物、植物、矿物质来源的非单体成分制成的颗粒剂，按照《中国药典》（2015 年版）四部微生物计数法（通则 1105）和控制菌检查法（通则 1106）及非无菌药品微生物限度标准（通则 1107）检查，应符合规定。

二、颗粒剂有关质量问题的讨论

1. **吸湿结块** 系指中药颗粒剂在运输、贮存过程中的吸湿结块，甚至液化的现象，这是颗粒剂最为突出的问题。其主要原因是由于中药浸膏中所含有的大量水溶性成分吸湿所致。

目前主要通过改变工艺环节、优化工艺条件加以解决：①纯化提取液：可采用水提醇沉法、高速离心法、膜分离技术、大孔吸附树脂分离技术、絮凝澄清法等对提取液进行分离纯化。②选用防潮辅料：如加入微晶纤维素、微粉硅胶、可溶性淀粉、无水乳糖、磷酸钙等均可调节制剂的吸湿性，但选用时应避免对颗粒剂溶化性检查的影响。尤其是喷雾干燥所得浸膏粉，更易吸潮而黏结成团，造成制粒困难，必须加入适当的赋形剂以降低浸膏粉的引湿性。③包薄膜衣：适当的薄膜衣对水蒸气、光线有一定的隔离能力，颗粒包薄膜衣可有效防潮。④防潮包装：采用铝塑复合膜包装材料进行包装，具有良好的防潮作用。

2. 粒度检查不合格　系指颗粒剂粒度检查时，常出现细粉超标的现象。其主要原因有浸膏黏性不足，制备时加入乙醇浓度过高；浸膏与辅料比例不当；黏合剂品种、浓度和用量不当；颗粒含水量过低。在生产中应针对产生细粉过多的原因，采取不同的措施加以解决。

3. 溶化性检查不合格　系指有些水溶性颗粒剂成品的溶化性检查出现不能全部溶解、浑浊明显等现象。

主要原因与解决措施为：①有效成分难溶于水，或处方中药物间发生反应生成难溶性物质。可采取增溶技术或相应的工艺处理。②分离纯化技术不当，杂质存留过多。可采用适当的纯化方法，在保留有效成分的前提下，尽可能除去杂质。③辅料选择不当或用量过大。如糊精用量过多时，容易导致溶液浑浊，可更换水溶性好的辅料。④提取液浓缩或颗粒干燥时温度过高，导致物料糊化。应加强生产过程的质量控制。⑤制粒设备和用具清洁不彻底，导致污染。应加强生产过程的管理。

复习思考

一、选择题

（一）单项选择题

1. 关于中药颗粒剂特点的叙述错误的是（　　　）

　　A. 吸收快、作用迅速　　　　B. 服用方便　　　　C. 无吸湿性，易于保存

　　D. 质量较液体制剂稳定　　　E. 体积小易携带

2. 混悬性颗粒剂通常将处方中哪类药材粉碎成细粉直接应用（　　　）

　　A. 含水溶性成分的药材

　　B. 含醇溶性成分的药材

　　C. 含非挥发性成分的药材

　　D. 含挥发性或热敏性成分的药材、贵重药材

　　E. 以上都对

3. 泡腾颗粒剂遇水产生大量气泡，是由于颗粒剂中酸与碱发生反应，所放出的气体是（　　）

   A. 氯气   B. 二氧化碳   C. 氧气

   D. 氮气   E. 二氧化硫

4. 颗粒剂的粒度检查要求不能通过一号筛与能通过五号筛的颗粒总量不得超过供试量的（　　）

   A. 15%   B. 5%   C. 7%

   D. 8%   E. 10%

5. 中药颗粒剂的水分含量一般不得超过（　　）

   A. 15.0%   B. 5.0%   C. 7.0%

   D. 8.0%   E. 9.0%

6. 中药颗粒剂制备过程中辅料的总用量一般不超过干膏量的（　　）

   A. 1 倍   B. 2 倍   C. 3 倍

   D. 4 倍   E. 5 倍

7. 颗粒剂中如果含挥发油和遇热不稳定的药物则干燥时应控制在多少度以下（　　）

   A. 60℃   B. 70℃   C. 80℃

   D. 90℃   E. 100℃

（二）多项选择题

1. 酒溶性颗粒剂原料提取方法有（　　）

   A. 煎煮法   B. 浸渍法   C. 渗漉法

   D. 回流法   E. 水蒸气蒸馏法

2. 解决颗粒剂吸湿结块的方法有（　　）

   A. 纯化提取液   B. 选用防潮辅料   C. 包薄膜衣

   D. 防潮包装   E. 遮光保存

3. 使颗粒剂溶化性不合格的原因有（　　）

   A. 有难溶于水的成分   B. 分离纯化技术不当   C. 辅料使用不当

   D. 制粒设备和用具污染   E. 颗粒干燥时温度过高

✎ **技能训练**

颗粒剂的制备与质量评定

一、实训目的

1. 学会湿法制粒操作的工艺流程；初步掌握槽形混合机、摇摆式颗粒机和烘箱等制粒常用设备的操作。

2. 学会颗粒剂的质量检查；初步学会解决颗粒剂常见的质量问题；初步具备良好的安全生产、质量控制和清场意识。

二、实训条件

1. 实训场地　实验室或实训车间。

2. 实训仪器与设备　天平、10 目筛、14 目筛、80 目筛、槽形混合机、摇摆式颗粒机、烘箱、振动分筛机、封口机。

3. 原料和辅料　板蓝根清膏、糖粉、75%乙醇。

三、实训内容

板蓝根颗粒

【处方】板蓝根清膏 2.0kg，蔗糖粉（80 目）10.0~12.0kg，75%乙醇适量。

【制法】取板蓝根清膏置槽形混合机内，加入适量蔗糖粉混合均匀，再加入适量 75%乙醇制成软材，过 14 目尼龙筛网制粒，70℃左右干燥，干粒用 10 目和 80 目振动分筛机整粒，颗粒检验合格后，包装即得。

【质量检查】按《中国药典》（2015 年版）四部的有关规定，对板蓝根颗粒进行外观性状、粒度、溶化性、装量差异检查，应符合规定。

四、实训提示

1. 板蓝根清膏制备：取板蓝根加适量水煎煮两次，第一次 2 小时，第二次 1 小时，煎液滤过，滤液合并，浓缩至相对密度为 1.20（50℃），加乙醇使含醇量达 60%，静置使沉淀，取上清液，回收乙醇并浓缩至相对密度为 1.24~1.28（80℃）。

2. 称量物料时，分别核对实物与物料标签的名称、数量是否一致，称重时需要双人称量、复核。

3. 制软材时，按《槽形混合机标准操作规程》进行操作。可通过加入适量乙醇调节软材的干湿度，要求软材在混合机中能"翻滚成浪"，并"握之成团，触之即散"。

4. 制湿颗粒时按《摇摆式颗粒机标准操作规程》操作。

5. 制粒中随时检查湿颗粒质量，要求颗粒大小均匀、松散适宜，无长条、结块现象。

6. 湿粒制得后应立即干燥，并控制干燥温度在 70℃左右。采用烘箱干燥时，待基本干燥后翻动，以提高干燥效率。

7. 包装质量应符合要求。每袋 10g，小袋装量准确，压封时要求牢固，袋面不污染药品，封口后不允许涨包。可设定装量差异内控标准为±5%，并在包装过程中抽检。

8. 生产操作中应注意清洁卫生和人身安全，操作完毕应对实训场所进行清场。

9. 实训过程中必须及时如实填写生产记录。

五、实训结果与结论

质量检查项目	质量检查结果
外观性状	
粒度	
溶化性	
装量差异	
成品量	
结论	合格（　　　）　　　不合格（　　　）

第 十 章

胶囊剂

【学习目标】

知识目标

掌握硬胶囊剂、软胶囊剂的含义、特点与制法。

熟悉硬胶囊剂、软胶囊剂的质量评定。

了解肠溶胶囊剂的特点与制法。

技能目标

能按照生产工艺流程，完成硬胶囊剂的制备；会进行硬胶囊剂的装量差异检查。

素质目标

培养精益求精的药学工作态度。

第一节　胶囊剂概述

一、胶囊剂的含义

胶囊剂系指原料药物或与适宜辅料充填于空心胶囊或密封于软质囊材中的固体制剂。可分为硬胶囊、软胶囊（胶丸）、缓释胶囊、控释胶囊和肠溶胶囊，主要供口服用。为目前世界上使用最广泛的口服剂型之一。也有用于直肠、阴道等部位的胶囊剂。

二、胶囊剂的特点

1. 优点

（1）外表光洁、美观，可掩盖药物的苦味和不良臭味，便于服用，提高患者的顺应性。

（2）与片剂、丸剂比较，崩解快，释药迅速，生物利用度高。

（3）能提高药物的稳定性。胶囊壳能保护药物不受空气、湿气和光线的影响，增加对光敏感或对湿、热不稳定药物的稳定性。

（4）可弥补其他固体剂型的不足。某些含油量高的药物或液态药物难以制成丸剂、片剂等，但可制成胶囊剂，如月见草油胶丸、大蒜油软胶囊等。

（5）制成不同释药速度和释药方式的胶囊，可定时定位释放或延缓释放药物。如肠溶胶囊、控释胶囊、缓释胶囊等。

（6）携带、运输、贮存方便。

2. 缺点

（1）婴、幼儿和昏厥患者不能吞服。

（2）由于胶囊剂的囊材成分主要是水溶性明胶，下列药物不宜制成胶囊剂：①药物的水溶液或稀乙醇溶液：水和稀乙醇能使胶囊壁溶化，不宜充填于空胶囊中。②刺激性强的易溶性药物：因其在胃中溶解后局部浓度过高会刺激胃黏膜。③易风化的药物：药物风化后释放的结晶水可使胶囊壁软化，影响胶囊剂的质量。④吸湿性强的药物：可使胶囊壁干燥变脆。⑤醛类：可使胶囊壁中的明胶变性。

三、胶囊剂的分类

1. 硬胶囊（通称为胶囊）　系采用适宜的制剂技术，将原料药物或加适宜辅料制成的均匀粉末、颗粒、小片、小丸、半固体或液体等，充填于空心胶囊中的胶囊剂。

2. 软胶囊（通称为胶丸）　系指将一定量的液体原料药物直接包封，或将固体药物溶解或分散在适宜的辅料中制备成溶液、混悬液、乳状液或半固体，密封于软质囊材中的胶囊剂。可用滴制法或压制法制备。软质囊材一般是由胶囊用明胶、甘油或其他适宜的药用辅料单独或混合制成。

3. 缓释胶囊　系指在规定的释放介质中缓慢地非恒速释放药物的胶囊剂。缓释胶囊应符合缓释制剂（通则9013）的有关要求并应进行释放度（通则0931）检查。

4. 控释胶囊　系指在规定的释放介质中缓慢地恒速释放药物的胶囊剂。控释胶囊应符合控释制剂（通则9013）的有关要求并应进行释放度（通则0931）检查。

5. 肠溶胶囊　系指用肠溶材料包衣的颗粒或小丸充填于胶囊而制成的硬胶囊，或用适宜的肠溶材料制备而得的硬胶囊或软胶囊。肠溶胶囊不溶于胃液，但能在肠液中崩解而释放活性成分。除另有规定外，肠溶胶囊应符合迟释制剂（通则9013）的有关要求，并进行释放度（通则0931）检查。

四、胶囊剂的质量要求

胶囊剂在生产与贮藏期间应符合下列有关规定。

1. 胶囊剂的内容物不论是原料药物还是辅料，均不应造成囊壳的变质。

2. 小剂量原料药物应用适宜的稀释剂稀释，并混合均匀。

3. 硬胶囊可根据下列制剂技术制备不同形式内容物充填于空心胶囊中。

（1）将原料药物加适宜的辅料如稀释剂、助流剂、崩解剂等制成均匀的粉末、颗粒或小片。

（2）将普通小丸、速释小丸、缓释小丸、控释小丸或肠溶小丸单独填充或混合填充，必要时加入适量空白小丸作填充剂。

（3）将原料药物粉末直接填充。

（4）将原料药物制成包合物、固体分散体、微囊或微球。

（5）溶液、混悬液、乳状液等也可采用特制灌囊机填充于空心胶囊中，必要时密封。

4. 胶囊剂应整洁，不得有黏结、变形、渗漏或囊壳破裂等现象，并应无异臭。

5. 胶囊剂的微生物限度应符合要求。

6. 根据原料药物和制剂的特性，除来源于动植物多组分且难以建立测定方法的胶囊剂外，溶出度、释放度、含量均匀度等应符合要求。必要时，内容物包衣的胶囊剂应检查残留溶剂。

7. 除另有规定外，胶囊剂应密封贮存，其存放环境温度不高于30℃，湿度应适宜，防止受潮、发霉、变质。生物制品原液、半成品和成品的生产及质量控制应符合相关品种要求。

第二节　胶囊剂的制备

一、硬胶囊剂的制备

硬胶囊剂的制备一般包括空胶囊的制备、药物填充、封口等工艺过程。随着社会分工的细化，在实际生产中空胶囊大多已由专业的药用胶囊厂生产，药品生产企业根据生产需要进行购买使用。硬胶囊制备工艺流程如图10-1所示。

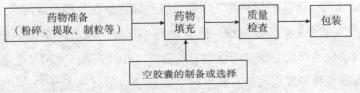

图 10-1　硬胶囊剂的制备工艺流程图

（一）空胶囊的制备

1. 囊材的组成

（1）明胶　是制备空胶囊的主要原料。明胶为动物的皮、骨、腱与韧带中胶原蛋白经不完全酸水解、碱水解或酶降解后纯化得到的制品，或为前述不同明胶制品的混合物。空心胶囊也含其他添加剂如增塑剂、着色剂、遮光剂和抑菌剂，应尽量少用或不用抑菌剂。空心胶囊所用添加剂的种类和用量应符合国家药用或食用相关标准和要求。

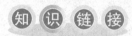

根据原料不同空心胶囊可分为明胶空心胶囊和其他胶囊。

明胶空心胶囊由源于猪、牛或鱼的明胶制备。有 A 型明胶与 B 型明胶及皮明胶与骨明胶之分，其来源不同，物理性质各异，如以骨骼为原料制得的骨明胶质地坚硬，性脆而透明度差；以皮为原料制得的皮明胶具可塑性，透明度好，两者混合使用较为理想。

其他类型胶囊由非动物源的纤维素、多糖等制备。主要成分从植物中加工提取而来，如植物羟丙基甲基纤维素（HPMC）、淀粉经酶水解提取的多糖类物质等。

（2）增塑剂　增加囊壳的坚韧性和可塑性，如甘油、山梨醇等可增加胶囊的韧性及弹性，羧甲基纤维素钠可增加明胶液的黏度及其可塑性。

（3）增稠剂　增加胶液的胶冻力，如琼脂。

（4）遮光剂　防止光对药物的催化氧化作用，增加光敏性药物的稳定性，以二氧化钛（钛白粉）最为常用。

（5）着色剂　赋予胶囊壳颜色，增加美观，便于识别，通常使用食用规格的水溶性色素，如柠檬黄、胭脂红等。

（6）防腐剂　防止胶液在制备及贮存过程中发生霉变，如对羟基苯甲酸酯类。

（7）增光剂　可增加胶囊壳的光泽，如十二烷基硫酸钠。

（8）芳香矫味剂　调整胶囊剂的气味和口感，如乙基香草醛、食用香精等。

2. 空胶囊的制备　主要包括溶胶→蘸胶制坯→干燥→拔壳→截割→整理等工序。一般由机械化或自动化生产线完成。明胶空心胶囊被《中国药典》（2015 年版）四部中药用辅料功能性指标研究指导原则收载，其生产企业必须取得《药品生产许可证》，并严格按照药用辅料 GMP（《药用辅料生产质量管理规范》）的要求组织生产。明胶空心胶囊成品应在温度 10~25℃，相对湿度 35%~65% 条件下，密闭保存。

3. 空胶囊的规格和质量　空胶囊呈圆筒状，系由可套合和锁合的帽和体两节组成的质硬且有弹性的空囊。空胶囊可分为透明（两节均不含遮光剂）、半透明（仅一节不含遮光剂）、不透明（两节均含遮光剂）三种。规格按由大到小可分为 000、00、0、1、2、3、4、5号共 8 种，各型号对应容积（mL±10%）见表 10-1。中药制剂中常用的型号为 0~3 号。

表 10-1　硬胶囊型号与空囊容积

型号	000	00	0	1	2	3	4	5
容积（mL）	1.42	0.95	0.67	0.48	0.37	0.27	0.20	0.13

空胶囊囊体应光洁、色泽均匀、切口平整、无变形、无异臭。空胶囊的松紧度、脆碎度、崩解时限、黏度、干燥失重、炽灼残渣、亚硫酸盐、铬、重金属、微生物限度等应符合现行版《中国药典》的相关规定，其中含铬不得超过百万分之二，含重金属不得超过百万分之四十。

（二）药物的填充

1. 空胶囊的选择　空胶囊的选择理论上应测定待填充药物的堆密度，然后根据应装剂量计算药物所占容积来选用最小的空胶囊。填充物的粒度、密度、应装剂量等不同，其所占的体积也不同，可从空胶囊号与囊内容量的关系图来选择空胶囊，如图 10-2 所示。即将图中药物的堆密度（g/mL）值与应装剂量（g）用虚线连接，与图中实线相交处对应的空胶囊号码，即是应选用的空胶囊。实际使用可凭经验并通过试装来决定选择适当规格大小的空胶囊。

2. 药物的处理　除另有规定外，硬胶囊中填充的药物一般是均匀粉状、细小颗粒、小丸等。可根据中药的性质、用量及物料的流动性做不同处理。①剂量小的或细贵中药饮片可直接粉碎成细粉，过筛混匀后填充；②麻醉药、毒剧药细粉应选用适当的稀释剂稀释后再填充；③剂量大的饮片可部分或全部提取成稠膏，再与其余饮片细粉或适宜辅料混匀，经干燥、粉碎、过筛、混匀后再填充；④挥发油应先用处方中其他药物细粉或用吸收剂吸收后再填充，

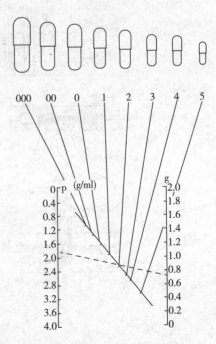

图 10-2　空胶囊号与囊内容量关系图

或制成包合物或微囊使其固体化后再填充；⑤易引湿或混合后发生共熔的药物可酌情加入适量的稀释剂混匀后再填充。

3. 药物的填充　　硬胶囊的填充可分手工填充和机械填充。手工填充效率低，装量差异大，只适于小量制备，企业大批量生产时多采用胶囊自动填充机进行药物填充。胶囊自动填充机的式样、型号很多，依填充方式不同可归纳为五种类型，如图 10-3 所示。

a 型自由流入物料；b 型用柱塞上下往复运动压进物料；c 型由螺旋钻压进物料；d 型在填充管内，先将药物压成单剂量，再填充于胶囊中。应根据物料性质选用胶囊剂填充机，a、b 型填充机对物料要求不高，只要物料不易分层即可；c 型填充机要求物料流动性好、不易分层，常需制粒才能达到；d 型适用于流动性差，但混合均匀的物料，如针状结晶，吸湿性药物。若填充物料是中药浸膏，可加适量黏合剂压成单位量后再填充。e 型适用于各种类型的药物，对于可单独填充的药物，无须加入润滑剂。

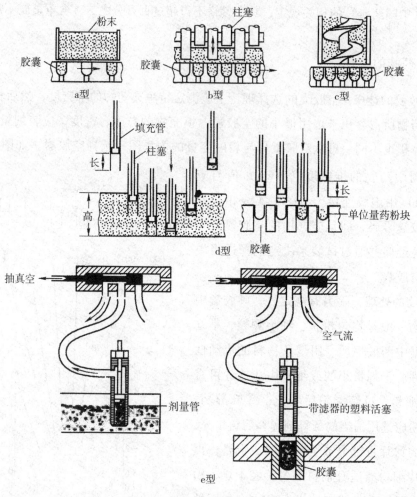

图 10-3　胶囊自动填充机的类型

胶囊自动填充机的填充方式虽不同，但填充流程是一样的。图10-4是全自动胶囊填充机的填充操作流程：①空胶囊的供给；②空胶囊的排列；③空胶囊校准方向；④空胶囊的分离；⑤填充内容物；⑥胶囊套合、锁口；⑦胶囊排出等工序。

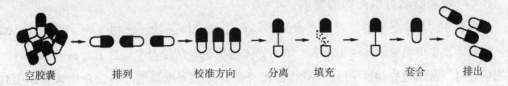

空胶囊　　　排列　　　校准方向　　分离　　填充　　　套合　　排出

图10-4　全自动胶囊填充机填充操作流程图

胶囊可分为平口胶囊和锁口胶囊两种。目前，大生产中多使用锁口胶囊，囊帽、囊身套合后即咬合封口，无须再进行封口操作。平口胶囊在使用时，则需要封口，即在药物填充套合后，需用与制备空胶囊相同浓度的明胶液在囊帽、囊身套合处旋转涂上一圈，进行封口，以防止药物泄露。平口胶囊现已少用。图10-5是全自动胶囊填充机。

填充封口后，必要时应进行除粉和抛光处理。

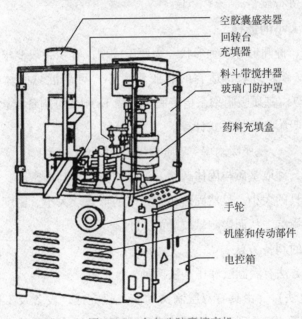

空胶囊盛装器
回转台
充填器
料斗带搅拌器
玻璃门防护罩

药料充填盒

手轮
机座和传动部件
电控箱

图10-5　全自动胶囊填充机

二、软胶囊剂的制备

（一）软胶囊剂的囊材

软胶囊囊壁具有可塑性强与弹性大的特点。其囊材主要由明胶、增塑剂（甘油、山梨醇或两者混合物）、附加剂（防腐剂、遮光剂、着色剂和矫味剂等）和水组成。其中，明胶、增塑剂、水三者的比例是影响软胶囊能否成型的关键，三者的比例通常为 1.0：（0.4～0.6）：1.0。由于软胶囊在放置过程中仅是水分损失，因此，明胶与增塑剂的比例十分重要，增塑剂用量过多则囊壁过软，增塑剂用量过少则囊壁过硬。

（二）软胶囊剂对填充物的要求

软胶囊中可填充各种油类及对囊壁无溶解作用的液体药物、药物溶液、混悬液、W/O 型乳浊液等，也可填充固体药物粉末。填充固体药物时，药粉至少应过五号筛（80 目）。填充混悬液时，常用植物油或 PEG-400 作分散介质，并加入助悬剂。油状介质常选用 10%～30% 的油蜡混合物作助悬剂，非油状介质则选用 1%～15% 的 PEG-4000 或 PEG-6000 作助悬剂。必要时可加抗氧剂、表面活性剂等附加剂来提高软胶囊的稳定性与生物利用度。

注意：药物溶液若含水超过 5%，或含低分子量的水溶性和挥发性的有机化合物如乙醇、丙酮、酸、胺、酯等，均能使软胶囊囊材软化或溶解；O/W 型乳剂填充于软胶囊中，可使乳剂失水破坏；醛类可使明胶变性，故均不宜制成软胶囊。填充液的 pH 值应控制在 4.5～7.5，否则易使明胶水解或变性，导致囊壁泄漏或影响软胶囊的溶解，可选用磷酸盐、乳酸盐等缓冲液进行调整。

（三）软胶囊剂大小的选择

软胶囊剂有球形、椭圆形等多种形状。为便于成型，容积一般要求尽可能小。对于内容物为混悬液的软胶囊，为求得适宜的软胶囊大小，可用混悬固体的"基质吸附率"（base adsorption）计算。基质吸附率系指将固体药物 1g 制成可制备胶囊的混悬液时所需液体基质的克数。基质吸附率可按下式计算。

$$基质吸附率＝基质重量/固体药物重量$$

根据基质吸附率，称取基质与固体药物，混合均匀，测其堆密度，便可决定包制一定剂量的混悬液所需模具的大小。显然固体药物粉末的形态、大小、密度、含水量及亲油亲水性对基质吸附率有影响，从而影响软胶囊的大小。

（四）软胶囊剂的制备方法

软胶囊剂的制备方法有滴制法和压制法两种。

1. 滴制法（滴丸法）　由具有双层滴头的滴丸机完成，设备及工作原理见图 10-6。系将制备好的药液和明胶液分别置于药液贮罐和明胶液贮罐中保温待用。开启机器后，药液和明胶液经定量控制器分别由滴丸机双层滴头的内层与外层以不同速度定量滴出，使定量的胶液将定量的药液包裹，滴入与胶液不相混溶的冷却剂（如液体石蜡）中，由于表面张力作用使之成为球形，并逐渐凝固成软胶囊。收集胶囊后用纱布拭去附着的冷却液，用乙醇洗净残留冷却剂，再经 20～30℃ 干燥即得。此法制备的软胶囊是无缝的，故又称无缝胶丸。

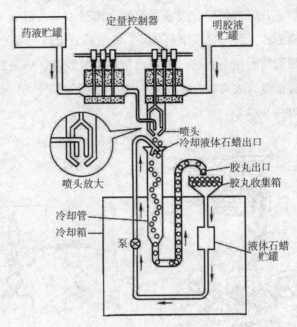

图 10-6　软胶囊（胶丸）滴制法生产过程示意图

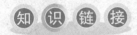

影响滴制法制备软胶囊成型的因素：①胶囊壁的组成；②药物性质与液体介质的影响；③胶液的黏度：一般为 2.5~4.5mPa·s；④药液、胶液及冷却液三者的密度：以既能保证胶囊在冷却液中有一定的沉降速率，又有足够时间使之冷却成型为宜；⑤温度：胶液、药液应保持 60℃，喷头处应为 75~80℃，冷却液应为 13~17℃，软胶囊干燥温度为 20~30℃；⑥喷头的设计：必须保证定量的胶液能将定量的药液包裹起来。

2. 压制法　根据囊材处方，将一定配比的原辅料配成胶液，制成厚薄均匀的胶片；再将填充物置于两胶片间，用钢板模或旋转模压制成囊，因而又分为钢板模压法和旋转模压法两种。

（1）钢板模压法　系用钢板模手工压制。此法纯手工操作，劳动强度大，生产效率低，成品率低，一般在 85% 以下，装量差异较大，主要适用于软胶囊剂的小量制备。

（2）旋转模压法　一般采用自动旋转轧囊机进行压制，适用于软胶囊剂的工厂大量生产，其设备及制囊原理见图 10-7。系将制备好的药液（或药粉）和明胶液分别放入贮液槽和涂胶机箱内待用。开启机器后，胶液在滚筒上流过冷却，形成一定厚度的两条胶带，分别经送料轴进入楔形注入器与冲模滚筒之间。此时药液借填充泵的推动，定量地落入两胶片之间，随着冲模滚筒的相对旋转，将药液包裹成软胶囊，剩余的胶片自动切割分离。因所制备的软胶囊有接缝，故又称有缝胶丸。此法可连续生产，产量大，物料损耗小，装量差异小，成品率可达98%。

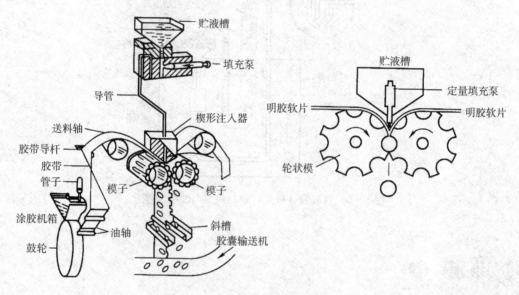

图 10-7　自动旋转轧囊机制囊原理图

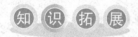

中药软胶囊质量问题的探讨

1. 胶皮老化变硬：囊材明胶为亲水性物质，囊壳中的水分会向内容物迁移，内容物中的亲水性物质也可向胶壳中迁移；或含醛基化合物与明胶发生化学反应等均可能引起胶皮老化变硬。

2. 崩解时限超标：储存过程中，分散介质PEG400氧化（或经防腐剂、着色剂等诱导）生成低分子醛类物质，与明胶反应生成交联物而导致崩解时限超标。加用甘氨酸等抗氧剂可减少PEG中醛类物质的含量，使明胶交联度降低而有利于提高稳定性。

3. 成品粘连：干燥不彻底或胶皮内水分"外溢"所致。

三、肠溶胶囊剂的制备

肠溶胶囊的制备主要有两种方法：一种是在普通胶囊壳表面包上肠溶性衣料，如用PVP作底衣层，然后用蜂蜡等作外层包衣，也可用邻苯二甲酸醋酸纤维素（CAP）、丙烯酸树脂Ⅱ号等溶液包衣，其肠溶性较为稳定。另一种是把溶解好的肠溶材料直接加到明胶液中，然后加工制成肠溶空胶囊，再填充药物。过去曾采用甲醛浸渍法处理空胶囊，使囊壳明胶甲醛化后在胃液中不溶，而在肠液中溶解。甲醛浸渍法处理的肠溶胶囊，肠溶性很不稳定，现已少用。市场上已有不同部位溶解的肠溶空胶囊销售，药品生产企业可根据需要进行选购，在生产中应用较多。

第三节　胶囊剂的质量评定、包装与贮藏

一、胶囊剂的质量评定

除另有规定外，胶囊剂应进行以下相应检查。

1. 外观　胶囊剂应整洁，不得有黏结、变形、渗漏或囊壳破裂现象，并应无异臭。

2. 水分　中药硬胶囊剂应进行水分检查。

取供试品内容物，照水分测定法（通则0832）测定。除另有规定外，不得过9.0%。硬胶囊内容物为液体或半固体者不检查水分。

3. 装量差异　照下述方法检查，应符合规定。

检查法：除另有规定外，取供试品20粒（中药取10粒），分别精密称定重量，倾出内容物（不得损失囊壳），硬胶囊囊壳用小刷或其他适宜的用具拭净；软胶囊或内容物为半固体或液体的硬胶囊囊壳用乙醚等易挥发性溶剂洗净，置通风处使溶剂挥尽，再分别精密称定囊壳重量，求出每粒内容物的装量与平均装量。每粒装量与平均装量相比较（有标示装量的胶囊剂，每粒装量应与标示装量比较），超出装量差异限度的不得多于2粒，并不得有1粒超出限度1倍。

表10-2　胶囊剂装量差异限度

平均装量或标示装量	装量差异限度
0.3g以下	±10%
0.3g及0.3g以上	±7.5%（中药±10%）

凡规定检查含量均匀度的胶囊剂，一般不再进行装量差异的检查。

4. 崩解时限　除另有规定外，照崩解时限检查法（通则0921）检查，均应符合规定。

凡规定检查溶出度或释放度的胶囊剂，一般不再进行崩解时限的检查。

（1）硬胶囊剂或软胶囊　除另有规定外，取供试品6粒，按片剂的装置与方法（化药胶囊如漂浮于液面，可加挡板；中药胶囊加挡板）进行检查。硬胶囊应在30分钟内全部崩解；软胶囊应在1小时内全部崩解，以明胶为基质的软胶囊可改在人工胃液中进行检查。如有1粒不能完全崩解，应另取6粒复试，均应符合规定。

（2）肠溶胶囊　除另有规定外，取供试品6粒，按上述装置与方法，先在盐酸溶液（9→1000）中不加挡板检查2小时，每粒的囊壳均不得有裂缝或崩解现象；继将吊篮取出，用少量水洗涤后，每管加入挡板，再按上述方法，改在人工肠液中进行检查，1小时内应全部崩解。如有1粒不能完全崩解，应另取6粒复试，均应符合规定。

（3）结肠溶胶囊　除另有规定外，取供试品6粒，按上述装置与方法，先在盐酸溶液（9→1000）中不加挡板检查2小时，每粒的囊壳均不得有裂缝或崩解现象；将吊篮取出，用少量水洗涤后，再按上述方法，在磷酸盐缓冲液（pH值6.8）中不加挡板检查3小时，每粒的囊壳均不得有裂缝或崩解现象；续将吊篮取出，用少量水洗涤后，每管加入挡板，再按上述方法，改在磷酸盐缓冲液（pH值7.8）中检查，1小时内应全部崩解。如有1粒不能完全崩解，应另取6粒复试，均应符合规定。

5. 微生物限度　以动物、植物、矿物质来源的非单体成分制成的胶囊剂，生物制品胶囊剂，照非无菌产品微生物限度检查：微生物计数法（通则1105）和控制菌检查（通则1106）及非无菌药品微生物限度标准（通则1107）检查，应符合规定。规定检查杂菌的生物制品胶囊剂，可不进行微生物限度检查。

二、胶囊剂的包装与贮藏

胶囊剂对高温、高湿不稳定，一般应选用密闭性能良好的玻璃容器、透湿系数小的塑料容器和铝塑PVC泡罩式包装，易吸湿变质的胶囊剂还可在瓶内加放一小袋吸湿剂以保持瓶内干燥。

除另有规定外，胶囊剂应密封贮存，其存放环境温度不高于30℃，湿度应适宜，防止受潮、发霉、变质。生物制品应在2~8℃贮存和运输。生物制品原液、半成品和成品的生产及质量控制应符合相关品种要求。

复习思考

一、选择题

（一）单项选择题

1. 胶囊剂不检查的项目是（　　）

A. 装量差异   B. 硬度   C. 外观

D. 崩解时限   E. 水分

2. 一般胶囊剂包装储存的环境湿度、温度是（   ）

A. 温度<30℃、相对湿度<60%

B. 温度<25℃、相对湿度<75%

C. 温度<30℃、相对湿度<75%

D. 温度<25℃、相对湿度<60%

E. 温度<20℃、相对湿度<80%

3. 在制剂生产中，适合制成胶囊的药物是（   ）

A. 药物的水溶液   B. 易风化药物   C. 吸湿性很强的药物

D. 性质相对稳定的药物   E. 药物的稀乙醇溶液

4. 可采用压制法和滴制法制备的是（   ）

A. 硬胶囊   B. 软胶囊   C. 肠溶胶囊

D. 滴丸   E. 空胶囊

5. 下列宜制成软胶囊剂的是（   ）

A. 挥发油的乙醇溶液   B. O/W 型乳剂   C. 维生素 E

D. 橙皮酊   E. 药物的水溶液

6. 制备肠溶胶囊剂时，用甲醛处理的目的是（   ）

A. 增加弹性   B. 增加稳定性   C. 增加渗透性

D. 改变其溶解性能   E. 杀灭微生物

7. 软胶囊囊材中加入的二氧化钛的作用是（   ）

A. 增塑剂作用   B. 遮光剂作用   C. 防腐剂作用

D. 抗氧剂   E. 助悬剂

8. 制备胶囊时，明胶中加入甘油是为了（   ）

A. 延缓明胶溶解

B. 减少明胶对药物的吸附

C. 防止腐败

D. 保持一定的水分防止脆裂

E. 增加硬度和矫味

9. 已检查溶出度的胶囊剂，不必再检查（   ）

A. 硬度   B. 脆碎度   C. 崩解时限

D. 重量差异   E. 水分

10. 药物装硬胶囊时，易风化药物易使胶囊（   ）

  A. 变形   B. 变色   C. 变脆

  D. 软化   E. 变硬

（二）多项选择题

1. 一般空胶囊制备时常加入下列哪些物料（   ）

  A. 明胶   B. 增塑剂   C. 增稠剂

  D. 防腐剂   E. 润滑剂

2. 胶囊剂的质量要求有（   ）

  A. 外观   B. 水分   C. 装量差异

  D. 硬度   E. 崩解时限与溶出度

技能训练

胶囊剂的制备

一、实训目的

1. 掌握硬胶囊剂的一般制备工艺，能正确使用胶囊充填机、泡罩包装机进行胶囊剂的制备、包装。

2. 会正确使用手工胶囊分装板进行少量胶囊剂制备。

3. 能按要求规范进行胶囊剂质量检查。

4. 生产结束，能够按照 GMP 要求对场地、设备、人员进行清洁。

5. 按 GMP 要求准确进行各环节记录。

二、实训条件

主要设备：多功能粉碎机、药典筛、电子天平、台秤、手工胶囊填充板、自动胶囊填充机、胶囊抛光机、平板式自动泡罩包装机等。

三、实训内容

（一）黄连胶囊制备

【处方】黄连。

【制法】取黄连粉碎成细粉，混匀，装入胶囊，制成 1000 粒，即得。

【性状】本品为硬胶囊，内容物为黄褐色粉末；气微，味极苦。

【功能与主治】清热燥湿，泻火解毒。用于湿热蕴毒所致的痢疾、黄疸，症见发热、黄疸、吐泻、纳呆、尿黄如茶、目赤吞酸、牙龈肿痛或大便脓血。

【用法与用量】口服。一次 2~6 粒，一日 3 次。

【注意】脾胃虚寒者慎用；忌辛辣、油腻、黏滑及不宜消化食品。

【规格】每粒装 0.25g。

【贮藏】密封。

（二）穿心莲胶囊制备

【处方】穿心莲 1000g。

【制法】取穿心莲，用 85% 乙醇热浸提取两次，每次 2 小时，合并提取液，滤过，滤液回收乙醇，浓缩成稠膏状，干燥，加辅料适量，制成颗粒，干燥，装入胶囊，制成 1000 粒，即得。

【性状】本品为硬胶囊，内容物为棕绿色至墨绿色的颗粒和粉末；味苦。

【功能与主治】清热解毒，凉血消肿。用于邪毒内盛，感冒发热，咽喉肿痛，口舌生疮，顿咳劳嗽，泄泻痢疾，热淋涩痛，痈肿疮疡，毒蛇咬伤。

【用法与用量】口服。一次 2~3 粒，一日 3~4 次。

【规格】（1）每粒装 0.19g。（2）每粒装 0.3g。

【贮藏】密封。

四、制备方法

（一）手工胶囊填充板制备

将胶囊体插入胶囊板中，称取适量实训中制备的药物置于胶囊板上，用棕刷轻轻刷入囊体中，使囊体中装满药物颗粒，再将多余的颗粒刷落，使药物颗粒与胶囊板面齐平，轻轻敲动胶囊板，使颗粒在囊体中稍稍压实，再重复上面操作，至全部胶囊壳中都装满药物后，套上胶囊帽。将套好的胶囊用沾有少量液体石蜡的干净纱布打光，即得。

（二）自动胶囊填充机制备

1. 自动胶囊填充机调试　按照《自动胶囊填充机标准操作规程》进行操作，先选择"手动"模式进行调试，检查设备各部件是否运转正常。将空心胶囊和称好的实训中制备的药物分别加入各自料斗，将下料选择开关置于手动位置，按下控制按钮，使药粉下到药盆，至药面接触传感器，指示灯亮，停止送料，将开关选择至自动位置。启动机器，1~2 分钟后，打开下囊开关，使回转盘旋转一周。用电子天平称定每粒胶囊内容物重量，根据称定结果进行装量调节，直至每组粉冲杆填充量均应符合工艺要求。

2. 胶囊填充　初期阶段，随时检查胶囊剂的外观及装量；待填充胶囊装量稳定后，每隔约 5 分钟取样 10 粒，测定每粒胶囊内容物重量，与工艺要求装量比较，计算装量差异，要求 10 粒中不得有 2 粒超过内控标准；确认 30 分钟内装量差异稳定后，再每隔约 30 分钟取样抽查一次，并做好记录；填充近结束时，应按初期检查频次进行装量检查。

3. 抛光　将填充好的硬胶囊放入胶囊抛光机内进行抛光，除去外表残余粉末，使胶囊表面整洁、光亮，将抛光完毕的胶囊剂装入洁净容器中，贴上标签，备用。

4. 包装　按照《平板式自动泡罩包装机标准操作规程》进行操作，对抛光好的胶囊进行内包装。

五、质量检查

1. 外观　胶囊剂应整洁，不得有黏结、变形、渗漏或囊壳破裂现象，并应无异臭。

2. 装量差异　除另有规定外，取供试品 10 粒，分别精密称定重量，倾出内容物（不得损失囊壳），硬胶囊囊壳用小刷或其他适宜的用具拭净；软胶囊或内容物为半固体或液体的硬胶囊囊壳用乙醚等易挥发性溶剂洗净，置通风处使溶剂挥尽，再分别精密称定囊壳重量，求出每粒内容物的装量。每粒装量与标示装量相比较（无标示装量的胶囊剂，与平均装量比较），装量差异限度应在标示装量（或平均装量）的 ±10% 以内，超出装量差异限度的不得多于 2 粒，并不得有 1 粒超出限度 1 倍。

3. 崩解时限　除另有规定外，取供试品 6 粒，按崩解时限项下进行检查，应在 30 分钟内全部崩解，如有 1 粒不能完全崩解，应另取 6 粒复试，均应符合规定。如有部分颗粒状物不能通过筛网，但已软化无硬心者，可作符合规定论。

六、思考题

1. 胶囊剂的主要特点有哪些？

2. 哪些药物不适合做成胶囊？

3. 填充硬胶囊时应注意哪些问题？

第十一章

片 剂

【学习目标】

知识目标

掌握片剂的定义、特点、分类与应用；片剂常用辅料的种类、性质和应用；中药片剂的一般制法。

熟悉压片机的构造、性能及其使用；压片时可能出现的问题与解决方法；片剂包衣的目的、种类、素片的要求与包衣工艺；片剂的质量检查。

了解片剂形成的理论；肠溶衣溶解机理与质量控制；中药片剂新产品设计中应注意的主要问题。

技能目标

学会湿法制粒压片的过程和技术；压片过程中常见问题分析和处理；片剂处方分析和各种辅料在压片过程中的作用；处方的填写、投料的计算和片重计算。

了解压片机的的主要部件和工作原理。

第一节 概 述

一、片剂的含义

片剂系指原料药物或与适宜的辅料制成的圆形或异形的片状固体制剂。

中药片剂系指中药提取物、提取物加饮片细粉或饮片细粉与适宜辅料混匀压制或用其他适宜方法制成的圆片状或异形片状的制剂。主要供内服，亦可外用。

我国的中药片剂起始于 20 世纪 50 年代，最初是由汤剂、丸剂改进而来。随着科技的进步，新工艺、新技术、新辅料及新设备在片剂研究和生产中不断应用，中药片剂的剂型理论、生产技术日臻完善。目前，中药片剂已发展成品种多、用途广、服用方便、质量稳定的主要剂型之一。

二、片剂的特点

片剂的主要优点：①剂量准确，片内药物含量差异较小；②质量稳定，片剂为干燥固体，且某些易氧化变质及易潮解的药物可借包衣加以保护，光线、空气、水分等对其影响较小；③片剂的溶出度及生物利用度一般较丸剂好；④服用、携带、运输、贮存方便；⑤机械化生产，产量大，成本低，卫生标准容易达标。

片剂的主要缺点：①片剂中需加入多种赋形剂，制备中需压缩成型，溶出度和生物利用度较散剂及胶囊剂差，有时影响其生物利用度；②儿童及昏迷患者不易吞服；③含挥发性成分的片剂久贮时含量下降。

三、片剂的分类

片剂按给药途径可分为口服片剂、口腔用片剂、外用片剂及其他片剂。

1. 口服片剂　系指供口服的片剂，是片剂中应用最为广泛的一类，在胃肠道内崩解吸收而发挥疗效。

（1）普通压制片（素片）　系指药物与赋形剂混合，经制粒、压制而成的片剂。该类片剂一般不包衣。如复方甘草片、葛根芩连片等。

（2）包衣片　系指在片心（压制片）外包有衣膜的片剂。按照包衣物料或作用不同，可分为糖衣片、薄膜衣片、半薄膜衣片、肠溶衣片等。如元胡止痛片、银翘解毒片、痢速宁肠溶衣片等。

（3）咀嚼片　系指在口腔中咀嚼后吞服的片剂。适用于小儿、吞咽困难的患者及需要在胃部快速起作用的药物。药片嚼碎后便于吞服，并能加速药物溶出，提高疗效。如健胃消食片、干酵母片。

（4）泡腾片　系指含有碳酸氢钠和有机酸，遇水可产生气体而呈泡腾状的片剂。原料药物具易溶性，加水产生气泡后应能溶解。泡腾片遇水快速崩解，特别适用于儿童、老年人和不能吞服固体制剂的患者。又可以溶液形式服用，药物奏效迅速，生物利用度高，比液体制剂携带方便。如清开灵泡腾片、大山楂泡腾片。

（5）分散片　系指在水中能迅速崩解并均匀分散的片剂。原料药物具难溶性，分散于水中后能形成有一定黏度的混悬液。分散片可加水分散后送服，也可含于口中吮服或吞服。分散片具有服用方便、吸收快、生物利用度高和不良反应小等优点。如阿莫西林克拉维酸钾分散片、双黄连分散片。

（6）口崩片　系指在口腔内不需要用水即能迅速崩解或溶解的片剂。一般适合于小剂量原料药物，常用于吞咽困难或不配合服药的患者。

（7）多层片　系指由两层或多层组成的片剂。各层药物不同，或各层药物相同而辅料不同。其结构有两种，一是分上下两层或多层；二是先将一种颗粒压成片心，再将另一种颗粒包压在片心之外，形成片中有片的结构。多层片能避免复方制剂中不同药物之间的配伍变化，改善片剂的外观，还能制成长效片剂（一层由速效颗粒组成，另一层由缓释颗粒制成）。

（8）缓释片　系指在规定的释放介质中缓慢地非恒速释放药物的片剂。优点是服用次数少、作用时间长。

（9）控释片　系指在规定的释放介质中缓慢地恒速释放药物的片剂。优点是血药浓度平稳、服用次数少、作用时间长。

2. 口腔用片剂

（1）口含片　系指含于口腔中药物缓慢溶化而产生局部治疗或全身作用的片剂。含片中的药物应是易溶性的，主要起局部消炎、杀菌、收敛、止痛或局部麻醉作用，多用于口腔及咽喉疾患，在局部产生较久的疗效。口含片比一般内服片大而硬，味道适口。如西瓜霜润喉片、复方草珊瑚含片等。

（2）舌下片　系指置于舌下能迅速溶化，药物经舌下黏膜吸收发挥全身作用的片剂。药物由舌下黏膜直接吸收而作用于全身，从而避免胃肠液 pH 值及酶对药物的不良影响和肝脏首过效应。主要适用于急症的治疗。如硝酸甘油片、喘息定片。

（3）口腔贴片　系指贴于口腔经黏膜吸收后起局部或全身治疗作用的片剂。口腔贴片可缓慢释放药物，用于治疗口腔或咽喉部位疾患，也可通过口腔经黏膜下毛细血管吸收，进入体循环，避免肝脏首过作用。如硝酸甘油贴片等。

3. 外用片剂

（1）阴道片与阴道泡腾片　系指置于阴道内发挥局部消炎、杀菌作用的片剂。具有局部刺激性的药物不得制成阴道片。如鱼腥草素泡腾片、灭敌刚片。

（2）外用溶液片　系指加一定量的水或缓冲溶液溶解后制成一定浓度溶液的非包衣片或薄膜衣片，供外用。如复方硼砂漱口片、滴眼用的白内停片。若溶液片中药物口服有毒，应加鲜明标记或制成异形片，以引起使用者注意，如供消毒用的升汞片等。

4. 其他片剂

（1）微囊片　系指固体或液体药物利用微囊化工艺制成干燥的粉粒，经压制而成的片剂。如羚羊感冒微囊片等。

（2）可溶片　系指临用前能溶解于水的非包衣片或薄膜包衣片。其水溶液可呈轻微乳光。可供口服、外用、含漱等。

四、中药片剂的类型

中药片剂按原料处理的方法可分为全粉末片、半浸膏片、全浸膏片、提纯片。

1. **全粉末片** 系指将处方中的全部药材粉碎成细粉，加适宜的辅料制成的片剂。如参茸片、安胃片等。

2. **半浸膏片** 系指将部分药材细粉与稠浸膏混合制成的片剂。如牛黄解毒片、银翘解毒片等。为中药片剂中应用最多的一类。

3. **全浸膏片** 系指将药材用适宜的溶剂和方法提取制得浸膏，以全量浸膏制成的片剂。如通塞脉片、穿心莲片等。

4. **提纯片** 系指将处方中的药材经过提取得到单体或有效部位，以此提纯物细粉为原料，加适宜的辅料制成的片剂。如北豆根片、正清风痛宁等。

第二节　　片剂的辅料

片剂由药物和辅料两部分组成。制片时为确保物料的流动性、润滑性、黏附性、可压性及其成品的崩解性等常需加入辅料。片剂的辅料系指片剂中除主药以外的一切物质的总称，亦称赋形剂。一般包括稀释剂与吸收剂、润湿剂与黏合剂、崩解剂、润滑剂等。片剂的辅料必须具备以下性能：①理化性质稳定，不与主药发生反应；②不影响主药的释放、吸收和含量测定；③对人体无害，且价廉易得。

一、稀释剂与吸收剂

稀释剂与吸收剂统称为填充剂。当药物剂量小于100mg，或中药片剂中含浸膏量多或浸膏黏性太大，制片困难时，需加入稀释剂。若原料药中含较多挥发油、脂肪油或其他液体时，需加入吸收剂。

1. **淀粉** 为白色细腻粉末，由直链淀粉（葡萄糖单元通过 $\alpha-1,4$ 糖苷键连接而成的聚合物）和支链淀粉（D-葡萄糖单元通过 $\alpha-1,6$ 糖苷键连接而成的分支状淀粉）组成。淀粉种类较多，常用的有玉米淀粉。淀粉含水量一般为12%~15%；性质稳定，能与大多数药物配伍；不溶于冷水和乙醇，在水中加热至62~72℃糊化；遇水膨胀，遇酸或碱在潮湿状态及加热时会逐渐水解而失去膨胀作用；具有吸湿性。淀粉是最常用的稀释剂，但因淀粉的可压性较差，若单独使用，会使压出的药片过于松散，故用量不宜过多或与乳糖、糖粉、糊精等混合使用。淀粉也可作吸收剂或崩解剂。如天花粉、山药、浙贝母等含淀粉较多，粉碎成细粉加入，兼有稀释剂、吸收剂、崩解剂的作用。

2. **糖粉** 系由结晶性蔗糖经低温干燥后粉碎而成的白色细粉。味甜，易溶于水，是可溶性片剂的优良稀释剂，兼有矫味和黏合作用，多用于含片、咀嚼片、分散片、泡腾片、可溶片及纤维性强或质地疏松的药物压片。糖粉黏合性强，一方面可增加片剂的硬度，另一方面其吸湿性较强，中药浸膏制粒、压片时若用量过多则不易制粒、压片，长期贮存会使硬度过大，致崩解与溶出困难。酸性或碱性较强的药物能促使蔗糖转化，增加其吸湿性，故不宜配伍使用。除含片或可溶片外，一般不单独使用，常与淀粉、糊精等配合使用。

3. **糊精** 为白色或微黄色无定形细粉，不溶于乙醇，微溶于冷水，能溶于沸水成黏胶状溶液，黏性强，并呈弱酸性。是淀粉水解的中间产物，因水解程度不同而有若干规格，黏度也各不相同。常与糖粉、淀粉配合使用作片剂的稀释剂，兼有黏合作用。但用量超过50%时，不宜用淀粉浆作黏合剂，可用40%～50%的乙醇为润湿剂，以免颗粒过硬致片面出现麻点，并影响片剂的崩解性。本品不宜作速溶片的填充剂。

4. **乳糖** 为白色结晶粉末，由等分子葡萄糖及半乳糖组成。略带甜味，易溶于水，难溶于醇（在乙醇、氯仿、乙醚中不溶），性质稳定，可与大多数药物配伍。无吸湿性，具良好的流动性、可压性，制成的片剂光洁美观，不影响药物的溶出，对主药的含量测定影响较小，是优良的片剂稀释剂。所制成的片剂久贮不延长崩解时限，尤其适用于吸湿性药物。乳糖自动物乳中提取制得，国内产量少，多用淀粉7份、糊精1份和糖粉1份的混合物代替乳糖使用。

5. **微晶纤维素（MCC）** 为纤维素部分水解而成的聚合度较小的晶体粉末，白色，无臭，无味，不溶于水。根据粒径和含水量不同有若干规格，商品名Avicel，有PH101、PH102、PH201、PH301等，PH101为标准型，用于湿法制粒。PH102粒径大，流动性好，用于粉末直接压片。微晶纤维素在加压过程中成塑性变形，有毛细管作用，极易引水入内破坏粒子之间的结合力，使片子崩解。由于微晶纤维素的摩擦系数小，当药物或其他辅料的含量不超过20%时，压片时一般不需要加入润滑剂。而且，微晶纤维素的药物容纳量较大，在受压缩时粒子间可借氢键效应而结合，使压成的片子硬度较大。但其价格较高，一般不单独使用。值得注意的是，其含水量超过3%时，进行混合及压片则易产生静电而出现分离或条横现象，故应预先干燥除去部分水分。微晶纤维素还可作黏合剂、崩解剂、助流剂使用。因其具有吸湿性，所以不适用于包衣片及某些对水敏感的药物，同时应贮存在干燥处。

6. **可压性淀粉** 亦称预胶化淀粉，由玉米淀粉经部分胶化或全部胶化而成。为白色或类白色粉末，其淀粉粒部分或全部被水解破坏而凝聚成的球粒。微溶于冷水，不溶于有机溶剂，可作填充剂，具有良好的流动性、可压性、自身润滑性、干黏合性和较好的崩解作用，是新型的多功能药用辅料，适于粉末直接压片，有改善小剂量药物含量均匀性的作用。预胶化淀粉含有未改性和改性的淀粉，因而可作黏合剂用于湿法制粒，并保留了崩解性能。

7. 糖醇类 甘露醇、山梨醇为白色、无臭、具有甜味的结晶性粉末或颗粒，在口中溶解时吸热，有凉爽感。一般用于口崩片、咀嚼片，但价格稍贵，常与蔗糖配合使用。赤藓糖醇口服后有较强的凉爽感，有利于保护牙齿，是制备口崩片的最佳辅料。

8. 无机盐类 主要是一些无机钙盐，如磷酸氢钙、碳酸钙、硫酸钙等。其性质稳定，无臭无味，微溶于水，与多种药物均可配伍，制成的片剂外观光洁，硬度、崩解性均好，对药物也无吸附作用，常作片剂的稀释剂和吸收剂，用以吸收挥发油或脂肪油。磷酸氢钙和磷酸钙能降低易吸湿药物的吸湿性，为中药浸出物、油类及含油浸膏类的良好吸收剂，压成的片剂较坚硬。

二、润湿剂与黏合剂

润湿剂与黏合剂在制片中具有黏结固体粉末的作用。润湿剂是一种本身无黏性，但能润湿药粉而诱发药粉本身固有的黏性以利于制粒的液体，适用于具有一定黏性药粉的制粒压片。常用的润湿剂有蒸馏水和乙醇。黏合剂是一种本身有黏性，能增加药粉间黏合力的固体或液体物质，适用于没有黏性或黏性差的中药提取物或原药粉制粒压片。一般液体黏合剂的黏性较大，固体黏合剂（亦称干燥黏合剂）往往兼有稀释剂或崩解剂的作用。黏合剂的用量和含量可通过优化试验或经验确定。

1. 水 是一种润湿剂，一般采用蒸馏水或去离子水。适用于具有一定黏性的药物，不适于不耐热、遇水易变质或易溶于水的药物。在中药片剂制粒中，如浸膏黏性较强，用水润湿可出现结块、润湿不均匀、干燥后颗粒硬度大等现象。实际生产中很少单独使用，常用低浓度的淀粉浆或各种浓度的乙醇代替。

2. 乙醇 适用于遇水易分解、在水中溶解度大或遇水黏性太大的药物。常用浓度为30%~70%的乙醇作为中药浸膏粉、半浸膏粉制粒的润湿剂。乙醇浓度愈高，药料被润湿后黏性愈小。若药粉水溶性大、黏性大、气温高时，则乙醇浓度就需提高。反之，乙醇浓度需降低。操作时应迅速搅拌，均匀分散，立即制粒，及时干燥，避免乙醇挥发而致软材结成团块或湿粒变形。生产中应注意防火、防爆。

3. 淀粉浆 将淀粉加水在70℃左右受热糊化而成的稠厚胶体，放冷后呈胶冻状，为最常用的黏合剂。适用于对湿热稳定，且药物本身不太松散的品种，尤适用于可溶性药物较多的处方。其浓度一般为8%~15%，以10%最为常用。若物料的可压性较差，可适当提高浓度。淀粉浆所含大量水分可逐渐扩散到物料中，将物料均匀润湿。淀粉浆黏性较好，有利于片剂的崩解。淀粉浆的制法主要有煮浆法和冲浆法两种。煮浆法是将淀粉加全量冷水搅匀，置夹层容器中加热搅拌至糊化而成；冲浆法是将淀粉加少量（1~1.5倍）冷水混悬后，冲入一定量沸水（或蒸汽），不断搅拌至糊化而成。若与糊精浆、糖浆或胶浆合用，可提高其黏性。

4. 聚维酮　其分子量不同则规格不同，常用型号为 K30。聚维酮（PVP）可溶于乙醇或水。常用 10% 的水溶液做黏合剂，3%～15% 的乙醇溶液用于对水敏感的药物制粒，也适用于疏水性物料并可改善药物润湿性。聚维酮可用作溶液片、泡腾片、咀嚼片等的优良黏合剂，也可用作直接压片的干黏合剂。

5. 纤维素衍生物　系天然的纤维素经处理后制成的各种纤维素衍生物，主要有羟丙基甲基纤维素、甲基纤维素、羟丙基纤维素、羧甲基纤维素钠等，常用浓度为 5% 左右。

（1）羟丙基甲基纤维素（HPMC）　为白色或类白色纤维状或颗粒状粉末，无臭，在无水乙醇、乙醚、丙酮中几乎不溶，在冷水中溶胀成澄清或微浑浊的胶体溶液，不溶于热水。制备其水溶液时，先将 HPMC 加入总体积 20%～30% 的热水（80～90℃）中，充分分散水化，然后降温，不断搅拌使溶解，再加冷水至总体积。一般用其 2%～8% 的水溶液或乙醇溶液做黏合剂，用于吸湿性较强的中药颗粒后有抗湿作用。

（2）甲基纤维素（MC）　本品在水中溶胀成澄清或微浑浊的胶体溶液；在无水乙醇、氯仿或乙醚中不溶。可用于水溶性或水不溶性物料的制粒，颗粒的压缩成型性好。

（3）其他纤维素类　微晶纤维素（MCC）、羧甲基纤维素钠（CMC-Na）、乙基纤维素（EC）、低取代-羟丙基纤维素（L-HPC）均可用作黏合剂，可用其溶液，也可用其干燥粉末，一般浓度不超过 10%。纤维素衍生物的聚合度和取代度不同，其黏度等性质也不同。

乙基纤维素溶于乙醇而不溶于水，可用作对水敏感的药物的黏合剂。但对片剂的崩解和药物的释放有阻碍作用，有时用作缓释制剂的辅料。

6. 糖浆、炼蜜、饴糖、液状葡萄糖　适用于纤维性强、质地疏松或弹性较大的动物组织类药物。

（1）糖浆　为蔗糖的水溶液，常用浓度为 50%～70%（g/g），常与淀粉浆或胶浆混合使用。不宜用于酸性或碱性较强的药物，以免产生转化糖而增加引湿性，不利制片。

（2）炼蜜　指经过加热熬炼的蜂蜜，常根据物料黏性特点或处方要求配制成不同浓度进行制粒，常用于含有生药原粉的中药片剂。

（3）饴糖　俗称麦芽糖，呈浅棕色稠厚液体，常用浓度为 25% 或 75%，不宜用于白色片剂，制成的颗粒不易干燥，压成的片子易吸潮。

（4）液状葡萄糖　系淀粉不完全水解产物，常用浓度为 25% 或 50% 两种。有引湿性，制成的颗粒不易干燥，压成的片子易吸潮。

7. 阿拉伯胶浆、明胶类　均具有强黏合性，压成的片剂硬度大，适于可压性差易松散的药物或不易制粒的药物，或硬度要求大的含片。常用浓度为 10%～20%。使用时应注意浓度和用量，避免影响片剂的崩解度和药物的溶出度。

8. 其他　海藻酸钠、聚乙二醇（PEG）及硅酸铝镁等。中药稠膏也具有黏合剂的作用。

三、崩解剂

崩解剂系指能使片剂在胃肠道中迅速崩解成细小颗粒，促进片剂中主药溶解和吸收的辅料。除缓（控）释片、口含片、舌下片、咀嚼片外，一般都需要添加崩解剂。中药全粉末片和半浸膏片因含有中药饮片细粉，本身遇水后能缓慢崩解，一般不需另加崩解剂。

（一）常用的崩解剂

1. 干淀粉　最常用的崩解剂，用量一般为5%~20%，用前应于100~105℃活化1小时，控制含水量在8%以下。干淀粉吸水性较强，适用于水不溶性或微溶性药物，对易溶性药物的崩解作用较差。但淀粉的可压性、流动性不好，用量多时可影响片剂的硬度和流动性。

2. 羧甲基淀粉钠（CMS-Na）　为白色粉末，不溶于乙醇，吸水后可膨胀至原体积的200~300倍，是一种性能优良的崩解剂，适用于可溶性和不溶性药物，常用量为2%~6%。

3. 低取代羟丙基纤维素（L-HPC）　为白色或类白色结晶粉末，在水中不易溶解，吸水膨胀率为500%~700%，常用量为2%~5%。兼有黏合作用，对不易成形的药物可使其黏性增大，改善可压性，有利于成型和提高片剂的硬度。

4. 交联聚维酮（PVPP）　为流动性良好的白色粉末，在水、有机溶剂及强酸、强碱溶液中均不溶解，在水中迅速膨胀，无黏性，崩解性能好，常用于速效片剂。常用量为2%~5%。

5. 泡腾崩解剂　是一种专用于泡腾片的特殊崩解剂，由碳酸氢钠与有机酸（柠檬酸、枸橼酸或酒石酸等）组成的混合物，遇水产生二氧化碳气体而使片剂崩解。本品可用于溶液片、外用避孕片等需快速崩解或溶解的片剂。应妥善包装，避免受潮造成崩解剂失效。

6. 表面活性剂　为崩解辅助剂，能增加药物的润湿性，促进药物向片内渗透，而加速疏水性或不溶性药物片的崩解。常用的有聚山梨酯-80、月桂醇硫酸钠等。单独使用时效果不好，常与干淀粉混合使用。使用方法：①溶解于黏合剂内；②与崩解剂混合后加入干颗粒中；③制成醇溶液喷在干颗粒上。

（二）崩解剂的加入方法

1. 内加法　将崩解剂与处方粉料混合在一起制粒，崩解作用起自颗粒内部，使颗粒全部崩解，有利于药物成分溶出。但由于崩解剂在制粒时接触湿和热，因此崩解作用较弱。

2. 外加法　将崩解剂与整粒后的干颗粒混匀后压片，崩解作用起自颗粒之间，可迅速崩解成颗粒。

3. 内外加法（亦称混合加入法）　将崩解剂用量的50%~75%与处方粉料混合在一

起制粒，其余崩解剂与整粒后的干颗粒混匀后压片。当片剂崩解时首先崩解成颗粒，颗粒继续崩解成粉粒，本法崩解效果最好。

4. 特殊加入法

（1）泡腾崩解剂的酸、碱组分应分别与处方药料或其他辅料制成干颗粒，临压片时混匀。生产和贮存过程中要严格控制水分，避免与潮气接触。

（2）表面活性剂一般制成醇溶液喷于干颗粒上，密闭渗吸；或制粒时溶解于黏合剂内；或与崩解剂混匀后加于干颗粒中。

（三）片剂的崩解机理

1. 毛细管作用　崩解剂在片剂中形成许多易于被水润湿的毛细管通道，水从这些亲水性通道进入片剂内部，使片剂润湿而崩解。

2. 膨胀作用　崩解剂吸水后，因其自身充分膨胀而体积显著增大，促使片剂的结合力破坏而崩解。

3. 产气作用　泡腾崩解剂遇水产生气体，借助气体体积的膨胀而使片剂崩解。

4. 酶解作用　有些酶与辅料配制在同一片剂中时，遇水便迅速崩解。如淀粉酶与淀粉等。

四、润滑剂

广义的润滑剂是助流剂、抗黏剂和润滑剂（狭义）的总称，具有润滑、抗黏附、助流作用。助流剂可降低颗粒之间的摩擦力，改善粉体流动性，减少重量差异。抗黏剂可防止压片时黏冲，保证压片操作的顺利及片剂表面光洁。润滑剂可降低压片和推出片时药片与冲模壁之间的摩擦力，保证压片时应力分布均匀，防止裂片。

润滑剂主要有以下三类。

（一）疏水性及水不溶性润滑剂

1. 硬脂酸镁　为白色粉末，细腻轻松，是最常用的润滑剂。润滑性强，附着性、抗黏性均好，助流性差。用量一般为0.3%~1%，用量过大时，由于其具有疏水性，会造成片剂的崩解（或溶出）迟缓。适用于易吸湿的颗粒。因有弱碱性，遇碱不稳定的药物不宜使用。

2. 滑石粉　白色结晶性粉末，不溶于水，但具有亲水性，对片剂的崩解影响不大；助流性、抗黏性良好，润滑性及附着性较差。主要用作助流剂，多与硬脂酸镁等联合使用，常用量一般为0.1%~3%，最多不超过5%。

3. 氢化植物油　本品是用喷雾干燥法制得的干燥粉末，是一种润滑性能良好的润滑剂。常用量1%~6%。应用时，可将其溶于轻质液体石蜡或己烷中，然后将此溶液喷于颗粒上。

（二）水溶性润滑剂

1. 聚乙二醇类　是水溶性润滑剂的典型代表，通常用于含片、泡腾片等片剂。常用聚乙二醇 4000 或 6000（PEG4000 或 PEG6000），用量一般为 1%~4%。

2. 十二烷基硫酸镁　本品为水溶性表面活性剂，具有良好的润滑作用，能增强片剂的机械强度，促进片剂的崩解和药物的溶出。

（三）助流剂

1. 微粉硅胶　为轻质白色无定形粉末，不溶于水，但具有强亲水性；有良好的流动性、可压性、附着性，为粉末直接压片的助流剂。常用量为 0.1%~0.3%。

2. 氢氧化铝凝胶　为极轻凝胶粉末，表面积大，有良好的可压性，常作为粉末直接压片的助流剂和干燥黏合剂。

第三节　片剂的制备

中药片剂的制备方法包括颗粒压片法和粉末直接压片法两种。根据制粒方法不同，颗粒压片法又可分为湿法制粒压片法和干法制粒压片法。目前应用较广泛的是湿法制粒压片法。

一、湿法制粒压片法

湿法制粒压片法就是在处理好的药料中加入润湿剂或黏合剂，用合适的方法制成一定大小的颗粒，再压制成片的方法。本法适用于对湿、热稳定的药物。

（一）工艺流程

原料药材 ——鉴别、洁净粉碎、提取→ { 全部粉末　部分粉末加稠浸膏　全浸膏　提纯物 } —(加辅料)→ 混合 ——润湿剂或黏合剂→ 制软材 ——

制颗粒 ——→ 干燥 ——质检→ 整粒 ——润滑剂崩解剂→ 总混 ——→ 压片（包衣）——→ 质检 ——→ 包装

（二）中药原料的处理

1. 中药原料处理的目的　①保留饮片中的有效成分，除去无效成分，减少服用剂量；②缩小体积，方便操作，利于成型；③选取处方中的部分药料作为辅料。

中药原料经过粉碎和提取可得到粉末、稠浸膏和干浸膏三类。药粉包括药材原粉、提取物粉（有效成分或有效部位）、浸膏及半浸膏粉等。药粉细度以能通过五号至六号筛合适，同时必须灭菌。浸膏粉、半浸膏粉等容易吸潮或结块，应注意新鲜制备或密封保存。

2. 中药原料处理的一般原则

（1）按处方选用合格的药材，进行洁净、灭菌、炮制、干燥处理，制成净药材。

（2）生药原粉入药：含淀粉较多的饮片（如山药、浙贝母、天花粉等），贵重药，毒性药（如牛黄、麝香、雄黄等），树脂类药及受热有效成分易破坏的饮片。某些含少量芳香挥发性成分的饮片（如冰片、木香、砂仁等）及某些矿物药（如石膏等）宜粉碎成100目左右细粉，灭菌后备用。

（3）含水溶性有效成分，或含纤维较多、黏性较大、质地松泡或坚硬的饮片（如大腹皮、丝瓜络、桂圆肉、夏枯草、淡竹叶等），以水煎煮，浓缩成稠膏。必要时采用高速离心或在水煎液浓缩到1：1时加适量乙醇除去部分杂质后，再按常规操作，浓缩成稠膏或干浸膏。

（4）含挥发性成分较多的饮片（如荆芥、薄荷、紫苏叶等）应采用蒸馏等方法提取挥发性成分（多为挥发油），必要时残渣再煎煮，制成浸膏或干浸膏粉。

（5）含醇溶性成分的饮片（如生物碱、黄酮苷等），可用不同浓度的乙醇以渗漉法、浸渍法或回流提取法提取，再浓缩成稠膏。

（6）有效成分明确的饮片（如黄芩苷、小檗碱等），可根据有效成分的特性，采用特定的方法和溶剂提取。

3. 中药浸膏片、半浸膏片中稠膏的处理　一般可浓缩至相对密度1.2~1.3，有的可达到1.4。若为全浸膏片最好将浓缩液喷雾干燥，或稠膏真空干燥，也可在常压下烘干，再粉碎成颗粒或粉末。

4. 化学药品原、辅料的处理　湿法制粒压片用的主药及辅料，混合前须经粉碎、过筛等处理，细度一般为通过五至六号筛。贵重药、剧毒药及有色的原、辅料应粉碎得更细，易于混匀，避免压片时产生花斑现象。有些原、辅料储藏中易受潮发生结块，须经干燥后再做粉碎、过筛等处理。药物与辅料的混合应按照等量递增法进行。

（三）制颗粒

1. 制颗粒的目的　为改善物料的流动性和可压性，药粉一般需制成颗粒后再压片。物料制颗粒的目的在于：①增加物料的流动性，使片重和含量准确。②避免粉末分层，保证片剂含量均匀。③减少细粉中吸附和容存的空气，避免片剂松裂。④避免细粉飞扬及黏冲、拉模等现象。

2. 制颗粒的方法

（1）常用制粒方法

①挤出制粒法：将药粉和辅料制成适宜的软材后，经挤压通过筛网制粒的方法，是目前生产上应用最多的制粒方法。小量制粒可用手挤压软材过筛网制粒，若软材经筛孔落下时呈长条状，表明软材过软，黏合剂或润湿剂用量过多；若呈粉状，则软材过干，应适当调整。软材质量一般多凭经验掌握，要求能握之成团，按之即散为度。大量生产则采用摇摆式颗粒机（图11-1）或旋转式制粒机制粒。制粒用的筛网要根据片重及片径来选择。

②喷雾转动制粒法：将药粉和辅料的混合物置包衣锅或适宜的容器中转动，将润湿剂或

黏合剂呈雾状喷入，使粉末黏结成小颗粒，同时加热使水分蒸发至颗粒干燥。此法适于中药半浸膏粉、浸膏粉或黏性较强的药物细粉制颗粒。

③流化喷雾制粒法：又称"沸腾制粒法"或"一步制粒法"。将药粉和辅料的混合物置沸腾干燥制粒机（图11-2）的流化室内，利用热气流使其悬浮呈流化态，再喷入润湿剂或黏合剂，使粉末黏结成颗粒。此法所制得的颗粒均匀，圆整，但往往较松，且密度相差较大的物料制得的颗粒均匀度较差。适于对湿热敏感的药物制粒。

④喷雾干燥制粒法：将中药浓缩液经离心式雾化器雾化成大小适宜的液滴喷入干燥室中，并在热气流中干燥得到近于球形的细小颗粒。此法制粒效率较高，速度较快，制成的干颗粒可直接压片或再经喷雾转动制粒。

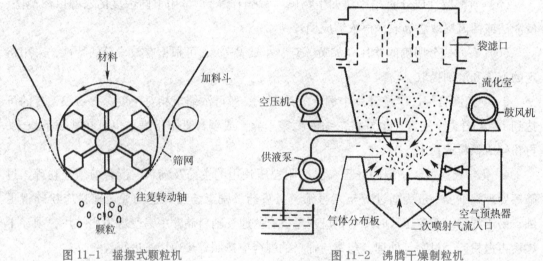

图 11-1　摇摆式颗粒机　　　　　图 11-2　沸腾干燥制粒机

（2）不同原料的制粒方法

①全粉末片制粒：将处方中的全部饮片粉碎成细粉，与适宜适量的黏合剂（或润湿剂）混匀后制软材，挤压过筛的制粒方法。若处方含有较多矿物性、纤维性药料应选用黏性较强的黏合剂；若处方中含有较多黏性药料，则应选用不同浓度的乙醇或水为润湿剂。药料粉碎时，不得随意丢弃难粉碎部分，以防处方剂量改变或药效降低。此法适用于剂量小的贵重细料药、毒性药及几乎不具有纤维性的药材细粉制片。如参茸片、牛黄消炎片等。具有简便、快速、经济的优点，但必须注意药材全粉的灭菌。

②半浸膏片制粒：将处方中部分饮片粉碎成细粉，其余饮片提取成稠膏，将粉、膏混匀后制软材制颗粒。目前多以处方量的 10%～30% 药材打粉，其余制浸膏。粉、膏混合后若黏性适中，可直接制软材制颗粒；黏性不足，则加适量黏合剂制粒（较少见）；黏性过大，可将粉、膏混合后干燥，粉碎成细粉，再加润湿剂混匀后制软材制颗粒。此法适用于大多数片剂颗粒的制备。如更年安片、牛黄解毒片等。

③全浸膏片制粒：有两种情况：一是将处方中的全部饮片提取成干浸膏，若干浸膏黏性适中，吸湿性不强时，可将干浸膏直接粉碎成 40 目左右的细粉；若干浸膏直接粉碎后的颗粒太硬，可先将干浸膏粉碎成细粉，加适宜浓度的乙醇为润湿剂，混匀后制软材制颗粒。二是将处方中的全部饮片提取制成适宜密度的药液后，再用喷雾干燥法制粒。如穿心莲片等。

④提纯片制粒：将提纯物（有效成分或有效部位）细粉与适量稀释剂、黏合剂或润湿剂、崩解剂等混匀后制软材制颗粒。如北豆根片等。

3. 湿颗粒的干燥　湿颗粒制成后应立即干燥，干燥温度一般为 60~80℃，温度过高可使颗粒中含有的淀粉粒糊化，延长崩解，含浸膏的颗粒会软化结块。含挥发性或遇热不稳定的成分（如挥发油、苷类等），干燥温度应控制在 60℃ 以下。对热稳定的药物，干燥温度可提高至 80~100℃，以缩短干燥时间。干燥温度应逐步上升，以防颗粒表面水分迅速蒸发形成干燥硬壳，影响颗粒内部水分的散发。颗粒的干燥程度可通过测定含水量进行控制，以 3%~5% 为宜。

4. 干颗粒的质量要求　颗粒应有适宜的流动性和可压性，并达到以下要求：

（1）主药含量　按该片剂品种的含量测定方法测定，指标成分含量应符合规定。

（2）含水量　中药干颗粒含水量一般为 3%~5%。品种不同，要求不同，应通过试验确定其最佳含水量标准。

（3）松紧度　干颗粒以手指轻捻能碎成有粗糙感的细粉为宜。颗粒过硬压片易产生麻面；疏松颗粒易碎成细粉，压片时易产生顶裂。

（4）颗粒粗细度　颗粒的粒度应根据片重和片径来选择，大片可用较大或小颗粒压片，小片必须用较小颗粒压片。一般片重 0.5g 及以上选用通过一号筛（14~16 目），0.3~0.5g 选用通过一号筛（16~18 目），0.1~0.3g 选用通过一至二号筛（18~22 目）或更细的颗粒。且压片颗粒应由粗细不同的层次组成，一般干颗粒中 20~30 目的粉粒以 20%~40% 为宜，且无细于 100 目的细粉。粗粒或细粉过多均影响压片，若粗粒过多则片重差异大；细粉过多则易产生松片、裂片及黏冲等现象。

5. 干颗粒压片前的处理

（1）整粒　整粒系指将干颗粒再次过筛，使其中条、块状物分散成均匀颗粒的操作。若颗粒较疏松，宜选用孔径较大的筛网及摇摆式制粒机整粒，以免破坏颗粒和增加细粉；若颗粒较粗硬，宜选用孔径较小的筛网及旋转式制粒机整粒，以免颗粒过于粗硬。

（2）配粒　又称总混，系指将处方中的挥发性成分、其他液体成分及崩解剂、润滑剂等加入颗粒中混匀的操作。挥发性固体药物（如薄荷脑、冰片、丹皮酚等）可用少量乙醇溶解后或与其他成分研磨共熔稀释后，同上法喷雾加于颗粒上并混匀。若挥发油含量较多

（一般超过 0.6%）时，常用适量的吸收剂将挥发油吸收后，再与其他干颗粒混匀。加入挥发性成分的干颗粒应立即置于密闭容器内闷润贮放数小时，使挥发性成分在颗粒中渗透均匀，以免由于挥发油吸附于颗粒表面，压片时产生裂片。

（3）加润滑剂或崩解剂 如需加崩解剂，应先干燥过筛，在整粒时加入干颗粒中充分混匀，且压片前应密闭防潮。润滑剂多在整粒后筛入干颗粒中混匀。

（四）压片

1. 片重计算

（1）试制过程中，若处方药料的片数与片重未定时，可按下式计算片重：

$$单服颗粒重 = \frac{干颗粒总重量（g）}{单服次数} \qquad 片重（g）= \frac{单服颗粒重（g）}{单服片数}$$

（2）若处方药料应制的片数确定时，则压片物料总重量（干颗粒重+压片前加入的辅料量）应等于片数×片重，可按下式计算：

$$片重（g）= \frac{压片物料总重量（g）}{应压片数}$$

（3）若每片主药含量明确时，可先测定颗粒中主药含量，再按下式计算：

$$片重（g）= \frac{每片含主药量（标示量）}{干颗粒中主药的实测百分含量}$$

2. 压片机 主要有单冲压片机和多冲旋转式压片机两种类型。

（1）单冲压片机 由转动轮、加料斗、模圈、上下冲头、三个调节器（压力、片重、出片）和一个能左右移动的饲料器组成。冲模系统（图 11-3）是压片机的压片部分，包括上、下两个冲头和一个模圈，模圈嵌入模台上，上、下冲头固定于上、下冲杆上。上冲连接压力调节器，下冲连接出片调节器和片重调节器。压力调节器调节上冲下降的位置，上冲下降的位置越低，上下冲间距离越近压力越大，所得片剂愈硬且薄，反之则片剂愈松而厚。片重调节器用以调节下冲下降的深度，实际调节模孔的容积而调节片重，下冲在模圈内位置越低，模孔的容量越大，片剂则重，反之片剂则轻。出片调节器用以调节下冲上升的位置使与模台面相平，将压成的片剂从模孔中顶出。

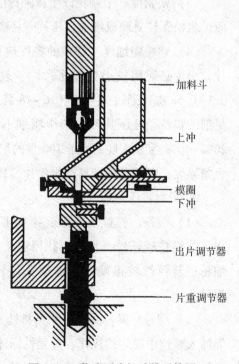

加料斗

上冲

模圈
下冲

出片调节器

片重调节器

图 11-3 单冲压片机冲模系统图

单冲压片机的压片过程分三个过程，如图 11-4 所示。①填料：片重调节器调节下冲头在模孔中下降至最低位置，饲料靴在模孔上平行往复摆动，将压片物料填充到模孔中，并把多余的颗粒或粉末刮去。②压片：饲料靴从模孔上移开，上冲头下降，而下冲头不动，使颗粒在模孔中撞击受压，压制成型。③出片：上冲上升，下冲亦随之上升，当下冲头上升至最高点时与模孔面平齐，饲料靴移向模孔，使片剂落入收集器中。接着进入下一个压片过程，周而复始。

单冲压片机的生产能力一般为 80~100 片/分钟，且压片时由上冲单侧加压，所以压力分布不匀，易出现裂片，同时噪音较大。仅适用于新产品的试制或小量多品种的生产。

（2）多冲旋转式压片机　是目前生产上广泛使用的压片机。主要由动力部分、转动部分及工作部分三部分组成。工作部分（图 11-5）由装有冲头和模圈的机台，上、下压轮，片重调节器，压力调节器，推片调节器，加料斗，刮粉器等部分组成。

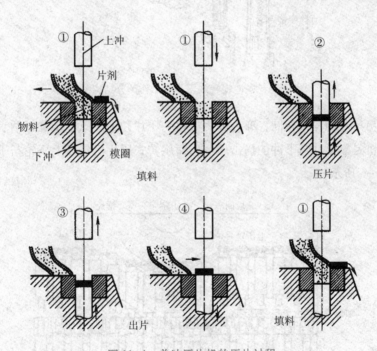

图 11-4　单冲压片机的压片过程

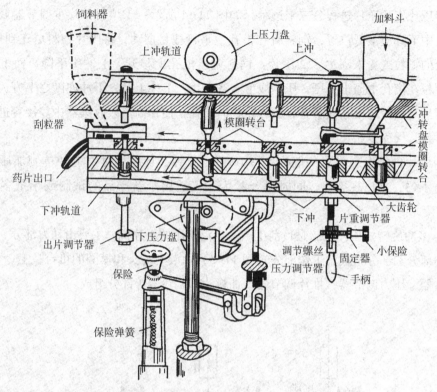

图 11-5　多冲旋转式压片机工作部分结构图

　　压片过程与单冲压片机相同，亦可分为填料、压片和出片三个步骤，两者不同之处在于：单冲压片机是靠上冲与下冲的撞击压片；而旋转式压片机是靠上压轮与下压轮的挤压压片，如图 11-6 所示。

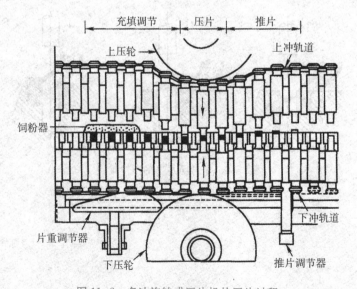

图 11-6　多冲旋转式压片机的压片过程

多冲旋转式压片机按冲数分有 16、19、27、33、51、55、75 冲等多种型号。按流程分有单流程和双流程压片机。单流程压片机仅有一套上、下压轮，如初期的 16 冲、19 冲压片机，每幅冲旋转一圈仅压成一个药片，因产量低，目前已少用。双流程压片机有两套上、下压轮，每幅冲旋转一圈可压成两个药片，产量高，国内药厂普遍使用。

（3）二次（三次）压缩压片机　多用于粉末直接压片或缓控释片、多层片等制备。以二次压片机（图 11-7）为例，粉体经过初压轮适当的压力压缩后，到达第二压轮时进行第二次压缩。整个受压时间延长，片剂内部密度分布比较均匀，裂片现象明显减少，也更易于成型。为减少复方制剂的配伍变化或为了制备缓控释制剂，可采用多层压片机。

（4）压片机的冲和模　片剂的形状和大小取决于冲头和模圈的形状和直径。除压制异形片的冲模外，通常为圆形。圆形冲头有不同弧度，包衣用片一般选用深弧度的冲头。冲头上可刻字或通过直径的线条，使片剂易于识别或折断分份。冲模的直径随片重而定，常用 6.5~12.5mm。

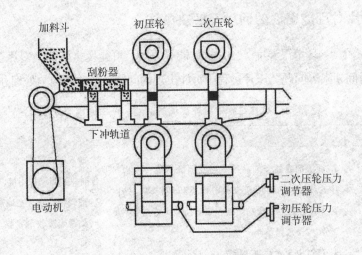

图 11-7　二次压缩压片机

二、干法制粒压片法

干法制粒压片法系指不用润湿剂或液态黏合剂而将粉末物料或干浸膏制成颗粒进行压片的方法。主要有滚压法和重压法，适用于对湿热敏感，又易变质的药物压片。此法优点在于：物料未经湿热处理，能提高对湿热敏感产品的质量，且可缩短工时；不用或少用干燥黏合剂，较湿法制粒节省辅料和成本。但此法对物料性质、晶形要求高，使其应用受到限制。

三、粉末直接压片法

粉末直接压片系指直接将药物粉末与适宜的辅料混匀后，不经制颗粒而直接进行压片的方法。此法无须制颗粒，且无湿热过程，尤其适用于对湿、热不稳定的药物，也利于难溶性药物的溶出，提高生物利用度。为使粉末具备良好的流动性、润滑性和可压性，目前主要从改善压片物料性能和改进压片机械两方面入手。

（一）改善压片物料性能

常通过添加合适的辅料以改善压片物料性能。常用的辅料有微晶纤维素、喷雾干燥乳糖、微粉硅胶、改性淀粉、氢氧化铝凝胶、磷酸氢钙二水合物等。

（二）改进压片机械性能

1. 在加料斗上加装电磁振荡器等装置，利用上冲转动时产生的动能来撞击物料，防止粉末在加料斗内形成洞隙或流动时快时慢，确保粉料均匀流入模孔，减少片重差异。

2. 在压片机上增设预压装置，先初压后再压成片（采用二次压缩压片机），或减慢车速，使受压时间延长，以利于药粉中空气的排出，增加物料的可压性，减少裂片。

3. 采用自动密闭加料装置，并可安装吸粉器以防止药粉飞扬和漏粉。

四、压片时可能出现的问题及解决办法

由于颗粒质量、环境温湿度、压片机性能等原因，可能发生松片、裂片、黏冲、片重差异超限、崩解时间超限等问题。压片过程中可能出现的问题、产生原因与处理办法见表11-1。

表11-1 压片过程中可能出现的问题、产生原因与处理办法

问题	产生原因	解决办法
松片	1. 润湿剂或黏合剂品种不当或用量不足，或物料中含纤维、动物角质类、矿物类药量较多，黏性差，弹性强，或颗粒疏松、流动性差致填充量不足 2. 颗粒含水量不当 3. 药料中含挥发油、脂肪油等成分较多 4. 润滑剂、黏合剂不当；浸膏部分碳化、浸膏粉粉碎细度不够等导致黏性减小 5. 冲头长短不齐，片剂所受压力不同 6. 压力不够或车速过快受压时间太短 7. 下冲下降不灵活致模孔中颗粒填充不足 8. 置空气中过久，片剂吸水膨胀	1. 加入干燥黏合剂，或另选黏性较强的黏合剂并适当增加用量，重新制粒 2. 控制颗粒水分在最适宜的范围 3. 加适当吸收剂吸收，或制成微囊、包合物等 4. 除针对原因解决外，稠膏、黏合剂趁热与粉料混合，并充分混合均匀以增加软材、颗粒的黏性，增加片剂的硬度 5. 更换冲头 6. 适当增加压力，减慢车速增加受压时间 7. 更换冲头 8. 避免置于空气过久
黏冲	1. 颗粒太潮 2. 润滑剂用量不足或分布不均匀 3. 冲模表面粗糙或刻字太深 4. 室内温度、湿度太高	1. 重新干燥 2. 增加用量，并充分混匀 3. 调换冲头，或用凡尔沙擦亮使之光滑 4. 保持车间恒温、恒湿，保持干燥

问题	产生原因	解决办法
裂片	1. 细粉过多，或颗粒过粗过细 2. 黏合剂或润湿剂选择不当，或用量不足 3. 颗粒过干或药物失去结晶水过多 4. 颗粒中油类成分或纤维性成分较多 5. 压力过大或车速过快，空气来不及逸出 6. 冲模不合要求，如模圈中间径大于口径，冲头向内卷边，或上冲与模圈不吻合等	1. 在不影响含量的情况下筛去细粉 2. 加入干燥黏合剂等混匀后再压片 3. 喷洒适量稀乙醇润湿，也可加入含水量较多的颗粒，或在地上洒水使颗粒从空气中吸收适当水分 4. 加入吸收剂或糖粉来克服 5. 调整压力、减慢车速 6. 调换冲模来解决
崩解迟缓	1. 崩解剂的品种、用量和加入方法不当，或干燥不够 2. 黏合剂黏性太强或用量过多；或疏水性润滑剂用量过大 3. 颗粒粗硬，或压力过大致使片剂坚硬 4. 含胶、糖或浸膏的片子高温贮存或吸潮	1. 调整崩解剂品种或用量，并改进加入方法，如改内加法为内外加法等 2. 选用适宜的黏合剂或润滑剂，并调整其用量，或适当增加崩解剂用量 3. 颗粒适当破碎或适当减少压力 4. 注意贮存条件
片重差异超限	1. 颗粒粗细悬殊，压片时颗粒的流速不一，致使填入模孔的颗粒量不均匀 2. 加料器不平衡或堵塞；或下冲下降不灵活；或黏性和引湿性强的颗粒流动不畅	1. 筛去过多的细粉，或重新制颗粒以克服 2. 应停车检查，克服后再压片
变色或表面斑点	1. 颗粒过硬，有色颗粒松紧不匀，或润滑剂不匀等 2. 挥发油分散不匀出现油斑 3. 上冲油垢过多，落入颗粒产生油点	1. 换用乙醇为润湿剂制粒或将原料、辅料充分混匀，并改进制粒方法 2. 增加密闭闷吸时间，或改进加入方法 3. 经常擦拭机器，可在上冲装一橡皮圈防止油垢滴入颗粒
引湿受潮	浸膏中含有容易引湿的成分，如糖、树胶、蛋白质、鞣质等	1. 在干浸膏中加入适量辅料，如磷酸氢钙等或加入中药细粉 2. 提取时加乙醇沉淀除去部分水溶性杂质 3. 用5%～15%的玉米朊乙醇溶液、聚乙烯醇溶液喷雾或混匀于浸膏颗粒中，待干后进行压片 4. 将片剂进行包衣，或改进包装，在包装容器中加放干燥剂
叠片	黏冲或上冲卷边等原因；或者由于下冲上升的位置太低，压好的片不能顺利出片	调换冲头调节机器解决之

续表

问题	产生原因	解决办法
微生物超限	中药细粉压制的片剂，原料未经处理或经过处理在生产过程中又重新被细菌等污染	抓住易污染的环节，能灭菌的尽可能灭菌，在生产过程中应尽量注意环境卫生及个人卫生，以保证片剂质量和用药安全

第四节　片剂的包衣

片剂的包衣是指在压制片表面包裹适宜材料衣层的操作。被包的素片称"片心"，包衣的材料称"衣料"，包衣后的片剂称"包衣片"。

一、片剂包衣的目的、种类与要求

（一）片剂包衣的目的

1. 避光，防潮，隔绝空气，增加药物的稳定性。

2. 掩盖药物的不良气味，增加患者的顺应性。

3. 控制药物的释放部位和释放速度。包肠溶衣，控制药物在肠中释放，避免药物对胃的刺激，防止药物被胃酸、胃酶破坏。包缓释或控释衣，改变药物的释放速度，减少服药次数，降低不良反应。制成多层片，实现药物分别在胃内和肠内发挥作用。

4. 将有配伍禁忌的成分分别置于片心和衣层进行隔离，避免相互作用，有助于复方配伍。

5. 采用不同颜色包衣，改善片剂的外观，便于识别。

（二）片剂包衣的种类

根据包衣材料不同，片剂包衣可分为糖衣、薄膜衣。其中薄膜衣又包括胃溶型、肠溶型和水不溶型三种，有些多层片也起到包衣作用。

（三）片剂包衣的质量要求

1. 片心具有适宜的弧度，棱角小，硬度较大，脆性较小，崩解时限符合《中国药典》规定。

2. 衣层应牢固均匀，与片心成分无相互作用，不影响片剂的崩解及药物的释放，片心紧贴衣膜，无裂片。有效期内保持光亮美观，色泽一致，无变色、裂纹等现象。

二、片剂包衣的方法与设备

片剂包衣的方法主要有滚转包衣法、流化包衣法和压制包衣法等。

(一) 滚转包衣法

滚转包衣法又称锅包衣法，系将筛去浮粉的片心置于包衣锅内，在锅不断转动的条件下，逐渐包裹上各种适宜衣料的方法，是最常用的包衣方法。其中包括普通锅包衣法、埋管式包衣法和高效锅包衣法等，包衣设备相应为普通包衣机、埋管锅包衣机和高效包衣机等。可用于包糖衣、薄膜衣等。

1. 普通锅包衣法　普通包衣机由包衣锅、动力部分、加热装置、鼓风装置和吸尘装置等部分组成，如图11-8所示。包衣锅由化学性质稳定、导热性能优良的金属材料（如不锈钢、紫铜）等制成。包衣锅转轴一般应与水平成30°~45°角，转速一般控制在20~40转/分钟，以保证锅内片心有最大幅度的滚翻。动力部分由电机和调速器组成。加热装置的加热方式有两种，一种是直接用电炉或煤气加热锅壁，另一种是用电热丝或蒸气管加热空气，然后经鼓风机吹入包衣锅，实际应用时常采用两种方式联合。加热的目的是加速包衣锅内包衣溶剂的挥散。鼓风机可向包衣锅内吹入热风进行加热，还可吹入冷风起冷却和除尘作用。

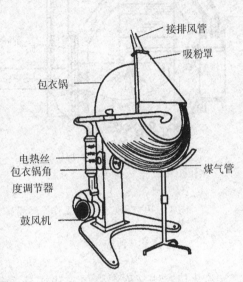

图11-8　普通包衣机

吸尘装置是在包衣锅口的上方装吸尘罩，排除包衣时的粉尘及湿热空气。

2. 埋管式包衣法　埋管锅包衣机是在普通包衣锅底部装有通入包衣材料溶液、压缩空气和热空气的埋管，埋管喷头和空气入口管插入物料层内不仅可防喷液飞扬，还能加快物料运动和干燥速度。如图11-9所示。

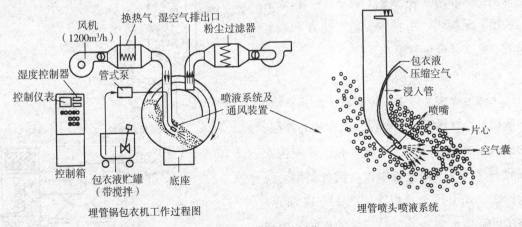

埋管锅包衣机工作过程图　　　　埋管喷头喷液系统

图11-9　埋管锅包衣机

3. **高效锅包衣法** BG 系列高效包衣机由主机、PLC（或 CPU）控制系统、热风机、排风机、喷雾系统和搅拌配料系统等主要部件组成，工作原理见图 11-10。操作时将片心置于包衣主机洁净密闭的包衣滚筒内，通过可编程序控制系统的控制，不停地做复杂轨迹运动，薄膜介质经喷头以雾状均匀喷到片心表面；由热风柜提供的经过 10 万级过滤的清洁热空气穿透片心空隙层，使喷在片心表面的包衣介质和热空气充分接触并迅速干燥，从而形成坚固、光滑的包衣薄膜。废气则由滚筒底部经风道由排风机经除尘后排放。适用于包制糖衣片、薄膜衣片、肠溶衣片等，可以实现药物的缓控释作用。

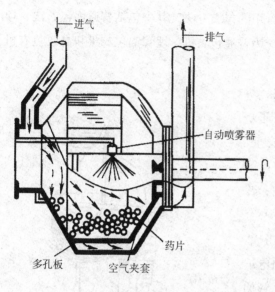

图 11-10　高效包衣机工作原理图

（二）流化包衣法

流化包衣法又称沸腾包衣法或悬浮包衣法。悬浮包衣机由包衣室、喷嘴、包衣溶液桶、空气滤过器、预热器及鼓风设备等部件组成，如图 11-11 所示。操作时将片心置于包衣室内，借助急速上升的空气气流，使片剂处于悬浮或沸腾状态，上下翻动，同时将包衣液输入流化床雾化，黏附于片心表面，并通入热空气干燥。本法包衣速率高、包衣容器密闭、无粉尘、用料少，适于小片和颗粒包衣，尤其适合包薄膜衣。

（三）压制包衣法

压制包衣法又称干法包衣或干压包衣法，一般将包衣材料制成干颗粒，压在片心外层，形成一层干燥衣。干压包衣机有压片和包衣在同一设备或不同设备中进行两种类型。前者称联合式干压包衣机，如图 11-12 所示。该法可避免水分和温度对药物的影响，生产流程短，能耗低，但对机械精密度要求高。

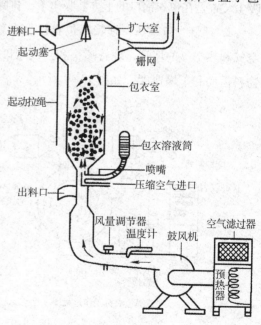

图 11-11　悬浮包衣机

适用于包糖衣、肠溶衣或药物衣，可用于有配伍禁忌或需长效药物多层片的制备。

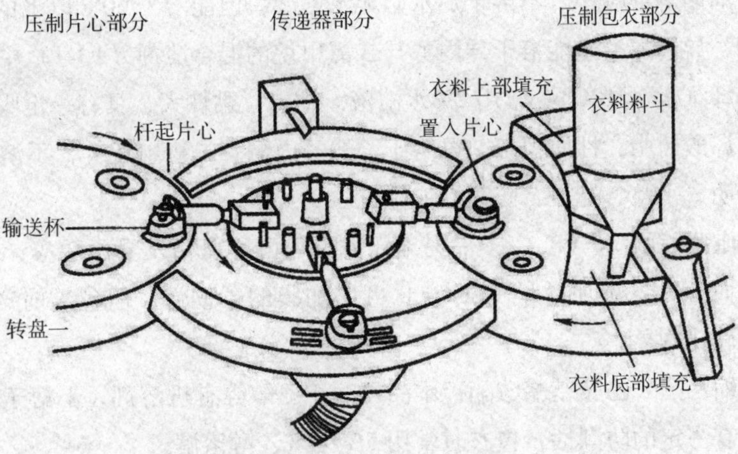

图 11-12　干压包衣机

三、片剂包衣物料与工序

片剂包衣主要是包薄膜衣和糖衣。

（一）薄膜衣

薄膜衣又称保护衣，系指在片心外包一层比较稳定的高分子聚合物衣膜。目的是为了防止空气中湿气、氧气等侵入片剂，增加稳定性，掩盖不良气味。其优点：①节省物料，工时短，成本低；②衣层薄且牢固光滑，片重增加少（仅增重 2%～4%，糖衣片可增重50%～100%）；③对片剂的崩解影响小；④片剂包衣后原来标记仍可显现出来；⑤便于生产工艺自动化；⑥根据包衣物料的性质，可制成胃溶、肠溶、缓释、控释、靶向制剂等多种薄膜衣片，控制药物的释放部位和速度。但也存在不能完全掩盖片心原有色泽及有机溶剂残留等缺点。为消除片剂棱角和色泽差异，多将包糖衣和薄膜衣结合，称包"半薄膜衣"。

1. 薄膜衣物料　薄膜衣物料主要有高分子成膜材料、增塑剂、着色剂和掩蔽剂、溶剂及其他辅助材料等。

（1）高分子成膜材料　应具备：①能溶解或均匀分散于有机溶剂中；②具有可塑性，能形成坚韧连续的薄膜；③无色，无毒，无不良气味；④性质稳定，不与片心起反应，抗透湿、透气性能好；⑤在消化道中能迅速溶解或崩解。按溶解性能可将其分为三大类：胃溶型、肠溶型和水不溶型薄膜衣材料。

1）胃溶型薄膜衣材料：在胃中能溶解的高分子材料，适用于一般的片剂薄膜包衣。包括以下几种。

①羟丙基甲基纤维素（HPMC）：应用广泛，成膜性好，衣膜透明坚韧，不与其他辅料反应，对片剂崩解影响小。不溶于热水、无水乙醇，但能溶于60℃以下的水、70%以下的乙醇、丙酮、异丙醇，也能溶于异丙醇与二氯甲烷的混合溶剂（1:1）中。

②羟丙基纤维素（HPC）：常用2%水溶液。缺点：黏性大，具有一定吸湿性。

③Ⅳ号丙烯酸树脂：性质稳定，可溶于乙醇、丙酮、二氯甲烷等，不溶于水，形成的衣膜无色、透明、平整、光滑，防潮性能优良。

④聚乙烯吡咯烷酮（PVP）：本品易溶于水、乙醇、氯仿及异丙醇等，其水溶液黏度随浓度的增加而上升，添加适量PEG6000可增加膜的柔韧性。但包衣时产生黏结现象，成膜后有吸湿软化现象。

⑤聚乙烯缩乙醛二乙胺基醋酸酯：本品可溶于乙醇等有机溶剂，不溶于水，但可溶于人工胃液中。有一定的防潮性，包衣时常用5%~7%乙醇溶解。

2）肠溶型薄膜衣材料：指具有耐酸性，在胃液中不溶、在肠液中溶解的高分子薄膜衣材料。片剂包肠溶衣，可避免片剂在胃液中溶解或破坏，在37℃的人工胃液中2小时不崩解或溶解，洗净后在人工肠液中1小时崩解或溶解，并释放药物。片剂是否包肠溶衣取决于药物的性质和使用目的。包括以下几种。

①丙烯酸树脂Ⅰ、Ⅱ、Ⅲ号：Ⅰ号为水分散体，pH值6.5以上可成盐溶解。Ⅱ、Ⅲ号均不溶于水和酸，可溶于乙醇、丙酮、异丙酮或异丙醇和丙酮（1:1）的混合溶剂中，也可溶于微碱性缓冲液中，Ⅱ号pH值6以上可溶解，Ⅲ号pH值7溶解，Ⅱ号溶解速率比Ⅲ号快，Ⅲ号成膜光泽较Ⅱ号好。实际应用中，常用Ⅱ号、Ⅲ号的混合液包衣。

②邻苯二甲酸醋酸纤维素（CAP）：本品溶于丙酮及丙酮与水、丙酮与乙醇的混合溶剂中，在pH值5.0~6.5以上溶于水，一般用8%~12%乙醇丙酮混合溶液喷雾包衣。成膜性好，但具有吸湿性，常与疏水性增塑剂邻苯二甲酸二乙酯配合使用，既可增加包衣片的韧性，又可增强包衣层的抗透湿性。

③邻苯二甲酸羟丙基甲基纤维素（HPMCP）：本品溶于丙酮、丙酮与乙醇的混合溶剂，比CAP稳定，效果好，为优良的肠溶性材料，常用浓度为8.5%。

④邻苯二甲酸聚乙烯醇酯（PVAP）：本品溶于丙酮、乙醇和丙酮的混合溶剂，衣膜不具有半透性，其肠溶性不受膜厚度影响。

⑤苯乙烯马来酸共聚物（StyMA）：溶于醇类、酮类，在碱性水溶液中溶解速度较快，略溶于pH值7的水溶液，比CAP有较好的耐胃酸性，其常用浓度为15%。

3）水不溶型薄膜衣材料：指在水中不溶解的高分子薄膜衣材料，包括以下几种。

①乙基纤维素（EC）：本品不溶于水和胃肠液，能溶于多数的有机溶剂，成膜性良好。常与水溶性包衣材料（如MC、HPMC等）合用来调节衣膜通透性，控制药物的释放，既可作为控释性薄膜包衣材料，也可作为阻滞性骨架材料使用，因而广泛用于缓释、控释

制剂。

②醋酸纤维素（CA）：不溶于水，易溶于有机溶剂，成膜性好，具有半透性，可控制药物的释放达到缓控释的效果，适用于水溶性药物的控释片，是制备渗透泵片或控释片剂最常用的包衣材料。因本品遇热变软熔化，常添加邻苯二甲酸二乙酯为增塑剂。

（2）添加剂　为了改善衣膜通透性，控制衣膜释放速度，可加入水溶性聚合物，也可加入适当致孔剂。常用的有：①增塑剂：能增加包衣材料塑性的物料，提高衣层柔韧性，增加其抗撞击强度。如丙二醇、蓖麻油、聚乙二醇、硅油、甘油、邻苯二甲酸二乙酯或二丁酯等。②遮光剂：如二氧化钛。③食用色素：如苋菜红、胭脂红、柠檬黄及靛蓝等。

（3）溶剂　用来溶解、分散高分子成膜材料和增塑剂并将它们均匀分散到片剂的表面。选用时应根据包衣材料的性质、溶剂蒸发干燥的速度及溶剂的毒性等方面全面考虑。常用的有水、甲醇、乙醇、异丙醇、丙酮、氯仿等，必要时可使用混合溶剂。

2. 薄膜衣的包衣操作　操作步骤为：①将片心置于预热的包衣锅内；②喷入包衣液；③吹入40℃热风，缓慢蒸发溶剂；重复②和③，至达到片心增重要求；④多数需在室温或略高于室温下放置6~8小时，使薄膜衣固化；⑤若使用有机溶剂，需在50℃下继续缓慢干燥12~24小时，以除尽残余有机溶剂。

3. 片剂包薄膜衣过程中出现的问题及解决方法　见表11-2。

表11-2　包薄膜衣过程中可能出现的问题及解决办法

问题	产生原因	解决办法
色差	1. 包衣量不足 2. 包衣过程中片心混合不均匀 3. 包衣材料的遮盖力不佳 4. 包衣液固体含量过高 5. 包衣机喷枪数量不足 6. 喷枪雾化覆盖不足 7. 包衣锅转速较低	1. 增加包衣量 2. 提高包衣锅的转速或改善包衣的混合效率 3. 加入着色剂或选用遮盖力强的配方，对于有色片心和中药片心可以进行预包衣 4. 适当降低包衣液的固体含量 5. 增加喷枪 6. 调整喷枪位置使其具有更大的喷射范围、更好的雾化效果 7. 提高包衣锅的转速
剥离	1. 衣膜的机械强度太低 2. 薄膜与片面间的黏附力太差 3. 片剂处方中使用了过量的润滑剂	1. 选用具有良好机械强度的包衣材料 2. 重新选择包衣材料，提高衣膜的黏附性 3. 选用具有良好润滑特性的赋形剂
橘皮样粗糙	1. 包衣液黏度太高 2. 包衣液雾化效果差	1. 降低包衣液的黏度 2. 增加雾化压力

问题		产生原因	解决办法
粘连		1. 喷液速度太快	1. 降低喷液速度
		2. 包衣锅干燥效率不高	2. 提高包衣锅的干燥效率
		3. 包衣锅转速太慢	3. 增加包衣锅转速
		4. 喷枪雾化效果差	4. 提高雾化压力
		5. 包衣液雾化覆盖面小	5. 选择附着力优良的配方
孪生片		1. 喷液速度太快	1. 降低喷液速度，提高雾化效率
		2. 包衣锅转速太慢	2. 增加包衣锅转速
		3. 片形不适当	3. 选择适当的片形，尽可能减小侧面在包衣过程中接触的机会
		4. 配方黏性太大	4. 改进包衣液处方或降低包衣液中的固体含量
		5. 喷枪与片面的距离太近	5. 适当增加喷枪与片面间的距离
桥接		1. 衣膜的附着力差	1. 选用附着力强的配方
		2. 片心表面疏水性太强	2. 改进片心配方，如增加亲水成分
		3. 片面有不恰当的标识，如刻痕太细或太复杂	3. 选择刻痕合适的宽度和深度
		4. 包衣材料增塑性不足，衣膜内力太大	4. 降低喷液流量，提高干燥效率
刻痕模糊		1. 标识太复杂或刻痕太细	1. 选择刻痕合适的宽度和深度
		2. 片面磨损致使刻痕不清晰	2. 提高片心质量
		3. 发生桥接现象	3. 见桥接的解决方法
		4. 刻痕内填充喷雾干燥的产物	4. 减少喷雾干燥的发生；增加喷量，降低雾化压力，降低进风温度和进风量，缩小喷枪与片面的距离
片面磨损		1. 片心太松或脆碎度高	1. 通过增加压力或改进片心的机械强度
		2. 包衣锅转速太快	2. 降低转速
		3. 喷量太低	3. 增加喷量
		4. 喷液固体含量太低	4. 选用高固体含量的包衣粉
其他	喷霜	热风湿度过高、喷程过长、雾化效果差	适当降低温度，缩短喷程，提高雾化效果
	药品间色差	喷液不均匀或包衣液固体含量过度或包衣机转速慢	调节好喷枪角度，降低包衣液固体含量，适当提高包衣机的转速
	衣膜表面有针孔	包衣液配制时卷入过多的空气	避免配液时卷入过多的空气

（二）糖衣

糖衣系指以蔗糖为主要包衣物料的衣层。糖衣性质稳定，具有防潮、隔绝空气、掩盖不良气味、改善外观的作用，但存在衣料用量多、包衣时间较长等缺点。

1. 包糖衣物料　糖衣的包衣物料有糖浆、有色糖浆、胶浆、滑石粉、川蜡等。

（1）糖浆　采用干燥粒状蔗糖制成，浓度为 65%~75%（g/g）。应新鲜配制，保温使用，久贮因转化糖含量增高，影响衣层干燥。用于包粉衣层与糖衣层。

（2）有色糖浆　在糖浆中加入 0.03% 可溶性食用色素配成，常用的食用色素有苋菜红、柠檬黄、胭脂红等。用于包有色糖衣层。

（3）胶浆　常用 15% 明胶浆、35% 阿拉伯胶浆、1% 西黄芪胶浆、4% 白及胶浆、35% 桃胶浆等。用于包隔离层。

（4）滑石粉　为过 100 目筛的白色或微黄色滑石粉细粉。用于包粉衣层（粉底层）。

（5）川蜡（虫蜡）　使用前在 80~100℃ 条件下加热熔化后过六号筛，加入 2% 二甲基硅油，冷却后备用。使用时粉碎过五号筛。用于糖衣片的打光剂。

2. 包糖衣工序　片心——→包隔离层——→包粉衣层——→包糖衣层——→包有色糖衣层——→打光。

（1）隔离层　系指在片心外层起隔离作用的衣层。目的是防止药物吸潮或糖衣被酸性药物水解破坏，增加片剂硬度。凡含引湿性、水溶性或酸性药物的片剂需包隔离层。常用胶浆、邻苯二甲酸醋酸纤维素乙醇溶液。一般包 3~5 层。干燥温度 30~50℃。

（2）粉衣层　又称粉底层，系在隔离层的基础上，继续用糖浆和滑石粉包衣，不需包隔离层的片剂可直接包粉衣层。目的是消除片剂的棱角，使片面平滑圆整。一般包 15~18 层。

（3）糖衣层　系在粉衣层的基础上，用浓糖浆包衣。目的是为了增加衣层牢固性、美观度和甜味，使片面坚实、细腻、平滑。一般包 10~15 层。干燥温度一般为 40℃。

（4）有色糖衣层　又称色衣或色层，系在糖衣层的基础上，用有色糖浆包衣。目的是增加美观，便于识别，避免药物见光分解。操作时先用浅色糖浆，由浅到深，渐次加入，温度开始时控制在 37℃ 左右，以后逐渐降至室温。含挥发油类或片心颜色较深的片剂应包深色衣。一般包 8~15 层。

（5）打光　系在片衣表面涂上一层极薄的蜡层（虫蜡用量一般每 1 万片不超过 3~5g），是包衣的最后工序。目的是增加外观的光洁度，且具有防潮作用。

3. 片剂包糖衣过程中出现的问题及解决方法　见表 11-3。

表11-3　包糖衣过程中可能出现的问题及解决办法

问题	产生原因	解决办法
色泽不匀或花斑	1. 有色糖浆用量过少或未混匀 2. 包衣时干燥温度过高，糖晶析出过快致片面粗糙不平 3. 衣层未干即打光 4. 中药片受潮变色	采取多搅拌、少量多次的方法加厚衣层或加深颜色，并注意控制温度。必要时先用适当溶剂洗去部分或全部片衣，干燥后重新包衣
脱壳	1. 片心本身不干 2. 包衣时未及时充分干燥，水分进入片心 3. 衣层与片心膨胀系数不同	1. 保证片心干燥 2. 包衣时严格控制胶浆和糖浆用量，以及滑石粉加入的速度 3. 注意层层干燥及干燥温度和程度 4. 发现轻微脱壳，洗除衣层重新包衣
片面裂纹	1. 糖浆与滑石粉用量不当，尤其是粉衣层过度到糖衣层过程中滑石粉用量减得太快 2. 温度太高干燥过快，析出糖结晶使片面留有裂纹 3. 酸性药物与滑石粉中的碳酸盐反应生成二氧化碳 4. 糖衣片过分干燥	包衣时控制糖浆与滑石粉用量、干燥温度和干燥程度，使用不含碳酸盐的滑石粉，并注意贮藏温度
露边和高低不平	1. 包衣物料用量不当，温度过高或吹风过早 2. 片心形状不好，边缘太厚 3. 包衣锅角度太小，片子在锅内下降速度太快，碰撞滚动使棱角部分糖浆、滑石粉分布少	1. 调整用量，糖浆以均匀润湿片面为度，粉料以能在片面均匀黏附一层为宜 2. 在片剂表面不见水分和产生光亮时再吹风，以免干燥过快，甚至产生皱皮现象 3. 调整衣锅至最佳角度
糖浆不粘锅	1. 锅壁上蜡未除尽 2. 包衣锅角度太小	1. 洗净锅壁蜡粉，或锅上再涂一层热糖浆，撒一层滑石粉 2. 适当调试包衣锅角度
糖浆粘锅	加糖浆过多，黏性大，搅拌不均匀	糖浆的含量应恒定，一次用量不宜过多，锅温不宜过低
打不光擦不亮	1. 片面糖晶大而粗糙 2. 打光的片剂过干或太湿 3. 蜡粉受潮、用量过多	控制好包衣条件，调整衣片干湿度和蜡粉用量

（三）半薄膜衣

半薄膜衣是包糖衣与包薄膜衣的结合，即先在片心上包裹几层粉衣层和糖衣层（减少糖衣层的层数），然后再包上2~3层薄膜衣层。这样可改善薄膜衣片的外观，使之光洁、美观，又能发挥薄膜衣层的作用。

第五节　片剂的质量检查、包装与贮藏

一、片剂的质量检查

中药片剂的质量检查主要包括片剂的性状、鉴别、含量测定、重量差异、崩解时限、发泡量、分散均匀性、微生物限度等方面。

（一）性状

一般抽取样品 100 片平铺于白底板上，置于 75W 白炽灯的光源下 60cm 处，在距离片剂 30cm 处用肉眼观察 30 秒，检查结果应完整光洁，色泽一致，杂色点<5%，麻片<5%。

（二）鉴别

抽取一定数量的片剂，按照处方配伍原则首选君药与臣药进行鉴别，贵重药、毒性药也必须鉴别，以确定处方中各药的存在。

（三）含量测定

抽取 10～20 片样品合并研细，选择处方中的君药、贵重药、毒性药依法测定每片的平均含量，均应在规定限度内。

（四）重量差异

片剂的重量差异即片重差异，应符合《中国药典》（2015 年版）四部通则规定。

检查法：取供试品 20 片，精密称定总重量，求得平均片重后，再分别精密称定每片的重量，每片重量与平均片重比较（凡无含量测定的片剂或有标示片重的中药片剂，每片重量应与标示片重比较），按表 11-4 中的规定，超出重量差异限度的不得多于 2 片，并不得有 1 片超出限度 1 倍。

表 11-4　片剂重量差异限度

平均片重或标示片重	重量差异限度
0.30g 以下	±7.5%
0.30g 及 0.30g 以上	±5%

糖衣片的片心应检查重量差异并符合规定，包糖衣后不再检查重量差异。薄膜衣片应在包薄膜衣后检查重量差异并符合规定。

凡规定检查含量均匀度的片剂，一般不再进行重量差异检查。

（五）崩解时限

除另有规定外，照崩解时限检查法（通则 0921）检查，应符合规定。

含片的溶化性照崩解时限检查法（通则 0921）检查，应符合规定。

舌下片照崩解时限检查法（通则0921）检查，应符合规定。

阴道片照融变时限检查法（通则0922）检查，应符合规定。

口崩片照崩解时限检查法（通则0921）检查，应符合规定。

咀嚼片不进行崩解时限检查。

凡规定检查溶出度、释放度的片剂，一般不再进行崩解时限检查。

（六）发泡量

阴道泡腾片照下述方法检查，应符合规定。

检查法：除另有规定外，取25mL具塞刻度试管（内径1.5cm，若片剂直径较大，内径可改为2.0cm）10支，按下表中规定加水一定量，置37℃±1℃水浴中5分钟，各管中分别投入供试品1片，20分钟内观察最大发泡量的体积，平均发泡体积不得少于6mL，且少于4mL的不得超过2片。

平均片重	发泡量
1.5g 及 1.5g 以下	2.0mL
1.5g 以上	4.0mL

（七）分散均匀性

分散片照下述方法检查，应符合规定。

检查法：照崩解时限检查法（通则0921）检查，不锈钢丝网的筛孔内径为710μm，水温为15~25℃；取供试品6片，应在3分钟内全部崩解并通过筛网。

（八）微生物限度

微生物限度检查法系指检查非无菌制剂及其原料、辅料受微生物污染程度的方法。以动物、植物、矿物来源的非单体成分制成的片剂，生物制品片剂，以及黏膜或皮肤炎症或腔道等局部用片剂（如口腔贴片、外用可溶片、阴道片、阴道泡腾片等），照非无菌产品微生物限度检查：微生物计数法（通则1105）和控制菌检查法（通则1106）及非无菌药品微生物限度标准（通则1107）检查，应符合规定。规定检查杂菌的生物制品片剂，可不进行微生物限度检查。

二、片剂的包装、贮藏

片剂的包装不仅影响到成品的外观，而且影响片剂的内在质量。适宜的包装应满足密封、防潮、防震及使用方便等要求，避免片剂受环境条件、运输、搬动等影响。常见的包装形式有多剂量和单剂量两种。

（一）多剂量包装

多剂量包装指几十片甚至几百片包装在一个容器中，容器有玻璃瓶（管）和塑料瓶

（盒），也有用软性薄膜、纸塑复合膜、金属箔复合膜等制成的药袋。

1. 玻璃瓶（管）　是应用较多的包装容器。其优点是密封性好，不透水汽和空气，化学惰性，不易变质，价格低廉。棕色玻璃瓶有一定的避光作用。其缺点是质重、易于破损等。

2. 塑料瓶（盒）　是广泛应用的包装容器。其优点是质轻、不易破碎、容易制成各种形状、外观精美等。其缺点是对环境的隔离作用不如玻璃制品，并非完全化学惰性，其塑料成分有吸附性，在过高的温度及湿度下可能会发生变形等。

3. 软塑料薄膜袋　材料低廉易得，制作简单，每个小包装可印标签，单密封性较差，片剂易受压破碎或磨损。

（二）单剂量包装

单剂量包装系指片剂每片独立包装。有泡罩式（亦称水泡眼）和窄条式两种包装形式，提高了对产品的保护作用。

1. 泡罩式包装　其底层材料（背衬材料）为无毒铝箔与热成型塑料薄板（无毒聚氯乙烯硬片）经热压形成的水泡状包装，罩泡透明，坚硬美观。

2. 窄条式包装　是由两层膜片（铝塑复合膜、双纸铝塑复合膜）经黏合或热压而形成的带状包装，比泡罩式包装成本低、工序简便。

片剂应密封贮存，贮藏于阴凉、干燥、通风处。受潮易变质的片剂，应在包装容器内放入一小袋干燥剂。对光敏感的片剂，应避光贮藏。

第六节　举　例

1. 安胃片（全粉末片）

【处方】醋延胡索63g，枯矾250g，海螵蛸（去壳）187g。

【制法】以上三味，粉碎成细粉，过筛，混匀，加蜂蜜125g与适量的淀粉制成颗粒，干燥，压制成1000片，或包薄膜衣，即得。

【性状】本品为类白色至浅黄棕色的片；或为薄膜衣片，除去包衣后显浅黄棕色；气微，味涩、微苦。

【功能与主治】行气活血，制酸止痛。用于气滞血瘀所致的胃脘刺痛、吞酸嗳气、脘闷不舒；胃及十二指肠溃疡、慢性胃炎见上述证候者。

【用法与用量】口服。一次5~7片，一日3~4次。

2. 牛黄解毒片（半浸膏片）

【处方】人工牛黄5g，雄黄50g，石膏200g，大黄200g，黄芩150g，桔梗100g，冰片25g，甘草50g。

【制法】以上八味，雄黄水飞成极细粉；大黄粉碎成细粉；人工牛黄、冰片研细；其余黄芩等四味加水煎煮两次，每次 2 小时，滤过，合并滤液，滤液浓缩成稠膏或干燥成干浸膏，加入大黄、雄黄粉末，制粒，干燥，再加入人工牛黄、冰片粉末，混匀，压制成 1000 片（大片）或 1500 片（小片），或包糖衣或薄膜衣，即得。

【性状】本品为素片、糖衣片或薄膜衣片，素片或包衣片除去包衣后显棕黄色；有冰片香气，味微苦、辛。

【功能与主治】清热解毒。用于火热内盛，咽喉肿痛，牙龈肿痛，口舌生疮，目赤肿痛。

【用法与用量】口服。小片一次 3 片，大片一次 2 片，一日 2~3 次。

3. 降脂灵片（全浸膏片）

【处方】制何首乌 222g，枸杞子 222g，黄精 296g，山楂 148g，决明子 44g。

【制法】以上五味，黄精、枸杞子加水煎煮两次，第一次 2 小时，第二次 1 小时，滤过，滤液浓缩成稠膏，备用；其余制何首乌等三味，用 50% 乙醇加热回流提取两次，每次 1 小时，滤过，合并滤液，回收乙醇并浓缩成稠膏，与上述稠膏合并，加淀粉适量，混匀，制颗粒，压制成 1000 片，包糖衣或薄膜衣，即得。

【性状】本品为糖衣片或薄膜衣片，除去包衣后显棕色至棕褐色；味微酸、涩。

【功能与主治】补肝益肾，养血明目。用于肝肾不足型高脂血症，症见头晕、目眩、须发早白。

【用法与用量】口服。一次 5 片，一日 3 次。

4. 黄藤素片（提纯片）

【处方】黄藤素 300g。

【制法】取黄藤素，加适量辅料制成软材，制颗粒，干燥，压成 3000 片（小片），即得；或压成 1000 片（大片）或 3000 片（小片），包薄膜衣，即得。

【性状】本品为黄色的片；味苦。

【功能与主治】清热解毒。用于妇科炎症，菌痢，肠炎，呼吸道及泌尿道感染，外科感染，眼结膜炎。

【用法与用量】口服。大片一次 1 片，小片 2~4 片，一日 3 次。

复习思考

一、选择题

（一）单项选择题

1. 片剂生产中制颗粒的目的是（　　　）

　　A. 减少片重差异

　　B. 避免复方制剂中各成分间的配伍变化

　　C. 避免片剂硬度不合格

　　D. 改善药物崩解

　　E. 改善药物溶出

2. 片剂辅料中常用的崩解剂有（　　　）

　　A. 低取代羟丙基纤维素　　B. 乙基纤维素　　　C. 滑石粉

　　D. 硬脂酸镁　　　　　　　E. 淀粉浆

3. 下列物质中属黏合剂的有（　　　）

　　A. 氯仿　　　　　　　　　B. 水　　　　　　　C. 乙醇

　　D. 胶浆　　　　　　　　　E. 有色糖浆

4. 片剂辅料中，既能作填充剂，又能作黏合剂及崩解剂的是（　　　）

　　A. 淀粉　　　　　　　　　B. 淀粉浆　　　　　C. 糖粉

　　D. 微晶纤维素　　　　　　E. 乙醇

5. 不宜用粉末直接压片的药材是（　　　）

　　A. 贵重药材　　　　　　　B. 含毒性成分药材　C. 含挥发性成分较多药材

　　D. 含淀粉较多的药材　　　E. 含纤维较多的药材

6. 片剂包衣目的不正确的是（　　　）

　　A. 增加药物稳定性　　　　B. 改善片剂外观　　C. 掩盖药物不良臭味

　　D. 减少服药次数　　　　　E. 便于识别

7. 片剂包糖衣的工序中，不加糖浆或胶浆的是（　　　）

　　A. 隔离层　　　　　　　　B. 粉衣层　　　　　C. 糖衣层

　　D. 有色糖衣层　　　　　　E. 打光

8. 在片剂中，乳糖可作为下列哪类辅料（　　　）

　　A. 润滑剂　　　　　　　　B. 黏合剂　　　　　C. 稀释剂

　　D. 干燥黏合剂　　　　　　E. 崩解剂

9. 含有大量挥发油药物片剂制备，应选用的吸收剂是（　　　）

A. 碳酸钙　　　　　　　B. 糖粉　　　　　　　C. 微晶纤维素

D. 淀粉　　　　　　　　E. 糊精

10. 可用作片剂肠溶衣物料的是（　　　）

A. 淀粉　　　　　　　　B. 乙醇　　　　　　　C. 羧甲基纤维素钠

D. 丙烯酸树脂Ⅳ号　　　E. 丙烯酸树脂Ⅲ号

（二）多项选择题

1. 片剂崩解剂包括（　　　）

A. 交联羧甲基淀粉钠　　B. 泡腾崩解剂　　　　C. 表面活性剂

D. 羧甲基淀粉钠　　　　E. 干燥淀粉

2. 常用的助流剂有（　　　）

A. 淀粉　　　　　　　　B. 硬脂酸镁　　　　　C. 滑石粉

D. 液状石蜡　　　　　　E. 微粉硅胶

3. 片剂包衣的种类有（　　　）

A. 半肠溶衣　　　　　　B. 肠溶衣　　　　　　C. 糖衣

D. 薄膜衣　　　　　　　E. 半薄膜衣

4. 糖衣片的包衣方法有（　　　）

A. 悬浮包衣法　　　　　B. 锅包衣法　　　　　C. 沸腾包衣法

D. 压制包衣法　　　　　E. 滚转包衣法

二、简答题

1. 制备维生素 B_1 片，每片应含维生素 B_1 0.01g，但经测定干颗粒中含维生素 B_1 为 13.36%，则每片的片重为多少？

2. 简述湿法制粒压片的工艺流程。

3. 简述松片产生原因及防止方法。

技能训练

半浸膏片的制备——牛黄解毒片

一、实训目的

1. 了解单冲压片机的主要结构，冲模的拆卸与安装，压片时压力、片重及出片的调整，以及单冲压片机的润滑与保养。

2. 学会分析处方的组成和各种辅料在压片过程中的作用。

3. 掌握湿法制粒压片的过程和技术，压片过程中的常见问题。

4. 掌握处方填写、投料计算和片重计算等基本技能。

5. 掌握片剂的一般质量检查方法。

二、实训条件

1. 实训场地　GMP模拟车间或药剂实验室。

2. 实训设备　压片机（单冲或旋转式）、分析天平、普通天平、烘箱、电炉、药筛、尼龙筛、混合器械、提取器械、崩解时限测定仪、硬度计等。

3. 实训材料　人工牛黄、雄黄、石膏、大黄、黄芩、桔梗、冰片、甘草、蒸馏水、淀粉、90%乙醇、硬脂酸镁等。

三、实训内容

牛黄解毒片

1. 处方　人工牛黄5g，雄黄50g，石膏200g，大黄200g，黄芩150g，桔梗100g，冰片25g，甘草50g，淀粉、90%乙醇、硬脂酸镁各适量，以上共制1000片，每片0.4g。

2. 制备方法

（1）制粉料　雄黄水飞成极细粉，大黄粉碎成细粉，人工牛黄、冰片研细，备用。

（2）制膏料　黄芩、石膏、桔梗、甘草等四味加水煎煮两次，每次2小时，滤过，合并滤液，滤液浓缩成稠膏或干燥成干浸膏，备用。

（3）制颗粒　将稠膏与雄黄、大黄细粉混匀，每100g药料加淀粉7g，用90%乙醇制软材、过筛制湿颗粒，湿颗粒在60～70℃干燥制得干颗粒，备用。

（4）压片前的总混　干颗粒放冷后整粒，加入冰片、牛黄细粉，并加入1%的硬脂酸镁，混匀后压片。

（5）片重计算

$$片重 = \frac{压片物料总重量（g）}{应压片数}$$

（6）压片　以单冲压片机为例。

1）冲模的安装：①下冲安装：旋松下冲固定螺钉，转动手轮使下冲心杆升到最高位置，把下冲杆插入下冲心杆的孔中，注意使下冲杆的缺口斜面对准下冲紧固螺钉，并要插到底，最后旋紧下冲固定螺钉。②上冲安装：旋松上冲紧固螺母，把上冲插入上冲心杆的孔中，要插到底，用扳手卡住上冲杆下部的六方螺母，旋紧上冲紧固螺母。③中模安装：旋松中模固定螺钉，把中模拿平（歪斜放入时会卡住，损坏孔壁）放入中模台板的孔中，同时使下冲进入中模的孔中，按到底，然后旋紧中模固定螺钉。④用手转动手轮，使上冲缓慢下降进入中模孔中，观察有无碰撞或摩擦现象。若发生碰撞或摩擦则松开中模台板固定螺钉，调整中模台板的位置，使上冲进入中模孔中，再旋紧中模台板固定螺钉。如此调整，直到上下冲头进入冲模时均无碰撞或摩擦为止。

2）冲头的调节：①压力调节：旋松连杆锁紧螺母，转动压力调节器，向左转使上冲心杆向下移动，则压力增大，压出的药片硬度增加；向右转则压力减少，药片硬度降低。调好后用把手卡住上冲心杆下部的六方螺母，仍将连杆锁紧螺母旋紧。②片重调节：旋转蝶形螺丝，松开齿轮压板，转动片重调节器，向左转使下冲心杆上升，则充填深度变小、片重减轻；向右转使下冲心杆下降，则充填深度增大、片重加大，调节后仍将齿轮压板安上，旋紧蝶形螺丝。③出片调节：转动手轮，使下冲升到最高位置，观察下冲口面是否与中模台面相齐（过高过低都将影响出片）。若不齐，应旋松蝶形螺丝，松开齿轮压板，转动出片调节器，使下冲口面与中模平面相齐，然后仍将压板安上，旋紧蝶形螺丝，用手摇动手轮，空车运转十余转。若机器运转正常，则可加料试压。

3）压片：冲模的调整完成后，手摇试压几片，检查片重、硬度和表面光洁度等外观质量，合格后即可开启电动机压片。生产过程中，仍须随时检查药片是否有缺边、裂纹、变形等质量问题，发现问题应及时调整。每次调整后，都需手摇试压几片，合格后方可开启电动机压片。

3. 质量检查

（1）外观检查　应完整光洁，色泽均匀。

（2）重量差异检查　按《中国药典》（2015 年版）方法检查，每片重量与标示片重（0.4g）相比较，超出重量差异限度（±5%）的药片不得多于 2 片，并不得有 1 片超出重量差异限度一倍。

（3）硬度检查　可采用经验法，即将药片置于中指和食指之间，用拇指加压。如果轻轻一压药片即分成两半，则硬度不足。也可采用硬度计法，即将药片置于硬度计的两个压板之间，沿片剂直径的方向徐徐加压，能承受 30~40N 压力的片剂认为硬度合格。

（4）崩解时限检查　按《中国药典》（2015 年版）崩解时限检查法检查。取自制牛黄解毒片 6 片，以水（37℃±1℃）为介质，分别置于已调试好的升降式崩解仪吊篮的玻璃管中（每管各加 1 片），加挡板，启动崩解仪进行检查。6 片均应在 1 小时内全部崩解。如有 1 片不能完全崩解，应另取 6 片复试，均应符合规定。

（5）检查结果记录

片剂名称	牛黄解毒片	检查日期	
检查项目	检查结果		
外观			
重量差异			
硬度			
崩解时限			

4. 包装　质量检查合格后即可进行包装。包装方法可采用单剂量泡罩式包装，也可采用多剂量包装。

四、实训评价

1. 基本操作技能评定　从操作者的态度、操作能力、操作的正确性与规范性、操作的熟练程度等方面进行评价。

2. 实训报告撰写评定　从实训报告撰写的规范性、操作过程中出现的问题的分析与解决情况等方面进行评价。

3. 实训结果评定　从片剂质量检查结果的合格性进行评价。

五、思考题

1. 制备中药片剂时为何要制颗粒？

2. 影响中药片剂的硬度、崩解时限和重量差异的因素有哪些？

第十二章

丸 剂

第一节 概 述

    丸剂系指原料药物与适宜的辅料制成的球形或类球形固体制剂。

    丸剂为中药传统剂型之一，也称丸药，主要供内服。随着丸剂新辅料、新工艺的应用，丸剂在继承基础上得到了很大的发展，生产方式从传统的手工作坊发展到工业化大生产。有些丸剂种类如浓缩丸、滴丸等，因具有制法简单、服用方便、服用量小、疗效好等优点，得到了广泛应用，是发展最快的丸剂分支，如六味地黄丸（浓缩型）、复方丹参滴丸等。现在，丸剂已成为品种繁多，应用广泛的重要剂型。

    中药丸剂包括蜜丸、水蜜丸、水丸、糊丸、蜡丸、浓缩丸和滴丸等。

    蜜丸   系指饮片细粉以炼蜜为黏合剂制成的丸剂。其中每丸重量在 0.5g（含 0.5g）以上的称大蜜丸，每丸重量在 0.5g 以下的称小蜜丸。

    水蜜丸   系指饮片细粉以炼蜜和水为黏合剂制成的丸剂。

水丸　系指饮片细粉以水（或根据制法用黄酒、醋、稀药汁、糖液、含5%以下炼蜜的水溶液等）为黏合剂制成的丸剂。

糊丸　系指饮片细粉以米粉、米糊或面糊等为黏合剂制成的丸剂。

蜡丸　系指饮片细粉以蜂蜡为黏合剂制成的丸剂。

浓缩丸　系指饮片或部分饮片提取浓缩后，与适宜的辅料或其余饮片细粉，以水、炼蜜或炼蜜和水为黏合剂制成的丸剂。根据所用黏合剂的不同，分为浓缩水丸、浓缩蜜丸和浓缩水蜜丸等。

滴丸　系指原料药物与适宜的基质加热熔融混匀，滴入不相混溶、互不作用的冷凝介质中制成的球形或类球形制剂。

一、丸剂的特点

（一）优点

1. 传统丸剂溶散、释放药物慢，药效缓和持久。多用于慢性病的治疗。

2. 采用适宜制备方法可延缓毒性、刺激性药物的吸收，减弱其毒性和不良反应。

3. 制法多样，应用范围广。不仅能容纳固体、半固体药物，还可以较多地容纳黏稠性和液体药物，并能通过包衣来掩盖其不良臭味。

4. 新设备、新技术、新工艺对丸剂影响很大，有的可达缓控释目的，滴丸中水溶性基质品种亦可快速起效。

5. 运输、携带、服用方便。

（二）缺点

1. 服用量一般较大，小儿服用困难。

2. 制备工艺复杂，溶散时限不易控制。

3. 微生物难以彻底杀灭，易出现霉变等质量问题。

二、丸剂的制法

丸剂的制备方法有塑制法、泛制法、滴制法和压制法，其工艺流程见图12-1。

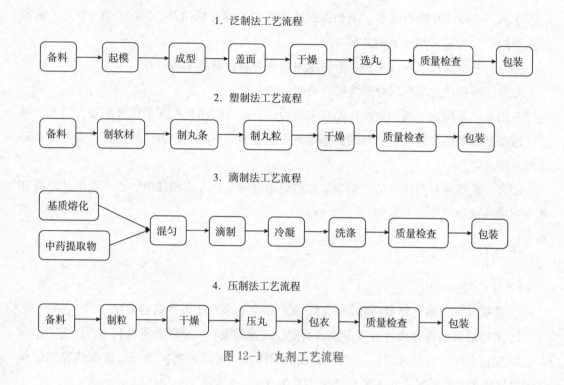

1. 泛制法工艺流程

备料 → 起模 → 成型 → 盖面 → 干燥 → 选丸 → 质量检查 → 包装

2. 塑制法工艺流程

备料 → 制软材 → 制丸条 → 制丸粒 → 干燥 → 质量检查 → 包装

3. 滴制法工艺流程

基质熔化 / 中药提取物 → 混匀 → 滴制 → 冷凝 → 洗涤 → 质量检查 → 包装

4. 压制法工艺流程

备料 → 制粒 → 干燥 → 压丸 → 包衣 → 质量检查 → 包装

图 12-1 丸剂工艺流程

第二节 水 丸

水丸，是中药制剂发展历史上最重要的剂型之一，传统上用泛制法制成，故又称水泛丸。近年，随着科技发展，塑制法应用渐趋广泛。解表剂、清热剂及消导剂等中成药多为水丸制剂。

一、水丸的特点

（一）优点

1. 体积小，表面致密光滑，方便吞服，不易吸潮，利于贮藏。

2. 可根据药物性质分层泛丸，达到掩盖药物的不良气味，提高芳香挥发性成分的稳定性的目的，也可将速效部分泛于外层、缓效部分泛于内层，达到药物合理发挥疗效的目的。

3. 因赋形剂为水或水性液体，在体内易溶散，吸收、显效较蜜丸、糊丸、蜡丸快。

（二）缺点

1. 制备操作较繁琐，制备时间长，易被微生物污染。

2. 药物含量均匀度及溶散时限不易控制，含水量偏高时容易霉变。

二、水丸的规格

水丸的规格古代多用实物比拟，如芥子大、梧桐子大、赤豆大等。现在统一以重量为标准，即以每克有多少粒数来表示，如五味麝香丸每 10 粒重 0.3g，服用时按重量计算；对含有毒性药物（如蟾酥、雄黄、巴豆霜等）、贵重药料的水丸则规定其丸粒重量，如麝香保心丸每丸重 22.5mg 等。凡严格规定丸粒重量者则按丸数服用。

三、水丸的赋形剂

水丸的赋形剂种类较多。它们除能润湿饮片细粉，诱导药粉的黏性外，有的还能增加主药中某些有效成分的溶解度，或与药物起协同作用和影响药物性能。因此，选择适宜的赋形剂很重要。水丸常用的赋行剂有以下几种。

1. 水　水是水丸制备中应用最广、最主要的赋形剂。水本身虽无黏性，但能诱导药粉中的某些成分，如黏液质、胶质、糖、淀粉等润湿后产生黏性。既有利于药粉成丸，又可经干燥除去，不增加处方成分和成品体积。凡临床治疗上无特殊要求，处方中未明确规定赋形剂的种类，药物遇水不变质、不溶解，而药粉本身又有一定黏性的水丸制剂，皆可选用水作赋形剂泛丸。但对于含有强心苷类成分的制剂，不宜用水作赋形剂，因为水能使原料中的酶逐渐分解强心苷。

泛丸用水一般采用未被污染的新制冷沸水、蒸馏水、离子交换水。因水无防腐能力，故水丸的泛制过程应适当控制时间，成丸后立即干燥，以防生霉、变质。

2. 酒　常用黄酒（含醇量 12% ~ 15%）与白酒（含醇量 50% ~ 70%）。酒具有活血通络、引药上行及降低药物寒性的作用，故舒筋活血类的处方常以酒作赋形剂泛丸。同时，酒有助于药粉中生物碱、挥发油等成分溶出，以提高药效，如香附丸。酒润湿药粉后产生的黏性比水弱，且含醇量越高，黏性越弱。若用水泛丸黏性太强时，可以酒泛丸，如六神丸、牛黄消炎丸等。酒易挥发，成丸后容易干燥，具有一定防腐作用，药丸在泛制过程中不易变质。

3. 醋　常用米醋（含醋酸为 3% ~ 5%）。醋能散瘀血、消肿痛，入肝经及消瘀止痛的处方制丸常以醋作赋形剂泛丸。醋既能润湿药粉产生黏性，又能与药物中生物碱生成盐，有利于提高药物中碱性成分的溶解度，增强疗效，如香连丸。

4. 药汁　处方中某些饮片不易制粉，可煎成药汁，作赋形剂泛丸，既有利于保存药性、提高疗效、减少成品体积，也便于泛丸操作。

（1）药物煎汁　含纤维丰富的植物药，如大腹皮、丝瓜络；质地坚硬的矿物药，如磁石、自然铜；树脂类，如阿魏、乳香、没药；浸膏类，如儿茶、芦荟；黏性大的，如熟地黄、大枣；胶类，如阿胶、龟甲胶等难以制成细粉的饮片，以及可溶性盐类，如芒硝、青盐，可取其煎汁或加水溶化作黏合剂。

（2）动物药汁　处方中含有乳汁，如麦门冬丸；牛胆汁，如牛黄苦参丸；熊胆汁等液体药物时，可将液体药物加适量水稀释作黏合剂。

（3）鲜药汁　处方中含有生姜、大葱或其他鲜药时，可将鲜药捣碎榨汁作黏合剂。

四、水丸对饮片粉末的要求

用于制备丸剂的饮片粉末，其细度对丸剂的质量至关重要。药粉较细，则丸粒表面细腻光滑圆整；药粉较粗，则丸粒表面粗糙，有花斑和纤维毛，甚至不易成型。但不能过细，否则会影响丸剂的溶散。除另有规定外，一般应采用细粉，即能通过六号筛或五号筛的药粉。用于水丸起模、盖面包衣的药粉，须采用过六号筛的细粉。

五、水丸的制法

塑制法是近年中药制药企业越来越多采用的水丸制法，其利用现代制剂设备与技术，工艺简单，成品均一性好，丸重差异易于控制，剂量准确，工艺同浓缩丸。

泛制法是传统水丸制法，分为机械泛制和手工泛制两种，其工艺流程见图12-2。

（一）传统工艺：手工泛丸

手工泛丸即竹匾泛丸，是我国丸剂泛制中最古老的成型方法。目前小量生产或特殊品种的制备仍用此法。但手工泛丸劳动强度大、产量低、易被微生物污染，在大量生产时已基本不用。

1. 工具准备

（1）泛丸匾　又称打盘。是用竹皮编织而成的圆形匾，有平底和弧形底两种，有直径65cm、80cm、85cm、95cm、105cm等多种规格。内部需打光并用清漆涂抹，阴干后匾面要求光滑不漏水。根据操作方法不同，放在桌上者称"桌匾"，用绳吊起的匾称"吊匾"，用双手执起的匾称"手摇匾"。

（2）选丸筛　有编织筛和冲眼筛两种，主要用作丸粒大小规格的分档。

（3）刷子　以用棕或马兰根做成刀形或条形为佳。

2. 泛制　手工泛丸与机械泛丸的工艺基本一致，只是起模和成型的方法有所不同。

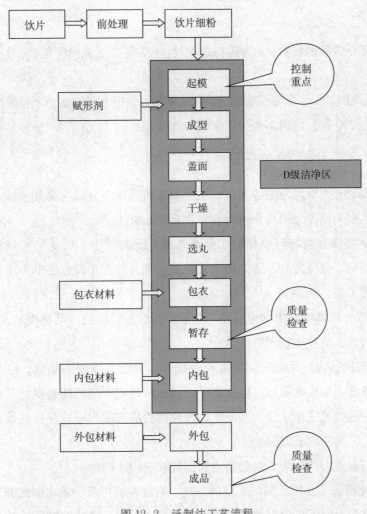

图 12-2 泛制法工艺流程

（1）起模 操作时，用刷子蘸取少量清水，于药匾内一侧，约占匾面 1/4 处，刷匀，使匾面湿润，习称水区；迅速将适量的药粉撒布于水区，双手摇动药匾，使药粉均匀地黏附于药匾水区润湿；用干刷子顺次刷下润湿的药粉，使其形成药粉粒，倾斜药匾，将刷下的润湿的药粉粒集中到药匾干燥的另一侧，撒布适量的干药粉于湿药粉粒上，双手持匾用团、揉、翻、撞等方法，使干药粉紧密黏附在湿药粉粒上而成小颗粒；再在水区上刷布少量水，摇动药匾，使小颗粒集中在水区润湿，再用干刷子顺次刷下，倾斜药匾，使润湿的小颗粒集中到药匾干燥的另一侧，撒布适量的干药粉，再双手持匾做团、揉、翻、撞等动作，如此加水加粉反复多次，使颗粒逐渐增大，至成为规定标准的圆球形小颗粒，筛去过大、过小颗粒，即得均匀的丸模。

小量手工泛丸，可按下列经验式计算出丸模的用量：

$$X = \frac{a \times b}{c}$$

式中 a 为每克成品的粒数，b 为药粉总重量，c 为每克湿丸模的粒数，X 为所需湿丸模的重量。

例：现有药粉 1200g，需制成每克 16 粒的丸剂，先按总粉量的 3% 起模，精确称取 1g 湿丸模，计数为 220 粒，应取多少克湿丸模加大成型？

解：
$$X = \frac{a \times b}{c} = \frac{16 \times 1200}{220} = 87.3 \ （g）$$

精确称取 87.3g 大小均匀的湿丸模，用所剩下的药粉将丸模全部加大成型，即得所要求大小的丸剂。多余的湿丸模可用水调制成糊后泛于丸上。

（2）成型　操作方法与起模相似，是将丸模置泛丸匾中，反复加水润湿、加药粉附着，用团、揉、翻、撞等方法，逐渐增大丸粒，直至丸粒大小符合要求为止。

（二）现代工艺：机械泛丸

1. 备料　按要求将处方中饮片粉碎，一般应为细粉，矿物、动物类饮片应为极细粉，若有饮片需制药汁，应按规定制备。

2. 起模　起模是将饮片细粉制成丸模的操作，是泛丸成型的基础，也是水丸制备的关键工序。丸模即丸粒基本母核，也称模子，其形状影响丸剂的圆整度，其粒径和数目影响丸粒的规格。起模时常用水作为润湿剂，起模用粉应选用有适宜黏性的饮片细粉，黏性过强或无黏性的，均不利于起模。

机械泛丸的起模方法分为泛制起模法和湿颗粒起模法两种。

（1）泛制起模法　是用泛制法起模的方法。在泛丸机中喷少量水使之润湿，撒布少量药粉，开动泛丸机，刷下机壁附着的药粉，使其形成粉粒，继续滚转使粉粒紧密，再喷水湿润，撒粉吸附，如此反复操作，使粉粒逐渐增大，至丸模直径达 0.5~1mm 时，筛去过大或过小以及异形的丸模，即得。该法制得的丸模较紧密，但费时。适用于较疏松、淀粉质多、黏性较差的药粉。

（2）湿颗粒起模法　是将起模用药粉制成颗粒，再经滚转，撞去棱角制成丸模的方法。先把绝大部分起模用药粉置适宜容器内，加入适量的水或其他赋形剂，搅拌使粉末均匀湿润，制成"手握成团、触之即散"的软材，用 8~10 目筛制粒。制粒时要控制颗粒湿度，如果颗粒太过润湿，会出现瘪粒、长条，可加入适量药粉混合后重新制粒；将制得的颗粒放入包衣锅或泛丸机内，加干粉少许，搅匀，防止颗粒黏结，启动机器使颗粒旋转揉磨成圆球形，取出过筛分等，即得丸模。该法制得的丸模成型率高，丸模均匀，但模子较松散。适用于黏度一般或较强的药粉，黏合剂一般为水、药汁、流浸膏等。

起模用药粉量计算：起模的药粉用量和丸模的数量应适当，一般起模用粉量占总量的

2%~5%，丸模的数量应根据丸粒的规格和药粉量而定。成模量是否符合整批生产是丸剂生产中很重要的一个环节，丸模过多，药粉用完时，成丸的直径达不到规定的要求；丸模过少，丸模增大至规定要求时还剩余药粉。

大量生产时，起模用粉量可按下面的经验式计算：

$$C : P = D : X \qquad X = \frac{P \times D}{C}$$

式中 C 为成品水丸 100 粒干重（g），D 为药粉总重（kg），X 为一般起模用粉重量（kg），P 为标准模子 100 粒湿重。

例：现有 100kg 藿香正气丸粉料，要求制成 4000 粒总重 0.25kg 的水丸，求起模的用粉量。

解：已知 $P = 0.625g$，$D = 100kg$

先求 100 粒丸子重 C $\qquad C = \frac{250 \times 100}{4000} = 6.25$（g）

$$X = \frac{P \times D}{C} = \frac{6.25 \times 100}{6.25} = 10$（kg）$$

由上述计算公式可知 P 值 0.625g 是 100 粒标准丸模的湿重，内含 30%~35% 的水分，故计算起模用粉量要比实际用粉量多 30%~35%，实际操作中因有各种消耗，故这样计算仍有实际意义。

3. 成型　系指将已经筛选合格的丸模逐渐加大至接近成品的操作。一般采用泛制法或混浆泛制法。

泛制法加大的方法和起模一样，在丸模上反复加润湿剂，撒粉，滚圆，筛选。必要时，可根据饮片细粉性质不同，采用分层泛入的方法。在成型过程中，应控制丸粒的粒度和圆整度。每次加润湿剂、加粉量要适宜，分布要均匀，滚动时间亦应适当，使丸粒坚实致密，均匀增大，并避免有多余细粉产生新的丸模。起模和加大过程中产生的歪粒、粉块、过大过小的丸粒等应随时分离出来，用水调成糊状（习称浆头），泛在丸粒上。处方中若含有芳香挥发性、特殊气味或刺激性较大的饮片，宜分别制成细粉，泛于丸粒中层，以避免挥发或掩盖不良气味。

混浆泛制法是将饮片细粉制成可流动浆液，喷在丸模上制成符合标准丸粒的方法。其操作方法是：将药粉与水搅拌混匀，制成相对密度为 1.32~1.33 的混浆（用时需搅拌均匀），装入喷枪；置筛选均匀的丸模于泛丸锅中，转动锅体，至丸模沿锅壁滚动呈滑利状态；使喷浆枪口逆向对着滚转的丸粒喷浆，逐层泛制成型。操作时应注意：按"少→多→少"的原则循环加料；泛丸锅的转速一般控制在每分钟 45 转左右，若低于每分钟 35 转时，易出现粘连现象；在泛丸过程中发生黏锅、黏丸时，加少许干粉并搅拌即可。此法可使丸粒均匀度提高，有效地控制成品的重量差异。

4. 盖面　盖面是将合格的丸粒，用适宜材料继续泛制，使丸粒表面致密、光洁、色泽一致的操作。盖面材料一般有干粉、清水、清浆等。常用的盖面方法如下。

（1）干粉盖面　将丸药置于泛丸机内，加赋形剂充分湿润，一次或分数次将用于盖面的药粉均匀撒布于丸粒上，滚动一定时间，至丸粒表面致密、光洁、色泽一致时取出，俗称"收盘"。供盖面用的最细粉一般从制丸药粉中筛取，也可用处方中适宜的饮片粉碎另制。干粉盖面的丸粒干燥后，丸粒表面色泽均匀、美观。

（2）清水盖面　将丸药置于泛丸机内，加清水使丸粒充分润湿，滚动一定时间，迅速取出，立即干燥。清水盖面的丸粒表面色泽仅次于干粉盖面。

（3）清浆盖面　方法与清水盖面相同。将用药粉或废丸粒制成的清浆加在丸粒上，使丸粒充分润湿，滚动一定时间，迅速取出，立即干燥。应特别注意清浆要分布均匀，收盘后及时取出，防止丸粒表面出现深浅不同的色斑。

盖面操作时应注意：①加入的药粉和赋形剂比例要恰当，分布要均匀，避免出现光洁度差、色花、并粒及粘连现象；②滚动时间不宜太长，若太长，尽管光洁度好，但可能导致溶散时限不合格；③对一些黏性较大，易并粒的丸药，出锅时可酌加少量药用蜡质或油脂克服。

5. 干燥　泛制丸因含水量大，易发霉变质，故盖面后的丸粒应及时干燥。一般干燥温度为80℃左右，在干燥时要注意经常翻动，避免出现"阴阳面"。含有芳香挥发性成分或遇热易分解成分的丸剂，干燥时温度不应超过60℃。长时间高温干燥可能影响水丸的溶散速度，可采用间歇干燥方法。使用沸腾干燥法可控制含水量在2%～3%以下，且利于将丸剂含菌量控制在较低水平。对于丸质松散、吸水性较强、干燥时体积收缩性较大、易开裂的丸药宜采用低温焖烘。对色泽要求较高的浅色丸及含水量特高的丸药，应采用先晾、后烘、勤翻的方法，以确保质量。常用干燥设备有隧道式烘箱、热回风烘箱、真空烘箱、红外线烘箱、电烘箱、沸腾干燥床等。

6. 选丸　选丸是将制成的丸粒进行筛选，使成品大小均一的操作。除去过大、过小及不规则的丸粒，是为了确保剂量准确。泛制法制备水丸过程中，常出现大小不匀和畸形丸粒，除在泛制过程中及时筛选外，干燥后还需再次筛选，取形状圆整、大小均匀者包装。过大或畸形者，可制浆盖面，过小者可再返工继续泛制。

选丸主要用过筛法，或利用丸粒圆整度不同所致的滚动速度差异来分离。常用选丸设备有手摇筛、振动筛、滚筒筛、CW-1500型小丸连续成丸机组、检丸器及立式检丸器等。

（1）滚筒筛　滚筒筛为用适宜材料制成，布满筛孔的圆筒。筒身分三段，前段的筛孔小，后段的筛孔大，如图12-3所示。将待选丸粒装于料斗中，徐徐流入滚筒内，丸粒从前向后滚动时，按筛孔大小分档收集不同的丸粒。

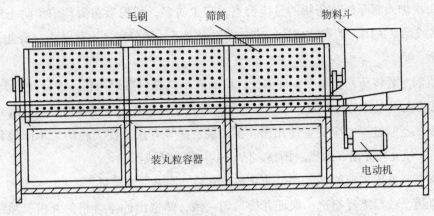

图 12-3　滚筒筛

（2）检丸器　检丸器分上下两层，每层装三块斜置玻璃板，玻璃板之间相隔一定距离，顶层玻璃板上方装有加丸漏斗，如图 12-4 所示。丸粒由加丸漏斗经过闸门落于玻璃板上，沿玻璃板的斜坡向下滚动，当滚至两玻璃板的间隙时，圆整的丸粒滚转比较快，能跳过全部间隙落入合格丸粒容器中，但畸形的丸粒由于滚动迟缓或滑动，不能跳过间隙而漏下，收集于不合格丸粒容器内。玻璃板的间隙愈多所选出的丸粒也愈圆整。

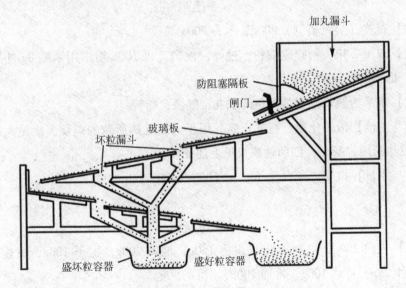

图 12-4　检丸器

（三）水丸制备时注意事项

1. 起模所选用的饮片细粉黏性应适中，黏性太强或太差均不利于泛制。

2. 起模的药粉用量和丸模的数量应适当，一般起模用粉量占总量的 2%~5%，丸模的数量应根据成丸的大小和药粉重量而定。

3. 每次加入润湿剂及药粉的量应恰当，宁少勿多，药粉撒布要均匀，防止形成的小颗粒过多或黏结成团，若黏结成团，应立即用干刷子揉搓分离。出现结块、叠丸，应及时分离去除。

4. 机制时要将药粉撒布在锅底部位，使锅底小丸充分黏附药粉，保证丸粒大小一致。控制好丸粒在锅内转动的时间，防止制成的丸粒过于松散或过于坚硬而影响溶散时限。

5. 手工泛制过程中应交替使用团、揉、翻、撞等方法，使药粉均匀牢固地黏附于小丸粒表面，使丸粒光滑、致密、圆整，防止小丸粒黏结成团。

6. 保持泛丸锅（匾）内洁净，防止黏结丸粒，影响丸模质量。

7. 丸模泛成后需经筛选，保证丸模均匀一致，筛选出的不合格的丸模、黏结的团块及细小粉粒，可用水调成稀糊状，分次泛于丸粒上。

8. 处方中含有芳香挥发性、特殊气味及刺激性强的药物，宜单独粉碎后泛于丸粒中层，以防止挥散或掩盖不良气味。

六、举例

例1：

香连丸

【处方】黄连（吴茱萸制）800g，木香200g。

【制法】以上2味，粉碎成细粉，过筛，混匀，每100g粉末用米醋8g加适量的水泛丸，干燥，即得。

【性状】本品为淡黄色至黄褐色的水丸；气微，味苦。

【功能与主治】清热化湿，行气止痛。用于大肠湿热所致的痢疾，症见大便脓血、里急后重，发热腹痛；肠炎、细菌性痢疾见上述证候者。

【用法与用量】口服，一次3~6g，一日2~3次；小儿酌减。

例2：

妇科分清丸

【处方】当归200g，白芍100g，川芎150g，地黄200g，栀子100g，黄连50g，石韦50g，海金沙25g，甘草100g，木通100g，滑石150g。

【制法】以上十一味，石韦加水煎煮两次，合并煎液，滤过，其余当归等十味粉碎成细粉，过筛，混匀。取上述粉末，用石韦煎液泛丸，干燥，即得。

【性状】本品为黄色的水丸；味苦。

【功能与主治】清热利湿，活血止痛。用于湿热瘀阻下焦所致妇女热淋证，症见尿频、尿急、尿少涩痛、尿赤浑浊。

【用法与用量】口服，一次9g，一日2次。

第三节 蜜 丸

一、蜜丸的分类与规格

蜜丸分为大蜜丸、小蜜丸和水蜜丸。

每丸重量在 0.5g 以上的为大蜜丸，每丸重量在 0.5g 以下的称小蜜丸。大蜜丸一般每丸重 3~9g，如小活络丹、乌鸡白凤丸等；亦有每丸重 1.5g，如牛黄抱龙丸、小儿至宝丸等；还有个别超过 9g 的大蜜丸，如定坤丹等。大蜜丸均按粒数服用。小蜜丸多按重量服用，也有按丸数服用的，如八珍益母丸等。

二、蜜丸的特点

水蜜丸的特点同水丸。大蜜丸和小蜜丸的特点如下。

（一）优点

1. 蜂蜜为主要赋形剂，味甜能矫味，便于服用，多用于镇咳祛痰药、补中益气药。

2. 蜂蜜含大量还原糖，能防止易氧化药物成分的变质。

3. 炼制后的蜂蜜黏合力强，制成的丸粒崩解缓慢，作用持久，适用于慢性病治疗。

（二）缺点

1. 若制备技术不当，易吸潮、发霉变质。

2. 体积较大，贮存、携带、服用不便。

三、蜂蜜的选择

蜂蜜具有益气补中、缓急止痛、滋润补虚、止咳润肠、解毒、缓和药性等作用，根据需要可炼制出不同黏度，是传统的丸剂赋形剂。蜂蜜的优劣对蜜丸质量有直接影响，所以选择合适的蜂蜜，是使制成的丸粒光滑、柔软、滋润、贮存期内不变质的关键。蜂蜜的品种较多，品质各异，以枣花蜜、荔枝花蜜、椴树花蜜、荆条花蜜为佳，油菜花蜜、紫云英蜜、葵花蜜次之，荞麦花蜜、桉树花蜜、乌柏花蜜更差，杂有乌头花、曼陀罗花、雪上一枝蒿等花蜜的蜂蜜有毒，切勿药用。

药用蜂蜜应符合《中国药典》标准。一般辨别优质蜂蜜的条件是：①为半透明、有光泽、浓稠的液体。久放或遇冷渐有白色颗粒状结晶析出，呈凝脂状半流体。②呈乳白色至淡黄色或橘黄色至黄褐色。③气芳香，味纯甜，不酸，不麻，无异臭。④25℃时的相对密度在 1.349 以上。⑤还原糖不少于 64.0%。⑥用碘试液检查，应无淀粉、糊精。

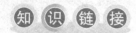

人造蜂蜜

人造蜂蜜是由蔗糖水解或淀粉酶解而成，又称果葡糖浆。在国外早已大量进入食品饮料中，是逐步取代蔗糖等的新糖源。由于生产的发展，对蜂蜜的需要量日增，同时由于蜂蜜质量的不稳定性，有报道用果葡糖浆代替蜂蜜生产蜜丸、糖浆剂、煎膏剂等。果葡糖浆与蜂蜜在外观指标、理化性质及所含主要成分果糖和葡萄糖的含量等均基本相似或略超过。药效学试验结果表明，果葡糖浆与蜂蜜同样具有镇咳、通便、抗疲劳的作用。用果葡糖浆生产大小蜜丸的质量与用蜂蜜基本相似，留样观察表明两者无明显差异。用果葡糖浆制备蜜丸有利于保证中药制剂的质量，且能简化工艺，降低成本。

四、蜂蜜的炼制

1. **蜂蜜炼制的目的**　蜂蜜的炼制是指将蜂蜜加热熬炼至一定程度的操作。目的是：①除去杂质，如死蜂、蜡质等；②破坏酶，杀灭微生物；③除去部分水分以增强黏合力；④促进部分糖的转化，增加稳定性。

2. **蜂蜜炼制方法与程度**　取生蜜加适量清水煮沸，去除浮沫，用40~60目筛滤过或用板框压滤机滤过，滤液继续炼至规定程度。小量生产时，将生蜜置锅中，加入适量的清水，蜜、水总量不能超过锅容积的1/3，以防加热沸腾后，泡沫上升溢出锅外。加热至沸腾，过滤，除去浮沫及杂质，再置锅中继续加热熬炼，并不断去除浮沫。大量生产时用常压或减压蒸发器炼制。目前，多数制药企业采用减压炼制，是将蜂蜜经稀释滤过除去杂质后引入减压罐炼制至规定程度。该法炼蜜耗时短，工效高，污染少，蜜液澄明清亮，色橙红，气味芳香，含水量16%~18%，黏度适宜。减压炼制不适合以测量温度的方法判断炼制程度，实践中常采用含水量结合相对密度判断。

炼蜜按炼制程度分为嫩蜜、中蜜和老蜜三种。①嫩蜜，将蜂蜜加热至105~115℃，使含水量为17%~20%，相对密度1.35左右，颜色稍变深，略有黏性。适用于含淀粉、黏液质、糖类、脂肪较多的药粉制丸。②中蜜，也称炼蜜，将嫩蜜继续加热至116~118℃，使含水量为12%~16%，相对密度为1.37左右，出现浅黄色带光泽的均匀细气泡，俗称"鱼眼泡"，用手捻搓有黏性，手指分开时无长白丝出现。适用于黏性适中的药粉制丸。③老蜜，将中蜜继续加热至119~122℃，使含水量在10%以下，相对密度为1.40左右，颜色呈红棕色，表面出现较大的红棕色气泡，俗称"牛眼泡"，手捻搓黏性甚强，手指分开时出现长白丝，俗称"打白丝"，滴入水中成珠状，俗称"滴水成珠"。适用于黏性差的矿物、甲壳及纤维较多的药粉制丸。

五、蜜丸的制法

蜜丸一般用塑制法制备。塑制法工艺流程见图12-5。

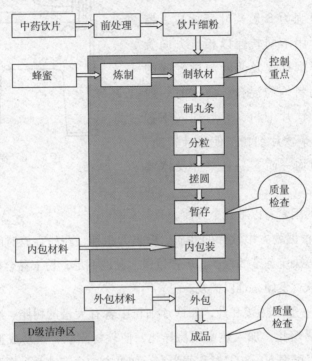

图12-5 塑制法工艺流程

（一）备料

1. **饮片细粉** 按照处方要求将所需饮片进行净选，炮制，称量配齐，根据药物性质采用流通蒸汽灭菌、微波灭菌等方法灭菌，然后干燥、粉碎，过80~100目筛，混匀备用；若含毒剧药或贵重细料药，则应将其单独粉碎，并用等量递增法混匀备用。

2. **蜂蜜** 根据处方中饮片细粉的性质，炼制蜂蜜至适宜程度备用。

3. **润滑剂** 为了便于操作，防止药物与工具粘连，同时使丸粒表面光滑，在制丸过程中须使用适量的润滑剂。润滑剂的配制方法为：将1000g麻油加热至沸，加入黄蜡200~300g融合，搅匀，冷却后即得油膏状润滑剂。蜂蜡的用量随季节变化及温度、湿度不同而酌予增减，当温度高、湿度大时，配制润滑剂所用蜂蜡量宜稍高。

（二）制软材

制软材又称"和药""合药"，系将混合均匀的饮片细粉与适宜的炼蜜混合成软硬适宜、可塑性较大药坨的操作。制软材是塑制蜜丸的关键工序，直接影响丸粒的成型和在贮存中是否变形。优良的软材应能随意塑形而不开裂，手搓捏而不黏手，不黏附器壁，久放不瘫软变形。

手工和药可在适宜容器内进行，大量生产则采用捏合机和药，如图12-6所示。捏合机由金属槽和两组强力S形桨叶所构成，槽底呈半圆形，桨叶用不同转速以相反方向旋转，由于桨叶的分割揉捏及桨叶与槽壁间的研磨等作用而使药料均匀混合。操作时一般先加入一部分干燥饮片细粉，然后加入炼蜜等液体赋形剂和其余饮片细粉，使桨叶转动，反复捏合直至成为均一而容易从桨叶及槽壁分离的软材。

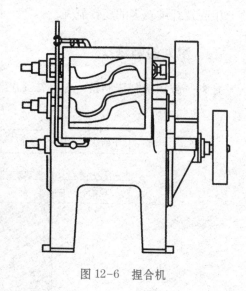

图12-6 捏合机

影响软材质量的因素有以下几个方面。

1. 炼蜜程度 根据处方中饮片的性质、粉末的粗细、药粉存放时间与含水量，以及当时的气温和湿度等决定炼蜜的程度。炼蜜过嫩，黏性不足，粉末黏合得不好，丸粒搓不光滑；炼蜜过老，软材发硬，难以搓丸。

2. 下蜜温度 一般用热蜜和药，如饮片细粉中含有大量的树脂、胶质、糖、油脂类成分，黏性较强且易熔化，加入热蜜则易烊化，使软材黏软，不易成型，而冷后则又变硬，不利制丸，故以蜜温60~80℃时和药为宜；如处方中含有冰片、麝香等芳香挥发性成分，应采用温蜜和药，以免温度过高造成挥发性成分散失。若饮片细粉中含有大量叶、茎、全草或矿物类成分，粉末黏性很小，则须用老蜜趁热加入制备。

3. 用蜜量 饮片细粉与蜜的比例也是影响软材质量的重要因素。一般比例为1:1~1:1.5，但也有过高或偏低的，主要取决于下列因素：①药物性质：黏性大的药物用嫩蜜，量宜少，黏性小的药物用老蜜，量宜多；②气候季节：夏季用蜜量较少，冬季用蜜量较多；③和药方法：手工和药用蜜量较多，机械和药用蜜量较少。

（三）制丸条

软材制好后，放置一定时间，使蜜充分浸润药粉后即可搓丸条。丸条要求粗细均匀，表面光滑无裂缝，内部充实无空隙，以便分粒和搓圆。

传统工艺：由手工操作，一般采用搓条板搓丸条，适合传统或小量制备时使用。搓条板由上下两块平板组成。制丸条时，按照每次制成丸粒的数目及每粒丸剂的规定重量，称取一定重量的软材，置于搓条板的平板上，手持上板，二板对合前后搓动，施以适当的压力使软材被搓成粗细均匀、长度一致、两端平整的丸条。

现代工艺：用丸条机出条，适合于大量制备时使用。丸条机有螺旋式和挤压式两种，常用的是螺旋式出条机，见图12-7。机器开动后，软材由加料斗加入，轴上叶片的旋转将软材挤入螺旋输送器中，丸条即由出口挤出。丸条的粗细可根据制丸的需要更换出条管的出口调节器来控制。

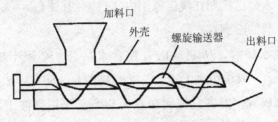

图 12-7 螺旋式出条机

（四）制丸粒

制丸粒包括分粒和搓圆两步。

传统工艺：手工制丸所用工具是搓丸板。操作方法是将粗细均匀的丸条横放在搓丸板底槽沟上，用有沟槽的压丸板，先轻轻前后搓动，逐渐加压搓动，直至上下齿际相遇而将丸条切成小段，再搓成光圆的丸粒。

现代工艺：大量生产采用轧丸机，轧丸机有双滚筒式和三滚筒式两种。双滚筒式轧丸机主要由两个表面有半圆形切丸槽的铜制滚筒组成，见图12-8。两滚筒切丸槽的刃口相吻合，转动时，两滚筒以不同的速度做相对旋转，即一滚筒做顺时针方向旋转，另一滚筒做逆时针方向旋转。转速一快一慢，每分钟转速之比约为90：70，转动时将丸条置于两滚筒切丸槽的刃口上，在滚筒转动下，即可将丸条切断并搓圆，由滑板落于接收器内。三滚筒式轧丸机则是将三只有槽滚筒呈三角形排列，见图12-9。此机成型较好，但不适于生产质地较松软的丸剂。

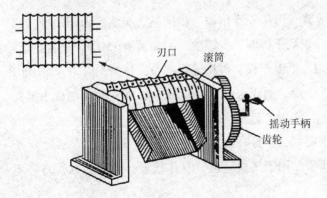

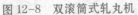

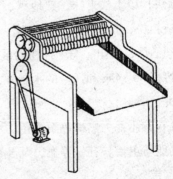

图 12-8 双滚筒式轧丸机　　　　　图 12-9 三滚筒式轧丸机

目前，大生产已采用滚筒式制丸机、自动制丸机、光电自动制丸机等，制丸条、分粒、搓圆自动完成。

（五）干燥

大蜜丸、小蜜丸除另有规定外，水分含量不得超过 15%。用塑制法所制的蜜丸，由于所使用蜂蜜已经炼制，水分已控制在规定范围内（11%~15%），一般成丸后立即分装，不需进行干燥，以保持丸药的滋润性。

水蜜丸因将炼蜜加水稀释，所制成的丸粒含水量高，必须干燥，使含水量不超过 12%，否则易发霉变质。一般采用烘干法，温度控制在 60~80℃，如处方中含有芳香挥发性或遇热易分解的药物成分，温度应控制在 60℃ 以下。采用微波干燥、远红外辐射干燥等，可达到干燥和灭菌双重效果。

水蜜丸可用塑制法，也可用泛制法制备。泛制法制备方法与水丸相同。但应注意，起模时须用水，以免黏结；成型操作开始时，先用浓度低的蜜水加大丸粒，因这时丸粒小，若蜜水浓度高，易黏结；逐步成型时用浓度稍高的蜜水；已成型后，再改用浓度低的蜜水撞光。采用蜜水浓度低→高→低，交替操作的方式，泛制的水蜜丸丸粒更加光滑圆整。

六、举例

例1：

乌鸡白凤丸

【处方】乌鸡（去毛、爪、肠）640g，鹿角胶128g，醋鳖甲64g，煅牡蛎48g，桑螵蛸48g，人参128g，黄芪32g，当归144g，白芍128g，醋香附128g，天冬64g，甘草32g，地黄256g，熟地黄256g，川芎64g，银柴胡26g，丹参128g，山药128g，芡实（炒）64g，鹿角霜48g。

【制法】以上二十味，熟地黄、地黄、川芎、鹿角霜、银柴胡、芡实、山药、丹参八味粉碎成粗粉，其余乌鸡等十二味，分别酌予碎断，置罐中，另加黄酒1500g，加盖封闭，隔水炖至酒尽，取出，与上述粗粉混匀，低温干燥，再粉碎成细粉，过筛，混匀。每100g药粉加炼蜜30~40g和适量的水制丸，干燥，制成水蜜丸；或加炼蜜90~120g制成小蜜丸或大蜜丸，即得。

【性状】本品为黑褐色至黑色的水蜜丸、小蜜丸或大蜜丸；味甜、微苦。

【功能与主治】补气养血，调经止带。用于气血两虚，身体瘦弱，腰膝酸软，月经不调，崩漏带下。

【用法与用量】口服。水蜜丸一次6g，小蜜丸一次9g，大蜜丸一次1丸（9g），一日2次。

例2：

六味地黄丸

【处方】熟地黄160g，酒萸肉80g，牡丹皮60g，山药80g，茯苓60g，泽泻60g。

【制法】以上六味，粉碎成细粉，过筛，混匀。每100g粉末加炼蜜30~35g与适量的水，泛丸，干燥，制成水蜜丸，或加炼蜜80~110g制成小蜜丸或大蜜丸，即得。

【性状】本品为棕黑色水蜜丸，棕褐色至黑褐色的小蜜丸或大蜜丸；味甜而酸。

【功能与主治】滋阴补肾。用于肾阴亏损，头晕耳鸣，腰膝酸软，骨蒸潮热，盗汗遗精，消渴。

【用法与用量】口服，水蜜丸一次6g，小蜜丸一次9g，大蜜丸一次一丸（9g），一日2次。

第四节　浓缩丸

一、浓缩丸的特点

浓缩丸又称药膏丸、浸膏丸，根据黏合剂的不同，可分浓缩水丸、浓缩蜜丸和浓缩水蜜丸。

浓缩丸有以下特点：

（一）优点

1. 体积小，有效成分含量高，剂量小，便于服用。

2. 携带及贮运方便，不易霉变。

3. 利于机械化生产，并可节约辅料。

（二）缺点

1. 对原料处理方法或制备技术不当，会破坏部分药物的有效成分，还会影响溶散时限。

2. 吸湿性较强，包装时必须注意密封防潮。

二、药料的准备

根据处方中饮片的性质和功能主治，选定制膏饮片、制细粉饮片。一般量小而作用强烈的、贵重的及含淀粉多、质地一般而又易碎的饮片宜制粉；体积大、质地坚硬、纤维性强或含糖分多不易粉碎的饮片宜制膏。制膏与制粉饮片的比例应通过验证，在确定相应饮片出膏率、出粉率的基础上，综合分析确定。

在制膏时应注意膏的密度应视药粉的多少而定，一般以刚好用完为标准。

用泛制法制备浓缩丸时，需注意浸膏粉制备。制粉的关键在于浸膏的干燥，常采用喷雾干燥法、减压干燥法，干燥的浸膏块色泽浅、质地松脆、易于粉碎、药味浓郁；若采用常压干燥，干燥的浸膏块色黑、质硬、常有焦糊味，且极难粉碎。

三、浓缩丸的制法

制备浓缩丸可采用泛制法、塑制法和压制法。应用较普遍的是塑制法。

1. 泛制法　膏多粉少时，将稠浸膏与饮片细粉搅拌混合均匀，轧成片状或条状，低温减压干燥后，粉碎成细粉，再以水或不同浓度的乙醇为润湿剂泛制成丸；膏少粉多时，可取处方中部分饮片的煎出液或提取液浓缩成膏作黏合剂，与其他饮片细粉泛制成丸。

2. 塑制法　以处方中部分饮片煎出液或提取液浓缩成膏作黏合剂，与另一部分饮片所制细粉混合均匀，制成软材，制丸条，分粒，搓圆，干燥。浓缩丸塑制法制备工艺流程见图12-10。

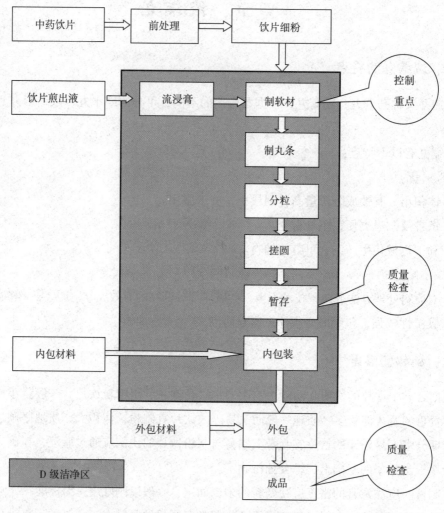

图 12-10　浓缩丸塑制法制备工艺流程图

蜜丸型浓缩丸须加炼蜜制备。

3. 压制法 以处方中部分饮片制成细粉，剩余饮片提取并浓缩成密度 1.06 的浸膏，采用流化床喷雾制粒干燥后，用特制的球形冲头和冲模压制成丸。

四、举例

例1：

二至丸

【处方】酒女贞子 500g，墨旱莲 500g。

【制法】以上二味，酒女贞子粉碎成细粉；墨旱莲加水煎煮两次，每次 1 小时，合并煎液，滤过，滤液浓缩至适量，加炼蜜 60g 及适量的水，与上述饮片细粉泛丸，干燥，即得。

【性状】本品为黑褐色的浓缩水蜜丸，气微，味甘而苦。

【功能与主治】补益肝肾，滋阴止血。用于肝肾阴虚，眩晕耳鸣，咽干鼻燥，腰膝酸痛，月经量多。

【用法与用量】口服，一次 9g，一日 2 次。

例2：

安神补心丸

【处方】丹参 300g，五味子（蒸）150g，石菖蒲 100g，安神膏 560g。

【制法】以上丹参、五味子、石菖蒲 3 味粉碎成细粉，与安神膏混合制丸，干燥，打光或包糖衣，即得。

【性状】本品为棕褐色的浓缩水丸；或为包糖衣的浓缩水丸，除去糖衣后呈棕褐色；味涩、微酸。

【功能与主治】养心安神。用于心血不足，虚火内扰所致的心悸失眠，头晕耳鸣。

【用法与用量】口服，1 次 15 粒（2g），1 日 3 次。

注：安神膏的制法是取合欢皮、菟丝子、墨旱莲各 3 份，女贞子（蒸）4 份，首乌藤 5 份，地黄 2 份，珍珠母 20 份，混合，加水煎煮 2 次，第一次 3 小时，第二次 1 小时，合并煎液，滤过，滤液浓缩至相对密度 1.21（80~85℃），即得。

第五节 滴 丸

一、滴丸的特点

（一）优点

1. 起效迅速。因药物高度分散在基质中，若使用易溶基质，可制成高效、速效的制剂。

2. 可使液体药物固体化。便于服用、运输、贮存，如芸香油滴丸。

3. 能提高药物稳定性。因主药被大量基质所包裹，挥发性或易氧化药物制成滴丸后，稳定性得到提高。

4. 能提高某些难溶性药物的生物利用度。

5. 选用缓释、肠溶材料作基质，可制成缓释或肠溶制剂。

（二）缺点

1. 适合制备滴丸的基质和冷凝介质品种不多，载药量相对少。

2. 制成的丸粒一般丸重都小于 100mg，服药剂量相对稍大。

二、滴丸基质的要求与选用

滴丸中除主药和附加剂以外的辅料称为基质。它与滴丸的成型、溶散时限、溶出度、稳定性、药物含量等有密切关系。作为基质的条件是：①化学性质稳定，加入一定量的药物后仍能保持稳定性，不与主药和冷凝介质发生化学反应，不影响主药疗效及主药的检测；②熔点较低，在 60~100℃的温度下能熔化成液体，遇骤冷后又能凝固，常温下仍保持固体状态；③对人体无害。

滴丸基质分水溶性和脂溶性两类：①水溶性基质，常用的有聚乙二醇类（如PEG6000、PEG4000）、泊洛沙姆、硬脂酸钠、聚氧乙烯单硬脂酸酯（S-40）、甘油明胶等；②脂溶性基质，常用的有硬脂酸、单硬脂酸甘油酯、虫蜡、氢化植物油等。

滴制法成功的关键是选用合适的基质，尽可能选择与主药性质相似的物质作基质。为容纳更多的药物，调节溶散时限，实际生产中常将水溶性基质和脂溶性基质混合使用，国内常用 PEG-6000 加适量硬脂酸调整熔点，可得到较好的滴丸。

三、滴丸冷凝介质的要求与选用

冷凝介质是用于冷却液滴，使之冷凝成固体丸粒的液体。分两类：①水溶性冷凝介质，常用的有水或不同浓度的乙醇等，适用于脂溶性基质的滴丸；②油溶性冷凝介质，常用的有液状石蜡、二甲硅油、植物油、汽油或它们的混合物等，适用于水溶性基质的滴丸。

可根据主药和基质的性质选用冷凝介质，选择的条件是：①有适宜的界面张力，使液滴在滴制过程中能顺利形成滴丸；②有适宜的相对密度，应略高或略低于滴丸的相对密度，使滴制的丸粒在其中能缓缓下沉或上浮；③有适宜的黏度，须与滴出的液滴间黏附力小于液滴的内聚力，使液滴有足够的时间进行冷凝，保证成型完好；④与主药和基质不相混溶，不发生化学反应；⑤对人体安全。

四、滴丸的制法与设备

滴丸采用滴丸机以滴制法制备，其工艺流程见图 12-11。

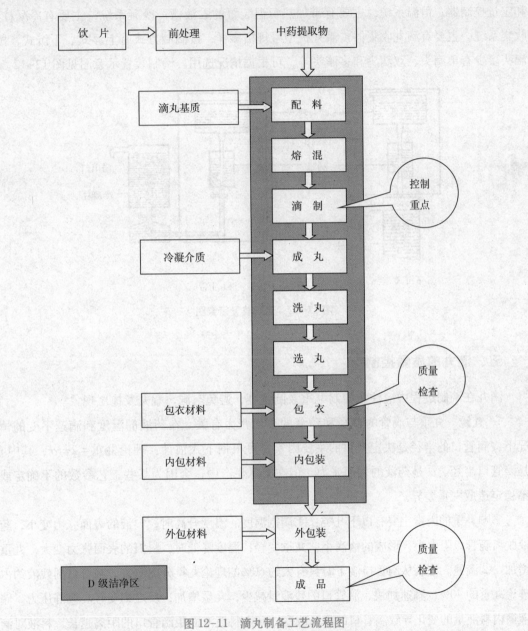

图 12-11　滴丸制备工艺流程图

选择适宜的滴制装置、基质和冷凝介质。制备时将主药溶解、混悬或乳化在已加热熔融的基质中，配成药液，并保温在 80~90℃，通过适宜大小管径的滴头恒速滴入适宜的冷凝介质中，凝固成型的丸粒徐徐沉于器底或浮于冷凝介质表面，取出丸粒，洗去其表面残留的冷凝介质，干燥，选丸，即得。根据药物的性质与使用、贮藏的要求，滴丸亦可包糖衣或薄膜衣。

生产滴丸的设备主要是滴丸机。滴丸机主要由以下部分构成：滴制系统，主要有滴头和定量控制器；恒温系统，主要有带加热恒温装置的贮液槽；冷凝系统，主要有冷凝柱；收集系统，主要有滴丸收集器。滴丸机型号规格多样，按滴制方式有上浮式、下沉式，按滴头多少有单滴头、双滴头和多滴头等，可根据情况选用。滴制装置示意图见图 12-12。

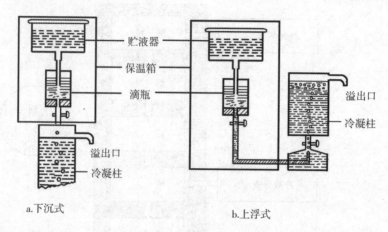

a.下沉式　　　　　　　　　　　b.上浮式

图 12-12　滴制装置示意图

五、滴丸的质量控制

滴丸在滴制过程中应注意控制丸重及圆整度，避免空洞、叠丸及拖尾现象。

1. 丸重　丸重与滴管的口径和药液的表面张力有关。在药液的温度和滴速不变的情况下，滴管口的半径是决定丸重的主要因素，可根据下式估计：理论丸重 $= 2\pi r\sigma$，其中 r 是滴管口半径、σ 是药液的表面张力。但在实际生产中，会因为某些工艺参数的不确定或不稳定造成丸重差异。

影响丸重的因素主要有以下几类：①滴制温度。温度升高时，料液的表面张力变小，药液脱离滴管口阻力小，形成的液滴小，丸重变轻；温度降低时，料液的表面张力变大，丸重增加。②滴速。液滴从滴管口滴下时只有大约 60% 的理论丸重分离出来，滴管口的残液约占理论丸重的 40%，滴速加快，滴管口的残液量减少，丸重增加，反之则变轻。③静压力。储液筒内料液量的变化导致滴管口的静压改变，筒内料液液面距滴管口的距离越长，料液对滴管口的压力越大，滴速越快，丸重增加。随着料液的滴出，液压逐渐减少，滴速减慢，丸重变小。④滴制距离。滴管口与冷凝介质液面的距离越大，下落距离越长，动能越大，液滴越易跌散使滴丸变小；将滴制管口浸入冷凝介质中滴制，可增加丸重，如芸香油滴丸。

2. 圆整度　液滴在冷凝介质中由于界面张力的作用，使两液间的界面缩小，因而一般滴丸呈球形。影响滴丸圆整度的主要因素是滴制过程中常出现的空洞、叠丸及滴丸拖尾现象。液滴的大小对圆整度也有影响，小丸的成形圆整度比大丸好。小丸重在 70mg 左右时，圆整度优于大丸。

3. 空洞　滴丸在制备过程中出现空洞，主要是由于药物与基质在熔融混合或液滴冷却的环节中，引入了空气又未及时排出所致。前一种情况，在滴制前脱气即可避免；后一种情况，处理方法是，升高冷凝介质上部温度，使液滴梯度冷却，给予足够的时间让气泡在液滴凝固之前逸出。

4. 叠丸　叠丸是指滴丸在冷却过程中，液滴相互粘连、重叠，甚至合并的现象。主要是由于滴速太快、液滴下沉速度太快，液滴大小不均匀所致。

5. 拖尾　拖尾是指液滴收缩不充分造成的滴丸球体不圆，甚至有尖锐突起的现象。主要是由于液滴在空气中下落的时间不够、料液的黏度太大、保温温度太低、滴管口堵塞等因素造成。

六、举例

例：

苏冰滴丸

【处方】苏合香酯 100g，冰片 200g，聚乙二醇 6000 700g。

【制法】将聚乙二醇 6000 置锅中，于油浴上加热至 90~100℃，待全部熔融后，加入苏合香酯及冰片搅拌至熔解，转移至贮液瓶中，密闭并保温在 80~90℃，调节滴液定量阀门，滴入 10~15℃ 的液状石蜡中，将成形的滴丸沥尽并擦除液状石蜡，置石灰缸内干燥，即得。

【功能与主治】芳香开窍，理气止痛。适用于冠心病胸闷、心绞痛、心肌梗死等，能迅速缓解症状。

【用法与用量】口服，常用量一次 2~4 粒（每粒 50 mg），一日 3 次，发病时含服或吞服。

第六节　其他丸剂

一、微丸

（一）微丸的特点

微丸剂的特点有：①外形美观，流动性好；②相对含药量大，服用剂量小；③释药稳定、可靠、均匀；④比表面积大，溶出快，生物利用度高；⑤利于制备缓控释制剂与速释制剂，也利于复方制剂制备。

（二）微丸剂的制备

早期的制备工艺主要是手工泛丸，存在工作强度大、效率低等缺点。目前国内制备微丸剂的方法主要有滚动成丸法、挤压滚圆法、离心造粒法和一步制粒法等。

1. 滚动成丸法　此法是比较传统的制备方法。将饮片细粉与辅料混合均匀后，加入黏合剂制成软材，制粒，于泛丸锅中滚制成微丸。为了改善微丸的圆整性，可采用"丸模法"即以蔗糖或淀粉细粒为"丸模"（空白丸心），以水为黏合剂，加入药物与辅料滚制成含药丸心，干燥后再重复进行此操作至大小合适的微丸，再包上薄膜衣。

2. 挤压滚圆法　将药物与辅料加入黏合剂混合均匀，制成可塑性软材，放入挤压机械中挤压成高密度条状物，再在滚圆机中打碎成颗粒，并逐渐滚制成大小均匀的圆球形微丸。该法优点是制粒效率高、颗粒分布带窄、圆整度高、颗粒表面光滑、生产效率高、劳动强度小，适合大规模生产需要等。缺点是药物释放比较缓慢，特别是对于水难溶性药物。

3. 一步制粒法（流化床法、沸腾制粒法）　将饮片细粉与辅料置于流化床中，鼓入气流，使二者混合均匀，再喷入黏合剂，使之成为颗粒，当颗粒大小满足要求时停止喷雾，所得颗粒可直接在沸腾床内干燥。对颗粒的包敷是制微丸的关键，包敷是指对经过筛选的颗粒进行包衣（包粉末）形成微丸产品的过程。在整个过程中，微丸始终处于流化状态，可有效防止微丸在制备过程中发生粘连，所得微丸大小均匀、圆整、粒度分布窄、无粘连，微丸衣层厚薄均匀。

4. 离心造粒法　此法是利用改进的包衣设备进行微丸生产的方法。该法优点是具有干燥速度快、操作时间短、密闭操作、无粉尘飞扬、交叉污染小等优点。采用离心造粒法制得的微丸崩解、圆整度和流动性好，粒度分布更集中，且微丸硬度大、脆碎度小、密度大、成分的含量均匀。

5. 其他方法　微丸剂的制备还有层积式制丸法、喷雾干燥制粒法、液中制粒法、熔融制粒法、微囊包裹法等。

（三）微丸剂的应用

微丸可直接分装应用，也可根据需要制成速释、缓释、控释微丸，填充于硬胶囊中应用，主要供口服。

（四）举例

例：

葛根芩连丸

【处方】葛根1000g，黄芩375g，黄连375g，炙甘草250g。

【制法】以上四味，取黄芩、黄连，分别用50%乙醇作溶剂，浸渍24小时后进行渗漉，收集漉液，回收乙醇，并适当浓缩；葛根加水先煎30分钟，再加入黄芩、黄连药渣及炙甘草，继续煎煮两次，每次1.5小时，合并煎液，滤过，滤液浓缩至适量，加入上述浓缩液，继续浓缩成稠膏，减压低温干燥，粉碎成最细粉，以乙醇为润湿剂，泛丸，制成300g，过筛，于60℃以下干燥，即得。

【性状】本品为深棕褐色至类黑色的浓缩水丸；气微，味苦。

【功能与主治】解肌透表，清热解毒，利湿止泻。用于湿热蕴结所致的泄泻腹痛、便黄而黏、肛门灼热；风热感冒所致的发热恶风、头痛身痛。

【用法与用量】口服。一次3g，小儿一次1g，一日3次；或遵医嘱。

【分析】①本制剂为微丸，药粉为药材提取浓缩后减压低温干燥得到，具有较强黏性，因此如用泛制法制微丸，应以较高浓度乙醇为润湿剂，并快速制丸。如条件许可，亦可用挤压-滚圆成丸法制备；②处方中黄芩含黄芩苷、黄芩素，黄连含生物碱等有效成分，用50%乙醇提取，再用水煎煮，可保证有效成分提取完全。葛根主要含黄酮类化合物，水煎液具有明显的解热、抗菌消炎作用。本方制成微丸，有利于药物吸收，发挥药效。

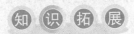

中药制剂中早就有微丸制剂，如"六神丸""喉症丸""牛黄消炎丸"等。近年随着对微丸工艺和专用设备的研究，微丸在缓释、控释制剂方面的运用越来越多，如"新康泰克"等，就是将微丸装入胶囊开发成的新制剂，一些普通制剂如"氨咖黄敏胶囊"等也开始采用微丸制剂技术。微丸按释药速度不同主要分为速释微丸和缓控释微丸，根据微丸剂组成不同分为骨架微丸、膜控微丸和采用骨架技术与膜控技术相结合制备而成的微丸。

二、糊丸

糊丸的特点是：①质地坚硬，溶散迟缓，可延长药效，适用于需延缓药效、含毒剧药物的处方；②可减弱药物对胃肠道的刺激，适用于含刺激性药物的处方；③崩解时限、微生物限度易超标。

（一）糊的种类与制法

1. 糊的种类　①按糊粉来源，分为米粉、糯米粉、面粉、神曲粉等，其中糯米粉糊黏性较强，面粉糊最常用；②按糊的制品，分为稀糊、稠糊、饼糊、神曲糊、酒糊、醋糊、药汁糊等。

2. 制糊的方法

（1）冲糊法　取细糊粉置适宜容器内，加少量温水，调匀成浆后，直接用沸水冲至半透明糊状即可。适于糊粉用量为药料量的30%以下的糊丸。

（2）煮糊法　取细糊粉加约为糊粉50%的冷水，混合均匀制成块状，置沸水中煮熟成均匀半透明状，捞出稍凉，揉成泥状，即可使用。此法制得的糊，黏性比冲糊法强而体积小。适于糊粉用量为药料量的40%左右的糊丸。

（3）蒸糊法　取细糊粉加约为糊粉50%的冷水，混合均匀制成团块，蒸熟后使用。蒸糊黏性最强，体积小。适于糊粉用量为药料量的50%以上的糊丸。

（二）糊丸的制备

1. 塑制法　制备方法与蜜丸塑制法相似。将制好的糊浆制稍凉，随即倾入混合均匀的药料细粉中，充分搅拌，揉搓均匀，制成软硬适宜的软材，再制成丸条，分粒，搓圆即得。操作时应注意以下几点：①保湿：糊丸的软材极易失水变硬，致使丸粒表面粗糙，或出现裂缝。故在制备过程中宜用湿布覆盖软材或加适量温沸水揉搓，以保持软材润软利于操作。尽量缩短制丸时间，对质量控制有利。②控量：糊稠量多，制成的糊丸质坚硬，难以崩解消化；糊稀量少，迅速崩解吸收，达不到"迟化"的目的。应根据处方药物的性质和医疗要求确定药粉与糊粉的比例，药粉与糊粉的比例一般以3∶1较为适宜，多余糊粉可炒熟后加入药粉中制丸。

2. 泛制法　以稀糊为黏合剂泛丸。须注意以下几点：①糊粉用量，只需药粉总量的5%～10%冲糊，多余的糊粉炒熟后拌入药粉中泛丸；②用水起模，由于糊的黏性大，起模时必须用水，在加大过程中逐渐将糊泛入；③糊的分布应均匀，糊中的块状物必须滤过除去，防止泛丸时丸粒粘连，加入药粉后须及时将粘连的丸粒团块搓散，以免黏结。

糊丸制成后，不宜立即用高温烘烤或暴晒，否则会使丸粒表面干燥、内部稀软，从而导致开裂。一般应置阴凉通风处阴干或低温烘干。

（三）举例

例：

小金丸

【处方】人工麝香30g，木鳖子（去壳去油）150g，制草乌150g，枫香脂150g，醋乳香75g，醋没药75g，五灵脂（醋炒）150g，酒当归75g，地龙150g，香墨12g。

【制法】以上十味，除人工麝香外，其余木鳖子等九味粉碎成细粉。将人工麝香研细，与上述粉末配研，过筛。每100g粉末加淀粉25g，混匀，另用淀粉5g制稀糊，泛丸，低温干燥，即得。

【性状】本品为黑褐色的糊丸；气香，味微苦。

【功能与主治】散结消肿，化瘀止痛。用于痰气凝滞所致的瘰疬、瘿瘤、乳岩、乳癖，症见肌肤或肌肤下肿块一处或数处，推之能动，或骨及骨关节肿大、皮色不变、肿硬作痛。

【用法与用量】打碎后口服，一次1.2～3g，一日2次；小儿酌减。

三、蜡丸

蜡丸的特点是：①在体内不溶散，缓缓释放药物，延长药效；②可通过调节蜂蜡含量，发挥肠溶效果；③含毒性或刺激性强的药物，制成蜡丸后可减轻毒性及刺激性。

凡丸剂处方中含有毒剧药或刺激性较强的药物，以及需要延效或在肠内发挥靶向作用的药物，皆可制成蜡丸。

（一）蜂蜡的要求和精制

蜂蜡，又称黄蜡，呈浅黄色块状，断面有颗粒状突起，微香，嚼乏细腻黏牙而无味，熔点为62~67℃，相对密度为0.965~0.9690。虫白蜡（又称川蜡）及石蜡皆不能用。市售蜂蜡中含杂质较多，入药前应精制。精制方法有漂蜡、煮蜡等。

1. 漂蜡　将蜂蜡加热熔化后稍静置，呈细流慢加快搅倒入大量的冷水中，蜡即被掸成疏松的蜡花，捞起风干。如此反复1~2次，即得白色、松脆、纯净的蜡花，这是蜂蜡传统的精制方法，所得的成品色泽好，易粉碎，但效率低、产量低。

2. 煮蜡　将蜂蜡加适量水加热熔化，搅拌使杂质下沉，静置，冷后取出上层蜡块，刮去底面杂质。如此反复几次，即可。此法产量高，但成品质量较漂蜡差。

（二）蜡丸的制备

蜡丸一般采用塑制法制备。具体操作如下：将精制的蜂蜡加热熔化，凉至60~70℃左右，待蜡液表面结膜，开始凝固时，加入药粉，迅速混合均匀，趁热制丸条，分粒，搓圆成形。在制备过程中须注意以下问题：①控制温度。温度过高，蜡液与药粉分层无法混悬，温度过低，无法混匀制软材，整个制丸过程的温度必须保持在60℃左右。②控制蜂蜡的用量。蜡丸含蜡量的高低直接影响崩解度和疗效，应根据药物性质和医疗要求而定，一般植物性药材多，药粉黏性小，用蜡量宜偏高，通常情况药粉与蜂蜡的比例为1∶（0.5~1）。

（三）举例

例：

妇科通经丸

【处方】巴豆（制）80g，干漆（炭）160g，醋香附200g，红花225g，大黄（醋炙）160g，沉香163g，木香225g，醋莪术163g，醋三棱163g，郁金163g，黄芩163g，艾叶（炭）75g，醋鳖甲163g，硇砂（醋制）100g，醋山甲163g。

【制法】以上十五味，除巴豆外，其余醋香附等十四味粉碎成细粉，过筛，与巴豆细粉混匀。每100g粉末加黄蜡100g泛丸。每500g蜡丸用朱砂粉7.8g包衣，打光，即得。

【性状】本品为朱红色的蜡丸，除去包衣后显黑褐色；气微，味微咸。

【功能与主治】破瘀通经，软坚散结。用于气血瘀滞所致的闭经、痛经、癥瘕，症见经水日久不行、小腹疼痛、拒按、腹有癥块、胸闷、喜叹息。

【用法与用量】每早空腹，小米汤或黄酒送服。一次 3g，一日 1 次。

第七节 丸剂的包衣

在丸剂的表面上包裹一层物质，使之与外界隔绝的操作称为包衣或上衣，是传统的丸剂处理方法，被广泛使用。包衣后的丸剂称为包衣丸剂。

一、丸剂包衣的目的

1. 增加药物的稳定性　丸剂包衣后，药物与外界隔绝，可防止药物氧化、水解、挥发、吸潮及虫蛀等现象发生。

2. 掩盖药物不良臭味，减少刺激性　丸剂中某些药物有特殊的臭味，有些药物对黏膜有强烈的刺激作用，包衣后可掩盖不良臭味，减少刺激性，便于服用。

3. 控制药物的释放　根据临床需要，可以将处方中一部分药物作为包衣材料包于丸剂的表面，首先发挥药效；通过应用不同的包衣材料可控制丸剂在胃液或在肠液中崩解，更好达到用药目的。

4. 改变外观，便于识别　用不同颜色的包衣材料包衣可使丸剂表面光滑，色泽美观，便于鉴别，以免误服。

二、丸剂包衣的种类

丸剂包衣的种类甚多，主要有以下几类。

（一）药物衣

包衣材料是丸剂处方的组成部分，有明显的药理作用，用以包衣既可首先发挥药效，又可保护丸粒、增加美观。中药丸剂包衣多属此类。常见的有以下几种。

（1）朱砂衣　朱砂有镇静安神的作用，凡养心、安神、镇静类丸剂皆可用此包衣。朱砂细粉的用量一般为干丸重量的 5%~17%，如朱砂安神丸、天王补心丸等。

（2）黄柏衣　黄柏有清热燥湿的作用，可用于利湿、渗水、清下焦湿热的丸剂包衣。黄柏粉的用量为干丸重量的 5%~10%，如四妙丸。

（3）雄黄衣　雄黄有燥湿、杀虫、解毒、镇惊的作用，可用于清热解毒、清肠止痢类丸剂的包衣。雄黄细粉的用量为干丸重量的 6%~7%，如化虫丸。

（4）青黛衣　青黛有清热解毒、先行吸收的作用，可用于清热解毒类丸剂的包衣。青黛粉的用量为干丸重量的 4%，如千金止带丸、当归龙荟丸。

（5）百草霜衣　百草霜有清热作用，可用于清热解毒类丸剂的包衣。百草霜粉的用量为干丸重量的 5%~20%，如六神丸、牛黄消炎丸等。

（6）其他 此外尚有消食健脾的红曲衣，降气止逆、平肝止血的赭石衣，降气行滞祛痰的礞石衣，重镇安神的金箔衣等。也有将甘草纤维烧成炭粉为衣料，可得乌黑光亮的成品。

（二）保护衣

通常选取处方外不具明显药理作用，且性质稳定的物质作为包衣材料，使主药与外界隔绝而起保护作用。这一类主要有糖衣、有色糖衣、滑石衣、有色滑石衣、薄膜衣、明胶衣、树脂衣等。

（三）肠溶衣

选用适宜的材料将丸剂包衣后使之在胃液中不溶散而在肠液中溶散。丸剂肠溶衣主要材料如虫胶衣、邻苯二甲酸醋酸纤维素（CAP）衣等。

三、丸剂包衣的方法

（一）包衣原材料的准备

1. 包衣材料 包衣前应先将包衣材料研成极细粉（过120~140目筛），以使包衣材料均匀裹在丸粒表面，形成一层致密的保护层，使丸面光滑。

2. "素丸"要求 待包衣的丸粒俗称"素丸"。丸粒包衣过程中需长时间撞动摩擦，故"素丸"中除蜜丸外应充分干燥，使之有一定的硬度，以免包衣时碎裂变形，或在干燥时衣层发生皱缩或脱壳。

3. 黏合剂 蜜丸表面呈润湿状态时具有一定的黏性，撒布包衣药粉经撞动滚转即能黏着于丸粒表面。其他"素丸"包衣时尚需用适宜的黏合剂，使丸粒表面均匀润湿后方能黏着衣粉。常用的黏合剂如10%~20%的阿拉伯胶浆或桃胶浆、10%~12%的糯米粉糊、单糖浆及混合浆等。

（二）包衣方法

1. 药物衣 以朱砂衣为例简述如下。

（1）蜜丸包朱砂衣 将蜜丸置于适宜的容器中，往复旋转摇动，分次加入朱砂极细粉使均匀撒布于丸粒表面，利用蜜丸表面的滋润性将朱砂极细粉黏着而成衣，经过撞击滚动使包衣粉料紧贴于丸粒表面。操作时应注意：①旋转的时间过长，撞击过甚，将会使部分包衣粉料嵌入丸的里层，致使表面色泽不匀。②朱砂的用量不宜过多，以免不易全部黏着在丸面上，而且容易脱落。若朱砂在处方中的含量超过包衣用量时，应将多余部分与其他组分掺和在软材中。

（2）水丸包朱砂衣 将干燥丸粒置包衣锅中，启动包衣锅，丸粒滚转呈滑利状态时，加黏合剂适量，当丸粒表面均匀润湿后，缓缓撒入朱砂极细粉。如此反复操作5~6次，至将全部丸粒包严，规定量的朱砂细粉用完。取出丸粒低温干燥（一般风干即可），再放入包衣锅或溜袋（约长3m，宽30~40cm的布袋）内，并加入适量虫蜡粉，转动包衣锅或牵拉溜袋，让丸粒互相撞击摩擦，使丸粒表面光亮，即可取出分装。

2. 糖衣、薄膜衣、肠溶衣　其包衣方法与片剂相同。

（三）包衣注意事项

丸剂包衣操作应注意以下事项：①黏合剂首次应加足量，搅拌均匀，待丸心充分润透表面呈毛刺状后，均匀撒布包衣粉，滚动至包衣粉料紧贴于丸粒表面，再进行下一层包衣。②黏合剂浓度开始时应高，以后逐渐降低，使黏合力从里向外由强变弱，便于包衣粉牢固黏结于丸粒表面，防止丸粒干燥时收缩程度不同而致丸衣碎裂或"脱壳"。③包衣后的丸粒干燥时宜用低温，并不断翻动。切忌暴晒和高温烘烤，否则易使丸粒泛油变色，形成阴阳面或分层。

第八节　丸剂常见的质量问题及对策

丸剂常见的质量问题主要有微生物超限、溶散超时限。

一、微生物超限及对策

（一）微生物超限的因素

1. 原辅料带菌　原料药材，特别是来自植物、动物的药材，许多都带有大量杂菌、活螨、虫卵等，在采集、运输过程中也极易二次染菌，有的还相当严重。制成饮片后这些微生物也难以有效除去，制丸所用辅料如水、药汁、蜂蜜等也往往染有微生物。

2. 贮存过程中微生物增殖　绝大部分中药饮片含有淀粉、糖类、油脂、蛋白质等营养成分，贮存过程中，当温度和湿度适宜时，微生物必然生长繁殖，尤其是易霉变药材，是丸剂污染的重要来源。

3. 原粉投料　由于原料饮片大量带菌，粉碎后的细粉，若投料时消毒不严进行制丸，微生物即带入成品中。

4. 制备过程染菌　丸剂制备工艺复杂，若不严格遵守操作规程，生产过程中会从制药设备、操作人员及车间环境等方面受到污染。

5. 包装染菌　若包装材料不洁净，包装不严密，未经包装的成品暴露于空气中过久等也会有染菌可能。因此，必须根据染菌途径采取综合措施，使丸剂达到卫生标准。

（二）微生物超限的对策

1. 严格控制原药材前处理　严格、合理进行原药材前处理是丸剂防止微生物超限的关键。首先是在完全清除原药材中霉烂变质药材、非药用部分及杂质后，一般药材可采用抢水洗、流通蒸汽灭菌、高温迅速干燥的综合处理措施。水洗可除去大量泥沙、附着在药材表面的微生物及虫卵，流通蒸汽灭菌、高温迅速干燥又可杀灭大量微生物；再是要严格炮制，药材的许多炮制法如砂烫、炒制、蒸制等，既能达到炮制的目的，又可杀死部分或全部微生物和虫卵。

2. 饮片细粉按性质分类进行灭菌处理　经炮制的合格饮片粉碎成的原粉，入库贮存不宜超过 1 周，使用前必须按药物性质分类进行灭菌处理，既达到杀灭微生物（灭菌）的目的，又避免药物有效成分的损失。

（1）含耐热成分的饮片细粉灭菌法　①干热灭菌法，含菌量较高的非芳香挥发性的饮片细粉，可采用 100℃ 干热灭菌法处理；②热压灭菌法，含菌量较高的非芳香挥发性的饮片细粉，亦可采用热压灭菌法处理，压力 98.07kPa，温度 121.5℃，时间 30 分钟，再干燥 10 分钟，经此法灭菌的饮片细粉制丸，一般能达到药品卫生标准。

（2）含热敏性成分的饮片细粉灭菌法　①乙醇喷洒（润湿）灭菌法，具有挥发性的饮片细粉，如麝香、天然牛黄等，可用 80%～85% 的乙醇喷洒（或润湿），再密封放置 24 小时，即能达到灭菌的目的。②环氧乙烷灭菌法。③远红外线干燥灭菌法。④放射灭菌法，如用 $^{60}Co-\gamma$ 射线灭菌。

3. 控制丸剂生产过程中的污染　严格控制生产过程中的每道工序，是防止丸剂微生物超限的重要保证。

（1）防止饮片粉碎时染菌　粉碎设备应清洗干净，采用 75% 乙醇抹擦、灼烧等法消毒，盛装药粉的容器应消毒灭菌后使用。

（2）热蜜合坨　蜜丸合坨设备由槽形混合机加金属夹层套改装而成。将生蜜炼至 105℃，趁热加入夹层搅拌机中，再投入药粉，加盖，搅拌均匀，搅拌过程中夹层通蒸气，当药坨温度升至 100～105℃ 时，开始保温，每 10 分钟搅拌 1 次，30 分钟后出坨。

（3）辅料灭菌　制丸用的辅料如水、药汁、蜂蜜等，除其他质量标准应符合规定外，还应经灭菌处理后方可使用。

（4）车间净化与无菌操作　进入车间的空气应净化，从药粉配料到成品包装的全过程，均应采用避菌操作。

4. 丸剂成品灭菌　可采用密闭恒温灭菌法（大蜜丸）、远红外干燥灭菌法、$^{60}Co-\gamma$ 射线灭菌法（包装后的成品）等。

5. 包装材料灭菌　凡接触丸药的内包装材料应符合规定，必要时应经灭菌处理，严密包装，防止污染和吸潮。

二、丸剂溶散超时限及对策

《中国药典》对各类丸剂的溶散时限及其测定方法都有明确规定。一般来说，丸剂溶散时间顺序是酒醋丸＜水泛丸＜蜜水泛丸＜药汁丸＜浓缩丸，丸剂常易出现溶散超时限问题。

（一）影响丸剂溶散时限的因素

1. 药材成分

（1）黏性成分　处方中饮片含有较多黏性成分，如黏液质、树胶等，在润湿剂的诱发和泛丸时的滚压下，药物间黏性逐渐增大，延长溶散时间。如熟地黄、大枣、菟丝子、白及、牵牛子、黄柏及桑枝等。

（2）疏水性成分　处方中饮片含有较多疏水性成分的，如树脂类、油脂类等，阻碍水分进入丸内，延长溶散时间。

2. 药粉的粒径　药粉的细度可以影响丸粒中形成毛细管的数量和孔径，过细的粉末在成型时粉粒相互紧密堆集，过多的细粉镶嵌于颗粒间的孔隙中，造成溶散困难。

3. 泛制的时程　以泛制法制备的水丸、水蜜丸、浓缩丸，在加大与盖面操作中，若滚动时间过长，丸粒过分紧实，也会造成溶散时间延长。

4. 丸剂的含水量　丸剂含水量降低则溶散时间延长。这是由于丸剂含水量过低易使结构致密，质地坚硬，使水分不易透入，溶散时间延长。

5. 丸剂的干燥方法　水丸、水蜜丸、浓缩丸在成型后均含有50%左右水分，必须即时干燥。若干燥时温度高、速度快，则形成胶壳样屏障，阻碍水分进入丸内，影响丸剂的溶散时间。

6. 丸剂的赋形剂　丸剂中黏合剂黏性越大，用量越多，丸粒越难溶散。

（二）解决丸剂溶散超时限的对策

1. 对于黏性成分、疏水性成分较多丸剂，可加适量崩解剂克服，缩短溶散时间。

2. 泛丸用药粉不宜过细，一般过五号筛或六号筛即可。

3. 在生产中只要不产生大量小丸，尽可能增加每次的加粉量，缩短滚动时间。

4. 含水量控制在《中国药典》规定范围内再稍低些即可，不宜过低。

5. 选择适宜的干燥方法、干燥温度及干燥速度。

6. 难溶性的丸剂可用10%~25%乙醇起模泛丸，能使溶散时间缩短。在较难溶散的丸剂中加入适量崩解剂，如1%~5%低取代羟丙基纤维素、羧甲基淀粉钠、淀粉及吐温-80等。

第九节　丸剂的质量检查、包装与贮藏

一、丸剂的质量检查

（一）外观检查

丸剂外观应圆整均匀，色泽一致。大蜜丸和小蜜丸应细腻滋润，软硬适中；蜡丸表面应光滑无裂纹，丸内不得有蜡点和颗粒；滴丸应大小均匀，色泽一致，表面无残存冷凝介质。

（二）水分

照《中国药典》（2015 年版）水分测定法（通则 0832）测定。除另有规定外，蜜丸和浓缩蜜丸中所含水分不得过 15.0%；水蜜丸和浓缩水蜜丸不得过 12.0%；水丸、糊丸、浓缩水丸不得过 9.0%。蜡丸不检查水分。

（三）重量差异

1. 除另有规定外，滴丸剂照下述方法检查，应符合规定。

检查法：取供试品 20 丸，精密称定总重量，求得平均丸重后，再分别精密称定每丸的重量。每丸重量与标示丸重相比较（无标示丸重的，与平均丸重比较），按表 12-1 中的规定，超出重量差异限度的不得多于 2 丸，并不得有 1 丸超出限度 1 倍。

表 12-1　滴丸重量差异限度

标示丸量或平均丸重	重量差异限度
0.03g 及 0.03g 以下	±15%
0.03g 以上至 0.1g	±12%
0.1g 以上至 0.3g	±10%
0.3g 以上	±7.5%

2. 除另有规定外，糖丸剂照下述方法检查，应符合规定。

检查法：取供试品 20 丸，精密称定总重量，求得平均丸重后，再分别精密称定每丸的重量。每丸重量与标示丸重相比较（无标示丸重的，与平均丸重比较），按表 12-2 中的规定，超出重量差异限度的不得多于 2 丸，并不得有 1 丸超出限度 1 倍。

表 12-2　糖丸重量差异限度

标示丸量或平均丸重	重量差异限度
0.03g 及 0.03g 以下	±15%
0.03g 以上至 0.30g	±10%
0.30g 以上	±7.5%

3. 除另有规定外，其他丸剂照下述方法检查，应符合规定。

检查法：以 10 丸为 1 份（丸重 1.5g 及 1.5g 以上的以 1 丸为 1 份），取供试品 10 份，分别称定重量，再与每份标示重量（每丸标示量×称取丸数）相比较（无标示重量的丸剂，与平均重量比较），按表 12-3 规定，超出重量差异限度的不得多于 2 份，并不得有 1 份超出限度 1 倍。

表 12-3　丸剂重量差异限度

标示丸量或平均丸重	重量差异限度
0.05g 及 0.05g 以下	±12%
0.05g 以上至 0.1g	±11%
0.1g 以上至 0.3g	±10%
0.3g 以上至 1.5g	±9%
1.5g 以上至 3g	±8%
3g 以上至 6g	±7%
6g 以上至 9g	±6%
9g 以上	±5%

包糖衣丸剂应检查丸心的重量差异并符合规定，包糖衣后不再检查重量差异，其他包衣丸剂应在包衣后检查重量差异并符合规定；凡进行装量差异检查的单剂量包装丸剂，不再进行重量差异检查。

（四）装量差异

除糖丸外，单剂量包装的丸剂，照下述方法检查应符合规定。

检查法：取供试品 10 袋（瓶），分别称定每袋（瓶）内容物的重量，每袋（瓶）装量与标示装量相比较，按表 12-4 规定，超出装量差异限度的不得多于 2 袋（瓶），并不得有 1 袋（瓶）超出限度 1 倍。

表 12-4　丸剂装量差异限度

标示装量	装量差异限度
0.5g 或 0.5g 以下	±12%
0.5g 以上至 1g	±11%
1g 以上至 2g	±10%
2g 以上至 3g	±8%
3g 以上至 6g	±6%
6g 以上至 9g	±5%
9g 以上	±4%

（五）装量

装量以重量标示的多剂量包装丸剂，照最低装量检查法（通则 0942）检查，应符合规定。以丸数标示的多剂量包装丸剂，不检查装量。

（六）溶散时限

除另有规定外，取供试品 6 丸，选择适当孔径筛网的吊篮（丸剂直径在 2.5mm 以下的用孔径约 0.42mm 的筛网；在 2.5~3.5mm 之间的用孔径约 1.0mm 的筛网；在 3.5mm 以上的用孔径约 2.0mm 的筛网），照崩解时限检查法（通则 0921）片剂项下的方法加挡板进行检查。小蜜丸、水蜜丸和水丸应在 1 小时内全部溶散；浓缩丸和糊丸应在 2 小时内全部溶散。滴丸剂不加挡板检查，应在 30 分钟内全部溶散，包衣滴丸应在 1 小时内全部溶散。操作过程中如供试品黏附挡板妨碍检查时，应另取供试品 6 丸，以不加挡板进行检查。上述检查，应在规定时间内全部通过筛网。如有细小颗粒状物未通过筛网，但已软化且无硬心者可按符合规定论。

蜡丸照崩解时限检查法（通则 0921）片剂项下的肠溶衣片检查法检查，应符合规定。

除另有规定外，大蜜丸及研碎、嚼碎后或用开水、黄酒等分散后服用的丸剂不检查溶散时限。

（七）微生物限度

以动物、植物、矿物质来源的非单体成分制成的丸剂，生物制品丸剂，照非无菌产品微生物限度检查：微生物计数法（通则 1105）和控制菌检查（通则 1106）及非无菌药品微生物限度标准（通则 1107）检查，应符合规定。生物制品规定检查杂菌的，可不进行微生物限度检查。

（八）其他检查

除以上丸剂剂型通则必须检查的项目外，根据各种丸剂的具体处方标准，有的还应做定性鉴别、主药含量测定、特殊杂质检查等。

二、丸剂的包装与贮藏

（一）丸剂的常用包装材料与包装方法

1. 大蜜丸的包装

（1）蜡壳包装　大蜜丸的传统包装多采用蜡壳封固的方法，能防止丸剂吸潮、虫蛀、氧化和有效成分挥发，所以用蜡壳包装的大蜜丸可久贮不变质。目前凡含有芳香性药物或名贵药物、疗效好、受气候影响大的大蜜丸，一般多选用蜡壳包装。但蜡壳包装操作工序复杂，生产效率低，成本高，而且手工操作易污染药品。

（2）塑料壳包装　系用硬质无毒塑料制成的两个半圆形螺口壳，使用时，将两个螺口相嵌形成球形，外面蘸封蜡衣，大小以能装入药丸为宜。其封口严密，防潮效果良好，操作简便，价廉，是现今最常用的大蜜丸包装方式。

（3）铝塑泡罩包装　采用大蜜丸铝塑泡罩包装机包装，成型、充填、封合、打批号、冲切等均可自动完成，结构紧凑，包装效率高，成本低，适于机械化生产。

2. 小丸的包装　一般水丸、糊丸等常用纸袋、铝塑袋、塑料瓶包装。小蜜丸和含有芳香挥发药物、细料药物及易变质失效者则应用玻璃瓶和玻璃管等包装，以防吸潮变质。

（二）丸剂的贮藏

除另有规定外，丸剂应密封贮存，防止受潮、发霉、虫蛀、变质。蜡丸应密封并置阴凉干燥处贮存。

复习思考

一、选择题

（一）单项选择题

1. 丸剂中疗效发挥最快的剂型是（　　）

    A. 水丸　　　　　　　　B. 蜜丸　　　　　　　　C. 糊丸

    D. 蜡丸　　　　　　　　E. 滴丸

2. 下列水丸制备工艺流程正确的是（　　）

    A. 起模→泛制成型→盖面→干燥→选丸→包衣→打光→质检→包装

    B. 起模→泛制成型→干燥→盖面→选丸→包衣→打光→质检→包装

    C. 泛制成型→干燥→选丸→盖面→包衣→打光→质检→包装

    D. 起模→泛制成型→盖面→选丸→干燥→包衣→打光→质检→包装

    E. 泛制成型→盖面→干燥→选丸→包衣→打光→质检→包装

3. 水丸盖面的目的是（　　）

    A. 使丸粒增大

    B. 使丸粒表面光洁、致密、色泽均匀

    C. 使丸粒崩解时限延长

    D. 使丸粒崩解时限缩短

    E. 使丸粒含菌量降低

4. 下列指标，哪个是"中蜜"的炼制标准（　　）

    A. 蜜温 $105 \sim 115℃$，含水量 $17\% \sim 20\%$，相对密度 1.35

    B. 蜜温 $114 \sim 116℃$，含水量 18%，相对密度 1.35

    C. 蜜温 $116 \sim 118℃$，含水量 $14\% \sim 16\%$，相对密度 1.37

    D. 蜜温 $119 \sim 122℃$，含水量 10%，相对密度 1.40

    E. 蜜温 $126 \sim 128℃$，含水量 $4\% \sim 6\%$，相对密度 1.47

5. 下列蜜丸的制备工艺流程正确的为（　　）

    A. 物料准备→制丸条→分粒及搓圆→整丸→质检→包装

    B. 物料准备→制丸块→搓丸→干燥→整丸→质检→包装

    C. 物料准备→制丸块→分粒→干燥→整丸→质检→包装

D. 物料准备→制丸块→制丸条→分粒及搓圆→干燥→整丸→质检→包

E. 物料准备→制丸块→制丸条→分粒及搓圆→包装

6. 塑制法制备水蜜丸，当药粉的黏性适中时，蜜与水的用量比例正确的是（　　　）

A. 蜜：水 = 1：1　　　　B. 蜜：水 = 1：2　　　　C. 蜜：水 = 1：3

D. 蜜：水 = 1：4　　　　E. 蜜：水 = 1：5

7. 制备蜡丸时用的辅料为（　　　）

A. 蜂蜡　　　　　　　　B. 石蜡　　　　　　　　C. 液体石蜡

D. 川白蜡　　　　　　　E. 地蜡

8. 滴丸制备中固体药物在基质中的状态为（　　　）

A. 药物与基质形成络合物　　B. 形成固态凝胶　　　C. 形成固态乳剂

D. 形成固体溶液　　　　　　E. 形成微囊

9. 下列物质一般不作为滴丸冷凝液的是（　　　）

A. 液体石蜡　　　　　　B. 二甲基硅油　　　　　C. 聚乙二醇

D. 乙醇　　　　　　　　E. 水

10. 下列滴丸冷却剂具备的条件不包括（　　　）

A. 不与主药发生作用

B. 对人体无害、不影响疗效

C. 有适宜的黏度

D. 脂溶性强

E. 有适宜的相对密度

（二）多项选择题

1. 丸剂按制备方法可分为（　　　）

A. 泛制丸　　　　　　　B. 塑制丸　　　　　　　C. 蜜丸

D. 糊丸　　　　　　　　E. 滴制丸

2. 水丸常用的赋形剂有（　　　）

A. 水　　　　　　　　　B. 药汁　　　　　　　　C. 糖浆

D. 醋　　　　　　　　　E. 酒

3. 制备水丸时用酒的目的是（　　　）

A. 降低泛制操作时药物的黏性

B. 良好的有机溶剂有助于一些成分溶出

C. 引药上行，增强活血散癖作用

D. 制成的丸剂易于干燥

E. 有助于成品的卫生达标

4. 制备蜜丸时炼蜜的目的为 (　　　)

　　A. 除去杂质　　　　　B. 破坏酶类　　　　C. 杀死微生物

　　D. 适当减少水分　　　E. 增加黏合力

二、简答题

1. 如何根据处方中药材的性质选用不同的炼蜜？

2. 丸剂包衣的目的是什么？

3. 为什么滴丸与微丸是目前丸剂新药开发中首选的剂型？

📝 技能训练

丸剂的制备

一、实训目的

1. 掌握泛制法、塑制法、滴制法制备丸剂的操作方法、技能。

2. 熟悉水丸、蜜丸、滴丸处方饮片与赋形剂的处理原则及相关仪器设备使用。

3. 建立丸剂生产各工序情景。

4. 了解丸剂生产各工序工艺要点；了解丸剂质量检查方法；了解滴丸的制备原理，正确选择基质与冷凝介质。

二、参观丸剂生产车间

熟悉丸剂制备工艺流程。参见图 12-13 丸剂生产车间平面图。

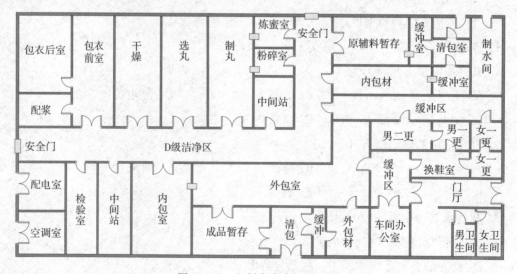

图 12-13　丸剂生产车间平面图

三、实训准备

1. **药品准备**　参见处方内容。

2. 设备及器材准备　糖衣锅、泛丸匾、不锈钢锅、药粉勺、盛器、棕或马兰根刷子、选丸筛、加热设备、台称、水丸机、烘箱、搓丸板、搓条板、方盘、烧杯、10 目筛网、比重计、天平、温度计、滴丸装置、保温夹层漏斗、包装材料等。

四、丸剂制备的相关操作规程

（一）泛制法操作规程

1. 生产准备

（1）检查工序是否有"生产许可证"，检查工序是否有批生产指令和批生产记录，并准备一定数量的状态标志。

（2）筛片的安装：①依据《干湿药丸筛标准操作规程》操作。②依工艺指令到容器暂存间领取并核对相应规格的筛片。③将筛片从下到上依次由小至大安装，把键合上，螺丝拧紧，空车运行一次，如无异常声响，取下"清洁合格证""设备完好证"，悬挂"运行中"标志，等待操作。

（3）检查设备运行情况：①依据《泛丸锅标准操作规程》操作。②启动泛丸锅开关，空车转动 2~3 分钟，无异常声响时关闭开关，取下"清洁合格证""设备完好证"，悬挂"运行中"标志，等待操作。

（4）领取不锈钢桶、不锈钢瓢和选丸筛，并分别在干湿药丸筛的相应下料口摆放不锈钢桶，悬挂相应规程的状态标志。

（5）操作工依据工序指令到物料暂存间领取细粉和黏合剂，并核对其品名、批号、数量等内容与指令一致。

（6）校正计量器具，摆放指定位置。

2. 开始工作

（1）按递交药粉总量计算起模量。

（2）将药粉与黏合剂混合，以手握之成团、抖之即散为度，制成适宜药材，再将其过一号筛（10 目）即成颗粒，取颗粒置泛丸锅中。

（3）启动泛丸锅开关，经旋转、滚撞、摩擦即成圆形，取出过选丸筛，合格即成丸模。

（4）将合格丸模装入泛丸锅内，加入的细粉和黏合剂应遵循少量多次的原则，当丸粒直径小于并接近标准要求时，收入洁净容器内，开始用干湿药丸筛筛选。

（5）将筛选合格的药丸置泛丸锅内用清水盖面，至表面光滑、圆整、大小色泽均匀收入洁净容器内，经质量检查合格移交下工序。

（6）将筛选小于规格的半成品随时依（3）（4）项继续操作直至合格。

（7）起模及泛丸时产生小丸、畸形丸及筛选出大于规格的药丸应随时分离制成混浆泛于丸上。

（8）操作中及时填写批生产记录。

3. 工作结束

（1）操作人员将合格的药丸及剩余尾料移交下道工序干燥。

（2）依据《干湿药丸筛清洁标准操作规程》《泛丸锅清洁标准操作规程》及《清场标准操作规程》对设备和操作间进行清场。

（3）经车间质量管理员检查合格后，悬挂"清洁合格证""设备完好证"。

（二）塑制法操作规程

1. 生产准备

（1）检查工序是否有"生产许可证"及批生产记录，并准备一定数量的状态标志。

（2）模具的安装。

①依工艺指令从模具箱取出并核对相应的出条片、制丸刀、辊轴。

②先将辊轴装入料斗，安上出条片，最后装上制丸刀。

（3）依据《中药制丸机标准操作规程》和《泛丸锅标准操作规程》操作。

①检查制丸刀是否对正，在操作过程中如有异常，应及时停机纠正。

②检查自控系统是否灵敏。

③检查推料系统是否正常。

④检查酒精系统是否正常，并通过酒精喷头将导条轮、导条架、制丸刀喷上少量酒精。

⑤打开电源开关及自控开关。

⑥启动推料电机使其空转3~5分钟，如无异常方可投料。

⑦试运行正常后，取下"清洁合格证""设备完好证"，悬挂"运行中"等待操作。

（4）领取不锈钢托盘架及托盘、选丸筛。

（5）操作工依据工作指令制软材工序领取软材，并核对品名、批号等内容与指令一致。到物料暂存间领取酒精。

2. 开始工作

（1）打开电源开关，启动推料开关，调整推料速度，加入药坨，待推出的药条光滑后启动切丸搓丸开关，调整好切丸速度，打开酒精喷头开关，将药条通过自控导轮，经过分条架及导条轮喂入导条架，进入制丸刀中便可连续制成药丸。

（2）自控系统的使用：根据药条出速，将切丸调整旋钮调到转速略高于出条速度并使用药条贴在自控导控下自动工作。

（3）酒精量的调整：以不黏刀为准，量的大小由阀门调整。

（4）将药丸下至不锈钢条盘中，用相应的选丸筛筛选，筛选合格后装入泛丸锅内，按工艺要求的方法进行盖面操作，至表面光滑圆整，大小色泽均匀，规格符合工艺要求，质量检查合格后直接摊入不锈钢托盘中，放置托盘架上移至下道工序。

3. 工作结束

（1）操作人员将制好的药丸及剩余尾料移交下道工序干燥。

（2）依据《中药制丸机清洁标准操作规程》《泛丸锅清洁标准操作规程》《清场标准操作规程》对设备和操作间进行清场，并填写清场记录。

（3）经车间质量员检查合格后，悬挂"清洁合格证"及"设备完好证"。

（三）蜜丸制备操作规程

1. 生产准备

（1）检查工序是否有"生产许可证"。

（2）操作工应检查有无批生产指令及批生产记录，并准备一定数量的状态标志。

（3）领取不锈钢条盘、架子、量筒、劈刀。

（4）操作工依据指令到物料暂存间领取辅料（乙醇、麻油），并核对其品名、数量等与指令一致。

（5）操作工依据递交许可证接收软材，并核对其品名、批号、重量等内容与指令一致。

（6）依据《三辊蜜丸机标准操作规程》操作。打开三辊蜜丸机电源，点动设备空机运行2~3分钟，如无异常关闭电源，将"清洁合格证""设备完好证"取下，悬挂"运行中"等待操作。

（7）校正架盘天平，摆放指定位置。

2. 开始工作

（1）将酒精加满，并打开酒精导管，调至适当流量。

（2）合上三辊蜜丸机电源，将软材均匀投入挤条器内，用无级调速电机开关来调整出条速度（顺时针为加速，逆时针为减速）。

（3）挤条器挤出的药条由输送链条连续送条，切条钢丝定时切段，段条由推条板推入三辊制丸，利用开合辊定时开合原理，将进入三辊中的药条进行切丸、圆丸、搓丸，合格药丸掉入滑轨与药头废丸分离。

（4）操作过程要随时称取丸重，如有超出差异范围的要及时处理，并以调整出条嘴大小来控制丸重。

（5）架盘天平每20分钟校正一次。

（6）操作中及时填写批生产记录并填写中间成品请验单。

3. 工作结束

（1）将合格的药丸盛入洁净的不锈钢条盘中，经质量检查合格递交下道工序。

（2）操作人员将可回收残料封口后，退至物料暂存间，悬挂物料状态标志。

（3）依据《三辊蜜丸机清洁标准操作规程》和《清场标准操作规程》对设备和操作间进行清场，并填写清场记录。

（4）经车间质量员及检查合格，悬挂"清洁合格证""设备完好证"。

五、实训内容

（一）水丸的制备

1. 逍遥丸

【处方】柴胡31g，当归31g，白芍31g，炒白术31g，茯苓31g，炙甘草24g，薄荷6g。

【制法】将上述药炮制合格，称量配齐，粉碎，混合，过80~100目筛。将混合后的药粉用冷开水或姜汁泛为小丸，低温干燥，质检，包装即得。

【功能与主治】疏郁健脾，养血调经。用于肝气不舒，胸胁胀痛，头晕目眩，食欲减退，月经不调。

【用法与用量】口服，一次6~9g，一日1~2次。

2. 四消丸

【处方】大黄223g，猪牙皂（炒）37g，牵牛子（炒）148g，香附（醋炒）148g，槟榔148g，五灵脂（醋炒）148g。

【制法】以上6味，牵牛子单独粉碎，其余5味混合粉碎，细粉混合后，过七号筛，混匀，用醋泛丸，每20丸重1g，干燥，包装即得。

【功能与主治】消水，消痰，消食，消气，导滞通便。

【用法与用量】口服，一次30~60丸，一日2次。

【注】①牵牛子为含有油脂性成分的药料，应采用串油法粉碎。即将处方中其他药物共研成细粉，然后将牵牛子研成糊状，再把其他药粉分次掺入，使药粉及时将油吸收，以便粉碎与过筛；②制备本品时以醋为润湿剂泛丸，药用以米醋为主，内含3%~5%的乙酸。

（二）蜜丸的制备

1. 大山楂丸

【处方】山楂500g，六神曲（麸炒）75g，炒麦芽75g。

【制法】以上3味，粉碎成细粉，过筛，混匀；另取蔗糖300g，加水135mL与炼蜜300g，混合，炼至相对密度约为1.38（蜜温约70℃）时，滤过，与上述细粉混匀，制软材，搓丸条，制丸粒，每丸重9g，即得。

【功能与主治】开胃消食。用于食积内停所致的食欲不振，消化不良，脘腹胀闷。

【用法与用量】口服，一次1~2丸，一日1~3次，小儿酌减。

2. 六味地黄丸

【处方】熟地黄80g，酒萸肉40g，牡丹皮30g，山药40g，茯苓30g，泽泻30g。

【制法】

（1）粉碎 以上6味，除熟地黄、酒萸肉外，其余山药等4味制成粗粉，取其中一部分与熟地黄、酒萸肉制成不规则的块状，放入烘箱内于60℃以下烘干，再与其他粗粉混合粉碎成细粉。过80目筛混匀备用。

（2）炼蜜 取一定量生蜂蜜置于适宜容器中，加入适量清水，加热至沸后，用40~60目筛滤过，除去死蜂、蜡、泡沫及其他杂质。然后继续加热炼制，至蜜表面起黄色气泡，手捻之有一定黏性，但两手指离开时无长丝出现（此时蜜温约为116℃）即可。

（3）制软材 将药粉置于容器中，每100g药粉加入炼蜜90g左右，混合揉搓制成均匀滋润的软材。

（4）搓条、制丸 根据搓丸板的规格将以上制成的软材分成适当重量的若干小块，将每一小块搓成适宜长短粗细的丸条，再置于搓丸板的沟槽底板上，手持上板，使两板对合，然后由轻至重前后搓动数次，至丸条被切断，且搓圆成丸。每丸重9g。

【功能与主治】滋阴补肾。用于肾阴亏损，头晕耳鸣，腰膝酸软，骨蒸潮热，盗汗遗精，消渴。

【用法与用量】口服，一次1丸，一日2丸。

【注】①本处方中熟地黄、酒萸肉为含有糖分的黏性药料，应采用串料法粉碎。②炼蜜时应勤于观察，不断搅拌，防止溢锅。炼蜜程度应根据处方中饮片的性质，控制好加热的时间、温度、颜色、水分等。过嫩则含水量高，使药粉黏合不好，成品易霉变；过老则软材发硬，难以搓丸，成品不易崩解。③药粉与炼蜜应充分混合均匀，制成软硬适度、可塑性强的软材，以保证搓条、制丸的顺利进行。④为了便于制丸操作，避免软材、丸条与工具粘连，并使制得的丸粒表面光滑。操作前可在搓丸、搓条工具上涂擦少量润滑剂。润滑剂可用麻油1000g加蜂蜡200~300g熔融制成。⑤本品方中既含有熟地黄等黏性成分，又含有茯苓、山药等粉性较强的成分，所以用中蜜为宜，下蜜温度约为70~80℃。

（三）滴丸的制备

1. 苏冰滴丸

【处方】苏合香酯5g，冰片10g，PEG6000 35g。

【制法】将PEG6000置适宜容器中，于油浴上加热至90~100℃，待全部熔融后加入苏合香酯及冰片搅拌溶解，转移至贮液瓶中，密闭并保温在80~90℃，调节滴液定量阀门，滴入10~15℃的液体石蜡中，将成型的滴丸沥尽并擦去液体石蜡，置石灰缸内干燥，即得。

【功能与主治】芳香开窍，理气止痛。适用于冠心病胸闷、心绞痛、心肌梗死等症，能迅速缓解症状。

【用法与用量】口服，常用量一次 2~4 粒，（每粒 50mg）一日 3 次；发病时立即含服或吞服。

2. 穿心莲内酯滴丸

【处方】穿心莲内酯 50g，PEG6000 350g，硬脂酸 15g。

【制法】将 PEG6000 和硬脂酸加热熔融，加入穿心莲内酯，充分混匀，在 80℃保温条件下滴入二甲基硅油中冷却成丸，收集滴丸，干燥，即得。

【性状】本品为棕褐色的滴丸；味甘、微苦。

【功能与主治】清热解毒，抗菌消炎。用于上呼吸道感染，急、慢性支气管炎，病毒性肺炎，扁桃体炎，咽喉炎，细菌性痢疾。症见感冒发热、咽喉肿痛、口舌生疮、咳嗽头痛、痢疾腹泻。

【规格】每粒约 30mg。

（四）丸剂的质量检查

（1）外观检查　丸剂外观应圆整均匀、色泽一致。大蜜丸和小蜜丸应细腻滋润，软硬适中。

（2）重量差异　依据《中国药典》（2015 年版）丸剂通则（0108），按丸数服用的丸剂照第一法检查，应符合规定。按重量服用的丸剂，照第二法检查，应符合规定。

（3）装量差异　单剂量分装的丸剂，依据《中国药典》（2015 年版）丸剂通则（0108），应符合规定。

胶 剂

【学习目标】

知识目标

掌握胶剂的含义、特点、质量要求；掌握胶剂的制备方法与关键技术。

熟悉胶剂的原料处理。

技能目标

能完成胶剂制备过程。

第一节 概 述

一、胶剂的含义

胶剂系指将动物皮、骨、甲或角用水煎取胶质，浓缩成稠胶状，经干燥后制成的固体块状内服制剂。其主要成分为动物胶原蛋白及其水解产物，尚含多种微量元素。胶剂主要功效有补血、止血、祛风、调经、滋补强壮；用以治疗虚劳羸瘦、吐血、衄血、崩漏、腰酸腿软等症。

二、胶剂的种类

1. 皮胶类　以动物皮为原料经熬炼制成。用驴皮制成的胶称阿胶，牛皮制成的胶称黄明胶，猪皮制成的胶称新阿胶。

2. 骨胶类　用动物的骨骼熬炼制成，如狗骨胶、鱼骨胶等。

3. 甲胶类　用龟科动物乌龟的背甲及腹甲或鳖科动物鳖的背甲为原料，经熬炼制成，如龟甲胶、鳖甲胶等。

4. 角胶类　用雄鹿骨化的角为原料，经熬炼制成，称鹿角胶。鹿角胶应呈黄棕色或红棕色，半透明，有的上部有黄白色泡沫层。若制备时掺入部分阿胶，则成品颜色加深，呈黑褐色。

5. 其他胶类　凡含蛋白质的动物药材，经水煎提取浓缩，一般均可制成胶剂。如以牛肉制成的霞天胶，以龟甲和鹿角为原料制成的龟鹿二仙胶等。

第二节　胶剂的原辅料选择

一、原料的选择

胶剂原料的优劣直接影响着产品的质量和出胶率，故应严格选择。各种原料均应选自健康强壮的动物，除去原料上附有的杂质。一般可按下述原则选用。

1. 皮类　驴皮以张大、毛色灰黑、质地肥厚、伤小无病者为好。尤以冬季宰杀者为佳，称为"冬板"；春秋季剥取的驴皮称"春秋板"，质量次之；夏季剥取的驴皮称"伏板"，质量最差。制备黄明胶所用的牛皮，以毛色黄、皮张厚大无病的北方黄牛皮为佳。制备新阿胶所用猪皮，以质地肥厚新鲜者为佳。

2. 豹骨与狗骨　以骨骼粗大，质地坚实者为优；从外观看，一般以质润色黄之新品为佳，陈久者产胶量低。

3. 龟甲与鳖甲　龟甲为乌龟的背甲及腹甲，其腹甲习称"龟板"，以板大质厚、颜色鲜明者为佳，称为"血板"。产于洞庭湖一带之龟甲最为著名，俗称"汉板"，对光照之微呈透明，色粉红，故又称"血片"。鳖甲也以个大、质厚、未经水煮者为佳。

4. 角类　鹿角分砍角（人工锯下）与脱角两种，以砍角为佳。砍角表面呈灰黄色或灰褐色，质重坚硬有光泽，角中含有血质，角尖对光照射呈粉红色者质优。春季鹿自脱之角称为脱角，表面灰色，质轻无光泽，质量较次。野外自然脱落之鹿角，多经风霜侵蚀，质白有裂纹者称为"霜脱角"，质量次，不宜采用。

二、辅料的选择

胶剂制备过程中常加入糖、油、酒、明矾等辅料，主要起矫臭矫味、便于加工成型、沉淀杂质及一定的治疗作用。辅料质量的优劣，也直接影响到胶剂的质量。

1. 冰糖　加入冰糖能增加胶硬度与透明度，并有矫味作用。如无冰糖，可用白糖代替。

2. 植物油　多使用花生油、豆油、麻油。质量以纯净无杂质的新制油为佳，酸败者禁用。加少量油的目的是降低胶的黏度，便于切胶，胶块不易变形，且在浓缩收胶时，气泡易于逸散，使胶净透。

3. 酒类　一般用黄酒，以绍兴酒为佳，无黄酒时可用白酒代替。加酒可矫臭矫味，同时，胶剂经浓缩至出胶前，在搅拌下喷入黄酒，有利于气泡逸散，成品胶不会有气泡。

4. 明矾　以色白洁净者为佳。明矾为澄清剂，可加速胶液中的固体杂质沉淀，以提高成品胶的透明度。

5. 阿胶　某些胶剂在浓缩收胶时，常加入少量阿胶，使之黏度增加，易于凝固成型，并在药理上发挥相加作用。

第三节　胶剂的制备

胶剂的工艺流程：原料处理→煎取胶汁→滤过澄清→浓缩收胶→凝胶切胶→干燥包装。

一、原料的处理

胶剂原料上附有的毛、脂肪、筋、膜和血等杂质，必须处理除去，才能用于熬胶。一般可按下述方法处理。

1. 皮类　首先须用水浸泡数日（夏季3日，春秋季4~5日，冬季6日），每日换水一次，待皮质柔软后用刀刮去腐肉、脂肪、筋膜和毛等。用蛋白分解酶除毛效果较好。将皮切成20cm左右的小块，置洗皮机中洗去泥沙，再置蒸球中，加2%碳酸钠水溶液或2%皂角水，用量约为皮量的3倍，加热至皮膨胀卷缩，用水冲洗至中性后再行熬胶。

2. 骨角类　可用水浸洗（夏季20日，春秋30日，冬季45日），每日换水一次，取出后用皂角水或碱水洗除油脂，再用水反复清洗干净。对豹骨等，因附筋肉较多，可先将其放入沸水中稍煮捞出，用刀刮净筋肉备用。

二、煎取胶汁

一般采用蒸球加压煎煮法。

蒸球加压提取工艺操作关键是控制适宜的压力、时间和水量。压力一般以0.08MPa蒸气压力（表压）为佳，若压力过大，温度过高，胶原蛋白的水解产物氨基酸可部分发生分解反应，使臭味增加，挥发性盐基氮的含量增高；温度过高，水解时间短，胶原蛋白水解程度受到影响，使黏性增大，凝胶切块时发生黏刀现象；温度过高，使胶液中混有较多的大质点颗粒，胶的网状结构失去均衡性，干燥后易碎裂成不规则的小胶块。煎提时间和加水量随胶剂原料的种类而定，一般加水量应浸没原料，煎提8~48小时，反复3~7次，至煎出液中胶质甚少为止，最后一次可将原料残渣压榨，收集全部煎液。为了降低挥发性盐基氮的含量，生产中除应严格控制原料的质量、煎提蒸气压力和加水量外，还应定期减压排气。如用 0.08MPa 蒸气压力（表压）煎煮驴皮，每隔 60 分钟排气 1 次。

三、滤过澄清

每次煎出的胶液，应趁热用六号筛滤过，否则冷却后因凝胶黏度增大而滤过困难。粗滤后的胶液还含有不少杂质，应进一步沉淀杂质。由于胶液黏度较大，一般在胶液中加 0.05%~0.1%明矾（先用水将其溶解后加入），使杂质容易沉降，搅拌后静置数小时，待细小杂质沉降后，分取上层胶液，再用板框压滤机滤过，滤液即可进行浓缩。

四、浓缩收胶

将所得澄清胶液，先除去大部分水分，再移至蒸气夹层锅中，继续浓缩。浓缩时应不断搅拌，随时除去上层浮沫。随着水分不断蒸发，胶液黏度越来越大，应防止胶液黏锅，直至胶液不透纸（将胶液滴于滤纸上，四周不见水迹），含水量 26%~30%，相对密度为 1.25 左右时，加入豆油，搅匀，再加入糖，搅拌使全部溶解，减弱火力，继续浓缩至"挂旗"时，在强力搅拌下加入黄酒，此时锅底产生大气泡，俗称"发锅"，待胶液无水蒸气逸出时即可出锅。

各种胶剂的浓缩程度应适当，如鹿角胶应防止"过老"，否则不易凝成胶块；浓缩程度不够，含水量过高，成品胶块在干燥后常出现四周高、中间低的"塌顶"现象。

五、凝胶与切胶

胶液浓缩至适宜的程度后，趁热倾入已涂有少量麻油的凝胶盘内，置空调室中，调至室温 8~12℃，静置 12~24 小时，胶液即凝固成胶块，此过程称为胶凝，所得到的固体胶称凝胶，俗称胶坨。切胶多用自动切胶机，将凝胶切成一定规格的小片，此过程俗称"开片"。

六、干燥与包装

胶片切成后，置于有空调防尘设备的晾胶室内，摊放在晾胶床上，也可分层摊放在竹帘上，使其在微风阴凉的条件下干燥。一般每隔 48 小时或 3~5 日翻面 1 次，使两面水分均匀散发，以免成品弯曲变形。数日之后（一般 7~10 天），待胶片干燥至表面干硬，装入木箱内，密闭闷之。使内部水分向胶片表面扩散，称为"闷胶"，也称"伏胶"。2~3 天后，将胶片取出，用布拭去表面水分，然后再放到竹帘上晾之。数日后，又将胶片置木箱中闷胶 2~3 天，如此反复操作 2~3 次至胶片充分干燥。晾胶车间采用空调制冷技术，不仅可改变高温季节不能正常生产的状况，且可使胶片的干燥时间缩短 1/2 左右，且胶剂的外形及洁净度也有很大改善。将胶片用纸包好，置于石灰干燥箱中，也可以适当缩短干燥时间。此外，也有的用烘房设备通风晾胶。

胶片充分干燥后，在紫外线灭菌车间包装。包装前用酒精微湿的布或新沸过的 60℃ 左右微湿的布拭胶片表面，使之光泽。然后再晾至表面干燥，用紫外线消毒，再用朱砂或金箔印上品名，装盒。胶片应贮存于密闭容器内，置阴凉干燥处，防止受潮、受热、发霉、软化、黏结及变质等，但也不可过分干燥，以免胶片碎裂。

第四节　胶剂的质量要求与检查

一、膜剂的质量要求

为了保证制剂质量，《中国药典》（2015 年版）在制剂通则中对胶剂在生产与贮藏期间做出了下列规定。

1. 胶剂所用原料应用水漂洗或浸漂，除去非药用部分，切成小块或锯成小段，再次漂净。

2. 加水煎煮数次至煎煮液清淡为止，合并煎煮液，静置，滤过，浓缩。浓缩后的胶液在常温下应能凝固。

3. 胶凝前，可按各品种制法项下规定加入适量辅料（如黄酒、冰糖、食用植物油等）。

4. 胶凝后，按规定重量切成块状，阴干。

5. 胶剂应为色泽均匀、无异常臭味的半透明固体。

6. 一般应检查总灰分、重金属、砷盐等。

7. 胶剂应密闭贮存，防止受潮。

二、膜剂的质量检查

除另有规定外，胶剂应进行以下相应检查。

1. 水分　取供试品 1g，置扁形称量瓶中，精密称定，加水 2mL，置水浴上加热使溶解后再干燥，使厚度不超过 2mm，照水分测定法（通则 0832 第二法）测定，不得过 15.0%。

2. 微生物限度　照非无菌产品微生物限度检查：微生物计数法（通则 1105）和控制菌检查（通则 1106）及非无菌药品微生物限度标准（通则 1107）检查，应符合规定。

第五节 举 例

阿胶制备

【处方】驴皮 50.0kg，冰糖 3.3kg，豆油 1.7kg，黄酒 1.0kg。

【制法】将驴皮浸泡去毛，切块洗净，分次水煎，滤过，合并滤液，浓缩（可分别加入适量的黄酒、冰糖和豆油）至稠膏状，冷凝，切块，晾干，即得。

【功能与主治】滋阴润燥，补血止血。用于贫血、心悸、燥咳、咯血、崩漏、先兆流产、产后血虚、肌痿无力。

【用法与用量】3~9g，溶化兑服，或打碎以煎好的药汁溶化后服。

复习思考

1. 简述胶剂的制备方法。

2. 制备胶剂过程中加入明矾的作用？

3. 胶剂共分几类？

第十四章

注射剂与滴眼剂

【学习目标】

知识目标

掌握注射剂、输液剂、粉针剂的含义、特点、质量要求、常用附加剂种类及作用；注射用水的概念；注射剂的制备方法与关键技术；热原的含义、性质、污染途径和除去方法；中药注射剂中的常见问题及解决方法。

熟悉滴眼剂的含义与特点；输液剂和粉针剂的制备、质量检查、生产中存在的问题及解决方法。

了解中药注射剂的发展概况；血浆代用液、注射用混悬液、乳状液的含义、质量要求和制备要点。

技能目标

能完成小容量注射剂制备过程中的安瓿洗涤、注射液配液、灌封、灭菌、检漏和质量检查等工艺操作。

第一节 概 述

一、注射剂的含义、特点与分类

1. **注射剂的含义** 注射剂（injection）系指原料药物与适宜的辅料制成的供注入体内的无菌制剂。注射剂可分为注射液、注射用无菌粉末及注射用浓溶液。注射液是指药物与适宜的辅料制成的供注入体内的无菌液体制剂，包括溶液型、乳状液型或混悬型注射液。其中，供静脉滴注用的大容量注射液称之为输液剂。以中医药理论为指导，运用现代科学技术和方法，从中药或复方中药中提取有效物质制成的注射剂称为中药注射剂。

注射剂的临床应用迄今已有一百多年的历史，可通过皮内、皮下、肌肉、静脉、脊椎腔等部位给药，为药物作用的发挥和疾病的诊疗提供可靠的给药途径。注射剂作用迅速，且不受消化液和食物影响，无首过效应，已成为临床急救诊疗应用最广泛的剂型。

2. 注射剂的特点

（1）药效迅速，作用可靠　注射给药后，药液直接注入人体组织、血管或器官内，吸收快，作用迅速。尤其是静脉注射，药物直接进入血液循环而无吸收过程，剂量准确，作用可靠，适于抢救危重患者。

（2）适用于不宜口服给药的药物　某些药物因自身性质不易被胃肠道吸收，或具刺激性，或易被消化液破坏，如青霉素、胰岛素、某些酶、蛋白类药物，则可考虑制成注射剂，以便更好发挥疗效。

（3）适用于不宜口服给药的患者　某些患者临床表现为昏迷、抽搐、惊厥状态、吞咽功能丧失或有其他消化系统障碍，不宜口服给药，可以选择注射给药途径。

（4）可发挥局部定位作用　盐酸普鲁卡因注射液通过关节腔、穴位等注射给药，可以准确定位，产生局部麻醉作用；消痔灵注射液可用于痔核注射；动脉注射造影剂用于局部造影，动脉插管注射给药（介入治疗）用于肝肿瘤栓塞等。某些注射剂具有延长药效作用，有些注射剂也可用于临床疾病的诊断。

注射剂存在的不足之处：其质量要求高，制备工艺复杂，需要特定的制备条件与设备，生产成本高；使用不便，注射时疼痛；注射给药，使用不当易发生危险，不如口服给药安全等。

3. 注射剂的分类　注射剂按分散体系，可分为溶液型注射剂、乳状液型注射剂、混悬液型注射剂、固体粉末型注射剂四类。

（1）溶液型注射剂　包括水溶液和油溶液（非水溶液）两类。对于在水中易溶且稳定的药物，可以制成溶液型注射剂。如氯化钠注射液、葡萄糖注射液。药物在水中难溶或为了长效目的，也可以油为溶剂制成油溶液，一般仅供肌肉注射用。如维生素 D 注射液、己烯雌酚注射液等。

（2）乳状液型注射剂　对于水不溶性的液体药物，可以根据临床医疗的需要制成乳状液型注射剂，如脂肪乳注射剂。

（3）混悬液型注射剂　难溶性药物或为了增加稳定性，产生长效作用，均可制成水或油的混悬液。混悬液型注射剂仅供肌肉注射，如醋酸可的松注射液。

（4）固体粉末型注射剂　通常也称为粉针剂，将无菌粉末状药物装入安瓿或其他适宜容器中，临用前用适当的溶剂使之溶解或混悬，供注射用。凡在液体状态下不稳定的药物均可制成此类制剂。如青霉素注射用无菌粉末。

二、注射剂的给药途径

根据医疗上的需要，注射剂的给药途径主要有皮内注射、皮下注射、肌肉注射、静脉注射、脊椎腔注射等。注射剂给药途径不同，其作用特点和质量要求也有差异。

1. **皮内注射**　注射于表皮和真皮之间，单次注射剂量在 0.2mL 以下。该部位注射的药物吸收少而缓慢，主要用于过敏性试验或疾病诊断。

2. **皮下注射**　注射于真皮和肌肉之间，单次注射剂量一般为 1~2mL。由于人的皮下感觉比较敏感，所以皮下注射以水溶液为主，而具有刺激性的药物或混悬液型注射剂则不宜做皮下注射。该部位注射的药物吸收速度较皮内注射稍快。

3. **肌肉注射**　注射于肌肉组织，单次注射剂量一般在 5mL 以下。肌肉注射以水溶液为主，也可以是油溶液、混悬液或者乳浊液。该部位注射的药物吸收速度较皮下注射快，且刺激性相对较小。

4. **静脉注射**　注射于静脉内，分为静脉推注和静脉滴注两种方式。前者用量小，一般单次注射剂量在 50mL 以下，后者用量大，单次注射剂量从数百毫升到数千毫升不等。静脉注射多为水溶液和油/水乳浊液，油溶液、混悬液型注射液及凡能导致红细胞溶解（溶血作用）和使蛋白质沉淀的药物均不能做静脉注射。静脉注射剂一般不加防腐剂。

5. **脊椎腔注射**　是将药物注入脊椎四周蛛网膜下腔内，单次注射剂量一般在 10mL 以下。由于脊椎神经组织较敏感，脊椎液循环比较缓慢，渗透压的紊乱，能很快引起头痛和呕吐反应，故脊椎腔注射产品的质量要求更为严格，其 pH 值与渗透压应与脊椎液相等，且不得添加抑菌剂。

除此之外，还有其他的注射给药途径，包括动脉注射、关节内注射、心内注射、瘤内注射和穴位注射等。

三、注射剂的质量要求

注射剂直接注入机体，因此对注射剂质量必须严格控制。要求药效确切，用药安全，质量稳定。其产品在生产、储藏和使用过程中，除要求主药含量合格外，还应符合下列质量要求：

1. **无菌**　注射剂成品中不得含有任何活的微生物。无论灭菌制剂或无菌制剂，都必须符合《中国药典》（2015 年版）关于注射剂无菌检查的要求。

2. **无热原**　无热原是注射剂的重要质量指标。尤其是用量大、供静脉及脊椎腔注射的药物制剂，必需按照《中国药典》（2015 年版）要求检查热原或细菌内毒素，检查合格后方可使用。

3. **安全性**　注射剂不应对机体产生不良的刺激或毒性反应，为确保临床用药安全，必须对产品进行刺激性试验、溶血试验、过敏试验、急性毒性试验、长期毒性试验等安全性实验，且符合《中国药典》（2015 年版）中相应检查法的要求。

4. 可见异物和不溶性微粒　不得有在规定条件下目视可以观测到的不溶性物质。注射剂中的微粒较大或较多时可引起局部血管栓塞，引发静脉炎或水肿，微粒进入组织还可引发肉芽肿，或引起过敏与热原样反应等。

5. 渗透压　注射剂的渗透压要求与血浆渗透压相等或接近，其中脊椎腔注射液必须等渗；输液剂由于量大最好等渗或稍高渗。

6. pH 值　注射剂的 pH 值要求尽量与血液相等或接近，人体血液的 pH 值为 7.4 左右，故注射剂的 pH 值可控制在 4~9 的范围内。

7. 稳定性　注射剂多以水为溶媒，在生产、储藏和使用过程中，稳定性问题较为突出。因此要求注射剂具有必要的物理稳定性和化学稳定性，以确保产品在有效期内稳定、安全和有效。

8. 其他　某些注射液（如复方氨基酸注射液）含有降压物质，要按规定进行检查，必须符合《中国药典》（2015 年版）的相关规定。对中药注射液中蛋白质、鞣质等杂质的限量等应符合要求，以确保用药安全。

四、中药注射剂的发展概况

中药注射剂是指在中医药理论指导下，采用现代科学技术与方法，从中药、天然药物的单方或复方中提取有效物质制成的可供注入体内的灭菌制剂，或供临用前配成溶液的无菌粉末或浓溶液。中药注射剂是在传统中药制剂基础上发展起来的现代医药制剂，改变了中药传统的给药方式，药物直接进入肌肉或血液，发挥药效快，生物利用度高，尤其适用于急重症患者治疗。中药注射剂在心脑血管疾病、呼吸系统疾病和肿瘤等疾病的治疗上显示有独特的治疗优势，为中药救治危重患者和提高中药疗效提供了新的途径。

中药注射剂最早出现在 1941 年。柴胡注射液始创于太行根据地百团大战之后，八路军在山西武乡成立的"野战卫生部卫生材料厂"（后定名为利华药厂），1954 年 12 月武汉制药厂对柴胡注射液重新鉴定后，投入批量生产，成为国内工业化生产的第一个注射剂品种。20 世纪 50 年代中期到 60 年代初，上海等地研制出"茵栀黄注射液""板蓝根注射液"等 20 多个品种用于临床。在 20 世纪 70 年代，全国研制成功并应用于临床的中药注射剂品种较多，据统计达 700 余种。80 年代后中药注射剂又掀起了研究热潮，研制品种达 1400 种左右。但由于研制盲目性大，技术不够成熟，又缺乏有效监管，疗效和安全性不佳，许多品种逐渐被淘汰。《中国药典》1977 年版一部收载了 23 种中药注射液，如丹参注射液、盐酸川芎嗪注射液和银黄注射液等，而《中国药典》1985 年版只收载了盐酸川芎嗪注射液 1 种，《中国药典》1990 年版无收载，《中国药典》1995 年版和《中国药典》

2000 年版收载了注射用双黄连、止喘灵注射液 2 个品种，《中国药典》2005 年版收载了注射用双黄连、清开灵注射液等 4 个品种，《中国药典》2010 年版收载了灯盏细辛注射液、清开灵注射液等五个品种。2015 年版《中国药典》收载了灯盏细辛注射液、清开灵注射液等五个品种。

由于中药及其复方原料的成分比较复杂，大多数中药注射剂采用水醇法或醇水法制备，其药液中通常多种成分并存，杂质难以除尽，缺乏严格的质量标准和可靠的质量控制方法，对中药注射剂的澄明度、稳定性和临床药效影响很大，因此对中药注射剂安全性问题造成广泛的负面影响，同时也暴露出中药注射剂发展过程中存在的一系列问题。20 世纪 50、60 年代，中药注射剂以单味中药为主，多以煎煮法和蒸馏法制备，以及当时生产条件和工艺的落后，导致产品质量不稳定。20 世纪 70 年代，中药注射剂作为中药新剂型已基本定型，提取技术和工艺都有新的发展，明胶沉淀法、超滤法等精制技术的出现，可有效地除去提取液中的杂质，达到保留有效成分的目的。但由于受社会历史的影响，没有有效的法律法规规范药品生产市场，导致中药注射剂的研制混乱。80 年代中期以来，随着制药技术的发展，新方法、新技术、新设备不断涌现。如超临界流体萃取法、离子交换法等方法，喷雾干燥、冷冻干燥等干燥技术，多效蒸发设备、逆流离心萃取器等设备，大大改进了中药注射剂的制备工艺。特别是采用冷冻干燥技术制备的双黄连粉针剂，既保证了药物的疗效，又大大提高了溶液的澄明度。

近 20 年来，在原有中药注射剂临床疗效的基础上，应用现代科学技术，对一些中药注射剂进行了进一步的研究，对工艺质量进一步优化，形成了一批受临床欢迎的中药注射剂品种，如清开灵注射液、复方丹参注射液、康莱特注射液等，它们在一些急重症，尤其是病毒性感染、心血管疾病及肿瘤等治疗方面，显示出独特的治疗优势。因此目前仍在临床使用的中药注射剂品种是经过了较长期的临床实践，证明确有独特疗效的品种。然而，由于中药注射剂在原料、生产工艺、质量控制等方面存在一些技术瓶颈没有解决。因此，在临床使用中还存在一些安全性问题。中药注射剂的安全性事件不仅给用药者的健康和生命带来危害，对社会影响很大，并且可造成连锁效应，对整个中医药行业带来不可估量的影响。因此，为了提高中药注射剂的安全性和稳定性，除了在分离提取方面采用新技术、新工艺外，中药冻干粉注射剂将是中药注射剂发展的主要方向之一。因为只有有效成分清楚的处方，才有条件制成冻干粉注射剂。对溶解性差的成分，可通过附加剂的助溶来解决澄明度与剂量的矛盾。冻干粉注射剂无论是在物理稳定性或化学稳定性方面优势是明显的。在解决定向定量、安全稳定等诸问题时，中药注射剂高效的特点将是显而易见的。

随着中药注射剂在临床应用方面问题的凸显，我国贯彻执行 GMP 生产标准，不断采用新技术、新设备、新工艺，新的给药剂型，现代化的分析手段，促使了中药注射剂的发展水平不断改进提高。一是运用现代分析技术和方法控制中药注射剂的质量。建立药材和制剂的指纹图谱标准，实现对中药注射剂各成分的控制。利用指纹图谱测定分析样品，能有效地鉴别样品的真伪，控制样品的质量，保证中药注射剂产品的稳定均一，确保中药注射剂的安全有效性。二是以新的工艺技术生产中药注射剂。超滤是以多孔性半透膜为介质，可有效除去注射原液中的杂质，达到分离提纯有效成分的目的，并且注射剂的澄明度好。超临界流体萃取技术则通过在常温下对有效成分进行提取分离，可以最大程度保留全部有效成分，产品纯度高。三是以新剂型制备中药注射剂。我国研制的脂质体、乳剂和粉针剂等中药注射液，提高了中药注射剂的疗效和稳定性。例如油酸喜树碱脂质体注射液，通过发挥淋巴系统定向性，增加了药物对癌细胞的亲和力，提高了疗效，降低毒副作用。

我们相信，随着中药现代化进程的加快，基础药理、药物分析及相关提取分离技术的发展与突破，中药注射剂将日益受到医药界的关注，成为现代化中药剂型的重要发展方向之一。

第二节 热 原

一、热原的含义与特点

热原系指注射药液后能引起恒温动物体温异常升高的物质。广义的热原包括细菌性热原、内源性低分子热原及化学性热原等，药剂学上的热原通常指细菌性热原，即微生物的代谢产物，仅在菌体细胞死亡、裂解时才能释放出来。当含有热原的注射剂，特别是静脉输液注入人体，约半小时后，就会产生发冷、寒战、体温升高、身痛、出汗和恶心呕吐等不良反应，有时体温可升高至40℃，严重者出现昏迷、虚脱、休克，甚至有生命危险，临床上称上述现象为"热原反应"。

热原是微生物的一种内毒素，存在于细菌的细胞膜和固体膜之间，是由磷脂、脂多糖和蛋白质组成的高分子复合物，其中脂多糖是内毒素的主要成分，具有极强的致热活性。也可以认为，热源＝内毒素＝脂多糖。一般脂多糖的分子量越大，其致热作用越强，其分子量一般为 1×10^6 左右。

二、热原的基本性质

1. 水溶性　热原组成中脂多糖及蛋白质使其溶于水，这是水易受热原污染的原因。
2. 耐热性　热原具有极强耐热性，一般来说，热原在60℃加热1小时不受影响，100℃加热也不热解，但在650℃加热1分钟、250℃加热30~45分钟、200℃加热60分钟或180℃加热3~4小时可使热原彻底破坏。因此，在通常注射剂灭菌条件下不足于破坏热原，但可用于耐高温的注射器具、玻璃器皿或手术器械等去除热原。

3. 不挥发性   热原本身不挥发，但因其溶于水，在蒸馏时，可随水蒸气中的雾滴带入蒸馏水，故蒸馏水器上应安装完好的隔沫装置，以防止热原污染。

4. 滤过性   热原体积小，在 1～5nm 之间，一般滤器均能通过，即使微孔滤膜，也不能截流。但采用活性炭吸附，可以有效去除溶液中的热原。

5. 其他   热原能被强酸强碱破坏，也能被强氧化剂（如高锰酸钾或过氧化氢等）破坏，超声波及某些表面活性剂（如去氧胆酸钠）也能使之失活。另外，热原在水溶液中带有电荷，也可被某些离子交换树脂所吸附。

三、注射剂被热原污染的途径

热原是微生物的代谢产物，注射剂中污染热原的途径与微生物的污染直接相关。

1. 溶剂   是注射剂产生热原的主要原因。制备注射用水时，蒸馏水器结构不合理，不能完全阻挡小水滴随水蒸气一起进入蒸馏水中，操作不当或贮存时间过长均会带入热原。因此，注射用水生产时应定时进行内毒素检查，《中国药典》规定供配制用的注射用水应是新鲜制备的，必须在制备后 12 小时内使用。GMP 规定注射用水宜贮存于优质低碳不锈钢罐中，并在 80℃ 以上保温或 65℃ 以上保持循环或冷藏，并每周至少进行一次全面检查。

2. 原料   原料的质量不佳、存放时间过久或包装不符合规定均可能受微生物污染而导致热原产生。此外，用微生物方法生产的药品也很容易带入致热物质，如生物制品右旋糖苷、水解蛋白、抗生素等。

3. 容器、用具或管道   配制注射液时所使用的容器、用具或管道必须严格按照相关规定进行清洗处理，达到要求后方可使用。如不合格，则容易产生热原。

4. 制备过程   制备注射剂时，生产条件达不到要求、操作不符合规定、装置不密闭、灭菌不完全、包装封口不严、输液瓶口不圆整或薄膜及胶塞质量不好等，均会在注射剂生产过程中带入细菌而导致热原的产生。

5. 使用过程   静脉输液本身往往不含有热原，但临床使用后仍会发现有热原反应，这通常是由于注射器具（注射器、输液瓶、玻璃管等用具）被污染所造成的不良后果。

四、除去注射剂中热原的方法

根据热原的基本性质和注射剂制备过程中可能被热原污染的途径，除去注射剂中的热原可从以下三方面入手。

（一）除去药液中热原的方法

1. 吸附法   活性炭作为吸附法中最为常用的吸附剂，在配液时一般加入溶液体积的 0.1%～0.5%，煮沸，搅拌 15 分钟，即能除去药液中大部分的热原。此外，活性炭还具有脱色、助滤、除臭等作用。但活性炭在吸附热原的同时，也会在一定程度上吸附部分的药液，故在使用活性炭吸附时，应投料过量，但小剂量药物不宜使用。

2. 离子交换法　热原在分子结构上有磷酸根和羧酸根的存在，带有负电荷，可以被碱性阴离子交换树脂吸附。但该树脂容易饱和，使用过程中应经常进行再生处理。

3. 凝胶滤过法　也称分子筛滤过法，系指利用凝胶物质作为滤过的介质，当药液通过凝胶柱时，分子量较小的成分会渗入到凝胶颗粒内部而被截留，而分子量较大的成分则沿凝胶颗粒间隙随溶剂一并流出。使用该法除去热原时，其药物分子量应明显大于热原分子量。若药物分子量与热原分子量相差不大时，则不宜使用。

4. 超滤法　利用高分子薄膜的选择性与渗透性，在常温条件下，依靠一定的压力和流速，达到除去溶液中热原的目的。为有效去除药液中的细菌与热原，一般可采用 3.0~15nm 的超滤膜。

（二）除去溶媒中热原的方法

1. 蒸馏法　利用热原的不挥发性来制备注射用水，但热原又具有水溶性，所以蒸馏器要有隔沫装置，挡住雾滴的通过，避免热原进入蒸馏水中。

2. 反渗透法　用醋酸纤维素膜和聚酰胺膜制备注射用水，具有节能和冷却水的特点，可有效去除热原。

（三）除去容器或用具中热原的方法

1. 高温法　注射用针头、针筒及玻璃器皿等耐高温的容器，先洗涤洁净烘干后，再在 180℃ 条件下加热 2 小时或在 250℃ 条件下加热 30 分钟以上来进行处理，以达到破坏热原。

2. 酸碱法　因热原具有能被强酸、强碱或强氧化剂等破坏的性质，所以玻璃容器、用具及输液瓶等均可使用重铬酸钾硫酸清洁液浸泡，以起到破坏热原的目的。

五、热原的检查方法

1. 家兔致热试验法　此为各国药典收载的方法，属于体内检查法。该法检查热原的原理是基于家兔对热原的反应与人相同。系将一定剂量的供试品静脉注入家兔体内，观察家兔体温在规定时间内的变化情况，以判定供试品中所含热原的限度是否符合规定。实验结果的准确性与家兔的选择、动物饲养条件及规范的操作有关，具体方法及结果判断标准见《中国药典》（2015 年版）热原检查法（通则 1142）。

2. 鲎试验法　属于体外试验法。该法检查热原的原理是利用鲎试剂与细菌内毒素产生的胶凝反应来判断细菌内毒素的限量是否符合规定。鲎试剂为鲎科动物东方鲎的血液变形细胞溶解物的冷冻干燥品。其含有凝固酶原、凝固蛋白原及钙离子，胶凝反应如下式。

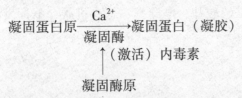

具体检测方法及结果判断标准可参照《中国药典》（2015 年版）细菌内毒素检测法（通则 1143）。与家兔法相比较，鲎试验法操作简单、迅速，灵敏度高，费用低。特别适用于生产过程中对热原进行动态控制及某些不能应用家兔致热实验法进行热原检测的品种，如放射性制剂、肿瘤抑制剂等。但由于鲎试验法对革兰阴性菌以外的内毒素敏感性较差，且容易出现"假阳性"的现象，故不能完全代替家兔致热试验法。

第三节　注射剂的溶剂

一、注射用水

（一）制药用水的种类及其应用范围

制药用水根据其使用范围的不同分为饮用水、纯化水、注射用水和灭菌注射用水。制药用水的原水通常为饮用水。

1. 饮用水　为天然水经净化处理所得水，其质量符合中华人民共和国国家标准《生活饮用水卫生标准》。饮用水可用于药材的漂洗、制药用具的粗洗，也可用作药材提取溶剂。

2. 纯化水　为饮用水经蒸馏法、离子交换法、反渗透法、电渗析或其他适宜方法制得的制药用水，其质量应符合《中国药典》（2015 年版）纯化水项下的规定。纯化水既可以作为配制普通药物制剂的溶剂，也可用于容器的清洗，但不得用于注射剂的配制。

3. 注射用水　为纯化水经蒸馏所制得的水。通常用二次蒸馏的水，即重蒸馏水。注射用水必须在防止细菌内毒素产生的设计条件下生产、储藏及分装。其质量应符合《中国药典》注射用水项下的规定。注射用水可作为配制注射剂、滴眼剂等的溶剂或稀释剂，也可以用于容器的精洗。

4. 灭菌注射用水　系为注射用水经灭菌后所制得的水，其无菌、无热原，主要用于注射用无菌粉末的溶剂或注射液的稀释剂。

（二）注射用水的质量要求

注射用水的质量必须符合《中国药典》（2015 年版）中注射用水项下的规定，应为无色的澄明液体；无臭、无味；pH 值为 5.0~7.0；细菌内毒素要求为每 1mL 中含细菌内毒素量应小于 0.25EU；微生物限度要求为细菌、霉菌和酵母菌总数每 100mL 不得过 10 个；

氨、氯化物、硝酸盐与亚硝酸盐、电导率、总有机碳、不挥发物与重金属等均应符合规定。

二、注射用油

注射用油常用的有大豆油、芝麻油、茶油等。《中国药典》对注射用油的质量有明确要求，其中酸值、碘值、皂化值是评定注射用油质量的重要指标。

酸值系指中和1g油脂中含有的游离酸所需氢氧化钾的毫克数，表示油脂中所含游离脂肪酸的多少。酸值可以反映酸败的程度，其值越大，酸败程度越严重。

碘值系指100g油脂与碘起加成反应时所需碘的克数，表示油中所含不饱和键的多少。碘值越高，则说明不饱和键越多，该油越易氧化酸败。

皂化值系指皂化1g油脂所需氢氧化钾的毫克数，表示油中所含游离脂肪酸和结合成酯的脂肪酸的总量的多少。皂化值的高低可用以判别油的种类和纯度。

（一）注射用油的质量要求

注射用油的质量必须符合《中国药典》（2015年版）中注射用油项下的规定，应无异臭，无酸败味；色泽不得深于规定的标准比色液，在10℃时应保持澄明，碘值应在78~128范围内；皂化值应在185~200范围内；酸值不得大于0.56。

（二）注射用油的精制

植物油一般是由各种脂肪酸的甘油酯组成，贮存过程中易与空气、光线发生复杂的化学反应，从而引起酸败变质，产生特异的刺激性臭味。此时，注射用油不符合上述注射用油的质量要求，须对其加以精制，才能再次供注射使用。

1. 中和　取植物油，测定酸值，根据测定结果加比计算量大20%~30%的氢氧化钠（或钾）。为此先将碱配成18%~35%的溶液，另将油置蒸气夹层锅中，加入上述碱液并不断搅拌，缓缓升温至60~70℃，保持30分钟，静置过夜。

2. 油皂分离　取样测定油液酸值（在0.3以下），合格后即行滤过。

3. 脱色脱臭　取上述滤清的油液，在搅拌下加热至50℃，加入油量3%的活性白陶土及0.5%活性炭（两者用前须经160℃烘烤1小时），继续加温至80℃，不断搅拌30分钟，静置过夜。用板框压滤机滤过至油液完全澄明，经酸值、水分、杂质等项目检查合格方可。

4. 灭菌　精制油应在150~160℃干热灭菌1~2小时后，备用。注射用油应贮于避光密闭洁净容器中，避免日光、空气接触，为保证贮存过程不变质，可考虑加入没食子酸丙酯、维生素E等抗氧剂。

三、注射用其他溶剂

对于不溶、难溶于水或在溶液中不稳定的药物，常根据药物性质选用其他溶剂或复合溶剂，以增加药物溶解度，防止水解及增加稳定性。

1. 乙醇 适用于在水中溶解度小或不稳定，而在稀醇中稳定的药物。本品与水、甘油任意混合。可以用于静脉或肌肉注射。采用乙醇作为注射溶剂其浓度可以达到50%（如氢化可的松注射液），但乙醇浓度超过10%肌肉注射时就会有疼痛感。

2. 甘油 本品黏度和刺激性均较大，不宜单独使用，与水或醇可任意混合。利用其对许多药物具有较大溶解性的特点，常与乙醇、丙醇、水等混合应用。其常用浓度一般为1%~50%，如普鲁卡因注射液的溶剂为95%乙醇（20%）、甘油（20%）与注射用水（60%）。

3. 丙二醇 本品与水、乙醇、甘油混溶。丙二醇性质稳定，能溶解挥发油和多种类型药物，广泛用作注射剂的溶剂，可供静脉或肌肉注射。采用丙二醇作为注射溶剂其常用量一般控制为10%~60%，但用于皮下或肌注时，可能会伴有局部的刺激性。如苯妥英钠注射液中含40%丙二醇。

4. 聚乙二醇（PEG） 本品可与水、乙醇相混溶，化学性质稳定，常用PEG包括PEG300、PEG400等，可以作为注射用溶剂，常用浓度1%~50%。有报道PEG300的降解产物可能会导致肾病变，因此PEG400更常用。如噻替哌注射液以PEG400为注射溶剂。

5. 二甲基乙酰胺（DMA） 本品与水、乙醇等可以任意比例混溶，为中性的澄明溶液，其适用范围广泛。但其具有一定的慢性毒性，连续使用时需要加以注意。如氯霉素常用50%DMA作溶剂，利血平注射液用10%DMA、50%PEG作溶剂。

第四节 注射剂的附加剂

制备注射剂时，根据药物的性质和临床需要可加入适宜的附加剂。注射用附加剂应符合《中国药典》或国家食品药品监督管理部门颁布的质量要求。其目的是增加药物的溶解度或稳定性，抑制微生物增长，减轻注射时的刺激性及疼痛感，以提高使用的安全性。

根据附加剂的不同用途，通常可分为以下几类：

一、增加主药溶解度的附加剂

增加主药溶解度的附加剂包括增溶剂与助溶剂，添加此类附加剂的目的是为了增加主药在溶剂中的溶解度，提高注射剂的澄明度，以满足临床治疗要求。常用的品种如下：

1. 聚山梨酯-80（吐温-80） 本品系中药注射液常用的增溶剂，用量一般为0.5%~

1%，主要用于肌肉注射。为提高增溶效果，使用时应先与被增溶药物混匀，再进行溶解。且在使用过程中还需要注意：①含鞣质或酚性成分的注射液，若溶液偏酸性，加入吐温-80后会产生浑浊；②含有酚性成分的注射液，加入吐温-80后会在一定程度上降低杀菌的效果；③含有吐温-80的注射液，在其灭菌的过程中易出现起浊现象（起昙）；④本品有降压作用与轻微溶血作用，静脉注射剂中应慎用。

2. **胆汁** 一种天然的增溶剂，其主要由胆酸类钠盐组成，使用量一般为 0.5~1.0%。其增溶的效果与药液的 pH 值密切相关，当药液 pH>6.9 时，其增溶效果显著；但当药液 pH<6.0 时，增溶效果明显降低，且影响注射剂的澄明度。

3. **甘油** 作为鞣质与酚性成分良好的溶剂，使用量一般为 15%~20%，可有效提高药物的溶解度，保持药液的澄明度。

4. **其他** 某些助溶剂也可用于注射剂的配制，以增加药物的溶解性，如有机酸及其钠盐、酰胺与胺类、复合溶剂系统等，以达到提高药物浓度、保障注射剂澄明度的目的。

二、帮助主药混悬或乳化的附加剂

帮助主药混悬或乳化的附加剂主要包括混悬剂和乳化剂，添加此类附加剂的目的主要是为了使注射用混悬剂或注射用乳浊液具有一定的稳定性，以保证临床用药的安全性、有效性。常用的助悬剂有吐温-80、司盘-85、羧甲基纤维素、海藻酸钠、聚乙烯吡咯烷酮、明胶、甘露醇、山梨醇、单硬脂酸铝、硅油等。常用的乳化剂有卵磷脂、豆磷脂、泊洛沙姆 188、氧乙烯丙烯聚合物等。

注射剂中使用的助悬剂或乳化剂应符合以下质量标准：①无抗原性、无毒性、无热原、无刺激性、不溶血；②耐热，在灭菌条件下不失效；③有高度的分散性和稳定性，用少量即可达到目的；④供静脉注射用的助悬剂、乳化剂必须严格控制其粒径大小，一般应小于 1nm，个别粒径不大于 5nm。

三、防止主药氧化的附加剂

添加此类附加剂的目的是为了防止注射剂中因主药的氧化而产生的不稳定现象。因此，为了有效避免及延缓药物的氧化，在注射剂的制备过程中往往加入一定的抗氧剂、金属络合剂或通入惰性气体等。

1. **抗氧剂** 抗氧剂为一些易氧化的还原性物质，它们比药物更容易发生氧化。当抗氧剂与主药共存时，空气中的氧气先与抗氧剂发生作用，保护药物免遭氧化，从而保证主药的稳定。注射剂中常用抗氧剂的用量及其使用范围如表 14-1 所示。

表 14-1　注射剂中常用的抗氧剂

抗氧剂	一般用量	使用范围
亚硫酸氢钠	0.1%~0.2%	适用于偏酸性药液
焦亚硫酸钠	0.1%~0.2%	适用于偏酸性药液
亚硫酸钠	0.1%~0.2%	适用于偏碱性药液
硫代硫酸钠	0.1%~0.3%	适用于偏碱性药液
硫脲	0.05%~0.2%	适用于中性或偏酸性药液

2. 惰性气体　为了避免主药氧化，除了加入一定的抗氧剂外，还可在注射剂配液或灌注时通入高纯度的惰性气体（氮气或二氧化碳），从而排除氧气。氮气性质稳定，不论在酸性还是碱性溶液中均可使用，但二氧化碳因其在水中呈酸性，能生成碳酸盐从而影响药液的 pH 值、影响注射剂的质量，因此使用时应特别注意。

3. 金属络合剂　注射液中所含的微量金属离子（Cu^{2+}、Fe^{2+}、Zn^{2+}、Mn^{2+}）往往会对氧化降解起到加速作用，因此常加入一些金属络合剂，使其与药液中的金属离子生成稳定的络合物，从而避免金属离子对主药氧化的促进作用。依地酸二钠为最常用的金属络合剂，其使用浓度一般为 0.01%~0.05%。此外，还包括乙二胺四乙酸（EDTA）等，使用浓度范围为 0.03%~0.05%。

四、抑制微生物增殖的附加剂

抑制微生物增殖的附加剂亦称为抑菌剂，添加这类附加剂的目的是为了防止注射剂在其生产或使用过程中微生物的生长繁殖及污染。对于多剂量注射剂、采用低温间歇灭菌的注射剂及大部分生物制品，均需加入一定量的抑菌剂。但在添加这类附加剂时需要注意，用于静脉或脊髓注射的注射剂不得加抑菌剂；剂量超过 5mL 的注射剂在添加抑菌剂时应特别审慎，如大剂量静脉注射葡萄糖、氯化钠注射液，不得添加抑菌剂。

抑菌剂在选择时必须做到对人体无伤害，且保持主药及其他附加剂的稳定、有效，不易受温度、pH 值等外界因素的影响而降低抑菌的效果。注射剂中常用的抑菌剂及其一般用量如表 14-2 所示。

表 14-2　注射剂中常用的抑菌剂

抑菌剂	一般用量
三氯叔丁醇	0.25%~0.5%
苯酚	0.5%
甲酚	0.25%~0.3%
苯甲醇	1%~3%
尼泊金甲酯	0.18%
尼泊金丙酯	0.02%

五、调整 pH 值的附加剂

此类附加剂包括酸、碱和缓冲剂，添加的目的是为了减轻注射剂由于 pH 值不当而对肌体造成局部刺激和增加注射剂的稳定性。正常人体的 pH 值在 7.35~7.45，过酸或过碱都不利于人体各项功能的正常运行，且可能引起酸或碱中毒，甚至危及生命。由于人体血液本身有一定缓冲功能，一般要求小剂量静脉注射液的 pH 值控制在 4.0~9.0 之间，大剂量静脉注射液要尽可能接近人体的正常 pH 值 7.4。

注射液处方中主药与其他部分附加剂常常具有一定的酸性或碱性，配成成品后，溶液 pH 值往往偏酸或偏碱，所以需要 pH 值调节剂及缓冲剂来调节酸碱度，以确保注射剂的质量。常用的缓冲剂有醋酸及其盐（pH 值 3.5~5.7，用量 1%~2%）、枸橼酸及其盐（pH 值 2.5~6，用量 1%~3%）、磷酸盐（pH 值 6~8.2，用量 0.8%~2%）。其他 pH 值调节剂有盐酸、氢氧化钠（钾）、碳酸氢钠等。

六、减轻疼痛的附加剂

减轻疼痛的附加剂亦称为止痛剂，添加这类附加剂的目的是为了缓解使用注射剂时由药物自身对机体产生的刺激或其他原因所引起的疼痛。

注射剂中常用的止痛剂有以下几种。

1. 苯甲醇　注射用时吸收较差，连续注射易在机体局部产生硬结，且影响药物吸收。一般用量为 1%~2%。

2. 三氯叔丁醇　该附加剂既有止痛作用，又具抑菌作用。一般用量为 0.3%~0.5%。

3. 盐酸普鲁卡因　该附加剂止痛时间可持续 1~2 小时，且对某些患者容易发生过敏反应。一般用量为 0.5%~2%。

4. 盐酸利多卡因　该附加剂的止痛作用比盐酸普鲁卡因强，作用时间也比盐酸普鲁卡因更持久，且发生过敏反应的概率明显降低。一般用量为 0.2%~1.0%。

七、调整渗透压的附加剂

正常人的血浆有一定的渗透压。与血浆渗透压相等的溶液称为等渗溶液，可用人造的理想半透膜以物理化学实验方法求得，因而等渗属物理化学概念。如 0.9% 的氯化钠注射液、5% 葡萄糖注射液均为等渗溶液。静脉注射大量低渗溶液时，水分子穿过细胞膜进入红细胞内，使红细胞胀大、破裂而引起溶血，使人感到头胀、胸闷，尿中出现血红蛋白等。静脉注射高渗溶液时，红细胞内水分因渗出而发生细胞萎缩，影响血细胞功能。因此，静脉注射必须注意渗透压的调整。椎管注射因脊椎液量少、循环缓慢，渗透压的紊乱更易引起头痛、呕吐等不良反应，所以脊椎腔内注射药液必须调节至等渗。

常用的等渗调节剂包括葡萄糖、氯化钠、磷酸盐或枸橼酸盐等。调节等渗的计算方法很多，最常用的是冰点降低数据法和氯化钠等渗当量法（表14-3）。

1. **冰点降低数据法** 根据物理化学原理，冰点相同的稀溶液具有相等的渗透压。人的血浆或泪液的冰点均为-0.52℃，因此，任何溶液只要将其冰点调整为-0.52℃，即与血液或泪液等渗。

（1）配制单一药物等渗溶液的计算法

$$w = \frac{0.52}{b} \qquad (14-1)$$

式中 w 为配制等渗溶液 100mL 所需加入药物的量，b 为 1%（g/mL）药物溶液的冰点下降值。

例：用无水葡萄糖配制 100mL 等渗溶液，需用多少克无水葡萄糖？

解：从表 14-3 查得，1% 无水葡萄糖的冰点降低度 $b = 0.1$ ℃，代入公式（14-1）：

$$w = \frac{0.52}{b} = \frac{0.52}{0.1} = 5.2 \ (g)$$

所以配 100mL 无水葡萄糖等渗液需用无水葡萄糖 5.2g。

（2）配制两种以上药物等渗溶液的计算法

$$w = \frac{0.52 - (a_1 + a_2 + a_3 + \cdots)}{b} \qquad (14-2)$$

式中 w 为配制等渗溶液 100mL 所需加入药物量，a_1、a_2、a_3 等为未经调整的药物溶液的冰点下降度。

例：今欲配制 2%（g/mL）苯甲醇溶液 100mL，需加多少克氯化钠才能成为等渗溶液？

解：查表 14-3 得 1% 苯甲醇溶液冰点下降度为 0.095℃。2% 苯甲醇溶液冰点下降度为：

$$2 \times 0.095℃ = 0.19℃ \ （即 \ a \ 值）$$

查表 14-3 又知 1% 氯化钠溶液冰点下降度为 0.58℃（即 b 值），将 a、b 值代入公式（14-2）：

$$w = \frac{0.52 - 0.19}{0.58} = 0.57 \ (g)$$

所以应加入 0.57g 氯化钠才能使其成为等渗溶液。

对于成分不明或查不到冰点降低数据的注射液（如中药注射剂），可测定药液的冰点降低数据后再按上式计算。

表 14-3　常用药物水溶液冰点下降度与氯化钠等渗当量表

等渗调节剂	1%（g/mL）水溶液冰点降低度℃	每 1g 药物氯化钠等渗当量（g）
硼酸	0.28	0.47
硼砂	0.25	0.35
氯化钠	0.58	1.00
氯化钾	0.44	0.76
葡萄糖（H_2O）	0.910	0.16
无水葡萄糖	0.10	0.18
依地酸二钠	0.132	0.23
枸橼酸钠	0.18	0.31
亚硫酸氢钠	0.35	0.61
无水亚硫酸氢钠	0.375	0.65
焦亚硫酸钠	0.389	0.67
磷酸氢二钠（$2H_2O$）	0.24	0.42
磷酸二氢钠（$2H_2O$）	0.202	0.36
乳酸钠	0.318	0.52
碳酸氢钠	0.375	0.65
吐温-80	0.01	0.01
甘油	0.20	0.35
硫酸锌	0.085	0.12
荧光素钠	0.182	0.31
硝酸银	0.190	0.33
盐酸麻黄碱	0.16	0.28
盐酸吗啡	0.086	0.15
盐酸乙基吗啡	0.19	0.15
盐酸毛果芸香碱	0.14	0.24
硝酸毛果芸香碱	0.131	0.23
盐酸普鲁卡因	0.122	0.21
盐酸狄卡因	0.109	0.18
盐酸丁卡因	0.10	0.18
盐酸可卡因	0.091	0.16
氢溴酸东莨菪碱	0.07	0.12
氢溴酸后马托品	0.097	0.17
氢甲基后马托品	0.106	0.19

等渗调节剂	1% (g/mL) 水溶液冰点降低度℃	每 1g 药物氯化 钠等渗当量（g）
水杨酸毒扁豆碱	0.090	0.16
硫酸毒扁豆碱	0.08	0.13
硫酸阿托品	0.073	0.13
青霉素 G 钾	0.101	0.16
盐酸土霉素	0.06	0.14
盐酸四环素	0.078	0.14
氯霉素	0.06	
甘露醇	0.099	0.17
尿素		0.59

2. 氯化钠等渗当量法　氯化钠等渗当量（E）系指 1g 药物相当于具有同等渗透效应氯化钠的克数。例如 1% 无水葡萄糖所具有的渗透压与 0.18% 氯化钠溶液所具有的渗透压相等，故 1g 无水葡萄糖相当于 0.18g 氯化钠所具有的渗透压，即无水葡萄糖的氯化钠等渗当量为 0.18。又如硼酸的氯化钠等渗当量为 0.47，即表示 1g 硼酸相当于 0.47g 氯化钠所具有的渗透压。

计算时，应先从表 14-3 中查得相应数值，再求出使其成为等渗溶液时所需添加等渗调节剂的用量。

例：硫酸阿托品 2.0g，盐酸吗啡 4.0g，氯化钠适量，注射用水加至 200mL。问将此注射液制成等渗溶液，应加多少氯化钠？

解：查表 14-3 可知硫酸阿托品 $E=0.13$，盐酸吗啡 $E=0.15$

处方中：①硫酸阿托品相当于氯化钠的量：$2.0g \times 0.13 = 0.26g$；②盐酸吗啡相当于氯化钠的量：$4.0g \times 0.15 = 0.60g$；③硫酸阿托品与盐酸吗啡共相当于氯化钠的量：$0.26g + 0.60g = 0.86g$；④200mL 0.9% 氯化钠溶液应含氯化钠为 1.8g；⑤使 200mL 上述注射液成为等渗溶液时所需添加氯化钠的量为 $1.8g - 0.86g = 0.94g$。

上述计算可归纳成下列公式（14-3）：

$$x = 0.009v - G_1 E_1 - G_2 E_2 - \cdots \tag{14-3}$$

式中 x 为 vmL 溶液中所加氯化钠的量；G_1、G_2、…为 vmL 溶液中溶质的克数；E_1、E_2、…为溶质的氯化钠等渗当量数。

3. 等张溶液　等张溶液系指与红细胞张力相等的溶液。在等张溶液中，红细胞既不发生体积改变，也不发生溶血，所以以等张是个生物学概念。多数药物的等渗浓度与等张浓度相同或相近，如 0.9%氯化钠溶液既是等渗又是等张溶液。但也有一些药物的等渗溶液并不等张，这是因为红细胞膜不是理想的半透膜，一些溶质能自由通过细胞膜，致使膜外水分也进入细胞内，使红细胞胀大、破裂而引起溶血。如 2.6%甘油、2%丙二醇、1.63%尿素、1.9%硼酸等，均与 0.9%氯化钠溶液等渗，但注射于机体时，在一定的 pH 值条件下会引起溶血现象，此时可加入适量的葡萄糖或氯化钠可以避免溶血的发生。

在临床应用中，凡皮下注射、肌肉注射及滴眼液因其用量较小而不要求一定等张；但静脉注射时则一般要求为等张；鞘内注射时则需严格要求其为等张溶液。

第五节　中药注射剂的制备

一、中药注射剂制备的工艺流程

中药注射剂的生产流程包括容器的处理；中药原药材的净选、提取、浓缩、收药；注射液的配制、滤过、灌封、灭菌、质检与印字包装等步骤。中药注射剂生产工艺流程及环境区域布局见图 14-1。

二、中药注射剂原料的准备

（一）中药注射剂的原料要求

1. 中药注射剂的处方组成及用量应与国家标准一致。

2. 中药注射剂处方中的有效成分、有效部位、提取物、药材、饮片等应有法定标准。无法定标准的应建立质量标准，并附于制剂质量标准后。

3. 应采取有效措施保证原料质量的稳定。应固定药材的基原、药用部位、产地、采收期、产地加工、贮存条件等，建立相对稳定的药材基地，并加强药材生产全过程的质量控制，尽可能采用规范化种植的药材。无人工栽培药材的，应明确保证野生药材质量稳定的措施和方法。

（1）基原　应提供药材的质量标准，明确并固定基原、药用部位等。药材标准中包含多种基原的，应固定使用其中一种基原的药材。如确需使用多个基原的，应固定不同基原药材之间的投料比例，保证投料用药材质量的相对稳定。

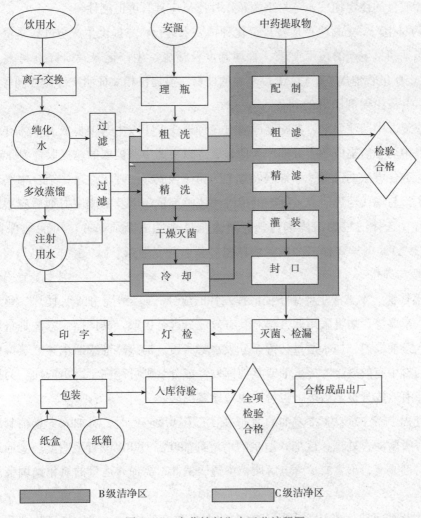

图 14-1　中药针剂生产工艺流程图

（2）产地　应提供产地确定的相关资料，建立相对稳定的药材基地。如确需使用多个产地药材的，应固定源于不同产地药材的饮片之间的投料比例，或采用质量均一化等方法保证投料用饮片质量的稳定，并提供相应研究资料。

（3）采收期　应固定药材采收期，如采收期与传统采收期不符，应提供相关研究资料。

（4）产地加工　应明确采收加工的方法及条件。

（5）贮存条件及期限　应明确药材贮存的条件和期限，必要时提供相关研究资料。应明确药材的包装，药材对包装有特殊要求的，应提供药材包装材料的质量标准。

（6）炮制　处方中饮片如确需由其他单位加工的，应提供生产企业资质证明文件，明确所用炮制方法的依据，固定具体炮制条件，明确炮制用辅料的质量标准，并采取必要措施保证饮片质量的稳定均一。药材来源及饮片质量应具有可追溯性。

（7）**药材生产** 药材生产应按规范化种植要求进行，并提供生产全过程质量控制的相关资料，包括药材生产的技术要求、管理制度及措施、生产记录及研究资料等。如采用《中药材生产质量管理规范》（GAP）基地的药材，需提供相关证明文件及合同等。

（二）中药注射剂原液的制备

单方或复方中药注射剂，其配制原料有三种形式：①以中药中提取的单体有效成分为原料；②以中药中所提取的有效部位为原料；③以中药中所提取的总提取物为原料。

提取与纯化方法的选择，系根据处方中药物所含成分的理化性质，结合中医药理论确定的功能主治与现代药理研究，处方的传统用法、剂量，以及制成注射剂后应用的部位及作用时间等，选择适宜的溶媒和方法，最大限度地除去杂质，并尽可能地保留其有效成分。

1. 提取与纯化

（1）**蒸馏法** 本方法主要用于提取挥发性的成分。如柴胡、细辛、防风、鱼腥草、艾叶、薄荷、辛夷等，均可采用此方法对其有效成分进行提取。具体操作方法是将药材粗粉或薄片放入蒸馏器内，加水适量，待充分吸水膨胀后，加热蒸馏或通水蒸气蒸馏，收集馏出液。若药材中有效成分为挥发油或其他挥发性成分，则可存在于馏出液内。为提高蒸馏效率和防止有效成分被热破坏，也可采用减压蒸馏法。

操作过程中需注意：①挥发油的饱和水溶液澄明度较差时，可加入少量精制滑石粉或硅藻土进行吸附滤过处理，或加入适量的增溶剂如吐温-80以改善澄明度。②通过蒸馏法制得的注射剂原液，不含或少含电解质，渗透压偏低，需加入适量的氯化钠调节渗透压再进行配制。

（2）**水提醇沉法** 本法系利用药材中的大多数有效成分（如生物碱盐、苷、有机酸类、氨基酸、多糖等）既溶于水又溶于醇的特性，用水提取、浓缩后，加入适量的乙醇，可以改变其溶解度从而将药液中的杂质全部或部分除去。本方法的操作流程见图14-2。

当乙醇浓度达到60%~70%时，除了鞣质、树脂等，其他杂质可基本除去。如果先后分2~3次加入乙醇，浓度逐步提高，最终使乙醇浓度达到75%~80%时，则除杂效果更佳。

操作过程中需注意：往浓缩液中加乙醇时应"慢加快搅"，即缓缓加入乙醇并快速搅拌，使乙醇与药液充分接触、沉淀完全，以避免沉淀包裹药液，使杂质不易除尽。此外，"慢加快搅"的加醇方式还可以加快蛋白质的沉淀速度。药液醇沉以后，一般放置12~24小时或24小时以上，低温冷藏更有利于杂质的充分沉淀。通常水煎液还含有一些水不溶性杂质，醇沉也难以除去，应在醇沉、滤过、回收乙醇后，再加水混匀，冷藏24小时，又可除去一些杂质。如此醇、水交替处理，杂质除得完全，有利于提高注射液的澄明度和稳定性。

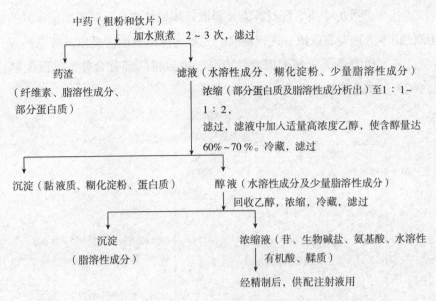

图 14-2 水提醇沉法工艺流程图

（3）醇提水沉法 本法系指中药材用一定浓度的乙醇以渗漉法、回流法进行提取，该方法可提取出药材中的生物碱及其盐类、苷类、挥发油类及有机酸类等；虽然多糖类、蛋白质、淀粉等无效成分不易溶出，但树脂、油脂、色素等杂质却仍可提取出来。因此，醇提取液经过回收乙醇之后，再加入一定量的水，并冷藏处理一定时间，可使杂质更好地沉淀而除去。当乙醇浓度达到 40% ~ 50% 时，可有效提取强心苷、鞣质、蒽醌及其苷类、苦味质等；当乙醇浓度达到 60% ~ 70% 时，可有效提取苷类；当乙醇浓度达到更高时，则可有效提取生物碱、挥发油、树脂和叶绿素等。该法的操作流程见图 14-3。

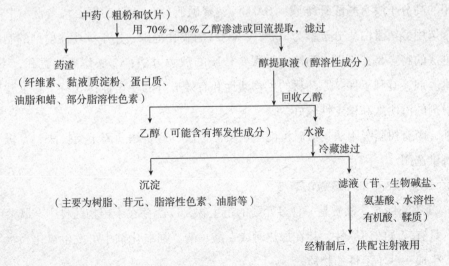

图 14-3 醇提水沉法工艺流程图

（4）双提法　若处方中所含药材既需要提取其挥发性成分，又需要提取其非挥发性成分时，则可使用本方法对有效成分进行提取。先将药材以蒸馏法提出其挥发性成分后，再以水提醇沉法或其他方法提取其不挥发性成分，最后将两部分合并，以供配制注射液使用。双提法的一般工艺流程见图14-4。

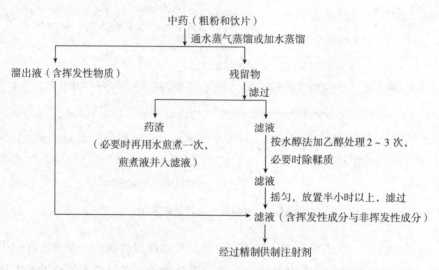

图 14-4　双提法工艺流程图

（5）超滤法　本法系用于分子分离的膜滤过方法。中药水煎液中有效成分的分子量一般在1000以下，而无效成分（鞣质、蛋白质、树脂等）分子量一般较大，在常温和一定压力下（外源氮气压或真空泵压），将中药提取液通过一种装有高分子多微孔膜的超滤器，可达到有效去除杂质并保留有效成分的目的。

常用的高分子膜有醋酸纤维膜（CA膜）、聚砜膜（PS膜）、聚乙烯醇膜（PVA膜）等。通常选用截留蛋白质分子量为10000~30000的膜孔范围，用于中药注射剂的制备。

本方法的特点是：①以水为溶剂，保持传统的煎煮方法；②操作条件温和，不加热，不用有机溶剂，有利于保持原药材的生物活性和有效成分的稳定性；③易于除去鞣质等杂质，注射剂的澄明度和稳定性较好。

此外，尚有树脂吸附法、酸碱沉淀法、反渗透法、透析法、离子交换法、有机溶剂萃取法等可供选用。

2. 除去注射剂原液中鞣质的方法

（1）鞣质的性质　鞣质是一种多元酚的衍生物，广泛存在于植物药材中，既溶于水又溶于醇，具有较强的还原性，其在加热时或在酸、酶、强氧化剂中可发生氧化、水解、缩合反应，生成一些不溶性的物质。

（2）除去鞣质的目的　一般纯化方法不易将鞣质除尽，经灭菌后会产生沉淀，影响注射剂的澄明度、稳定性；鞣质与蛋白质会形成不溶性的鞣酸蛋白，注入人体内会产生疼痛，在注射部位往往结成硬块。

（3）除去鞣质的方法

①明胶沉淀法：本方法系利用蛋白质可与鞣质在水溶液中形成不溶性鞣酸蛋白从而沉淀的性质以有效除去鞣质。该反应在 pH 值 4.0～5.0 时最为灵敏。在中药水煎浓缩液中，加入 2%～5%明胶溶液，直至不产生沉淀为止，静置，滤过，除去沉淀，浓缩滤液后，加入乙醇使其含量达 75%以上，以除去过量明胶。

②改良明胶沉淀法：水煎液浓缩，加入 2%～5%明胶后稍经放置，不须滤过即再加入乙醇至含酸量达 70%～80%，静置过夜，滤过即得。该法可降低明胶对中药中黄酮类成分和蒽醌类成分的吸附作用。

③醇溶液调 pH 值法（碱性醇沉法）：将中药的水煎液浓缩后加入乙醇使其浓度达 80%以上，放置冷藏，滤除沉淀后，再用 40%氢氧化钠调节 pH 值 8，此时鞣质生成钠盐且不溶于乙醇而析出，经放置，即可滤过除去。需要注意的是：醇浓度与 pH 值越高，除去鞣质的效果越好，但有些酸性成分会被同时除去。醇溶液的 pH 值一般不超过 8。

④聚酰胺除鞣质法：聚酰胺又称尼龙、锦纶、卡普隆，是由酰胺聚合而成的高分子化合物。分子内含有大量的酰胺键，可与酚类、酸类、醌类、硝基类化合物形成氢键而吸附这些物质，从而达到除去的目的。但要注意的是，硝基化合物、酸类成分、醌类成分也可成氢键吸附。

三、注射剂的容器与处理

注射剂的容器与灌装药物直接接触，选择的容器与药物稳定性及成品的质量密切相关。因此，在注射剂的生产过程中，应重视注射剂容器的选择及其处理。

（一）注射剂容器的种类及样式

安瓿的式样目前采用曲颈安瓿与粉末安瓿，其容量体积一般为 1mL、2mL、5mL、10mL、20mL 等几种规格。国家规定小体积注射剂使用的安瓿一律采用曲颈易折安瓿。

易折安瓿包括色环易折安瓿和点刻痕易折安瓿两种，见图 14-5 和图 14-6。色环易折安瓿是将一种膨胀系数高于安瓿玻璃两倍的低熔点粉末熔固在安瓿颈部成为环状，冷却后由于两种玻璃的膨胀系数不同，在环状部位产生一圈永久应力，用力一折即可平整折断，不易产生玻璃碎屑。点刻痕易折安瓿是在曲颈部位刻有一条细微的刻痕，在刻痕中心标有直径 2mm 的色点，折断时施力于刻痕中间的背面，折断后断面应平整。目前市场上使用的安瓿一般为无色，有利于对药液的可见异物检查。某些对光比较敏感的药物需要避光贮存，可采用琥珀色玻璃安瓿。但琥珀色安瓿中含有氧化铁，有可能被药液浸取而进入药液中，与药物结合或催化药物降解，此类药液则不能使用琥珀色玻璃容器。

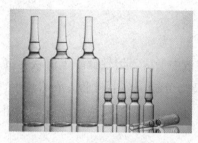

图 14-5　色环易折安瓿

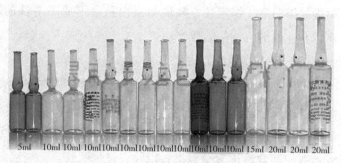

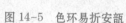

5ml　10ml 10ml　10ml10ml10ml10ml10ml10ml10ml10ml10ml 15ml　20ml　20ml　20ml

图 14-6　点刻痕易折安瓿

（二）安瓿的质量要求与检查

普通玻璃质地较脆，且熔化温度高，不能满足安瓿的基本要求，为此，常在玻璃基本骨架中加入钾、钙、铁、硼、钡、锆等元素的氧化物改变其理化性能，并达到耐酸、耐碱等目的。安瓿不仅在注射剂制备过程中需经高温灭菌，而且在临床使用前的储存期间与药液长期接触，因此，玻璃中成分可能进入药液，影响注射剂的稳定性，如导致 pH 改变、出现沉淀、变色、脱片等。因此，应根据装样试验选择合适的安瓿。

目前安瓿的材质主要包括中性玻璃材质、含钡玻璃材质和含锆玻璃材质。中性玻璃是低硼酸硅盐玻璃，其化学稳定性较好，适合于灌装弱酸性或近中性注射液，如各种输液、注射用水、葡萄糖注射液等。含钡玻璃的耐碱性较好，适合于灌装碱性较强的注射液，如磺胺嘧啶钠注射液（pH 值 10~10.5）。含锆玻璃是含少量氧化锆的中性玻璃，具有更好的化学稳定性，其不仅能够耐酸，还具有较好的耐碱性，适合于灌装如乳酸钠、碘化钠、磺胺嘧啶钠、酒石酸锑钠等注射液。

为确保注射剂的质量，安瓿在使用前必须参照《中国药典》（2015 年版）进行相关项目的检查。

1. 物理检查

（1）外观检查　安瓿的身长、身粗、丝粗、丝全长等符合规定；外观无歪丝、歪底、色泽、麻点、砂粒、疙瘩、细缝、油污及铁锈粉色等。

（2）清洁度检查　将洁净烘干的安瓿灌入合格的注射用水，封口。经检查合格者用121℃、30 分钟热压灭菌，再检查澄明度应符合规定。

（3）耐热性检查　将洗净的安瓿灌注射用水，熔封，热压灭菌后检查安瓿破损率，1~2mL 的安瓿不超过 1%，5~20mL 安瓿不超过 2%。

2. 化学检查

（1）耐酸性检查　取安瓿 110 支，洗净，烘干，分别注入 0.01mol/L 盐酸液至正常装量，熔封，剔除含有玻璃碎屑、纤维及白点等异物的安瓿，置 121℃下热压灭菌 30 分钟，取出检查，全部安瓿均不得有易见的脱片。

（2）耐碱性检查 取安瓿220支，洗净，烘干，分别注入0.004%氢氧化钠溶液至正常装量，熔封，剔除含有玻璃碎屑、纤维及白点等异物的安瓿，置121℃下热压灭菌30分钟，取出检查，全部安瓿均不得有易见的脱片。

（3）中性检查 取安瓿11支，用煮沸过的冷蒸馏水洗净。10支安瓿中注入甲基红酸性溶液至正常装量，熔封。另1支安瓿注入甲基红酸性溶液10mL与0.1mol/L氢氧化钠液0.1mL混合液至正常装量，熔封。将上述10支安瓿置121℃下热压灭菌30分钟，放冷，取出，并与未经过热压灭菌处理的安瓿中溶液进行比较，其颜色不得相同或更深。

（三）安瓿的切割与圆口

安瓿的颈丝必须经过切割，使安瓿颈的长度基本一致，利于后期的灌封和包装。切割好的安瓿，要求瓶口整齐，无缺口、裂口、双线等，且长短符合要求。如果切割效果不佳，玻璃碎屑易掉入空安瓿中，增加了洗涤的难度，且影响药液的澄明度。安瓿切割好后，若颈口截面粗糙，留有细小玻璃碎屑，在搬运及洗涤的过程中易落入安瓿瓶内，因此需要对切割好的安瓿进行圆口处理。可利用强火焰喷烧颈口截面，使瓶口熔融光滑。目前，国内使用的易折安瓿，在生产时对瓶口已做相应处理，故不需要再进行切割与圆口。

（四）安瓿的洗涤

安瓿的洁净度直接关系到注射剂的质量，因此，安瓿必须彻底清洗干净后方可使用。通常可先往安瓿中灌满水（一般使用离子交换水，质量较差的安瓿需用0.5%的醋酸水溶液），以100℃蒸煮30分钟后再进行洗涤。蒸煮的目的是为了使安瓿瓶内的灰尘和附着的砂粒等杂质经过加热浸泡处理后落入水中，易于洗涤干净，同时还能水解玻璃表面的硅酸盐，溶解微量的游离碱和金属离子，提高其化学稳定性。

目前国内药厂使用的安瓿洗涤设备有三种。

1. 喷淋式安瓿洗涤机组 该机组由喷淋机、甩水机、蒸煮箱、水过滤器及水泵等机件组成，见图14-7。喷淋机主要由传送带、淋水板及水循环系统组成。这种生产方式设备简单，生产效率高，曾被广泛采用。但这种方式存在占地面积大、耗水量多，而且洗涤效果欠佳等缺点。

2. 气水喷射式安瓿洗涤机组 该机组适用于大规格安瓿和曲颈安瓿的洗涤，是目前水针剂生产时常用的洗涤方法，见图14-8。气水喷射式洗涤机组主要由供水系统、压缩空气及其过滤

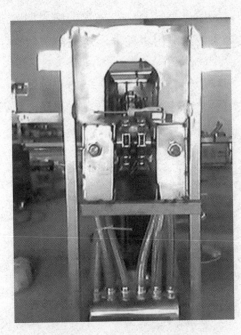

图14-7 喷淋式安瓿洗瓶机

系统、洗瓶机等三大部分组成。本法是利用已加压、滤净的纯化水与已滤净的压缩空气通过针头交替喷入安瓿内洗涤，洗涤时，利用洁净的洗涤水及经过过滤的压缩空气，通过喷嘴交替喷射安瓿内外部，将安瓿洗净，冲洗顺序一般为气-水-气-水-气，冲洗4~8次，最后一次洗涤应采用通过微孔滤膜滤过的注射用水。整个机组的关键设备是洗瓶机，而关键技术是洗涤水和空气的过滤，以保证洗瓶符合要求。

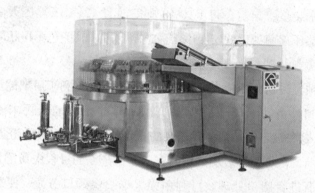

图 14-8　气水喷射式安瓿洗瓶机

3. 超声波安瓿洗涤机组　该机组利用超声波技术来对安瓿进行清洗，见图14-9。在液体中传播的超声波与安瓿接触的界面处于剧烈的超声振动状态，将安瓿内外表面的污垢冲击剥落，从而达到清洗安瓿的目的，其洗涤效率及效果均比较理想。特别是对盲孔和各种几何状物体，洗净效果独特。运用喷射气水洗涤技术与超声波清洗技术相结合的原理，制成连续回转超声波洗瓶机，该设备由针鼓转动对安瓿进行洗涤，每一个洗涤周期为进瓶→灌水→超声波洗涤→纯化水冲洗→压缩空气吹洗→注射用水冲洗→压缩空气吹净→出瓶。

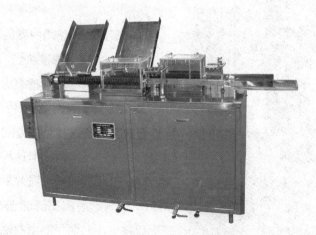

图 14-9　超声波安瓿洗涤机

（五）安瓿的干燥

安瓿洗涤后，一般置于烘箱内在 120~140℃ 条件下进行干燥。部分需无菌操作或低温灭菌的安瓿应在 180℃ 条件下干热灭菌 1.5 小时。大量生产多采用隧道式烘箱，由红外线发射装置和安瓿传送装置组成，见图 14-10 和图 14-11。其温度为 200℃ 左右，有利于安瓿的烘干及灭菌连续化处理。近年来，安瓿的干燥广泛采用远红外加热技术，温度可达 250~350℃，一般 350℃ 经 5 分钟即可到达灭菌的目的。具有效率高、速度快、节能等特点。

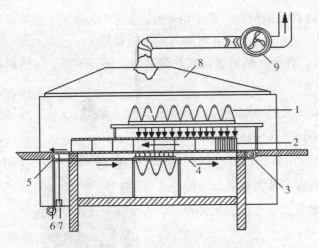

图 14-10 隧道式红外线烘箱示意图

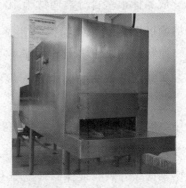

图 14-11 远红外隧道式烘箱

1. 红外线发生器；2. 安瓿（倒置）盘；3. 链轮；4. 链带；

5. 止逆链轮；6. 偏心轮；7. 垂锤；8. 排风罩；9. 排风机

四、注射剂的配液与滤过

（一）注射液的配制

1. 原辅料的质量要求　以有效成分或有效部位为组分配制注射剂时，所用原料应符合该有效成分或有效部位的质量标准；以净药材为组分配制单方或复方注射液时，必须选用正确的药材品种。注射用原辅料生产前还需小样试制，检验合格后方能使用。有时甚至同一药厂的原料，由于批号不同，制成注射液的质量优劣就不同，所以小样试制是大生产前的必要步骤。

2. 原辅料投料量的计算　中药注射剂的浓度根据原辅料的情况有以下几种表示方法：

（1）原料为已提纯的单体　通常用有效成分的百分浓度（g/100mL）表示，亦可用每毫升含单体多少毫克或微克来表示，如丹皮酚注射液每毫升含丹皮酚 5mg。

（2）原料为总提取物或有效部位　以总提取物的百分浓度或每毫升含总提取物的量来

表示。如双黄连注射用无菌粉末，含金银花按绿原酸计为85%～115%，黄芩按黄芩苷计为85%～115%；又如毛冬青注射液每毫升含毛冬青提取物18～22mg。

（3）有效成分不明确的中药 以每毫升相当于中药（生药）的量来表示。

配制注射剂前，应按处方规定计算出原辅料的用量，如含结晶水的药物应注意换算；如果注射剂在灭菌后主药含量有所下降时，应酌情增加投料量；溶液的浓度，按原辅料的情况以上述方法表示。原辅料经准确称量，并经两人核对后，方可投料，以避免差错。

一般投料可按下式计算：

$$原料（附加剂）实际用量=\frac{原料（附加剂）理论用量×成品标示量的百分数}{原料（附加剂）实际含量}$$

成品标示量百分数通常为100%，有些产品因灭菌或贮藏期间含量会下降，可适当提高成品标示量的百分数。

原料（附加剂）理论用量＝实际配液数×成品含量%

实际配液数＝计划配液数＋实际灌注时耗损量

3. 配液用具的选择与处理 配液用具和容器材料宜采用玻璃、不锈钢、搪瓷或耐酸碱的陶瓷及无毒聚乙烯塑料等，不宜用铝、铁、铜制器具。大量生产可选用夹层的不锈钢锅，并装有搅拌器，见图14-12。

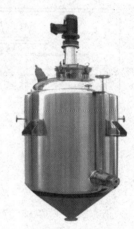

配液用具在使用前要用洗涤剂或清洁液处理，洗净并沥干，临用时再用新鲜注射用水荡洗或灭菌后备用。每次配液后均应及时清洗干净，以免滋生细菌，使用时再依规程洗净。

图14-12 配液锅

4. 配液的方法

（1）稀配法 即将原料加入所需的溶剂中一次配成注射剂所需浓度，本法适用于原料质量好，小剂量注射剂的配制。

（2）浓配法 即将原料先加入部分溶剂配成浓溶液，加热或冷藏、过滤等处理后，再将全部溶剂加入滤液中，使其达到注射剂规定浓度。本法适用于原料质量一般，大剂量注射剂的配制。为保证质量，原料药质量差或药液不易滤清时，可加入配液量0.02%～1%针用活性炭，煮沸片刻，放冷至50℃再脱炭过滤。活性炭具有良好的吸附、脱色、助滤及除杂作用，可提高药液澄明度和改善色泽。

5. 配液时需注意的问题 为进一步提高注射剂的澄明度和稳定性，配制时常根据需要采取以下措施。

（1）水处理，冷藏 即将中药提取液加一定量注射用水后，破坏了原提取液中成分之间所形成的增溶体系，而使部分被增溶的杂质进一步沉降。

（2）热处理，冷藏　即将配制的注射液加热至95℃以上，保温30分钟，冷却后再冷藏，使呈胶体分散状态的杂质沉淀。

（3）活性炭处理　选用针用活性炭，用前经150℃干燥活化3~4小时，使用量宜少不宜多，一般为0.1%~1.0%，并注意考察其对有效成分吸附的影响。

（4）加入附加剂　如pH调节剂、抗氧剂和止痛剂等。配制注射用油性溶液时，应先将注射用油在150℃干热灭菌1~2小时，并放冷至适宜温度后使用。

配液所用注射用水贮存时间不得超过12小时。此外，药液配制后，应进行半成品质量检查，检测项目主要包括pH值、相关成分含量等，检验合格后才能滤过和灌装。已经调配好的注射液应在当日完成滤过、灌封、灭菌的操作。

（二）注射液的滤过

1. 滤过机理　根据固体粒子被截留的方式不同，滤过机理分为如下三种。

（1）介质滤过　①表面截留作用（筛析）：粒径大于滤过介质孔径的固体粒子被截留在滤过介质的表面。常用的筛析作用的滤过介质有微孔滤膜、超滤膜、反渗透膜等。②深层截留作用：粒径小于滤过介质孔径的固体粒子在滤过中进入介质的内部，被截留在介质的深层而分离的作用。如砂滤棒、垂熔玻璃滤器、石棉滤过板等遵循深层截留作用机理。

（2）滤饼滤过　固体粒子聚集在滤过介质的表面之上，滤过的拦截作用主要由所沉积的滤饼起作用。

2. 常用滤器

（1）砂滤棒　按质地不同常用的有两种。①硅藻土滤棒，系由硅藻土、石棉及有机黏合剂，在1200℃高温烧制而成的棒状滤器。此种滤棒质地松散，用于黏度高、浓度大的药液的过滤。②多孔素瓷滤棒，系由白陶土等烧结而成的棒状滤器。此种滤器质地致密，滤速慢，特别适用于低黏度液体滤过。砂滤棒特点是过滤面积大，滤速快，耐压性强，价格便宜，适用于注射剂的粗滤或脱碳过滤。缺点是易脱砂，对药液吸附性强，可能改变药液的pH值，滤器滞留药液量较多，清洗困难。见图14-13。

（2）垂熔玻璃滤器　根据形状分为垂熔玻璃漏斗、滤球及滤棒三种，按孔径分为1~6号。一般3号多用于常压过滤，4号用于加压或减压过滤，6号作除菌过滤。垂熔玻璃滤器主要用于注射剂的精滤或膜滤前的预滤用。该滤器特点是性质稳定，除强酸与氢氟酸外，一般不受药液影响，不改变药液的pH；过滤时不掉渣，吸附性低；滤器可热压灭菌和用于加压过滤；但价格贵，质脆易破碎，滤后处理也较费时。垂熔玻璃滤器用后需用水抽洗，并用12%硝酸钠-硫酸溶液浸泡处理。见图14-14。

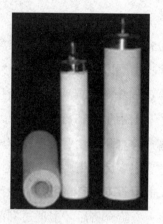

图 14-13　砂滤棒

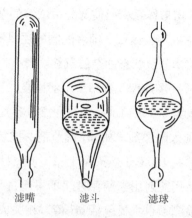

滤嘴　　　滤斗　　　滤球

图 14-14　垂熔玻璃滤器

（3）板框式压滤机　是一种在加压下间歇操作的过滤设备。它是由多个中空的滤框和实心滤板交替排列在支架上组成的，滤框可积聚滤渣和承挂滤布；滤板上具有凹凸纹路，可支撑滤布和排出滤液。此种滤器过滤面积大，滤速快，截留固体量多，可在各种压力下过滤（有时可达 1.2Mpa）。特别适宜黏性及固量大（如抗生素发酵液、中药提取液等）的药液滤过，注射剂生产中，一般作粗滤用。见图 14-15。

（4）微孔滤膜滤器　是用高分子材料制成的薄膜滤过介质，在薄膜上分布有大量的穿透性微孔。微孔滤膜的特点是孔径小、均匀、截留能力强，能截留垂熔玻璃滤器、砂滤棒等不能截留的微粒，利于提高注射剂的澄明度；质地轻薄（0.1～0.15mm）且空隙率高（微孔体积占薄膜总体积的 80%），药液通过薄膜时阻力小、滤速快，膜滤器的过滤速度比垂熔玻璃滤器或砂滤棒快 40 倍；滤过时无介质脱落也不影响药液的 pH；滤膜吸附性小，不滞留药液；滤膜用后弃去，药液之间不易发生交叉污染等。微孔滤膜主要用于注射剂的精滤或末端滤过。见图 14-16。

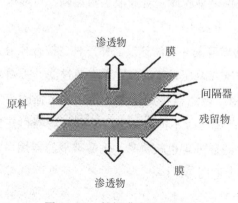

渗透物
膜
原料
间隔器
残留物
膜
渗透物

图 14-15　板框式膜器示意图

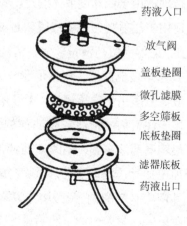

药液入口
放气阀
盖板垫圈
微孔滤膜
多空筛板
底板垫圈
滤器底板
药液出口

图 14-16　微孔滤膜滤器结构示意图

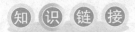

微孔滤膜滤器

微孔滤膜滤器主要有圆盘形和圆柱形膜滤器。

圆盘形膜滤器（单层板式压滤器）由底盘、底盘圆圈、多孔筛板（支撑板）、微孔滤膜、板盖垫圈及板盖等部件所组成。滤膜安放时，反面朝向被过滤液体，有利于防止膜的堵塞。安装前，滤膜应放在注射用水中浸渍润湿 12 小时（70℃）以上。安装时，滤膜还可以加 2~3 层滤纸，以提高过滤效果。

圆柱形膜滤器一般由一根或多根微孔滤过管组成，将滤过管密封在耐压滤过筒内制成。此种过滤器面积大，适于大量生产。

3. 滤过方式

（1）高位静压滤过装置　此种装置适用于楼房，配液间和储液罐在楼上，待滤药液通过管道自然流入滤器，滤液流入楼下的贮液瓶或直接灌入容器。利用液位差形成的静压，促使经过滤器的滤材自然滤过。该法简便、压力稳定、质量好，但滤速慢。

（2）减压滤过装置　是在滤液贮存器上不断抽去空气，形成一种负压，促使在滤器上方的药液经滤材流入滤液贮存器内。

（3）加压滤过装置　系用离心泵输送药液通过滤器进行滤过。其特点是：压力稳定、滤速快、质量好、产量高。由于全部装置保持正压，空气中的微生物和微粒不易侵入滤过系统，同时滤层不易松动，因此滤过质量比较稳定。适用于配液、滤过、灌封在同一平面工作。

不论采用何种滤过方式和装置，由于滤材的孔径不可能完全一致，故最初的滤液不一定澄明，需将初滤液回滤，直至滤液澄明度完全合格后，方可正式滤过，供灌封用。

五、注射剂的灌封、灭菌、质检、印字与包装

（一）注射剂的灌封

灌封包括灌装药液和封口两个步骤，药液经检查合格后，应立即进行灌封，以免污染。灌封室是灭菌制剂制备的关键区域，其环境要严格控制，洁净度要求达到 A 级。

灌封在全自动灌封机上进行，药液灌装时要注意以下问题：

1. 剂量准确　灌装时按《中国药典》附录要求适当增加药液量，按表 14-4 适当增加装量，以保证注射剂用量不少于标示量。

2. 药液不沾瓶颈　为防止灌注器针头"挂水"，活塞中心毛细孔可使针头挂的水滴自动缩回，以防止灌装过快药液溅至瓶壁而沾瓶颈。

表 14-4　注射剂灌装时应增加的灌装量

标示装量/mL	增加量/mL	
	易流动液	黏稠液
0.5	0.10	0.12
1	0.10	0.15
2	0.15	0.25
5	0.30	0.50
10	0.50	0.70
20	0.60	0.90
50	1.0	1.5

3. 通惰性气体　对于一些主药遇空气易氧化的药品，要通入惰性气体（N_2、CO_2）以置换安瓿内空气。一般通两次，空安瓿一次，灌装药液后再充一次。1～2mL 安瓿可先灌装药液后通气。

已灌装好的安瓿应立即熔封。目前国内药厂常用的是拉丝灌封机，示意图和实物图见图 14-17 和图 14-18。

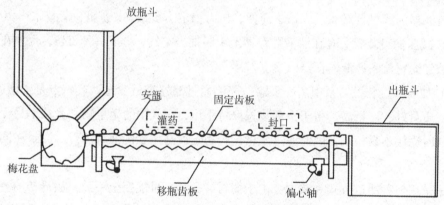

图 14-17　安瓿自动灌封机结构示意图

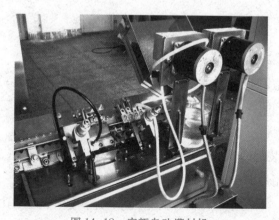

图 14-18　安瓿自动灌封机

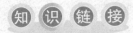

灌封中常出现的问题及原因分析

(1) 剂量不准　可能是剂量调节装置的螺丝松动。

(2) 封口出现毛细孔　可能是熔封火焰强度不够。

(3) 出现大头、瘪头等现象　可能是火焰太强或安瓿受热不均匀。

(4) 焦头现象　灌药时给药太急，针头向安瓿内灌药时不能立即回缩或针头安装不正等均可能使安瓿颈部沾有药液，熔封时药液炭化而引起焦头。

当出现问题时应根据具体情况分析原因，通过改进操作方法或调整设备运行状态来解决问题。

目前，我国已设计制成多种规格的洗、灌、封联动机，该种机器将多个生产工序在一台机器上联动完成，见图14-19。

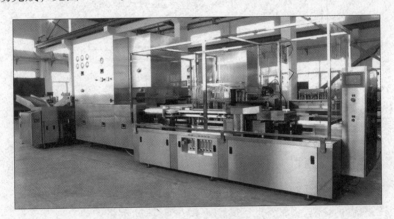

图14-19　洗灌封联动机

(二) 注射剂的灭菌和检漏

1. 灭菌　灭菌的目的是杀灭微生物，保证用药安全。除采用无菌操作制备的注射剂外，灌封后应及时灭菌。灭菌效果与灭菌温度及时间有关，灭菌温度高、时间长，容易杀灭微生物，但却不利于药液的稳定。因此，选择适宜的灭菌法对保证产品质量非常重要。耐热的产品，一般采用115℃、30分钟灭菌；对热不稳定及在避菌条件较好的情况下生产的注射剂，一般1~5mL安瓿可用流通蒸汽100℃、灭菌30分钟，10~20mL安瓿使用100℃、灭菌45分钟。为保证灭菌效果，F_0值应大于8。

2. 检漏　灭菌后的注射剂应立即进行漏气检查。漏气现象主要是由于安瓿熔封不严密引起，而封口不严将直接导致药液易污染变质或泄漏，因此应及时检查，剔除漏气安瓶。大批量生产中的检漏通常采用灭菌和检漏两用灭菌锅，见图 14-20。具体的方法是灭菌后稍开锅门，放入冷水淋洗安瓿使其温度降低，之后关闭锅门抽气，使灭菌器内压力逐渐降低，如果安瓿漏气则安瓿内的气体将被抽出，当真空度为 640~680mmHg（85.3~90.6kPa）时停止抽气，开色水阀加入有色溶液（如 0.05%曙红或酸性大红 G 溶液）至浸没安瓿，关色水阀，开放气阀，在压力作用下，有色溶液将进入漏气安瓿，接下来抽回色液，开启锅门，淋洗安瓿后检查，剔除带色的漏气安瓿。

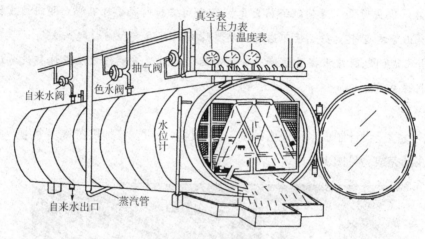

图 14-20　灭菌检漏两用锅

（三）注射剂的质量检查

1. **装量**　照《中国药典》（2015 年版）通则"装量检查法"，取供试品，开启时注意避免损失，将内容物分别用相应体积的干燥注射器及注射针头抽尽，然后缓慢连续地注入经标化的量入式量筒内（量筒的大小应使待测体积至少占其额定体积的 40%，不排尽针头中的液体），在室温下检视，每支的装量均不得少于其标示量。

2. **渗透压摩尔浓度**　静脉输液及椎管注射用注射液按各品种项下的规定，照《中国药典》（2015 年版）渗透压摩尔浓度测定法（通则 0632）检查，应符合规定。

3. **可见异物检查**　可见异物系指在灯检条件下目视可观察到的不溶性物质，通常大于 50μm 的粒径或长度。《中国药典》（2015 年版）（通则 0904）规定用灯检法和散射法进行检查，应符合规定。

4. **不溶性微粒**　用于静脉注射、静脉滴注、鞘内注射、椎管内注射的溶液型的注射液、注射用无菌粉末及注射用浓溶液，照《中国药典》（2015 年版）不溶性微粒检查法（通则 0903）检查，可以采用光阻法和显微技术法，应符合规定。

5. **中药注射剂有关物质**　按各品种项下规定，照中药注射剂有关物质检查法（通则 2400）检查，应符合有关规定。

6. **重金属及有害元素残留量**　除另有规定外，中药注射剂照铅、镉、砷、汞、铜测定法（通则 2321）检查，按各品种项下每日最大使用量计算，铅不得超过 12μg，镉不得超过 3μg，砷不得超过 6μg，汞不得超过 2μg，铜不得超过 150μg。

7. **无菌检查**　任何注射剂在灭菌后，均应抽取一定数量的样品进行无菌检查，以确保制品的灭菌质量。通过无菌操作制备的成品更应检查其无菌状况。按《中国药典》（2015 年版）无菌检查法（通则 1101）检查，应符合规定。

8. **热原或细菌内毒素检查**　除另有规定外，静脉用注射剂按各品种项下的规定，照《中国药典》（2015 年版）热原检查法（通则 1142）或细菌内毒素检查法（通则 1143）检查，应符合规定。

（四）注射剂的印字与包装

注射剂的容器上必须有药名、规格、批号等。注射剂的外包装盒、标签上必须印有药物名称、数量、规格、含量、适应证、用法用量、禁忌证、不良反应、生产日期、厂名、厂址、生产批文、注册商标、附加剂名称及其用量等。目前生产中已采用集印字、装盒、贴签及包装等联成一体的印包装联动机，大大提高了生产效率，见图 14-21。说明书和标签是临床用药的重要参考资料。

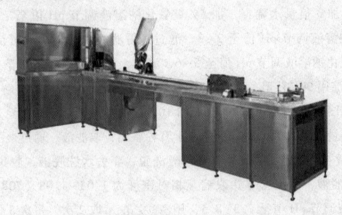

图 14-21　安瓿印字包装联动机

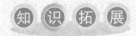

注射剂包材新趋势

　　由于来自各国生产商之间的激烈竞争，注射剂生产商为降低生产成本必须首先千方百计降低包装材料的成本，因此，采用价格低廉的包装新材料成为国际注射剂包装产业的一个新趋势。如国外注射剂包装生产商已开发利用新型注射剂用玻璃材料，包括低碱度硼硅玻璃（低伸展度玻璃）、硅涂膜玻璃、事先经硫酸铵处理的玻璃容器等。至于注射剂包装用塑料新材料，目前国外主要使用环烯烃类新型高分子聚合物类材料，它们具有透明度高、耐化学溶剂腐蚀及金属离子不易渗透入容器内等优点。但与玻璃材料相比而言，环烯烃类高分子聚合物也存在一些固有缺陷，如在灌注药液过程中，在容器经机械手抓放时易因刮擦等因素产生肉眼看不清的塑料微粒脱落而污染药液，玻璃材质包装一般说来不会产生这种现象。尽管存在上述弊端，国际上一些价格低廉的大众型预充式注射剂类产品包装至今仍采用环烯烃类高分子材料。

六、举例

例1：

灯盏细辛注射液

【处方】灯盏细辛 800g。

【制法】灯盏细辛加水煎煮两次，第一次加水 10 倍量，煎煮 2 小时，第二次加水 5 倍量，煎煮 2 小时，合并煎液，滤过，滤液减压浓缩至相对密度为 1.15~1.25（70℃）的清膏。取清膏加 3 倍量水稀释，加 5%氢氧化钠溶液调节 pH 值至 7.5~8.5，滤过，滤液加 10%硫酸溶液调节 pH 值至 2~3，滤过，得滤液和沉淀。取沉淀，用等量水溶解，加 10%氢氧化钠溶液调节 pH 值至 5~6，滤过，滤液加 20%硫酸溶液调节 pH 值至 1~2，滤过，沉淀用 90%乙醇等量洗涤 4 次，再用适量的 65%乙醇溶解，加 0.5%氢氧化钠溶液调节 pH 值至 5~6，滤过，滤液加 10%盐酸溶液调节 pH 值至 1~2，滤过，沉淀用 90%乙醇等量洗涤 4 次，真空干燥，干膏粉备用；取滤液，通过聚酰胺柱，分别用 4 倍量水、4 倍量 40%乙醇、2 倍量 70%乙醇洗脱，弃去水洗脱液，收集 40%乙醇洗脱液、70%乙醇洗脱液，回收乙醇并浓缩至相对密度为 1.03~1.08（70℃）的清膏，加 5%氢氧化钠溶液调节 pH 值至 7.5~8.5，用乙酸乙酯萃取 2 次，每次 3 倍量，取碱水层用 10%盐酸溶液调节 pH 值至 2~3，用乙酸乙酯萃取 2 次，每次 3 倍量，收集乙酸乙酯提取液，减压回收乙酸乙酯溶液，剩余稠膏加 5 倍量水，煮沸，浓缩至相对密度为 1.20~1.30（45℃）的清膏，与上述备用的干膏粉，分别加注射用水适量，用 5%氢氧化钠溶液调节 pH 值至 7.5~8.5，滤过，滤液备用；另取氯化钠 8g、活性炭 0.2g，加适量注射用水溶解煮沸，滤过，滤液与上述备用滤液合并，混匀，再加注射用水至 1000mL，滤过，灌封，灭菌，即得。

【性状】本品为棕色的澄清液体。

【功能与主治】活血祛瘀，通络止痛。用于瘀血阻滞，中风偏瘫，肢体麻木，口眼㖞斜，言语謇涩及胸痹心痛；缺血性中风、冠心病心绞痛见上述证候者。

【用法与用量】肌肉注射，一次 4mL，一日 2~3 次。穴位注射，每穴 0.5~1.0mL，多穴总量6~10mL。静脉注射，一次20~40mL，一日1~2次，用0.9%氯化钠注射液250~500mL稀释后缓慢滴注。

例2：

清开灵注射液

【处方】胆酸，猪去氧胆酸，黄芩苷，珍珠母（粉），水牛角（粉），栀子，板蓝根，金银花。

【制法】以上八味。板蓝根加水煎煮两次，每次1小时，合并煎液，滤过，滤液浓缩至200mL，加乙醇使含醇量达60%，冷藏，滤过，滤液回收乙醇，加水，冷藏备用。栀子加水煎煮两次，第一次1小时，第二次0.5小时，合并煎液，滤过，滤液浓缩至25mL，加乙醇使含醇量达60%，冷藏，滤过，滤液回收乙醇，加水，冷藏备用。金银花加水煎煮两次，每次0.5小时，合并煎液，滤过，滤液浓缩至60mL，加乙醇使含醇量达75%，滤过，滤液调节pH值至8.0，冷藏，回收乙醇，再加乙醇使含醇量达85%，冷藏，滤过，滤液回收乙醇，加水，冷藏备用。水牛角粉用氢氧化钡溶液、珍珠母粉用硫酸分别水解7~9小时，滤过，合并滤液，调节pH值至3.5~4.0，滤过，滤液加乙醇使含醇量达60%，冷藏，滤过，滤液回收乙醇，加水，冷藏备用。将栀子液、板蓝根液和水牛角、珍珠母水解混合液合并后，加到胆酸、猪去氧胆酸的75%乙醇溶液中，混匀，加乙醇使含醇量达75%，调节pH值至7.0，冷藏，滤过，滤液回收乙醇，加水，冷藏备用。黄芩苷用注射用水溶解，调节pH值至7.5，加入金银花提取液，混匀，与上述各备用液合并，混匀，并加注射用水至1000mL，再经活性炭处理后，冷藏，灌封，灭菌，即得。

【性状】本品为棕黄色或棕红色的澄明液体。

【功能与主治】清热解毒，化痰通络，醒神开窍。用于热病神昏，中风偏瘫，神志不清；急性肝炎、上呼吸道感染、肺炎、脑血栓形成、脑出血见上述证候者。

【用法与用量】肌肉注射，一日2~4mL。重症患者静脉滴注，一日20~40mL，以10%葡萄糖注射液200mL或氯化钠注射液100mL稀释后使用。

第六节 中药注射剂的质量控制

一、中药注射剂的质量控制项目与方法

中药注射剂的制备工艺比较复杂，为确保其成品的质量，除应进行一般注射剂质量检查外，还要根据制剂本身的特点，制订有关控制质量的检查项目和检查方法。目前中药注射剂的检查包括10余个项目。这些检查项目的设置，为中药注射剂的可控性提供了前提

保证，为产品的安全性和有效性奠定了基础。各项目简要分析见表14-5。

表14-5 中药注射剂质量控制项目的要求和意义

质量控制项目	现行要求	意义
性状与色泽	性状符合规定，同一产品批间色差不得超过2号，且同一批产品不得有色差	控制产品生产工艺，保证成品批间均一、稳定
鉴别	符合规定	保证所用原料符合要求
pH值	为4~9之间，且同一品种范围不得超过2	与人体血液pH值相适应，保证成品的均一性
蛋白质	不得检出	避免引起过敏反应，保证成品的安全性
草酸盐	不得检出	草酸盐进入血液可使血液脱钙，产生抗凝血作用，甚至引起痉挛，还可生成草酸钙，可引起血栓现象
树脂、鞣质	不得检出	避免该类物质进入人体后与心肌细胞结合引起心律失常，诱发并加重心力衰竭。除去大分子物质，避免过敏反应，避免引起给药部位硬结、肿胀现象
钾离子	不得超过40μg	避免患者使用过程中引起疼痛、血钾偏高，造成电解质平衡失调
重金属与砷盐	重金属不超过10ppm；砷盐不超过2ppm	避免患者使用后重金属中毒
溶血与凝聚	不得出现溶血和凝聚	避免药物在使用过程中产生对血管、肌肉的刺激性，避免红细胞溶血和凝聚现象及毒性反应
刺激性	应符合规定	
异常毒性	应符合规定	
热原	应无热原	避免药物在使用过程中外来微生物引起患者发烧、染菌等现象
无菌	应无菌	
可见异物	不得超过限度	检查成品中是否因制剂过程中引入外来杂质
装量差异	应符合规定	保证产品剂量准确，疗效稳定可靠
指纹图谱	应符合规定	控制产品的均一性、稳定性和可控性，从而保证产品的安全、有效
总固含物及可测成分百分比	应符合规定，且可测成分应不低于固含物的20%或25%（以有效部位投料的为70%或80%）	保证产品的有效、均一、可控
含量测定	应符合规定	保证产品的安全、有效、稳定

二、中药注射剂的质量问题讨论

中药注射剂具有作用迅速、生物利用度高等特点，能较好地发挥中药治疗急病重症的作用，临床表现良好。中药注射剂的研究和发展，对于我国中医药事业的发展有着重要的意义。但是由于中药成分极其复杂，传统生产工艺不够现代，其生产质量仍存在一些问题。

（一）澄明度问题

澄明度是中药注射剂稳定性考核项目之一，也是评价其质量的重要指标之一。中药注射剂因其制备工艺条件的问题，在灭菌后或在贮藏过程中会产生浑浊或沉淀，导致澄明度不合格。一般解决的方法如下：

1. 去除杂质　中药注射剂在其制备的过程中，一些高分子化合物（如鞣质、淀粉、树胶、果胶、黏液质、树脂、色素等杂质）在前处理过程中未能除尽，当温度、pH 值等因素发生变化时，这些成分就会进一步发生聚合变性，使溶液呈现浑浊或出现沉淀；同时，有些注射剂中含有的成分本身就不够稳定，在制备或贮藏过程中易发生水解、氧化等，也会对注射剂的澄明度造成一定的影响。因此，在制备注射剂时应根据中药所含成分的性质，采取适宜的提取工艺，以尽可能除去杂质，并在操作过程中需注意保持相关成分的稳定。

2. 调节药液的 pH 值　药液的 pH 值对注射剂的澄明度影响较大，中药中某些成分的溶解度与药液的 pH 值密切相关。若 pH 值调节不当，则很容易产生沉淀。一般为碱性的有效成分（如生物碱等），药液的 pH 值应调节至偏酸性为宜；一般为酸性或弱酸性的有效成分（如有机酸等），药液的 pH 值应调节至偏碱性为宜。

3. 热处理冷藏　中药注射剂中含有的高分子物质一般呈胶体分散状态，具有热力学不稳定性及药动学不稳定性，易受温度的影响导致胶粒聚集，使药液浑浊或沉淀。因此，在注射剂灌封前，先对药液进行热处理冷藏，以加速药液中胶体杂质的凝结，然后过滤除去杂质、沉淀后再灌封，采取这种措施可有效提高注射液的澄明度及其稳定性。

4. 合理选用注射剂的附加剂　有些中药注射剂其本身所含有的成分溶解度较小，经灭菌或放置后，也会导致部分析出，此时可加入适宜的增溶剂、助溶剂或使用复合溶剂，使澄明度得到明显改善。

（二）刺激性问题

中药注射剂在其使用过程中所产生的刺激性问题，也是限制中药注射剂发展的重要原因之一。引起中药注射剂刺激性问题的原因有很多，一般解决的方法如下：

1. 消除有效成分本身的刺激性　注射剂中所含的某些成分在注射时本身就具有较强的刺激性。因此，在不影响治疗效果的前提下，可通过适当降低药物的浓度、调整药液的 pH 值或添加适宜止痛剂的方法来减少刺激性。

2. 去除杂质　中药注射剂中存在杂质，特别是鞣质含量较高时，可使注射部位产生肿痛或硬结。药液中的钾离子浓度偏高，也会在一定程度上产生刺激性。应通过适当纯化工艺以有效去除杂质。

3. 调整药液 pH 值　注射剂的 pH 值过高或过低，均会造成局部的刺激作用，引起疼痛。在配制药液时应对其进行适当的调节。

4. 调整药液渗透压　药液的渗透压过高或过低，也会对机体产生一定的刺激性。在配制药液时应尽可能调节成等渗溶液。

（三）疗效问题

中药注射剂疗效的不稳定性，往往使临床治疗效果受到影响。影响中药注射剂疗效的因素，除了原药材的质量差异外，组方的配伍、用药剂量、提纯方法的合理性都与之相关。一般解决疗效问题的方法如下：

1. 控制原药材质量　由于中药来源、产地、采收、加工炮制等方面的差异，导致中药有效成分的含量有所不同，应从控制原料入手，以保证每批注射剂的质量稳定。

2. 提高有效成分溶解度　有些中药有效成分的溶解度较小，可通过增溶、助溶或其他增加溶解度的方法，以提高有效成分的溶解度，从而满足临床治疗的需要。

3. 调整剂量优化工艺　中药注射剂与中药传统的口服用法相比，剂量相对较小，导致临床疗效不明显，可采用新技术、新方法，以提高中药注射剂中有效成分的含量，确保临床疗效的发挥。

总之，中药注射剂存在的问题，可通过分析原因，进行相关的实验研究，从原料、中间体和辅料等的质量控制，处方组成的调整，工艺条件的改进等方面入手，寻找适宜的途径和方式加以解决。

第七节　输液剂与血浆代用液

一、输液剂的特点与种类

输液剂是指由静脉滴注输入体内的大剂量注射液，又称大输液，除另有规定外，一般一次不小于 100mL。输液剂使用量大，且直接进入血循环，故产生药效快，是临床救治危重和急症患者的主要用药方式，在医疗工作中占有十分重要的地位。

输液剂通常包装在玻璃的输液瓶或塑料的输液瓶或袋中，不含防腐剂。使用时通过输液器调节滴速，持续而稳定地进入静脉，以补充体液、电解质或提供营养物质，也可在输液中加入药物进行治疗。输液剂由于其用量大而且是直接进入血液的，故质量要求高，生产工艺与小容量注射剂亦有一定差异。

临床上常用输液剂的类型有：

1. **电解质输液**　用于补充体内水分、电解质，纠正体内酸碱平衡等。如氯化钠注射液、复方氯化钠注射液、乳酸钠注射液等。

2. **营养输液**　用于不能口服吸收营养的患者，主要提供营养成分和热能，其中包括糖类、蛋白质、人体必需的氨基酸、维生素和水分等。如葡萄糖注射液、氨基酸输液、脂肪乳注射液等。

3. **胶体输液**　系一类与血浆渗透压相等的胶体溶液，又称血浆代用液，主要用于维持血压和增加血容量。由于胶体溶液中的高分子不易通过血管壁，可使水分较长时间在血液循环系统内保持，产生增加血容量和维持血压的效果。胶体输液有多糖类、明胶类、高分子聚合物等。如右旋糖酐、淀粉衍生物、明胶、聚维酮（PVP）等。

4. **含药输液**　含有治疗药物的输液，如甲硝唑葡糖（氯化钠）注射液、单硝酸异山梨酯葡糖（氯化钠）注射液等，或将安瓿针剂或粉针剂加入输液中使用的含药输液。

二、输液剂的质量要求

输液剂的质量要求与注射剂基本一致，但由于输液剂注射量大且直接注入血液循环，因此质量要求比普通注射剂更为严格。

（1）对无菌、无热原及可见异物要求更严格，也是当前输液生产中存在的主要质量问题。

（2）输液 pH 值应在保证疗效和制品稳定的基础上，力求接近人体血液 pH，过高或过低都会引起酸碱中毒。

（3）渗透压应为等渗或偏高渗，不能引起血象任何异常变化。

（4）输液中不得添加任何抑菌剂，也不能有产生过敏反应的异性蛋白及降压物质。

（5）乳状型或混悬型大体积注射液，其微粒直径应小于 $1\mu m$。

（6）胶体输液，除符合注射剂有关质量要求外，代血浆应不妨碍血型试验，不妨碍红细胞携氧功能，在血液循环系统内可保留较长时间，易被机体吸收，不得在脏器组织中蓄积。

三、输液剂的制备

我国 GMP 规定，输液生产必须有合格的厂房或车间，并有必要的设备和经过训练的人员，才能进行生产。输液生产工艺流程图见图 14-22。

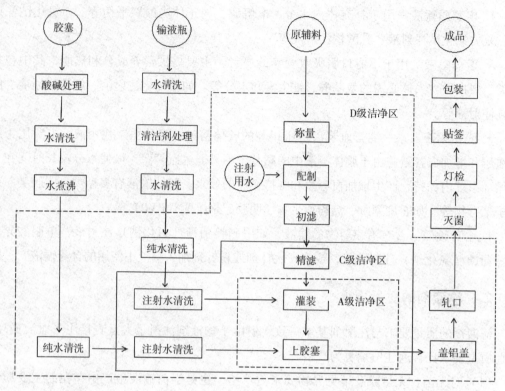

图 14-22 输液生产流程图

（一）输液容器及包装材料的质量要求和处理

1. 输液瓶的质量要求和处理

（1）玻璃瓶 由硬质中性玻璃制成，物理化学性质稳定，外观应无色透明，光滑无条纹，无气泡，无毛口，瓶口内径大小应符合要求，圆整光滑，以利密封。常用容积为 100mL、250mL 和 500mL。新输液瓶的洗涤一般采用水洗和碱洗相结合的方式进行。碱洗法是用 2% NaOH 溶液（50~60℃）或 1%~3% Na_2CO_3 溶液冲洗，由于碱对玻璃有腐蚀作用，故洗瓶在数秒内完成，时间不宜过长。碱洗法可同时除掉细菌和热原。药液灌装前必须用微孔滤膜滤过的注射用水倒置冲洗。

（2）塑料瓶 医用聚丙烯塑料瓶，亦称 PP 瓶。此输液瓶质轻，耐热，耐腐蚀，机械强度高，化学稳定性强，可热压灭菌，应用广泛。罐装时先用常水冲洗，再用微孔滤膜滤过的注射用水洗至澄明即可。

（3）塑料袋 具有质量轻、运输方便、不易破损、耐压等优点。由软塑料袋吹塑成型后立即灌装药液，不仅减少污染，而且提高工效。自 20 世纪 70 年代起，欧美国家开始用 PVC 软塑料袋代替塑料瓶，如今已成为输液容器中较理想的应用形式。但由于其制模工艺和设备较复杂，故生产成本较高。

2. 橡胶塞和隔离膜的质量要求和处理

（1）橡胶塞　输液所用橡胶塞对输液的质量影响很大，因此对橡胶塞有严格的质量要求。

首先橡胶塞应有弹性及柔软性，针头易刺入，拔出能立即闭合；不污染药液，也不吸附药液成分；有化学稳定性；能热压灭菌；无毒性，无溶血性。天然橡胶塞配方复杂，含有氧化锌、碳酸钙、硫化剂、防老剂、塑化剂、着色剂、润滑剂等附加成分，直接使用会污染药液，严重影响澄明度，故在胶塞下衬垫隔离膜，以防止胶塞与药液直接接触。我国规定 2004 年底以后一律停止使用天然橡胶塞，而使用质量较高的合成橡胶塞。目前可用的有硅橡胶塞、丁腈橡胶、聚氯丁烯、聚异戊二烯橡胶塞等。

橡胶塞可用稀酸、碱处理，水洗 pH 值呈中性，洗涤过程应不断搓揉或搅拌，尽量洗去固体微粒及各种杂质，再用注射用水煮沸 30 分钟，置于新鲜注射用水中备用或热压灭菌、干燥后密封备用。灭菌后的胶塞应在 24 小时内使用。

知 识 链 接

丁基胶塞的发展

丁基胶塞具有吸水性低、化学及物理稳定性能好、洁净度高、气密性强、分子柔顺性小、堆积度高等优点而取代天然橡胶用于生产药用瓶塞。日本 1957 年开始生产丁基药用瓶塞，1965 年实现了药用瓶塞丁基化；欧美经济发达国家也于 20 世纪 70 年代淘汰了天然橡胶塞，实现了药用瓶塞丁基化。目前世界上 90% 以上的医药包装用橡胶瓶塞是以丁基橡胶为基材生产的。

我国 1994 年首次发布了丁基胶塞产品标准；2002 年发布了药用氯化丁基橡胶塞、药用溴化丁基橡胶塞标准。我国制定的丁基胶塞标准还需要不断修改和完善，如炽灼残渣水平、硅油含量等指标尚需进一步科学化。

（2）隔离膜　隔离膜常用涤纶膜，其理化性质稳定，电解质不能通过，稀酸或水煮均无脱落物，不易破碎，软化点 230℃ 以上，耐热压灭菌。

将隔离膜逐张分开，置于药用 95% 乙醇中浸泡，再在纯化水中煮沸 30 分钟，然后用澄明度合格的注射用水反复漂洗，至漂洗水澄明度检查合格。最后置于澄明度合格的流动的新鲜注射用水中，随时漂洗后置于已装满药液的瓶口上，立即加塞。使用质量高的丁腈橡胶、聚氯丁烯橡胶塞等不必加隔离膜。

（二）输液的配制

输液的配制必须采用新鲜注射用水及优质注射药物原料，根据原料质量的优劣，分别

高等职业教育中药制剂技术

采用稀配法和浓配法。

1. 稀配法 原料质量较好，药液浓度不高，配液量不太大时，可采用稀配法。配成所需浓度后再调节 pH 即可，必要时加入 0.1%～0.3%注射剂用活性炭，搅匀，放置约 30 分钟后过滤，此法一般不加热。配制好后，要检查半成品质量。

2. 浓配法 浓配法操作同注射剂，加热溶解可缩短操作时间，减少污染机会。配制输液时，常使用活性炭吸附热原、杂质和色素等杂质，并起到助滤剂作用。

（三）输液的滤过

输液一般先预滤，然后用微孔滤膜精滤。通常采用加压三级滤过装置，即按照板框式过滤器（或砂滤棒）、垂熔玻璃滤器、微孔滤膜（孔径 0.65μm 或 0.8μm）的顺序进行滤过。板框式过滤器或砂滤棒起预滤或初滤作用，垂熔玻璃滤器和微孔滤膜起精滤作用。加压滤过既可以提高滤过速度，又可以防止滤过过程中产生的杂质或碎屑污染滤液。对高黏度药液可采用较高温滤过。

（四）输液的灌封

输液的灌封由药液灌注、加膜、塞橡胶塞和轧铝盖四步组成。灌封是制备输液的重要环节，必须按照操作规程，尤其要严格控制控制室内的洁净度（局部 A 级），防止细菌、粉尘污染。目前药厂多采用旋转式自动灌封机、自动翻塞机、自动落盖轧口机等完成联动化、机械化生产，提高了工作效率和产品质量。

（五）输液的灭菌

灌封后输液应立即灭菌，以减少微生物污染繁殖的机会。输液从配制到灭菌，一般不超过 4 小时。输液瓶一般容量为 500mL 或 250mL，且瓶壁较厚，因此灭菌时需要预热 20～30 分钟时间，以保证瓶内外均达到灭菌温度，避免因骤然升温而使输液瓶炸裂。输液灭菌条件为 115℃、68.6kPa 30 分钟。对于塑料袋装输液，灭菌条件为 109℃、45 分钟。

（六）输液的质量检查

1. 可见异物与不溶性微粒检查 可见异物按《中国药典》规定方法检查，应符合规定。由于人眼只能检出 50μm 以上的粒子，《中国药典》还规定在可见异物检查符合规定后，还应对 ≥100mL 的输液进行不溶性微粒检查，检查要求及方法可参见《中国药典》（2015 年版）通则 0903。

2. 热原与无菌检查 对于输液，必须按《中国药典》（2015 年版）规定方法进行热原检查（通则 1142 或 1143）和无菌检查（通则 1101）。

3. 含量、pH 及渗透压检查 根据品种按《中国药典》（2015 年版）该制剂项下的各项规定进行检查。

（七）输液的包装

质量检查合格的产品，贴上印有品名、规格、批号等内容的标签，以免发生差错。装

352

箱时注意装严装紧，便于运输。

四、输液剂质量问题讨论

目前输液剂生产中主要存在三个问题，即可见异物与微粒、染菌和热原反应问题。

（一）可见异物与微粒问题

静脉输液中常见的微粒有炭黑、氧化锌、碳酸钙、纤维素、纸屑、玻璃碎屑、黏土、细菌和结晶等。较大的微粒，可造成局部循环障碍，引起血管栓塞；微粒过多，造成局部堵塞和供血不足，组织缺氧而引起水肿和静脉炎；异物侵入组织，由于巨噬细胞的包围和增殖引起肉芽肿。异物微粒主要来源与除去方法是：①生产过程中：因原辅料不纯、注射用水的质量不佳、操作环境洁净度差、容器和管道不净以及包装材料不洁净、脱落等问题，导致成品的可见异物检查不合格。可通过选择符合要求的原料、辅料和包装材料，采用层流净化空气技术，提高配液室空气的洁净程度，以及使用微孔滤膜滤过药液和生产联动化等综合措施，以提高输液剂的澄明度。②贮存过程中：由于玻璃瓶质量不佳，药液长期侵蚀玻璃，容器的封口不严等原因所致。通过提高玻璃容器的质量，改进输液剂的封口工艺加以解决。另外，输液剂应按要求贮存，避免因贮存条件不当造成可见异物不合格。③使用过程中：在临床使用过程中，由于输液器具不洁净，无菌操作不严，或者不当的药液配伍也容易产生可见异物不合格问题。目前，在输液器中安置终端过滤器（0.8μm 孔径的薄膜），可解决使用过程中微粒污染。

（二）染菌问题

输液染菌后出现霉团、云雾状、浑浊、产气等现象，也有些即使染菌外观并没有变化。如果使用这些输液，将引起脓毒症、败血症、内毒素中毒甚至死亡。生产过程中污染严重，灭菌不彻底，瓶塞松动，漏气等均易导致染菌，因此制备时要特别注意防止污染。有些芽孢菌需经 120℃、30~40 分钟，某些放线菌要经过 140℃、15~20 分钟才能杀死。若输液为营养物质时，细菌极易生长繁殖，即使经过灭菌，但大量细菌尸体存在，也能引起热原反应。因此，应尽量减少制备过程中的污染，同时还要严格灭菌，严密包装。

（三）热原反应

产品经灭菌可杀灭微生物，但不能除去热原。微生物污染越严重，热原反应越严重，故需尽量减少制备时的细菌污染。另外，热原反应也可能因为药物本身（如异性蛋白的药液）的因素。热原污染途径和除去方法，详见本章第二节热原项下。

五、血浆代用液

血浆代用液是指与血浆等渗而无毒的胶体溶液制剂，静脉注射后，能暂时维持血压或增加血容量，但不能代替全血。对于血浆代用液的质量，除符合注射剂有关质量要求外，不影响人体组织与血液正常的生理功能，如代血浆应不影响血型试验，不妨碍红细胞的携氧功能；在血液循环系统内，可保留较长时间（半衰期在 5~7 小时，无利尿作用）；易被机体吸收，不得在脏器组织中蓄积等。

血浆代用液由高分子聚合物制成。目前，在临床上常用的有以下几类：①多糖类：包括右旋糖酐、淀粉衍生物、缩合葡萄糖等，其中常用的右旋糖酐按分子量不同分为中分子量（4.5 万~7 万）、低分子量（2.5 万~4.5 万）和小分子量（1 万~2.5 万）三种。分子量愈大，排泄愈慢。低分子量右旋糖酐能使红细胞带负电荷，由于同性电荷相斥，故可防止红细胞相互黏着，同时也可防止红细胞与毛细管（负电荷）的黏附。因此，可避免血管内红细胞凝聚，减少血栓形成，改善微循环。中分子右旋糖酐与血浆有相似的胶体特性，可提高血浆渗透压，增加血容量，维持血压。②蛋白质类：包括变性明胶、氧化明胶、聚明胶等。③合成高分子聚合物类：包括聚维酮、氧乙烯-聚丙烯二醇缩合物等。

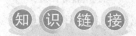

人造血液

1979 年，一种新型的氟碳化合物乳剂作为人造血液，首次在日本应用于人体单肾脏移植手术，并取得成功。时隔不久，美国也报道了人造血液给一位信仰宗教、拒绝输血的老人治疗血液病获得成功。

1980 年 8 月，我国科学工作者也研制成功人造血液，它是氟碳化合物在水中的超细乳状液。这种奇妙的白色血液注入人体后，同人体正常血中的红细胞一样，具有良好的载氧能力和排出二氧化碳的能力，可以说，它是一种红细胞的代用品。氟碳化合物像螃蟹的螯那样，能够把氧抓住，在人体里再把氧气释放出来，进行人体里的特种氧化还原反应。它的生物化学性质十分稳定，不论哪种血型的人，都能够使用人造血液。

人造血液与人体内的血液相比，还有许多不足，它不能输送养分，也没有凝固血液的能力，更没有对外界感染至关重要的免疫能力，因此要研究出像人的血液那样的代用品，还要经过很大的努力。

六、举例

例 1：

葡萄糖输液

【处方】注射用葡萄糖 50g（或 100g），1%盐酸适量，注射用水加至 1000mL。

【制法】取处方量葡萄糖投入煮沸的注射用水中，使成 50%~70% 的浓溶液，用盐酸调节 pH 值为 3.8~4.0，加活性炭 0.1%（g/mL）混匀，煮沸约 20 分钟，趁热过滤脱炭，滤液中加入热注射用水至 1000mL，测 pH 及含量，合格后，精滤及微孔滤膜滤至澄明，灌装、封口，热压灭菌 115.5℃、68.7kPa（0.7kg/cm²）30 分钟，即得。

【功能与主治】葡萄糖用以供给人体热能，营养全身与心肌。25%~30% 的葡萄糖注射液，因其高渗透压作用，将组织（特别是脑组织）内液体引到循环系统内，由肾脏排出，用于降低眼压及颅内压、急性中毒、流血过多、虚脱、尿闭症、肾脏或心脏性浮肿等。

【用法与用量】静脉注射。一次 5~50g，一日 10~100g。

例2：

右旋糖酐输液（血浆代用品）

【处方】右旋糖酐 60g，氯化钠 9g，注射用水加至 1000mL。

【制法】将注射用水加热至沸腾，加入处方量右旋糖酐配成 12%~15% 的溶液，加 1.5% 活性炭，保持微沸 1~2 小时，加压过滤脱炭，加注射用水至 1000mL，然后加入氯化钠，调节 pH 值至 4.4~4.9，再加 0.05% 活性炭搅拌，加热至 70~80℃，过滤至药液澄明后灌装，热压灭菌 112℃ 30 分钟，即得。

【功能与主治】本品为血管扩张药。能提高血浆胶体渗透压，增加血浆容量，维持血压。常用于治疗外伤性休克、大出血、烫伤及手术休克等，但不能代替全血。

【用法与用量】本品专供静脉注射，不可作皮下滴入，注入人体后血容量的程度，超过注射同容积的血浆。因本品有血液稀释作用，每次用量不可超过 1500mL，用量过多时易引起出血倾向和低蛋白血症，一般是 500mL，每分钟注入 20~40mL，在 15~30 分钟左右注完全量。

第八节 粉针剂与其他注射剂

一、粉针剂

粉针剂系指原料药物或与适宜辅料制成的供临用前用无菌溶液配制成注射液的无菌粉末或无菌块状物，临用前加适当溶剂溶解、分散供注射用，也可用静脉输液配制后静脉滴注。

凡是对热不稳定的或在水溶液中易分解失效的药物，如一些抗生素、医用酶制剂及生化制品等，由于不能制成水溶性注射液或不适宜加热灭菌，均需用无菌操作法制成注射用无菌粉末。

（一）粉针剂的分类

根据药物的性质和生产工艺的不同，粉针剂可分为两种：

1. 注射用无菌分装产品　是将已经用灭菌溶剂结晶法或喷雾干燥法精制而得的无菌药物粉末在避菌条件下分装于无菌安瓿或西林瓶中，密封。常见于抗生素药品，如青霉素。

2. 注射用冷冻干燥制品　是将药物（中药提取物）配制成无菌水溶液，灌装入安瓿后，经冷冻干燥后封口而成。常见于生物制品，如辅酶类；中药粉针剂，如注射用双黄连（冻干）。

（二）粉针剂的质量要求

为保证质量，对无菌分装的原料，除应符合《中国药典》（2015 年版）对注射用原料药物的各项规定外，还应符合下列要求：①粉末无异物，配成溶液或混悬液的澄明度检查合格；②粉末的细度或结晶应适宜，便于分装；③无菌、无热原。通常情况下，制成粉针的药物稳定性较差，制品没有最终灭菌，因而需要严格的无菌操作，特别在灌封或分装等关键工序，应采用层流洁净技术以保证生产环境的洁净度。

（三）粉针剂的包装容器

粉针剂分装容器主要为西林瓶。西林瓶及胶塞的处理按注射剂的要求进行，且均需进行灭菌处理。西林瓶于 180℃ 干热灭菌 1.5 小时，胶塞清洗后用硅油处理，再用 125℃ 干热灭菌 2.5 小时，灭菌后空瓶存放应洁净，且存放时间不超过 24 小时。

（四）无菌分装粉针剂的生产工艺

1. 生产工艺　无菌分装首先是要求环境、设备及物料达到无菌要求，然后进行分装，其工艺与固体制剂相同，并注意剂量的准确性。该工艺系将符合要求的药物粉末在无菌条件下直接分装于西林瓶中，密封而成。其生产工艺为无菌原辅料、无菌西林瓶→无菌分装→盖胶塞→轧铝盖→（灭菌）→质检。

（1）药物的准备　无菌原料可采用灭菌溶剂结晶法或喷雾干燥法制备，必要时进行粉碎、过筛等操作，以达到颗粒均匀便于分装；喷雾干燥法干燥速度快，产品质量高，粉末细，溶解度好，大生产时较常用。

（2）无菌分装　必须在高度洁净（B 级背景下的 A 级）的无菌室中按无菌操作法进行，药物的分装及安瓿的封口宜在局部层流下进行。目前使用的分装机械设备有插管分装机、螺旋自动分装机、真空吸粉式分装机等。分装后的小瓶应立即加塞、轧铝盖密封，安瓿以火焰熔封。

（3）灭菌　对较耐热品种如青霉素，一般可选用适宜灭菌方法进行补充灭菌，以保证用药安全。对不耐热品种，应严格无菌操作，控制无菌分装过程中的污染，成品不再灭菌处理。

（4）质量检查　应符合《中国药典》（2015 年版）对注射用药物的各项规定及注射用无菌粉末的各项检查。

（5）印字、贴签与包装　目前生产上均已实现机械化，印字或贴印有药物名称、规格、批号、用法等的标签，并装盒。

2. 无菌分装工艺中存在的问题及解决办法

（1）不溶性微粒问题　按《中国药典》（2015 年版）的规定，注射用无菌粉末应进行不溶性微粒检查。由于制备药物粉末的工艺步骤多，以致污染机会增多，易使药物粉末溶解后不溶性微粒检查不合格。因此应从原料的精制处理开始，控制环境洁净度，防止污染。

（2）装量差异　物料流动性差是主要原因。物料含水量和吸潮及药物的晶态、粒度、比容（单位质量的物质所占有的容积）等均会影响流动性，分装机械设备性能也能影响装量差异。因此应根据具体情况采取相应措施，尤其应控制分装环境的相对湿度。

（3）无菌问题　由于成品系无菌操作制备，过程中稍有不慎就有可能受到污染，且微生物在固体粉末中繁殖慢，不易观察，危险性大。因此在实际过程中常采用层流净化装置，且严格无菌操作，以保证用药安全。

（4）吸潮变质问题　一般是由胶塞的透气性和铝盖轧封不严所致。因此，应对橡胶塞进行密封防潮性能测定，选择性能符合规定的橡胶塞，同时铝盖压紧后瓶口应烫蜡，以防止水汽透入。

（五）冷冻干燥粉针剂的生产工艺

冷冻干燥系将药物溶液预先冻结成固体，然后在低温低压条件下，将水分从冻结状态下升华除去，从而获得干燥制品的方法。

1. 冻干粉针剂特点　①冷冻干燥在低温下进行，对热敏感的物质不被破坏，如蛋白质、酶类；②产品无水，可提高产品稳定性，利于长期储存；③疏松多孔，加水后溶解迅速、完全；④冻干过程中易受到污染；⑤剂量准确，外观优良。缺点是冻干过程耗时、耗电，易导致蛋白类药物失活。

在冷冻干燥过程中，除了少数药物含有较多的成分如人血浆等可以直接冷冻干燥外，大多数药物都需添加合适的附加剂，制成混合液才能进行冷冻干燥。附加剂的种类很多，有复合物、糖类、盐类和聚合物类等，具体有：①填充剂，用于防止药物在抽真空时与水蒸气一起飞散，如甘露醇、葡聚糖、乳糖等；②防冻剂，如甘油、蔗糖、多肽；③抗氧化剂，如维生素 C、维生素 E、卵磷脂等；④pH 调整剂，如柠檬酸、酒石酸、磷酸等；⑤缓冲剂，如脱脂乳等；⑥稀释剂，如明胶、乳糖、右旋糖酐、甘露醇等。

2. 生产工艺　制备冻干制品药液的配制基本与水性注射剂相同，由于最终产品不再进行灭菌，所以全部过程均须在无菌生产车间内连续完成，产品暴露或直接接触产品的器具、暴露区域应符合 A 级洁净区要求，以保证产品质量。

冻干粉末的制备工艺流程是：药液配制→过滤→灌装→冷冻干燥（冻结、一次干燥、二次干燥）→封口→轧盖→质量检查。

（1）药液配制　将主药和辅料溶解在适当的溶剂中，通常为含有部分有机溶剂的水性溶液。

（2）药液过滤　用不同孔径的滤器对药液分级过滤，最后通过 0.22μm 级微孔膜滤器进行除菌过滤。

（3）药液灌装　将已经除菌的药液灌注到容器中，并用无菌胶塞半压塞。

（4）冷冻干燥　首先运行冻干机，降低搁板温度使溶液冻结，然后冻干箱抽真空，对搁板加热，使药品在固体状态下，通过升华干燥除去大部分水分，最后用加热方式解吸附，去除残余水分。

（5）封口　通过安装在冻干箱内的液压或螺杆升降装置全压塞。

（6）轧盖　将已全压塞的制品容器移出冻干箱，用铝盖轧口密封。

3. 冻干制品工艺中存在的问题及解决办法

（1）产品外形不正常　冻干制品正常的外形是颜色均匀，孔隙致密，保持冻干前的体积、形状基本不变，形成海绵状团块结构。凡出现有硬壳、萎缩、塌陷、空洞和破碎现象，均属外形不正常。一些黏稠的药液由于结构过于致密，在冷冻过程中内部水蒸气逸出不完全，冻干结束后，制品会因潮解而萎缩。遇到这种情况通常可在处方中加入适量甘露醇、氯化钠等填充剂，并采取反复预冻法，以改善制品的通气性，产品外观即可得到改善。

（2）产品含水量不合要求　产品含水量过低，主要是干燥时间过长，或第二阶段干燥温度过高。装入容器的药液过厚，升华干燥过程中供热不足，冷凝器温度偏高或真空度不够，均可能导致含水量偏高，可采用旋转冷冻机及其相应的方法解决。

（3）喷瓶　在高真空条件下，少量液体从已干燥的固体界面下喷出的现象称为喷瓶。主要是预冻温度过高，产品冻结不实，升华时供热过快，部分产品熔化为液体所造成。可采取控制预冻温度在产品共熔点以下 10～20℃，同时加热升华温度不超过共熔点等措施解决。

（六）举例

例：

注射用双黄连

【处方】连翘，金银花，黄芩。

【制法】以上三味，黄芩加水煎煮两次，每次 1 小时，滤过，合并滤液，用 2mol/L 盐酸溶液调节 pH 值至 1.0～2.0，在 80℃保温 30 分钟，静置 12 小时，滤过，沉淀加 8 倍量水,搅拌,用10%氢氧化钠调节 pH 值至 7.0,加入等量乙醇,搅拌使沉淀溶解,滤过,滤液用 2mol/L 盐酸溶液调节 pH 值至 2.0,在 60℃保温 30 分钟,静置 12 小时,滤过,沉淀用乙醇洗至 pH 值 4.0,加 10 倍量水,搅拌,用 10%氢氧化钠调节 pH 值至 7.0,每 1000mL 溶液加入 5g 活性炭,充分搅拌,在 50℃保温 30 分钟,加入等量乙醇,搅拌均匀,滤过,滤液用 2mol/L 盐酸溶液调节 pH 值至 2.0,在 60℃保温 30 分钟,静置 12 小时,滤过,沉淀用少量乙醇洗涤,于 60℃以下干燥,备用;金银花、连翘分别用水温浸 30 分钟后煎煮两次,每次 1 小时,滤过,合并滤液,浓缩至相对密度 1.20~1.25(70℃),冷却至 40℃,缓缓加入乙醇使含醇量达 75%,充分搅拌,静置 12 小时以上,滤取上清液,回收乙醇至无醇味,加入 4 倍量水,静置 12 小时以上,滤取上清液,浓缩至相对密度1.10~1.15(70℃),冷却至 40℃,加入乙醇使含醇量达 85%,静置 12 小时以上,滤取上清液,回收乙醇至无醇味,备用。取黄芩提取物,加入适量的水,加热,用 10% 氢氧化钠调节 pH 值至 7.0 使溶解,加入上述金银花提取物和连翘提取物,加水至 1000mL,加入活性炭 5g,调节 pH 值至 7.0,加热至沸并保持微沸 15 分钟,冷却,滤过,加注射用水至 1000mL,灭菌,冷藏,滤过,浓缩,冷冻干燥,制成粉末,分装;或取黄芩提取物,加入适量的水,加热,用 10% 氢氧化钠调节 pH 值至 7.0 使溶解,加入上述金银花提取物和连翘提取物及适量的注射用水,每 1000mL 溶液加入 5g 活性炭,调节 pH 值至 7.0,加热至沸并保持微沸 15 分钟,冷却,滤过,灭菌,滤过,冷冻干燥,压盖,即得。

【功能与主治】清热解毒,疏风解表。用于外感风热所致的发热、咳嗽、咽痛;上呼吸道感染、轻型肺炎、扁桃体炎见上述证候者。

【用法与用量】静脉滴注。每次每千克体重 60mg,一日一次;或遵医嘱。临用前,先以适量灭菌注射用水充分溶解,再用氯化钠注射液或 5%葡萄糖注射液 500mL 稀释。

二、混悬液型注射剂

混悬液型注射剂系将不溶性固体药物分散于液体分散介质中制成。对于无适当溶剂可溶解的不溶性固体药物,或在水溶液中不稳定而制成水的不溶性衍生物,或希望固体微粒在机体内定向分布及需要长效的药物均可以采用适当的方法制成混悬液型注射液。

混悬液型注射剂的质量要求除应符合一般注射剂的规定外,其微粒的大小及微粒在分散介质中的分散程度均有严格的要求。混悬颗粒应小于 15μm,15~20μm 的颗粒应不超过 10%。供静脉注射用的注射剂要求 2μm 以下的颗粒应占 99%,否则将易引起静脉栓塞。混悬液型注射剂的制备与一般混悬剂的制法相似,首先选择适宜的溶剂、润湿剂及助悬剂,再采用适宜的固体药物分散方法,如微粒结晶法、机械粉碎法、溶剂化合物法。制备时将药物微晶混悬于含有稳定剂的溶液中,超声波处理使其分散均匀,滤过,调节 pH 值,灌封,灭菌即得。

例：

醋酸可的松注射液

【处方】醋酸可的松微晶 25g，硫柳汞 0.01g，氯化钠 3g，吐温 -80 1.5g，CMC-Na 5g，注射用水加到 1000mL。

【制法】

①取总量 30% 的注射用水，加硫柳汞、CMC-Na 溶液，用布氏漏斗垫 200 目尼龙布滤过，密闭备用。

②氯化钠溶于适量注射用水中，经 G_4 号垂熔玻璃漏斗滤过。

③将①置水浴中加热，加②及吐温 -80 搅匀，使水浴沸腾，加醋酸可的松，搅匀，继续加热 30 分钟。

④取出冷至室温，加注射用水至足量，用 200 目尼龙布过滤两次，于搅拌下分装于瓶内，盖塞轧口密封。于 100℃、30 分钟振摇下灭菌，即得。

三、乳浊液型注射剂

乳浊液型注射剂系以难溶于水的挥发油、植物油或溶于脂肪油中的脂溶性药物为原料，加入乳化剂和注射用水经过乳化制成的供注射给药的乳状液。乳浊液型注射剂应稳定，不得有相分离现象，不得用于椎管注射；静脉用乳浊液型注射剂中乳滴的粒度 90% 应在 $1\mu m$ 以下，不得有大于 $5\mu m$ 的乳滴。

乳浊液型注射剂的原辅料包括溶剂、脂肪油、乳化剂、等渗调节剂等，选用时应符合注射要求，通常乳化剂有卵磷脂、豆磷脂及 PLuronic F-68 等。制备时除需要选择合适的乳化剂，还需要采用乳化器械。大量生产时可用高压乳匀机。

例：

静脉注射用脂肪乳剂

【处方】精制大豆油（油相）150g，精制大豆磷脂（乳化剂）15g，注射用甘油（等渗调节剂）25g，注射用水加至 1000mL。

【制法】称取精制大豆磷脂 15g，置高速组织捣碎机内，加甘油 25g 与注射用水 400mL 在氮气流下搅拌成均匀的磷脂分散液，倾入二步乳匀机的贮液瓶内，加精制豆油，在氮气流下高压乳化至油粒直径达到 $1\mu m$ 以下时，经乳匀机出口输至盛器内，在液面有氮气流下，用 4 号垂熔玻璃漏斗减压滤过，分装于输液瓶中，充氮轧盖，先经水浴预热至 90℃ 左右，再热压灭菌 121℃ 15 分钟，浸入热水中，缓慢冲入冷水逐渐冷却，在 4~10℃ 下贮存，切不可结冰，否则油滴变大。

【质量检查】成品经显微镜检查观察测定油滴分散度，并进行溶血试验、热原检查、降压试验、无菌检查、油及甘油含量、过氧化值、酸值、pH 值及稳定性等质量检查。

【功能与主治】静脉乳用于外周静脉营养，供给必需脂肪酸。适用于手术前后特别是消化道手术后进食困难或不能进食者；大面积烧伤尤其为颈部烧伤；各种消耗疾病；严重外伤及高度营养缺乏者。

【用法与用量】静脉滴注。一日输入量以不超过 1.5g/kg（体重）脂肪油为宜。

第九节　滴眼剂

一、概述

滴眼剂系指由原料药物与适宜辅料制成的供滴入眼内的无菌液体制剂。可分为溶液、混悬液或乳状液。

以水溶液为主，有少量水性混悬液或油溶液。滴眼剂可供杀菌、消炎、散瞳、缩瞳、局麻、降低眼内压、保护及诊断等。

滴眼剂虽是外用制剂，但由于眼睛的解剖生理特点及眼黏膜组织较为娇嫩，一旦受到损伤后果严重，因此滴眼剂质量要求类似注射剂。《中国药典》（2015 年版）规定，滴眼剂应符合下列要求：

1. 无菌　供手术用或角膜创伤的滴眼剂，必须无菌。以无菌操作法制成单剂量制剂，且不得添加抑菌剂。其他用的滴眼剂，为多剂量制剂时必须加入适量的抑菌剂，且不得检出致病菌铜绿假单胞菌和金黄色葡萄球菌。

2. 澄明度　应为澄明的溶液，要求相比注射剂较低；肉眼观察无玻璃碎屑、较大纤维和其他不溶性异物。混悬液型滴眼剂不得含有超过 $50\mu m$ 直径的粒子，且 $15\mu m$ 以下的颗粒不得少于 90%。

3. pH　正常眼泪 pH 值为 7.4，偏酸或偏碱对眼都会有明显的刺激性，增加泪液的分泌，导致药物流失，甚至损伤角膜。因此滴眼剂的 pH 值一般调节为 5.0~9.0 之间。

4. 渗透压　应尽量与泪液相近，但一般能适应相当于浓度为 0.8%~1.2% 的氯化钠溶液。

5. 稳定性　应具有一定的稳定性，可加入适宜的稳定剂以保证在使用期限内的稳定。

6. 黏度　以 4.0~5.0mPa·S 为宜，适当大的黏度使滴眼液在眼内停留时间延长，并减少刺激性。

二、滴眼剂的附加剂

滴眼剂的处方设计需要综合考虑药物的溶解度、稳定性、刺激性、无菌等问题，可从下列几个方面得到解决。

(一) pH 值调节剂

滴眼剂的 pH 值对主药的溶解度、稳定性及眼黏膜的刺激性均有很大关系。滴眼剂常用的缓冲溶液有以下几种。

1. 硼酸缓冲液　以 1.9g 硼酸溶于 100mL 纯化水中制成，pH 值为 5，可直接用作眼用溶媒。适用于盐酸可卡因、盐酸普鲁卡因、硫酸锌等。

2. 磷酸盐缓冲液　以无水磷酸二氢钠 8g 配成 1000mL 溶液，无水磷酸氢二钠 9.437g 配成 1000mL 溶液，pH 值 5.9~8.0。适用的药物有阿托品、毛果芸香碱等。

3. 硼酸盐缓冲液　以 1.24% 的硼酸溶液和 1.91% 的硼砂溶液按不同比例混合后得到 pH 值为 6.7~9.1 的缓冲液。硼酸盐缓冲液能使磺胺类药物的钠盐稳定而不析出结晶。

4. 醋酸钠-硼酸缓冲液　为 2% 醋酸钠溶液与 1.9% 硼酸溶液，临用时按比例混合后，可得 pH 值 5~7.6 的缓冲液。适用于硝酸银及含生物碱的滴眼液。

(二) 渗透压调节剂

一般高渗的滴眼液，可使外眼组织失去水分，使组织干燥而产生不适感，但临床上也用高渗滴眼液如 5% 氯化钠消除角膜水肿；低渗的滴眼液能使外眼组织细胞胀大，而产生刺激感。因此滴眼液应配成等渗溶液。眼用溶液常用的等渗调节剂为氯化钠、硼酸、葡萄糖、硼砂等。

(三) 抑菌剂

一般滴眼剂为多剂量包装，在使用和保存过程中有可能被泪液及空气中的微生物污染，严重影响治疗效果，因此滴眼液中必须加入一定的抑菌剂。作为滴眼剂的抑菌剂，不仅要求有效，还要求作用迅速，在患者两次使用药物的时间间隔内达到抑菌效果。常用的抑菌剂有尼泊金类、三氯叔丁醇、硝酸苯汞、醋酸苯汞、硫柳汞等。单一的抑菌剂常因处方的 pH 值不适或与其他成分有配伍禁忌，而不能达到速效目的，故可采用多种抑菌剂复合使用，以发挥协同增效作用。

(四) 黏度调节剂

适当增加滴眼剂的黏度，既可降低药物对眼的刺激性，又能延长药物与作用部位的接触时间，提高疗效。常用的黏度调节剂包括甲基纤维素、聚乙烯醇、聚乙二醇、聚乙烯吡咯烷酮、羟丙基乙基纤维素等。但黏度调节剂与某些抑菌剂会有配伍禁忌，如甲基纤维素与羟苯酯类、氯化十六烷基吡啶等就不能配伍使用，因此在选则时需多加注意。

三、滴眼剂的制备

滴眼剂的制备与注射剂基本相同。用于眼外伤的滴眼剂按小容量注射剂生产工艺制备，不得添加抑菌剂，最终产品根据主药的热耐受性决定是否采用热灭菌法补充灭菌；洗眼液用输液瓶包装，按输液工艺制备；一般滴眼剂是将配制好的药液经过滤除菌后，以无菌操作法分装封口。因此，滴眼剂的过滤、灌封应在 B 级背景下的 A 级区完成。

（一）容器的处理

1. 滴眼瓶　包括玻璃制或塑料制两种，目前工厂应用最普遍的是塑料瓶，其处理方法是用真空灌装器将滤过的灭菌蒸馏水灌入滴眼瓶中，然后用甩干机将瓶甩干，如此反复三次，气体灭菌后通风备用。医院制剂和一些对氧敏感的药物多用玻璃滴眼瓶，其处理方法是用洗涤剂洗涤后先用常水洗净，然后用滤过的蒸馏水冲至澄明，最后干热灭菌备用。

2. 橡胶帽　先用 0.5%～1.0% 碳酸钠煮沸 15 分钟，放冷揉搓，用常水冲洗干净，继用 0.3% 盐酸煮沸 15 分钟，再用常水冲洗干净，最后用滤过的蒸馏水洗净，煮沸灭菌后备用。

（二）配制与过滤

滴眼剂的配制与滤过同注射剂工艺过程基本一致。对热稳定的药物，可在配制、滤过后分装入适宜的包装瓶中，再用适当方法灭菌，其中以流通蒸汽灭菌法比较常用。对热不稳定的药物，可用经过灭菌的器具和原辅料等按无菌操作法进行配制、滤过与分装等，避免微生物等的污染。其中，配制溶液型滴眼剂一般采用溶解法，将药物加适量灭菌溶媒溶解后，采用微孔滤膜或用 3 号或 4 号垂熔漏斗滤过至澄明，并从滤器上添加灭菌溶媒至全量，检验合格后分装。混悬液型滴眼剂一般先将主药在无菌乳钵中研成极细粉末，另取助悬剂（如甲基纤维素、羧甲基纤维素等）加灭菌蒸馏水先配成黏稠液，与主药一起研磨成均匀细腻的糊状，再添加灭菌蒸馏水至全量，研匀即得。大量配制时常用高压乳匀机搅匀。如制备中药滴眼剂，可将中药按注射液的提取和纯化方法处理制得浓缩液后，再用适当方法配液。

（三）灌封

配成的药液，应抽样经鉴别试验、含量测定合格后，方可分装于无菌的容器中。普通滴眼剂以每支 5～10mL 为宜，供手术用的可装于 1～2mL 的小瓶中，并用适当的灭菌方法灭菌。目前生产上均采用减压灌注法进行分装，简易真空灌装器则适用于小量生产。

（四）质量检查

质量检查包括检查可见异物、主要含量，抽样检查铜绿假单胞菌及金黄色葡萄球菌。

（五）包装

眼用溶液按用途等的不同可有不同的包装形式。如医院自制的洗眼剂，可按输液包装处理；用于眼外伤的滴眼剂，要求严格无菌，应采用一次性包装，而且容量要小，单次使用；普通滴眼剂可采用多剂量包装，一般可多次使用。

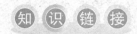

眼用制剂

眼用制剂是指直接用于眼部发挥治疗作用的制剂。可分为眼用液体制剂（滴眼液、洗眼液、眼内注射溶液）、眼用半固体制剂（眼膏剂、眼用乳膏剂、眼用凝胶剂）、眼用固体制剂（眼膜剂、眼丸剂、眼内插入剂）等。也可以固态形式包装，另备溶剂，在临用前配成溶液或混悬液。

眼用制剂主要用于杀菌、消炎、散瞳、麻醉、治疗青光眼、降低眼内压等，还可以用于预防和保健，如缓解疲劳、补充泪液、湿润干涩的眼球。

用于制备眼用制剂的药物主要有抗生素、甾体激素和非甾体消炎类药物、拟肾上腺素药物、拟胆碱药物、降压药物、麻醉药物等。

四、举例

珍视明滴眼液

【处方】珍珠层粉水 250mL，天然冰片 0.08g，硼酸 11.20g，硼砂 1.91g，氯化钠 2.10g，乙醇 2mL，苯氧乙醇 3mL，蒸馏水适量，制成 1000mL。

【制法】取珍珠层粉，加入蒸馏水搅匀，煮沸，每隔 2 小时搅拌 1 次，保温 48 小时，放冷，滤过，滤液浓缩至适量，放冷，滤过，测定总氮量，备用。取适量蒸馏水，加入硼酸、硼砂和适量的氯化钠，加热，搅拌使溶解，趁热加入适量的苯氧乙醇及上述珍珠层粉提取液，搅匀，加热至 100℃ 并保温 30 分钟，冷却。另取天然冰片，加适量乙醇使溶解，在搅拌下缓缓加入上述溶液中，搅匀，加蒸馏水至规定量，混匀，滤过，即得。

【功能与主治】明目去翳，清热解痉。用于青少年假性近视，轻度青光眼及缓解眼疲劳。

【用法与用量】每瓶 8mL、15mL。滴于眼睑内，每次 1~2 滴，每日 3~5 次；必要时可酌情增加。

复习思考

一、选择题

（一）单项选择题

1.《中国药典》规定的注射用水应该是（　　）

　　A. 无热原的蒸馏水　　　　　B. 蒸馏水　　　　　C. 灭菌蒸馏水

D. 去离子水　　　　　　　　E. 反渗透法制备的水

2. 说明注射用油中不饱和键的多少的是（　　　）

　　A. 酸值　　　　　　　　　B. 碘值　　　　　　　　C. 皂化值

　　D. 水值　　　　　　　　　E. 碱值

3. 关于热原性质的叙述错误的是（　　　）

　　A. 可被高温破坏　　　　　B. 具有水溶性　　　　　C. 具有挥发性

　　D. 可被强酸、强碱破坏　　E. 易被吸附

4. 在注射剂生产中常作为除菌滤过滤器的是（　　　）

　　A. 硅藻土滤棒　　　　　　B. 多孔素瓷滤棒　　　　C. G_3 垂熔玻璃滤器

　　D. 0.8μm 微孔滤膜　　　　E. G_6 垂熔玻璃滤器

5. 制备维生素 C 注射液时应通入气体驱氧，最佳选择的气体为（　　　）

　　A. 氢气　　　　　　　　　B. 氮气　　　　　　　　C. 二氧化碳气

　　D. 环氧乙烷气　　　　　　E. 氯气

6. 注射用油最好选择下列哪种方法灭菌（　　　）

　　A. 干热灭菌法　　　　　　B. 热压灭菌法　　　　　C. 流通蒸汽灭菌法

　　D. 紫外线灭菌法　　　　　E. 微波灭菌法

7. 输液配制，通常加入 0.01%~0.5% 的针用活性炭，活性炭作用不包括（　　　）

　　A. 吸附热原　　　　　　　B. 吸附杂质　　　　　　C. 吸附色素

　　D. 稳定剂　　　　　　　　E. 助滤剂

8. 氯霉素眼药水中加入硼酸的主要作用是（　　　）

　　A. 增溶　　　　　　　　　B. 调节 pH 值　　　　　C. 防腐

　　D. 增加疗效　　　　　　　E. 助溶

9. 配制 10000mL 2% 盐酸普鲁卡因溶液，需加入（　　　）氯化钠使其成等渗（1% 盐酸普鲁卡因水溶液的冰点下降度为 0.12，1% 氯化钠水溶液的冰点下降度为 0.58）。

　　A. 0.48g　　　　　　　　　B. 0.96g　　　　　　　　C. 4.8g

　　D. 48g　　　　　　　　　　E. 96g

10. 氯化钠等渗当量是指（　　　）

　　A. 与 100g 药物成等渗效应的氯化钠的量

　　B. 与 10g 药物成等渗效应的氯化钠的量

　　C. 与 10g 氯化钠成等渗效应的药物的量

　　D. 与 1g 药物成等渗效应的氯化钠的量

　　E. 与 1g 氯化钠成等渗效应的药物的量

11. 滴眼剂的质量要求中，哪一条与注射剂的质量要求不同（　　　）

A. 有一定 pH 值   B. 与泪液等渗   C. 无菌

D. 无热原   E. 澄明度符合要求

12. 焦亚硫酸钠是一种常用的抗氧剂，最适用于（   ）

    A. 偏酸性溶液   B. 偏碱性溶液   C. 不受酸碱性影响

    D. 强酸性溶液   E. 以上均不适用

13. 一般 2mL 以下且不稳定药物的注射剂应选用何种方法灭菌（   ）

    A. 煮沸或流通蒸汽   B. 121℃ 15 分钟   C 紫外照射

    D. 115℃ 30 分钟   E 干热

14. 某含钙注射剂中为防止氧化通入的气体应该是（   ）

    A. O_2 B. H_2 C. CO_2

    D. 空气   E. N_2

15. 滴眼剂选用抑菌剂时不能用下列哪种抑菌剂（   ）

    A. 三氯叔丁醇   B. 尼泊金类   C. 苯酚

    D. 硝酸苯汞   E. 山梨酸

16. 注射用青霉素粉针临用前应加入（   ）

    A. 注射用水   B. 蒸馏水   C. 去离子水

    D. 灭菌注射用水   E. 酒精

17. 具有局部止痛和抑菌双重作用的是（   ）

    A. 盐酸普鲁卡因   B. 利多卡因   C. 苯酚

    D. 苯甲醇   E. 硫柳汞

18. 注射剂生产中末端过滤用的滤器是（   ）

    A. 硅藻土滤棒   B. 石棉滤器   C. G_3 垂熔玻璃漏斗

    D. G_6 垂熔玻璃漏斗   E. 微孔滤膜滤器

19. 以下给药途径需用严格等张溶液的是（   ）

    A. 椎管给药   B. 皮下给药   C. 肌内给药

    D. 皮内给药   E. 静脉给药

20. 有关检查热原的方法中，正确的是（   ）

    A. 法定检查法为热原检查法和细菌内毒素检查法

    B. 家兔法比鲎试验法更准确可靠

    C. 鲎试验法比家兔法灵敏

    D. 鲎试验法对所有内毒素均敏感

    E. 家兔法适用于各种剂型的制剂

21. 用于配制注射液的注射用水制得后，贮存期不得超过（   ）

A. 4 小时   B. 8 小时   C. 12 小时

D. 6 小时   E. 24 小时

22. 有关等渗与等张的叙述中，错误的是（   ）

    A. 等张为生物学概念

    B. 等渗溶液均不会导致溶血

    C. 等渗不一定等张

    D. 等渗为物理化学概念

    E. 等张浓度系用溶血法测定

23. 血液中如注入大量低渗溶液时，则红细胞可能会（   ）

    A. 溶血   B. 水解   C. 皱缩

    D. 凝聚   E. 膨胀

24. 配制葡萄糖注射液加盐酸的目的是（   ）

    A. 增加稳定性   B. 增加溶解度   C. 减少刺激性

    D. 高速渗透压   E. 破坏热原

25. 下列注射液除哪项外均应加入抑菌剂（   ）

    A. 滤过除菌制备的注射剂

    B. 采用低温间歇灭菌的注射上

    C. 多剂量装注射剂

    D. 无菌操作法制备的注射剂

    E. 静脉和椎管注射用的注射剂

（二）多项选择题

1. 关于注射剂特点的正确描述是（   ）

    A. 药效迅速作用可靠

    B. 适用于不宜口服的药物

    C. 适用于不能口服给药的患者

    D. 可以产生局部定位作用

    E. 使用方便

2. 对热原性质的正确描述为（   ）

    A. 耐热，不挥发   B. 耐热，不溶于水   C. 挥发性，但可被吸附

    D. 溶于水，耐热   E. 不挥发性，溶于水

3. 关于热原性质的叙述正确的是（   ）

    A. 可被高温破坏   B. 具有水不溶性   C. 具有挥发性

    D. 可被滤过性   E. 易被吸附

4. 热原的除去方法有（　　　）

   A. 高温法　　　　　　　B. 酸碱法　　　　　　　C. 吸附法

   D. 微孔滤膜过滤法　　　E. 反渗透法

5. 注射液的灌封中可能产生焦头问题的原因是（　　　）

   A. 灌药时给药太急，蘸起药液在安瓿壁上

   B. 针头往安瓿里注药后，立即缩水回药

   C. 针头安装不正

   D. 安瓿粗细不匀

   E. 压药与针头打药的行程配合不好

6. 关于输液叙述正确的是（　　　）

   A. 输液为保证无菌，可添加抑菌剂

   B. 输液对无菌、无热原及澄明度这三项，更应特别注意

   C. 渗透压可为等渗或低渗

   D. 输液 pH 值在 4~9 范围

   E. 输液精滤目前多采用微孔滤膜，常用滤膜孔径为 $0.22\mu m$

7. 静脉注射用脂肪乳剂的乳化剂常用的有（　　　）

   A. 卵磷脂　　　　　　　B. 豆磷脂　　　　　　　C. 吐温 80

   D. PluronicF-68　　　　E. 司盘 80

8. 下列哪些输液是血浆代用液（　　　）

   A. 碳水化合物的输液　　B. 静脉注射脂肪乳剂　　C. 复方氨酸输液

   D. 右旋糖酐注射液　　　E. 羟乙基淀粉注射液

9. 热原的化学组成为（　　　）

   A. 淀粉　　　　　　　　B. 脂多糖　　　　　　　C. 蛋白质

   D. 磷脂　　　　　　　　E. 葡萄糖

10. 将药物制成注射用无菌粉末的目的是（　　　）

   A. 防止药物分化　　　　B. 防止药物的挥发　　　C. 防止药物的水解

   D. 防止药物的变性　　　E. 产品质地疏松，溶解性好

11. 外源性热原主要是微生物产生的内毒素，其致热活性中心是（　　　）

   A. 蛋白质　　　　　　　B. 多糖　　　　　　　　C. 磷脂

   D. 脂多糖　　　　　　　E. 胆固醇

12. A 级洁净厂房用于（　　　）

   A. 粉针剂原料药物的精制、烘干、分装

   B. 复方氨基酸输液的配液

C. 棕色合剂（复方甘草合剂）的制备

D. 注射用胰蛋白酶的分装、压塞

E. 0.9%氯化钠注射剂（2mL）的配液

13. 需要制成注射用冷冻干燥制品的品种是（　　　）

A. 细胞色素 C　　　　　B. 四环素盐酸盐　　　C. 胰蛋白酶

D. 普鲁卡因青霉素　　　E. 盐酸阿糖胞苷

14. 能增加易氧化药物稳定性的附加剂和措施是（　　　）

A. $NaHSO_3$　　　　　　B. 尼泊金乙酯　　　　C. EDTA-2Na

D. 苯甲酸钠　　　　　　E. 通氮气

15. 下列注射液不可加抑菌剂的是（　　　）

A. 大输液

B. 无菌操作法制备的注射液

C. 多剂量注射剂

D. 脊髓腔注射剂

E. 静脉注射用乳剂

二、简答题

1. 简述热原污染的途径。

2. 简述注射剂的制备工艺流程。

3. 注射剂的质量要求主要有哪些项目？

4. 活性炭在中药注射剂生产中有哪些作用？如何应用？

5. 简述"水醇法"制备中药注射剂的原理是什么，除"水醇法"外常用制备中药注射剂的方法还有哪些，各自适用的范围如何。

✎ **技能训练**

中药注射剂的制备

一、实训目的

1. 掌握制备中药注射剂常用提取与精制方法：水蒸气蒸馏法、双提法、水醇法、醇水法等。

2. 掌握中药注射剂的制备工艺过程及其操作要点。

3. 熟悉空安瓿与垂熔玻璃容器的处理方法。

4. 熟悉中药注射剂的质量检查。

二、实训条件

1. 设备器皿 钢精锅、烧杯、电炉、水浴锅、蒸发皿、三角烧瓶、安瓿、酒精喷灯、减压抽滤装置、垂熔玻璃滤器、灌注器、熔封装置、普通天平、澄明度检查装置、热压灭菌器、印字装置等。

2. 药品与材料 丹参、板蓝根、柴胡、亚硫酸氢钠、注射用水、乙醇、20%NaOH、氨溶液、吐温-80、苯甲醇、活性炭、pH试纸、滤纸、包装盒等。

三、实训内容

（一）板蓝根注射液

【处方】板蓝根100g，聚山梨酯-80 2mL，苯甲醇2mL，注射用水加至200mL。

【制法】取板蓝根100g（以干燥品计），水煎两次，第一次1.5小时，第二次1小时，煎液滤过，滤液于70℃以下减压浓缩至1∶1。放冷，在搅拌下缓缓加入乙醇，使含醇量达60%，静置冷藏沉淀48小时，滤过，回收乙醇，浓缩至1∶1，冷藏24小时，滤过，滤液在搅拌下加浓氨水调节pH值7.0~8.0，冷藏24小时，滤过，滤液加热去氨至pH值5.0~6.0，冷藏过夜，滤过，滤液加注射用水至190mL，加聚山梨酯-80 2mL、苯甲醇2mL，调节pH值5.0~6.0，再加注射用水至200mL，充分搅匀，用4号垂熔漏斗滤过，灌封，流通蒸汽100℃灭菌30分钟。

【功能与主治】清热解毒。用于慢性肝炎、迁延性肝炎、急性黄疸型肝炎、无黄疸型肝炎、流行性感冒、流行性腮腺炎、咽喉肿痛等病毒性疾病的预防和治疗。

【用法与用量】肌注，一次2~4mL，一日1~2次；静脉滴注或静脉注射，一次2~4mL，一日1~2次。

（二）丹参注射液

【处方】丹参200g，亚硫酸氢钠0.3g，注射用水加至100mL。

【制法】

（1）提取 取丹参饮片200g，加水浸泡30分钟，煎煮两次，第一次加8倍量水煎煮40分钟，第二次加5倍量水煎煮30分钟，用双层纱布分别滤过，合并滤液，浓缩至约100mL（每1mL相当于原药材2g）。

（2）纯化 ①醇处理：于浓缩液中加乙醇使含醇量达75%，静置冷藏40小时以上，双层滤纸抽滤，滤液回收乙醇，并浓缩至约20mL，再加乙醇使含醇达85%，静置冷藏40小时以上，同法滤过，滤液回收乙醇，浓缩至约15mL。②水处理：取上述浓缩液加10倍量蒸馏水，搅匀，静置冷藏24小时，双层滤纸抽滤，滤液浓缩至约100mL，放冷，再用同法滤过1次，用20%NaOH调节pH值6.8~7.0。③活性炭处理：上液中加入0.2%活性炭，煮沸20分钟，稍冷后抽滤。

（3）配液　取上述滤液，加入亚硫酸氢钠 0.3g，溶解后，加注射用水至 100mL，经粗滤，再用 G₄ 垂熔漏斗抽滤。

（4）灌封　在无菌室内，用手工灌注器灌装，每支 2mL，封口。

（5）灭菌　煮沸灭菌，100℃ 30 分钟。

（6）检漏　剔除漏气安瓿。

（7）灯检　剔除有白点、色点、纤维、玻璃碎屑及其他异物的成品安瓿。

（8）印字　擦净安瓿，用手工印上品名、规格、批号等。

（9）包装　将安瓿装入衬有瓦楞格纸的空盒内，盒面印上标签。

【功能与主治】活血化瘀。用于冠状动脉供血不足、心肌缺氧所引起的心绞痛、心肌梗死等。

【用法与用量】肌注，一次 2mL，一日 1~2 次。

（三）柴胡注射液

【处方】柴胡 1000g，氯化钠 9g，聚山梨酯-80 5mL，注射用水适量，共制成 1000mL。

【制法】取柴胡 1000g，洗净，粉碎成粗粉，用水蒸气蒸馏法蒸馏，收集馏液 2000mL。所得馏液重蒸馏，收集重蒸馏液 950mL。加入氯化钠 9g、聚山梨酯-80 5mL，搅拌溶解，用 3 号垂熔玻璃漏斗滤过至澄明。灌封，100℃ 30 分钟灭菌，即得。

【功能与主治】升阳散热，解郁疏肝。用于普通感冒及流行性感冒。

【用法与用量】肌肉注射，一次 2~4mL，一日 2~3 次。

四、注射剂的质量检查

1. 漏气检查　将灭菌后的安瓿趁热置于 1% 亚甲蓝溶液中，稍冷取出，用水冲洗干净，剔除被染色的安瓿，并记录漏气支数。

2. 可见异物检查　依《中国药典》（2015 年版）四部可见异物检查法（通则 0904）检查，应符合规定。

3. 装量差异　取注射剂 5 支，依《中国药典》（2015 年版）四部注射液检查法检查，应符合规定。

4. 热原　取供试品注射剂，依《中国药典》（2015 年版）四部细菌内毒素检查法（通则 1143）或热原检查法（通则 1142）检查，应符合规定。

第十五章

外用膏剂

【学习目标】

知识目标

掌握软膏剂、硬膏剂、橡胶膏剂、巴布膏剂（凝胶膏剂）、糊剂、涂膜剂的含义与特点；软膏剂基质的种类，软膏剂的制备技术。

熟悉外用膏剂药物透皮吸收的途径和影响因素；黑膏药、橡胶膏剂制备技术，软膏剂的质量评价。

了解透皮贴剂的含义、特点与制法；黑膏药、橡胶膏剂的质量评价；软膏剂生产设备的使用。

技能目标

能进行软膏剂的制备，会分析软膏剂处方，会对软膏剂、中药硬膏剂、橡胶膏剂进行质量评价。

素质目标

养成团队合作、认真仔细的务实作风，培养分析问题、解决问题的能力，在药物制备实训过程中培养做好药、做放心药的理念。

第一节 概 述

一、外用膏剂的含义、特点与分类

（一）外用膏剂的含义

外用膏剂是指将提取物、饮片细粉与适宜的基质制成的专供外用的半固体或近似固体制剂。

外用膏剂广泛应用于皮肤科与外科，易涂布或黏贴于皮肤、黏膜或创面上，起保护创面、消炎止痒、润滑皮肤和局部治疗作用，也可以透过皮肤或黏膜起全身治疗作用。

（二）外用膏剂的特点

优点：①避免肝脏的首过效应，有效成分生物利用率高，可减少药物使用剂量；②皮肤表皮不具有血管，外用膏剂对于皮肤类疾病等局部治疗具有明显的优势；③药物不受胃肠或酶的破坏而失去活性，可避免口服刺激性药物对胃黏膜的刺激；④释药速度缓慢，可延长作用时间，减少用药次数；⑤患者可自主用药，也可随时中止用药，减少个体间和个体内差异。

缺点：①起效慢；②载药量小，如橡胶剂；③污染衣物；④对皮肤有刺激性或过敏性药物不宜制成外用膏剂。

（三）外用膏剂的分类

外用膏剂按基质及形态不同分为两大类：软膏剂与硬膏剂。

软膏剂是指药物、药材细粉、药材提取物与适宜的基质混合制成的半固体外用剂型。软膏剂根据基质组成不同，可分为油脂性基质、乳剂型基质和水溶性基质软膏。

硬膏剂是将药物溶解或混合于黏性基质中制成的一类近似固体的外用剂型。有局部治疗作用和全身治疗作用。按基质组成可分为以下几种：①膏药：以高级脂肪酸铅盐为基质的外用膏剂，如黑膏药、白膏药等。②橡胶贴膏：以橡胶为主要基质的外用膏剂，如胶布、伤湿止痛膏等。③凝胶贴膏：以亲水性高分子聚合物为基质制成的外用膏剂。④透皮贴剂：以高分子聚合物及高分子控释材料制成，药物可透过皮肤起局部及全身治疗作用的一类药剂，如东莨菪碱贴剂、硝酸甘油贴剂。

二、外用膏剂的透皮吸收

外用膏剂的透皮吸收是指膏剂中药物通过皮肤进入血液的过程，包括释放、穿透、吸收三个阶段。释放是指药物从基质中脱离出来并扩散到皮肤或黏膜表面；穿透是指药物通过表皮进入真皮、皮下组织，对局部组织起治疗作用；吸收是指药物通过皮肤微循环或与黏膜接触后通过血管或淋巴管进入体循环而产生全身作用。

透皮吸收是一个复杂的过程，一般认为药物的理化性质、基质的组成、给药部位的特性等为影响药物经皮吸收的主要因素。影响药物透皮吸收的因素有：

1. 皮肤 药物的透皮吸收可通过表皮、毛囊、皮脂腺及汗腺等途径实现，各部位皮肤角质层的厚度、毛孔的多少均与药物的穿透吸收有较大关系。一般角质层厚的部位药物不易透入，毛孔多的部位则较易透入。不同部位的皮肤渗透性大小顺序为：阴囊>耳后>腋窝区>头皮>手臂>腿部>胸部。选择角质层薄、给药方便的皮肤部位，对经皮吸收制剂的有效性尤为重要。某些经皮吸收制剂根据其功能主治选用适当的经络穴位，对发挥药效有促进作用。当皮肤表面有创伤、烧伤或患湿疹、溃疡时，药物吸收速度大大增加，但易引起疼痛、过敏等副作用。当皮肤温度提高，由于血管扩张，血流量增加，吸收也增加，因此使膏药受热软化后贴敷有利于药效的发挥。当皮肤湿度增加，角质层细胞吸收一定量的水分而膨胀，表皮组织软化，孔穴直径增大而导致"海绵"现象，有利于药物通过，从而促进了药物的吸收。

2. 药物　皮肤细胞膜具有类脂质特性，非极性较强，一般脂溶性药物比水溶性药物易穿透皮肤，而人体组织液是极性的，因此既有一定脂溶性又有一定水溶性的药物（分子具有极性基团和非极性基团）更容易被人体吸收。药物分子的大小对药物经皮吸收也有影响，小分子药物易在皮肤中扩散，分子量大于600的药物较难透过角质层。此外，药物在基质中为溶解状态，比混悬状态更容易吸收。

3. 基质　一般认为软膏剂中药物在乳剂型基质中的释放、穿透、吸收最快，在动物油脂基质中次之，植物油基质中更次之，烃类基质中最差。如果基质的组成与皮脂分泌物类似，则有利于某些药物的吸收。水溶性基质如聚乙二醇对药物的释放虽然快，但制成的软膏很难透皮吸收。不同软膏基质中药物吸收速度：O/W 型乳剂基质>W/O 型乳剂基质>吸水性软膏基质基质>动物油脂基质>植物油基质>烃类基质。

4. 附加剂

（1）表面活性剂　表面活性剂可增加药物的溶解度及皮肤的润湿性。在软膏中加入表面活性剂，可帮助药物分散，促进药物的透皮吸收。

（2）透皮促进剂　系指能加速药物穿透皮肤的一类物质，常用的有二甲基亚砜（DM-SO）、氮酮等。

二甲基亚砜及其类似物：二甲基亚砜是应用较早的渗透促进剂，促渗透作用较强，不足之处是有异臭及对皮肤的刺激性，可引起皮肤发红、瘙痒、脱屑、过敏，长时间大量使用甚至可引起肝损坏和神经毒性，故实际应用较少。美国 FDA 已经不允许在药品中使用DMSO。一种新的透皮促进剂癸基甲基亚砜（DCMS）已得到 FDA 批准，在低浓度就具有促渗作用，其对极性药物的促渗效果大于非极性药物。

氮酮类化合物：月桂氮酮是国内批准应用的一种透皮促进剂，为无色澄明液体，不溶于水，能与多数有机溶剂混溶，对皮肤、黏膜的刺激性小，毒性小。氮酮对亲水性药物的渗透作用强于亲脂性药物。有效浓度常在 1%~6%，起效较慢，但一旦发生作用则能持续多日。氮酮与其他促进剂合用效果更佳。

其他透皮促进剂：如丙二醇、甘油、聚乙二醇、二甲基甲酰胺等，另外中药薄荷油、桉叶油、松节油等挥发油可刺激皮下毛细血管的血液循环，具有较强的透皮促进能力。

5. 其他因素　药物浓度、用药面积、应用次数及时间等一般与药物的吸收量成正比。

其他如气温、相对湿度、局部摩擦、脱脂及离子透入应用等均有助于药物的透皮吸收，人的年龄、性别对皮肤的穿透、吸收也有影响。

古人对外用膏剂的认识

外用膏剂的经皮吸收在我国应用较早，清代名医徐洄溪曾说："今所用之膏药，古人谓之薄贴，其用大端有二：一以治表，一以治里。治表者，如呼脓去腐，止痛生肌，并遮风护肉之类，其膏宜轻薄而日换，此理人所易知；治里者，或驱风寒，或消痰癖，或壮筋骨，其方甚多，药亦随病加减，其膏宜厚而久贴，此理人所难知，何也？"他解释说："用膏贴之，闭塞其气，使药性从毛孔而入其腠理，通经贯络，或提而出之，或攻而散之，较之服药尤有力，此至妙之法也。"

第二节　软膏剂

一、概述

软膏剂系指药物、药材细粉、药材提取物与适宜基质均匀混合制成的半固体外用制剂。常用基质分为油脂性、水溶性和乳剂型基质，其中用乳剂型基质制成的软膏又称为乳膏剂。按基质的不同，可分为水包油型（O/W）乳膏剂与油包水型（W/O）乳膏剂。

软膏剂主要用于保护皮肤、润滑皮肤和局部治疗，如消肿止痛、收敛皮肤等，多用于慢性皮肤病。少数软膏中的药物经皮吸收后，也可以产生全身治疗作用。

软膏剂的质量要求是：均匀、细腻，涂于皮肤或黏膜上无粗糙感觉；具有适当的黏稠度，易涂布于皮肤或黏膜上，无刺激性；性质稳定，无酸败、异臭、变色、变硬、油水分离等现象；有良好的安全性，不引起皮肤刺激反应、过敏反应等；用于有创面的软膏剂应无菌。

二、软膏剂的基质

软膏剂主要由药物和基质组成，基质作为软膏剂的赋形剂和药物的载体，对软膏剂的质量及药物的释放、吸收有重要影响。

软膏剂的基质一般应具备下列质量要求：①具有适当稠度，润滑，无刺激性等特点；②性质稳定，能与多种药物配伍，不发生配伍禁忌；③不妨碍皮肤的正常功能，有利于药物的释放吸收；④有吸水性，能吸收伤口分泌物；⑤易清洗，不污染衣物。

目前还没有一种基质能同时具备上述要求，在实际应用中，应对基质的性质进行具体分析，根据治疗的目的与药物的性质，混合使用各种基质或使用添加剂以满足要求。常用的基质主要为油脂性基质、乳剂型基质及水溶性基质三类。

（一）油脂性基质

油脂性基质性质稳定，具有润滑、油腻、无刺激性等特点，涂于皮肤能形成封闭性油膜，促进皮肤水合作用，对皮肤的保护及软化作用强，能与大多数药物配伍，不易霉变。但吸水性较差，与分泌液不易混合，对药物的释放穿透作用较差，不宜用于急性且有多量渗出液的皮肤病。主要适用于遇水不稳定的药物软膏的制备。油脂性基质主要包括油脂类、类脂类和烃类。

1. 油脂类　系从动物或植物中得到的高级脂肪酸甘油酯及其混合物。在储存中易受温度、光线、空气等的影响而易氧化酸败，加入抗氧剂和防腐剂可以改善。

（1）动物油　常用豚脂（猪油），熔点 36~42℃，释放药物较快，容易酸败，可加入1%~2%苯甲酸或 0.1%没食子酸丙酯防止酸败。

（2）植物油　常用麻油、花生油、棉籽油等，常与熔点较高的蜡类调制成稠度适宜的基质，可用作乳剂基质的油相。中药油膏常以麻油与蜂蜡熔合为基质。

（3）氢化植物油　为植物油氢化而成的饱和或部分饱和的脂肪酸甘油酯。完全氢化的植物油呈蜡状固体，不易酸败，熔点较高。不完全氢化的植物油呈半固体状，较植物油稳定，但仍能被氧化而酸败。

（4）单软膏　以花生油（或棉籽油）670g 与蜂蜡 330g 加热熔合而成。

2. 类脂类　系高级脂肪酸与高级醇化合而成的酯类，其物理性质与油脂类似，化学性质较油脂稳定，由于具有一定的表面活性而有一定的吸水性能，常与油脂类基质合用。

（1）羊毛脂　又称无水羊毛脂，为淡棕黄色黏稠状半固体，无毒，熔点 36~42℃，有良好的吸水性，特别适用于含有水的软膏。可吸水 150%、甘油 140% 及 70% 的乙醇 40%。因其黏性太大，不宜单独使用，常与凡士林合用，以改善凡士林的吸水性和渗透性。

（2）蜂蜡　系蜜蜂分泌的蜡质，又称黄蜡，有黄、白之分，后者是前者精制而成，熔点为 62~67℃。蜂蜡不易酸败，无毒，对皮肤、黏膜无刺激性。常用于调节软膏的稠度，可以作为油膏基质、乳膏剂的增稠剂，油包水型乳剂的稳定性。

3. 烃类　是石油蒸馏后得到的各种烃的混合物，不易酸败，无刺激性，性质稳定，适用于保护性软膏，也常在乳膏中作油相。

（1）凡士林　又称软石蜡，是由多种烃类组成的半固体混合物，有黄、白两种，后者是前者漂白而成，熔点为 38~60℃。本品无臭、无刺激性，化学性质稳定，特别适用于遇水不稳定的药物。本品可以单独使用，也可用于调节软膏的软硬度或稠度。但油腻性大，吸水能力差，仅能吸收其重量5%的水，故不适用于有多量渗出液的患处。常与羊毛脂混合使用以提高其吸水性，如加入15%羊毛脂，可使其吸收水分增至50%。凡士林也可与蜂蜡、石蜡、硬脂酸、植物油熔合，有适宜的黏稠度和涂布效果。

（2）石蜡与液体石蜡 石蜡为固体饱和烃混合物，液体石蜡是液体烃的混合物，无毒，无刺激性。石蜡与液体石蜡主要用于调节基质的稠度。

4. 硅酮类 简称硅油，无毒，为化学稳定性好的惰性辅料，是无色无臭液体，能与多种基质配合应用，不污染衣物，不影响皮肤正常功能，较其他油脂类基质释药快、穿透性好，但对眼有刺激，不宜作为眼膏基质。

（二）水溶性基质

水溶性基质是由天然或合成的水溶性高分子物质组成的，溶解后形成胶体或溶液的半固体软膏基质。一般释放药物较快，易于涂布，无油腻感和刺激性，易清洗，能与水溶液混合及吸收组织液，但润滑性较差，有时与某些药物配伍时能导致软膏颜色变化，且基质中的水分易蒸发，也易霉变，故常加入保湿剂与防腐剂。适用于亚急性皮炎、湿疹等慢性皮肤病。

1. 聚乙二醇（PEG） 为乙二醇的高分子聚合物，药剂中常用平均分子量在300~6000。分子量在700以下为液体，1000以上为固体。常取不同分子量的聚乙二醇以适当比例混合制成稠度适宜的基质。本品易溶于水，性质稳定，耐高温，不易酸败和霉败，吸湿性好，可吸收分泌液，易于洗除。但长期使用可致皮肤干燥，不适用于遇水不稳定的药物。目前乙二醇基质逐渐被水凝胶基质所代替。

2. 纤维素衍生物 常用的甲基纤维素（MC）、羧甲基纤维素钠（CMC-Na）等。甲基纤维素能与冷水形成复合物而胶溶，羧甲基纤维素钠在冷、热水中均溶解，浓度较高时呈凝胶状。

3. 卡波普 又称聚丙烯酸，因黏度不同有多种规格，其制成的软膏涂用舒适，尤适宜脂溢性皮炎的治疗，同时其具有透皮促进作用。

4. 其他 主要有海藻酸钠、甘油明胶等。甘油明胶由明胶、甘油及水混合加热制成。甘油用量一般为10%~20%、明胶为1%~3%，水为70%~80%。本品温热后易涂布，涂后能形成一层保护膜，有弹性，使用时比较舒适。

（三）乳剂型基质

乳剂型基质是由水相、油相与乳化剂在一定温度下经乳化而成的半固体基质，由水相物质、油相物质、乳化剂、保湿剂、防腐剂等组成，可分为水包油型（O/W）和油包水型（W/O）两类。乳化剂在基质成型过程中起关键作用。W/O型基质的内相是水相，外相是油相，能吸收部分水分，水分只能缓慢蒸发，对皮肤有缓和的冷爽感，故称"冷霜"，不易从皮肤上被水清洗；O/W 型基质能与大量水混合，无油腻感，易于涂布和清洗，色白如雪，故称"雪花膏"。

油相：常用油脂性基质，高级脂肪醇、酸、酯类等。主要有硬脂酸、石蜡、液体石蜡、蜂蜡、羊毛脂、凡士林、植物油等。油相中可含有油溶性药物、乳化剂、防腐剂等。

水相：主要为纯化水、水溶性药物及保湿剂、乳化剂、防腐剂等水溶性附加剂。

乳化剂：O/W 型乳剂基质常用硬脂酸三乙醇胺、十二烷基硫酸钠、吐温类、平平加 O（脂肪醇聚氧乙烯醚类）、乳化剂 OP（烷基酚聚氧乙烯醚类）等作乳化剂；W/O 型乳剂基质常用羊毛脂、胆固醇、司盘类、多价皂等作乳化剂。

乳剂型基质不阻止皮肤表面分泌物的分泌和水分蒸发，故对皮肤的正常功能影响较小，对油、水均有一定的亲和力，基质中药物的释放和透皮吸收较好。通常乳剂型基质适用于亚急性、慢性、无渗出的皮损和皮肤瘙痒症，忌糜烂、溃疡、水疱及化脓性创面。

由于 O/W 型基质外相含有大量水，在贮存过程中会霉变，因此常需加入防腐剂（如尼泊金类、氯甲酚、三氯叔丁醇等），同时水分也易蒸发而使软膏变硬，故常需加入保湿剂（如甘油、丙二醇、山梨醇等）。遇水不稳定的药物不宜用乳剂型基质制备软膏。

1. 常用 O/W 型乳剂基质处方举例

单乳膏 I 号

【处方】硬脂酸 170g，羊毛脂 20g，甘油 50mL，液状石蜡 100mL，三乙醇胺 20mL，尼泊金乙酯 1g，蒸馏水加至 1000g。

【制法】取硬脂酸、羊毛脂、液状石蜡在水浴上加热至 80℃左右使融化，另取尼泊金乙酯溶于甘油与水中，加入三乙醇胺混合，加热至同温，将油相加至水相中，边加边搅，直至冷凝。

【处方分析】①本品为 O/W 型乳剂基质。处方中硬脂酸、液体石蜡、羊毛脂作油相；甘油、三乙醇胺、蒸馏水作水相。部分硬脂酸与三乙醇胺形成三乙醇胺皂作乳化剂，甘油为保湿剂，尼泊金乙酯为防腐剂。②羊毛脂为类脂类，基质中加入羊毛脂，增加了对皮肤的亲和性，有利于药物透入真皮中发挥作用。③本品除用尼泊金乙酯作防腐剂外，亦可用尼泊金乙酯及苯甲酸钠等。

单乳膏 II 号

【处方】平平加 O 25g，十六醇 100g，液状石蜡 100g，白凡士林 100g，甘油 50g，尼泊金乙酯 1g，蒸馏水加至 1000g。

【制法】分别将油相成分（十六醇、液状石蜡及凡士林）与水相成分（平平加 O、甘油、尼泊金乙酯及水）混合溶解后加热至同温，将油相加到水相中，搅拌制成 O/W 型乳剂基质。

【处方分析】平平加 O 为脂肪醇聚氧乙烯醚型非离子型表面活性剂，*HLB* 值为 9.5~17.0。平平加 O 溶液 pH 值 6~7，无刺激性，有良好的乳化力，性质稳定，用量为油相重量的 2%~10%。十六醇（鲸蜡醇）和十八醇（硬脂醇）均可用于调节乳膏稠度，使乳膏光泽、细腻。

2. 常用 W/O 型乳剂基质处方举例

亲水凡士林基质

【处方】蜂蜡 30g，硬脂酸 30g，胆甾醇 30g，白凡士林适量，共制成 1000g。

【制法】将胆甾醇加入其他三种基质，在水浴上融化，搅拌至冷凝即得。

【处方分析】本品是无水型乳膏，加等量水混合后形成 W/O 型乳膏，可作为吸水性基质与药物水溶液配伍。此软膏可吸收分泌液，遇水不稳定的药物可用此基质。

新生钙皂乳剂基质

【处方】硬脂酸 25g，单硬脂酸甘油酯 34g，白凡士林 130g，蜂蜡 10g，石蜡 150g，液体石蜡 800mL，双硬脂酸铝 20g，氢氧化钙 2g，羟苯乙酯 2g，纯化水 800mL。

【制法】取硬脂酸、单硬脂酸甘油酯、蜂蜡、石蜡，于水浴上加热融化，再加入白凡士林、液体石蜡、双硬脂酸铝，加热至 85℃；另将氢氧化钙、羟苯乙酯于纯化水中，加热至 85℃，逐渐加入油相中，不断搅拌至冷凝，即得。

【处方分析】处方中氢氧化钙与部分硬脂酸作用形成的钙皂，以及处方中的双硬脂酸铝（即铝皂）均为 W/O 型乳化剂。水相中氢氧化钙为过饱和状态，应取上清液加至油相中。

三、软膏剂的制备

（一）制备工艺流程

软膏剂生产时，依据原料及生产量的不同，一般可采用研合法、熔合法和乳化法三种方法制备。软膏剂的制备应在符合《药品成产质量管理规范（2010 年修订）》要求的洁净区内进行，一般供表皮外用的软膏剂的配制、灌封操作室洁净度要求为 D 级，除直肠用药外的腔道用软膏剂生产需在 C 级洁净区进行。一般软膏剂的制备工艺流程如图 15-1 所示。

（二）软膏剂中基质与药物的处理

1. 基质的净化与灭菌　油脂性基质应先加热

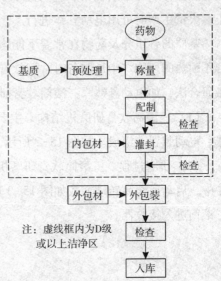

注：虚线框内为D级或以上洁净区

图 15-1　软膏剂制备工艺流程

熔融，趁热滤过，除去杂质，再于150℃灭菌1小时并除去水分。忌用直火加热，蒸汽加热时，加热器夹层中压力应达到490.35kPa左右。

高分子水溶性基质应溶胀、溶解制成溶液或胶冻。

2. 药物的加入方法

（1）不溶性药物或不经提取的药材，必须用适宜方法制成细粉（过六号筛）。制备时取药粉先与少量基质或液体成分如液状石蜡、甘油、植物油等研匀成糊状，再与其余基质混匀；或将药物细粉在不断搅拌下加到熔融的基质中，继续搅拌至冷凝。

（2）可溶于基质的药物，用基质组分溶解。油溶性药物，一般溶于油相或用少量有机溶剂溶解，再与油脂性基质混合。水溶性药物，一般先用少量水溶解，以羊毛脂吸收，再与油脂性基质混匀，或直接溶解于水相，再与水溶性基质混合。

（3）中药煎剂、流浸膏等可先浓缩至稠膏状，再与基质混合。固体浸膏可加少量溶剂如水、稀醇等使之软化或研成糊状，再与基质混匀。

（4）共熔组分应先共熔，再与基质混合，如樟脑、薄荷脑、麝香草酚等共熔成分并存时，可先研磨至共熔后，再与冷至40℃左右的基质混匀。

（5）挥发性、易升华的药物及遇热易结块的树脂类药物，应使基质降温至40℃左右，再与药物混合均匀。

（三）制备的方法与设备

软膏剂制备方法的选择需根据药物与基质的性质、用量及设备条件而定。

1. 研合法　由半固体和液体组分组成的软膏基质可用此法。可先取药物与部分基质或适宜液体研磨成细腻糊状，再递加其余基质研匀至取少许涂布于手背上无颗粒感觉为止。大量生产时可用电动乳钵进行。

基质的各组分及药物在常温下能均匀混合时用此法，由于制备过程中不加热，故也适合不耐热的药物。小量制备时常用软膏刀在陶瓷或玻璃的软膏板上调制。大量生产时用机械研合法，如电动乳钵、三滚筒软膏研磨机等，但生产效率较低。

（1）三滚筒软膏研磨机结构　主要由三个水平方向平行设置的滚筒和传动装置、加料斗、电动装置等组成。如图15-2所示。

（2）研磨过程　三滚筒软膏研磨机由三个滚筒和传动装置组成，操作时将软膏置于料斗中，启动后滚筒转动方式如图15-3所示，软膏在滚筒的间隙中受到滚碾和研磨，由第三滚筒进入接收器。

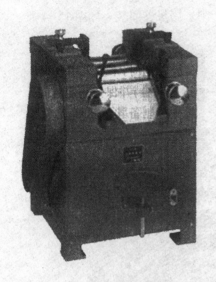

图 15-2 三滚筒软膏研磨机

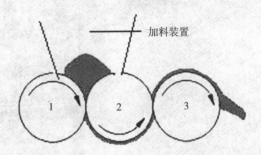

图 15-3 滚筒旋转方向示意图

2. 熔合法 是将基质先加热熔化，再将药物分次逐渐加入，边加边搅拌，直至冷凝的制备方法。当软膏中基质的熔点不同，在常温下不能均匀混合，或主药可溶于基质，或药材需用基质加热浸取有效成分时，可采用此法。

操作时应注意熔点较高的基质如蜂蜡、石蜡等应先热熔化，熔点较低的凡士林、羊毛脂等应后加入熔合，必要时可趁热用纱布滤过；再将处理好的药物加入适宜温度的基质溶液中搅拌至冷凝，以防止药粉下沉，凝固后则停止搅拌，以免搅入空气而影响质量。目前，常用三滚筒软膏研磨机研磨，以使达到一定的细度，使其均匀，无颗粒感。

3. 乳化法 是将油溶性组分混合加热熔融，另将水溶性组分加热至与油相温度相近时（约80℃），两液混合，边加边搅拌，待乳化完全，直至冷凝的制备方法。适用于乳膏的制备。

乳化法操作时应注意：

（1）乳化法中油、水两相的混合方法有三种：①两相同时掺和，适用于连续的或大批量的操作，需要一定设备；②分散相加到连续相中，适合于含小体积分散相的乳剂系统；③连续相加到分散相中，适用于多数乳剂系统，在混合过程中引起乳剂的转型，从而产生更为细小的分散相粒子。

（2）在油、水两相中均不溶解的组分最后加入。搅拌时尽量防止混入空气。

（3）大量生产中，因油相温度不易控制均匀，或两相搅拌不均匀，常致成品不够细腻，因此在乳膏温度冷至30℃左右时，可再用胶体磨或软膏机研磨至符合要求。

（四）灌封

小量生产的软膏用手工进行灌装，而大量生产则采用机器灌装。如图15-4所示。

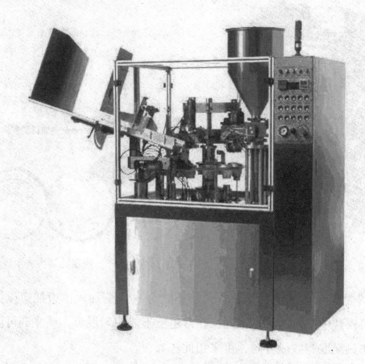

图15-4 软膏自动灌装封尾机

四、软膏剂的质量检查、包装与贮藏

（一）软膏剂的质量检查

软膏剂的质量评价指标主要包括外观、粒度、微生物限度、装量、无菌、黏稠度、刺激性、熔点与滴点、稳定性、主药含量等。

1. 外观　软膏剂应均匀、细腻，具有适当的黏稠度，易涂布在皮肤或黏膜上，无酸败、变色、变硬、融化、油水分离等变质现象。

2. 粒度　除另有规定外，混悬型软膏、含饮片细粉的软膏剂照下述方法检查，应符合规定。

检查法：取供试品适量，置于载玻片上涂成薄层，薄层面积相当于盖玻片面积，共涂三片，照粒度和粒度分布测定法（通则0982第一法）测定，均不得检出大于180μm的粒子。

3. 微生物限度　除另有规定外，照非无菌产品微生物限度检查：微生物计数法（通则1105）和控制菌检查（通则1106）及非无菌药品微生物限度标准（通则1107）检查，应符合规定。

4. **装量检查** 照最低装量检查法（通则0942）检查，应符合规定。

5. **无菌** 用于烧伤或严重创伤的软膏剂与乳膏剂，照无菌检查法（通则1101）检查，应符合规定。

6. **含量测定** 软膏剂含量准确测定的关键是排除基质对主药含量测定的干扰和影响，以及如何将药物从基质中准确提取出来，可通过空白试验和回收率试验验证含量测定方法。

7. **物理性质的检测**

（1）**pH值** 由于软膏基质在精制过程中需用酸、碱处理，有时还需通过pH调节软膏的黏度，因此应对软膏的酸碱度进行测定，以免引起刺激。测定方法是取样品加适量水或乙醇分散混匀，然后用酸度计测定，一般控制在pH值4.4~8.3。

（2）**熔程** 软膏剂的熔程以接近凡士林的熔程为宜。按照《中国药典》方法测定或用显微熔点测定仪。

（3）**黏度与稠度** 软膏剂多属于非牛顿流体，除黏度外，常须测定塑变值、塑性黏度、触变指数等流变学指标，这些因素总和称为稠度，可用插度计测定。

（二）**软膏剂的包装与贮藏**

软膏剂常用的包装容器有金属塑料的盒子、玻璃制的广口瓶等，大量生产多用锡管、铝管或塑料管包装，医院制剂多采用塑料盒包装。软膏剂的容器应不与药物或基质发生理化作用。

软膏剂易受温度的影响，温度过高或过低，基质可能分层或影响软膏的均匀性。软膏应密封包装，贮存于阴凉干燥处。

五、举例

例1：

紫草软膏

【处方】紫草500g，当归150g，防风150g，地黄150g，白芷150g，乳香150g，没药150g。

【制法】以上七味药物，除紫草外，乳香、没药粉碎成细粉，过筛；当归、防风、地黄、白芷四味酌予碎断，取食用麻油6000g，同置锅内炸枯，去渣；将紫草用水润湿，置锅内炸至油呈紫红色，去渣，滤过。另加蜂蜡适量（约2000g：每10g麻油加蜂蜡2~4g），熔化，待温，加入上述粉末，搅匀，即得。

【性状】本品为紫红色软膏。

【功能与主治】化腐生肌，解毒止痛。用于热毒蕴结所致的溃疡，症见疮面疼痛、疮色鲜活、脓腐将尽。

【用法与用量】外用。摊于纱布上贴患处，每隔 1~2 日换药一次。

【处方分析】本制剂所用的是油脂性基质，处方中乳香、没药为细料药，故粉碎成细粉；紫草为全草类药材，容易炸枯，故后炸，而干燥之后的紫草易碎，因而炸前用水湿润。

例 2：

康妇软膏

【处方】白芷 145g，蛇床子 145g，花椒 145g，土木香 30g，冰片 30g。

【制法】以上五味，除冰片外，其余白芷等四味用水蒸气蒸馏，分别收集芳香水及水煎液，芳香水进行重蒸馏，得精馏液；水煎液滤过，滤液浓缩至相对密度约为 1.20（25℃），加乙醇使含醇量为 70%，静置，取上清液用 10% 氢氧化钠溶液调 pH 值至 8.0，静置过夜，回收乙醇，流通蒸汽灭菌 30 分钟，与精馏液合并，搅匀，备用；冰片研为细粉，过筛，备用。另将油相硬脂酸、羊毛脂、液体石蜡与水相三乙醇胺、甘油、蒸馏水分别加热至约 70℃，在搅拌下，将水相加入油相中，冷却至 40℃，加入适量防腐剂，搅匀，制成基质。取上述药液，加热至 50~60℃，加入基质中，搅拌，加入冰片细粉，搅匀，使色泽一致，制成软膏 1000g，分装，即得。

【性状】本品为浅黄棕色的软膏，气清香。

【功能与主治】祛风燥湿，止痒杀虫，化腐生肌。用于外阴炎、外阴溃疡或阴道炎等引起的外阴或阴道充血，肿胀，灼热，疼痛，分泌物增多或局部溃疡、糜烂、瘙痒等。

【用法与用量】外用。涂于洗净的患处，一日 2~4 次。

【处方分析】本制剂为 O/W 型乳剂软膏剂。药物的处理：白芷、蛇床子、花椒、土木香四味中药富含挥发性成分，先用水蒸气蒸馏提取其有效成分，水煎液经精制处理后，二者合为中药综合浸提浓缩液，加热后加入已制备好的乳剂基质中；最后冰片应在冷至 40℃左右时混匀。

例 3：

盐酸达克罗宁乳膏

【处方】盐酸达克罗宁 5g，十六醇 45g，液状石蜡 30g，白凡士林 70g，十二烷基硫酸钠 5g，甘油 25g，纯化水加至 500g。

【制法】取十六醇、液状石蜡、白凡士林，置水浴上加热至 75~80℃使熔化；另取盐酸达克罗宁、十二烷基硫酸钠依次溶解于纯化水中，加入甘油混匀，加热至约 75℃，缓缓加至上述油相中，边加边搅拌，使乳化完全，放至冷凝，即得。

【功能与主治】止痒、止痛、杀菌。用于皮肤瘙痒症。

【用法与用量】外用。均匀涂敷于患处。

【处方分析】盐酸达克罗宁对皮肤各症止痛、止痒功效明显，并有杀菌作用，作用迅速，穿透力强。凡火伤、皮肤擦烂、痒疹、虫咬伤、痔瘘痔核、溃疡褥疮均可使用，也可用于喉镜、气管镜、膀胱镜检查前的准备。盐酸达克罗宁在水中溶解度较小（1∶50），制备时也可加适量甘油研磨，使分散均匀，再与基质混合，使其混悬在基质中搅匀即可得。

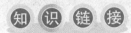

眼膏剂简介

眼膏剂系指药物与适宜基质制成的专供眼用的灭菌软膏剂。

根据基质种类的不同，可分为眼用乳膏剂和眼用凝胶剂。眼用乳膏剂系指由药物与适宜基质均匀混合，制成无菌乳剂型眼用半固体制剂；眼用凝胶剂系指由药物与适宜辅料制成无菌凝胶状的眼用半固体制剂，其黏度大，且易与泪液混合。

与一般滴眼剂相比，眼膏剂作用缓和持久，并能减轻眼睑对眼球的摩擦，常用于眼部感染性、损伤性病变。眼膏剂的缺点是有油腻感，使视力模糊，因此夜间使用眼膏剂，白天使用滴眼剂较为适宜。

眼膏剂的制备工艺与一般的软膏剂基本相同，但眼膏剂对其原材料、生产工艺及贮藏条件要求比较高。眼膏剂属于无菌制剂，要求原料药纯度高，不得染菌；配制与分装须在清洁、避菌条件下操作，严防微生物污染；所用容器洗净并灭菌；或者对调制好的半成品进行灭菌。

第三节　硬膏剂

一、概述

（一）硬膏剂的含义

硬膏剂系指饮片提取物与适宜的基质相互溶解、反应或混合后，均匀摊涂于裱褙材料上制成的类似于固体的外用制剂。硬膏剂是一种古老剂型，我国中医外科、伤科和民间现仍广泛使用。

（二）硬膏剂的特点

硬膏剂除具有一般外用膏剂的特点之外，还具有如下优点：作用持久，疗效可靠；廉价易得；携带、运输、贮存及使用比较方便。

但硬膏剂有如下缺点：制备过程中污染比较大，对周围环境影响大，产生的气体对空气有污染性，对人体具有危害性；释药速度缓慢，奏效较慢；易污染衣物及皮肤；含有一定量的重金属离子，使用具有局限性。

二、膏药

膏药系指中药、食用植物油与红丹（铅丹）或宫粉（铅粉）炼制成膏料，摊涂于裱褙材料上制成的供皮肤贴敷的外用制剂。前者称为黑膏药，后者称为白膏药，目前常用的为黑膏药。

黑膏药一般为黑褐色的坚韧固体，乌黑光亮，油润细腻，老嫩适度，摊涂均匀，无红斑，无飞边缺口，加温后能黏贴于皮肤上且不易移动。用前须烘热，软化后贴于皮肤上。

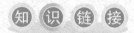 知 识 链 接

膏药的发展史

膏药在我国应用甚早，晋代就有其制法和应用的记载，是我国传统五大剂型丸、散、膏、丹、汤之一。它外治可消肿、拔毒、生肌，主治肌肤红肿、痈疽、疮疡等；内治可活血通络、驱风寒、壮筋骨、止痛、消痞，主治跌打损伤、风湿痹痛等，以弥补内服药力之不足。清代吴师机的《理瀹骈文》为膏药专著，全面论述了膏药的应用和制备。

（一）黑膏药

1. 黑膏药制备工艺流程 一般黑膏药的制备工艺流程如图 15-5 所示。主要包括：提取药料、炼油、下丹成膏、去火毒、摊涂等操作。

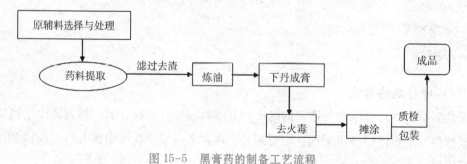

图 15-5　黑膏药的制备工艺流程

2. 原辅料的选择与药物处理

（1）植物油　应选用质地纯净、沸点低、熬炼时泡沫少、制成品软化点及黏着力适当的植物油。以麻油最好，因为其熬炼时泡沫少，有利于操作，成品外观油润、性黏、质量好，且药性清凉，具有消炎功效。棉籽油、豆油、菜油、花生油等也可应用，但炼制时易

产生泡沫。

（2）红丹 又称铅丹、樟丹、黄丹、陶丹，为橘红色粉末，质重，主要成分为四氧化三铅（Pb_3O_4），含量应在 95% 以上。红丹含水分，易聚成颗粒，下丹时沉于锅底，不易与油充分反应，为保证干燥，使用前应炒除水分，过五号筛。

（3）药物的处理 膏药中所用药材应依法加工，按中药不同性质处理。一般中药适当粉碎，为提取做准备；基质中可溶的、不溶的细料药或挥发性药物如乳香、没药、朱砂、雄黄、冰片、樟脑等可先研成细粉，摊涂前与膏药料混匀；贵重药如麝香等研成细粉，撒于膏药表面。

3. 黑膏药的制备

（1）提取药料 药料可分为一般药料和细料药。一般药料系指不具挥发性的动植物药材，如根、茎、皮、叶、花类及动物骨、皮、爪、角等。细料药系指芳香挥发性药物、贵重药物等，如乳香、没药、朱砂、雄黄、冰片、樟脑等。两种药料需分别处理，一般药料用于提取，细料药粉碎成细粉备用。

药料提取时可将一般药料适当切碎，用植物油浸泡一定时间，加热，控制温度在 200℃ 左右，炸至药料表面深褐色，内部焦黄为宜（油温控制在 200~220℃），过滤，除去药渣，即得药油。细料药或挥发性药物如冰片等摊涂前与膏料混匀，贵重药如麝香等撒于膏药表面。

（2）炼油 系指将药油于 270~320℃ 继续加热熬炼，使油脂在高温下氧化、聚合、增稠，炼至"滴水成珠"。炼油程度的检查方法：取油少许滴于水中，若药油聚集成珠不散，则药油炼好。炼油为制备膏药的关键，炼油过嫩则膏药质软，贴于皮肤易移动；炼油过老则膏药质脆，黏着力小，易脱落。

（3）下丹成膏 系指在炼成的油中加入红丹反应生成脂肪酸铅盐，脂肪酸铅盐促进油脂进一步氧化、聚合、增稠而成膏状。每 500g 药油用红丹 150~210g。当油温达到约 300℃ 时，在不断搅拌下，缓缓加入红丹，使油与红丹在高温下充分反应，直至成为具有光泽的黑褐色稠厚状液体。下丹的方式有火上下丹法与离火下丹法两种，火上下丹法是指将药油微炼后，边加热边下丹；离火下丹法是指将炼好的药油连锅离开火源，趁热加入红丹。下丹时撒布要均匀，速度不宜太快（溢锅）、不宜太慢（冷却），要不断地沿一个方向搅拌。

检查熬炼的老嫩程度：可取膏药少许滴入水中数秒钟后取出，若膏黏手，拉之有丝则过嫩，需继续熬炼；若拉之有脆感则过老。膏不黏手，稠度适中，则表示合格。膏液也可用软化点测定仪测定其老嫩程度。

炼油及下丹成膏过程中有大量刺激性浓烟产生，需注意通风、防火。大量生产中产生的刺激性气体需通过废气排出管通入洗水池中，经水洗后排除。

（4）去火毒　火毒系指对皮肤产生刺激性的物质，轻则引起皮肤红斑、瘙痒，重则发疱溃疡。去火毒的方法是：将炼成的膏状物以细流倒入冷水中，不断搅拌，使成带状，反复换水至冷，然后浸于冷水中24小时或数日，仍需换水直至火毒除尽倾。目前有生产品种直接采取膏药炼至老嫩适宜后，或做滴水成珠实验后，用适量水趁热倾入膏中，再强烈快速搅拌数分钟，此方法去火毒，还需进一步实践研究。

（5）摊涂　将去火毒的膏药团块用文火加热熔化，在不超过70℃下加入细料药或挥发性药物搅匀，按规定量涂于裱褙材料上。目前有的中医医院制剂室在生产黑膏药时，有用竹签蘸取规定量手工摊涂，还有用专门的机器设备半自动摊涂，后者较快但不均匀。

膏药摊涂用的裱褙材料常为皮革、布或多层韧皮纸。摊涂后膏面覆盖衬纸并折叠。密闭包装，置纸盒或袋内，于阴凉处贮藏。

4. 黑膏药的质量检查

按照《中国药典》（2015年版）有关规定，黑膏药需要进行以下质量检查：

（1）外观性状　黑膏药的膏体应油润细腻、乌黑光亮、无红斑、老嫩适宜、摊涂均匀、无飞边缺口，加温后能粘贴于皮肤上且不脱落、不移动。

（2）重量差异　取供试品5张，分别称定每张总重量，剪取单位面积（cm²）的裱褙，称定重量，换算出裱褙重量，总重量剪去裱褙重量，即为膏药重量，与标示重量相比较，应符合表15-1的规定。

表15-1　黑膏药的重量差异限度

标示重量	重量差异限度
3g及3g以下	±10%
3g以上至12g	±7%
12g以上至30g	±6%
30g以上	±5%

（3）软化点　照膏药软化点测定法（通则2102）测定，应符合各品种项下有关规定。

（4）其他检查　应进行刺激性试验、稳定性试验、药物透皮吸收试验等。

5. 举例

例：

狗皮膏

【处方】生川乌80g，生草乌40g，羌活20g，独活20g，青风藤30g，香加皮30g，防风30g，铁丝威灵仙30g，苍术20g，蛇床子20g，麻黄30g，高良姜9g，小茴香20g，官桂10g，当归20g，赤芍30g，木瓜30g，苏木30g，大黄30g，油松节30g，续断40g，川芎30g，白芷30g，乳香34g，没药34g，冰片17g，樟脑34g，肉桂11g，丁香17g。

【制法】以上29味药，乳香、没药、丁香、肉桂分别粉碎成粉末，与樟脑、冰片粉末配研，过筛，混匀；其余生川乌等23味药，酌予碎断，与食用植物油3495g同置锅内炸枯，去渣，滤过，炼油至滴水成珠。另取红丹1040～1140g，加入油内，搅匀，收膏，将膏浸泡于水中。取膏，用文火熔化，加入上述粉末，搅匀，分摊于兽皮或布上，即得。

【功能与主治】祛风散寒，活血止痛。用于风寒湿邪，气滞血瘀引起的四肢麻木、腰腿疼痛、筋脉拘挛、跌打损伤、闪腰岔气、脘腹冷痛、行经腹痛、湿寒带下、积聚痞块。

【用法与用量】外用，用生姜擦净患处皮肤，将膏药加温软化，贴于患处或穴位。

【制备操作要点】①方中乳香、没药、丁香、肉桂为贵重细料药或挥发性药材，故粉碎成细粉，而樟脑、冰片能产生低共熔又具有挥发性，须与其他粉末配研；剩余的药物须稍加粉碎。②炼油时要不断搅拌，并注意炼制的程度。③炼好的膏有一定的毒性，需要用水浸泡去掉"火毒"，并要控制好去"火毒"的时间。④处理好的药物细粉在摊涂之前应在低于70℃的条件下加入或撒在摊涂好的膏面上。⑤在制备时，要保持操作环境的通风。

（二）白膏药

白膏药系指中药、食用植物油与宫粉（铅粉，即碱式碳酸铅）炼制成膏料，摊涂于裱褙材料上制成的供皮肤贴敷的外用制剂。

白膏药是以食用植物油与宫粉为基质原料。

白膏药的制法与黑膏药略相同，但比黑膏药的制备难度稍大。一般制备时要注意：炼油时要稍炼老点，火力要集中；油要纯洁清亮，注意药物要干净无灰尘；过滤时药油勿损耗过多，以免影响油粉比例；加入宫粉时需将药油冷至100℃以下，宫粉的用量较黄丹为多。

白膏药成品的颜色比黑膏药浅，多为油润细腻的淡黄色。

白膏药常用经典处方为白鲫鱼膏，处方来源于《医宗金鉴》。其主治各种恶疮、溃破流脓或肿毒坚硬不溃等，主要功效是消肿散毒、拔毒生肌等。

第四节 其他外用膏剂

一、橡胶贴剂

（一）橡胶贴剂的含义

橡胶贴剂系指原料药物与橡胶等基质混匀后涂布于背衬材料上制成的贴膏剂。橡胶贴剂可直接贴于皮肤上使用，无须加热软化，具有使用方便、不污染皮肤和衣物、携带方便等特点，但药效维持时间较膏药短。

（二）基质组成

1. **橡胶** 为基质的主要原料，具弹性、低传热性、不透气和不透水的性能。

2. **增黏剂** 增加膏体的黏性。以往常用松香，但松香酸会加速橡胶贴膏的老化，现多用甘油松香脂、氢化松香、β-蒎烯等，可提高橡胶贴膏的稳定性。

3. **软化剂** 用于软化生胶，增加膏体的可塑性及成品的耐寒性，并改善膏浆的黏性。常用的有植物油、凡士林、羊毛脂、液状石蜡、邻苯二甲酸二丁酯等。中药挥发性成分也具有一定的软化作用，若处方中含有较多挥发性成分，可酌情减少软化剂的用量。

4. **填充剂** 常用氧化锌、锌钡白（立德粉）。氧化锌能与松香酸生成松香酸锌盐而使膏体的黏性上升，具有黏结膏料与裱褙材料的功能，同时亦能减弱松香酸对皮肤的刺激，还有缓和的收敛作用。锌钡白常用于热压法制备橡胶贴膏，其特点是遮盖力强，胶料硬度大。

（三）橡胶贴剂的制备

橡胶贴膏常用的制备方法有溶剂法和热压法两种，制备工艺流程如图 15-6 所示。

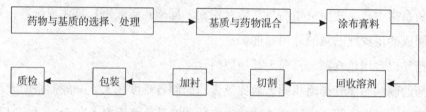

图 15-6　橡胶贴剂制备工艺流程

1. **溶剂法** 取橡胶洗净，在 50~60℃ 条件下加热干燥或晾干，切成块状，在炼胶机中塑炼成网状薄片，消除静电 18~24 小时后，浸于适量汽油中，待溶胀后，移至打胶机中，搅匀，分次加入凡士林、羊毛脂、氧化锌、松香等混匀制成基质，再加入药物，搅匀，涂膏，盖衬，切片即得。

2. **热压法** 取橡胶洗净，在 50~60℃ 条件下加热干燥或晾干，切成块状，在炼胶机中塑炼成网状薄片，加入油脂性药物等，待溶胀后再加入其他药物和锌钡白或氧化锌、松香等，搅拌均匀后充分炼压，至烘箱加热后保温于 80℃ 进行涂布，盖衬，切片即得。热压法不用汽油，无须回收装置，但成品欠光滑。

（四）质量评价

按照《中国药典》（2015 年版）相关规定，橡胶贴剂需进行以下几方面的质量检查。

1. **外观性状** 膏料应涂布均匀，膏面应光洁，色泽一致，无脱膏、失黏现象；背衬面应平整、洁净、无漏膏现象。

2. **含膏量** 取供试品 2 片（每片面积大于 35cm² 的应切取 35cm²），除去盖衬，精密称定，置有盖玻璃容器中，加适量有机溶剂（如三氯甲烷、乙醚等）浸渍，并时时振摇，待背衬与膏料分离后，将背衬取出，用上述溶剂洗涤至背衬无残附膏料，挥去溶剂，在 105℃干燥 30 分钟，移至干燥器中，冷却 30 分钟，精密称定，减失重量即为膏重，按标示面积换算成 100cm² 的含膏量，应符合各品种项下的规定。

3. 耐热性　除另有规定外，取供试品 2 片，除去盖衬，在 60℃加热 2 小时，放冷后，膏背面应无渗油现象；膏面应有光泽，用手指触试应仍有黏性。

4. 黏附力　除另有规定外，橡胶贴剂照贴膏剂黏附力测定法（通则 0952 第二法）测定，均应符合各品种项下的规定。

5. 有机溶剂残留量检查　涂布中若使用有机溶剂的，必要时应检查有机溶剂残留量。

6. 微生物限度　除另有规定外，照非无菌产品微生物限度检查：微生物计数法（通则 1105）和控制菌（通则 1106）及非无菌药品微生物限度标准（通则 1107）检查，橡胶贴剂每 10cm² 不得检出金黄色葡萄球菌和铜绿假单胞菌。

（五）举例

例：

伤湿止痛膏

【处方】伤湿止痛用流浸膏 50g，水杨酸甲酯 15g，颠茄流浸膏 30g，芸香浸膏 12.5g，薄荷脑 10g，冰片 10g，樟脑 20g，生橡胶 16kg，松香 16kg，羊毛脂 4kg，凡士林 1.5kg，液状石蜡 1kg，氧化锌 20kg，汽油 45kg。

【制法】伤湿止痛用流浸膏系取生草乌、生川乌、乳香、没药、生马钱子、丁香各 1 份，肉桂、荆芥、防风、老鹳草、香加皮、积雪草、骨碎补各 2 份，白芷、山奈、干姜各 3 份，粉碎成粗粉，用 90% 乙醇制成相对密度约为 1.05 的流浸膏；按处方量称取伤湿止痛用流浸膏、水杨酸甲酯、颠茄流浸膏、芸香浸膏、薄荷脑、冰片、樟脑，另加 3.7~4.0 倍重的由橡胶、松香等制成的基质，制成膏料。进行涂膏，回收溶剂后，切段，盖衬，切成小块，即得。

【功能与主治】祛风湿，活血止痛。用于风湿性关节炎，肌肉疼痛，关节肿痛。

【制备操作要点】在制备过程中首先要注意生产环境必须满足橡胶膏剂的生产要求；用渗漉法提取中药材中的成分时渗漉液一定要分步收集，浓缩之前要进行净化，只能用蒸汽或水浴加热，并不断搅拌；薄荷脑、樟脑、冰片为挥发性成分，不宜加热，应直接粉碎加入基质中；橡胶在汽油中须充分溶胀后才能进一步操作。

二、巴布膏剂

（一）巴布膏剂的含义

巴布膏剂简称巴布，系指原料药物与适宜的亲水性基质混匀后涂布于背衬材料上制成的贴膏剂，又称凝胶贴膏。

（二）巴布膏剂的特点

巴布膏剂与橡胶贴剂、膏药均属硬膏剂，应用相似，具有以下特点：①载药量大，尤其适用于中药浸膏；②与皮肤相容性好，透气，耐汗，无致敏性及刺激性；③药物释放性良好，能提高皮肤的水化作用，有利于药物透皮吸收；④使用方便，不污染衣物，反复贴敷仍能保持原有黏性。因此，巴布膏剂是具有广阔发展前景的外用剂型。

（三）组成

1. 背衬层　为基质的载体，常选用无纺布、人造棉等。

2. 防黏层　用于保护膏体，常选用聚丙烯及聚乙烯薄膜、聚酯薄膜及玻璃纸等。

3. 膏体　为巴布剂的主要部分，由药物和基质构成，应有适当的黏性，能与皮肤紧密接触以发挥治疗作用。基质的性能决定了巴布剂的黏着性、舒适性、物理稳定性等特征。基质的原料主要包括：

（1）黏合剂　常用的有海藻酸钠、西黄芪胶、明胶、聚丙烯酸及其钠盐、羟甲基纤维素及其钠盐。

（2）保湿剂　常用聚乙二醇、山梨醇、丙二醇、丙三醇及它们的混合物。

（3）填充剂　常用微粉硅胶、二氧化钛、碳酸钙、高岭土及氧化锌等。

（4）渗透促进剂　可用氮酮、二甲基亚砜、尿素等，近年来多用氮酮。氮酮与丙二醇合用能提高氮酮的促渗透作用。芳香挥发性物质如薄荷脑、冰片、桉叶油等也有促进渗透作用。还可根据药物的性质加入表面活性剂等其他附加剂。

（四）制备方法

巴布剂的制备方法一般为：将高分子物质胶溶，按一定顺序加入黏合剂等其他附加剂，制成均匀基质后，再与药物混匀，涂布，压合防黏层，分割，包装，即得。

如果是固体药物，应预先粉碎成细粉或溶于适宜的溶剂中，药材提取物应按各品种项下规定的方法进行提取。为了保证药物的稳定性和与基质混合的均匀性，必要时可加入稳定剂、表面活性剂、透皮促进剂、保湿剂、防腐剂、抗过敏剂或抗氧剂等。

在搅拌炼制过程中，搅拌速率对膏体物理性状的影响较大。速度过快，不仅会使膏体产生气泡，而且由于剪切力的作用会使其黏度下降；速度过慢，膏体不易均匀。此外，膏体的含水量对膏体的物理性状也有影响，一般情况以含水量为30%~60%适宜。

（五）举例

例：

芳香凝胶剂

【处方】聚丙烯酸钠10g，淀粉丙酸酯10g，二氧化钛0.5g，甘油80g，薰衣草油1.2g，柠檬油0.4g，二氧化硅6g，羟苯甲酯0.2g，羟苯丙酯0.1g，乙醇2mL，聚山梨酯-80 0.1g，乙酸乙烯酯6g，氢氧化铝干凝胶0.1g，纯化水适量。

【制法】将上述物质加纯化水适量混匀，涂布于无纺纤维织物上，盖上防黏层即得。

【性状】具有芳香气味的凝胶贴剂。

【功能与主治】具有芳香治疗作用。贴于体表可产生轻松和兴奋作用。

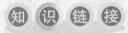

巴布剂的发展史及类型简介

巴布剂早期称为泥罨剂，在日本有较久的应用历史。一般是将麦片等谷物与水、乳、蜡等混合成泥状，使用时涂布在纱布上，贴于患处，也称为泥状巴布剂。随着医药化学工业的发展及新型高分子材料的出现，凝胶膏剂的基质组成更科学合理，给药剂量更准确，已发展成为定型凝胶膏剂，该剂型正逐步受到人们的重视。

泥状凝胶膏剂系指将有效成分与甘油、明胶、水或其他液体物质混合，涂布于脱脂棉上3~5mm厚，贴于患处，以绷带固定，起到保湿和防止污染衣物的作用，属于软膏状剂型，用后易除掉，一日可换1~2次，再次应用时可以减少涂布量。

定型凝胶膏剂系指药物与明胶、甲基纤维素、聚丙烯酸钠等良好的水溶性高分子物质为主的药膏基质混合，涂布于无纺布的背衬材料上，表面覆盖一层聚乙烯或聚丙烯塑料薄膜，按使用要求裁成不同大小规格，装入塑料袋或纸袋中而成。

三、糊剂与涂膜剂

（一）糊剂

1. 糊剂的含义与特点　糊剂系指大量的原料药物固体粉末（一般25%以上）均匀地分散在适宜的基质所组成的半固体外用制剂。由于糊剂含固体粉末一般在25%以上，其吸水能力大，不妨碍皮肤的正常排泄，具有收敛、消毒、吸收分泌物作用。适用于多量渗出的皮肤，慢性皮肤病如亚急性皮炎、湿疹及结痂成疮等轻度渗出性病变。

2. 糊剂的分类　根据赋形剂不同，糊剂可分为水凝胶性糊剂和脂肪糊剂两类。

（1）水凝胶性糊剂　系以水、酒、醋、药汁、蜂蜜、饴糖、淀粉或其他水溶性高分子物质为基质制成的糊剂，无油腻性，易清洗。

（2）脂肪糊剂　系以麻油等植物油或凡士林为赋形剂制成的糊剂，具有油腻性。常用于疮疡疖肿、烧烫伤等。

在渗出液较多的创面上使用脂肪糊剂时，由于分泌物不易混合，甚至阻止分泌液流出使之形成微生物繁殖的良好条件，此种情况时，使用水溶性凝胶糊剂较好，且洁净易清洗。

3. 糊剂制备与举例

（1）制备　通常是将药物粉碎成细粉，粉状药物应过六号筛。也有将药物按所含有效成分采用适当方法提取制得干浸膏，再粉碎成细粉，与基质搅拌均匀，调成糊状。基质需加热时，温度不应过高，一般控制在70℃以下，以免淀粉糊化。

（2）举例

皮炎糊

【处方】白鲜皮根500g，白屈菜500g，淀粉100g，冰片1g。

【制法】将白鲜皮根和白屈菜分别粉碎成粗末，用pH值4的醋酸水与70%的乙醇渗漉，制成流浸膏，加入淀粉，加热搅拌成糊状。然后将冰片溶于少量乙醇中，搅匀，即得。

【功能与主治】消炎，祛湿，止痒。用于稻田皮炎、脚气等。

【用法与用量】外用。涂患处，一日数次。

（二）涂膜剂

1. 涂膜剂的含义与特点　涂膜剂系指原料药物溶解或分散于含成膜材料溶剂中，涂搽患处后形成薄膜的外用液体制剂。用时涂于患处，有机溶剂挥发后形成薄膜，保护患处并逐渐释放出所含药物，从而发挥治疗作用。

涂膜剂是我国在硬膏剂、火棉胶剂和中药膜剂等剂型的应用基础上发展起来的一种新剂型，特点是制备工艺简单，制备中不需要特殊的机械设备，不用裱褙材料，使用方便。涂膜剂在某些皮肤病、职业病的防治上有较好的作用，一般用于慢性无渗出液的皮损、过敏性皮炎、牛皮癣和神经性皮炎等。

涂膜剂由药物，成膜材料和挥发性有机溶剂三部分组成。常用的成膜材料有聚乙烯醇缩甲乙醛、聚乙烯醇（PVA）、火棉胶等；挥发性溶剂有乙醇、丙酮等。涂膜剂中一般还需加入增塑剂，常用邻苯二甲酸二丁酯、甘油、丙二醇、山梨醇等。

涂膜剂因含有大量有机溶剂，应密闭贮藏，并注意避热、防火。

2. 制法与举例　涂膜剂一般用溶解法制备，如药物能溶于溶剂中，则直接加入溶解；如为中药，则应先制成乙醇提取液或提取物的乙醇-丙酮溶液，再加入成膜材料溶液中。

例1：

复方鞣酸涂膜剂

【处方】鞣酸50g，间苯二酚50g，水杨酸30g，苯甲酸30g，苯酚20g，聚乙烯醇

（PVA）40g，甘油 100mL，纯化水 400mL，乙醇加至 1000mL。

【制法】取聚乙烯醇，加全量纯化水膨胀后，在水浴上加热使其完全溶解；另取鞣酸、间苯二酚、水杨酸、苯甲酸依次溶于适量乙醇中，加入苯酚和甘油，再加乙醇使成 550mL，搅匀后，缓缓加至聚乙烯醇溶液中，随加随搅拌，搅匀后，滤过，再自滤器上加乙醇使成 1000mL，搅匀，即得。

【功能与主治】消毒防腐，可抑制真菌生长，止痒。用于脚癣、体癣、股癣及神经性皮炎等。

【用法与用量】外用、局部涂布。

【处方分析】鞣酸为浅黄色到浅棕色非结晶性粉末或有光泽的鳞片，易溶于水、甘油，水溶液呈酸性。有强还原性，尤其在碱性条件下极易被氧化。本品中的鞣酸、水杨酸、苯酚与金属离子均能显色，因此在配制、使用过程中忌与金属器皿接触。

例2：

疏痛安涂膜剂

【处方】透骨草 143g，伸筋草 143g，红花 48g，薄荷脑 6.7g。

【制法】以上四味，除薄荷脑外，其余透骨草等三味加水适量，用稀醋酸调 pH 值至 4~5，煎煮三次，每次 1 小时。合并煎液，滤过，滤液浓缩至相对密度为 1.12~1.16（80℃），加乙醇使含醇量为 60%，放置过夜，滤过，备用。另取聚乙烯醇（药膜树脂 04）100g，加 50% 乙醇适量使溶解，加入上述备用液，再加薄荷脑及甘油 8.3g，搅匀，加 50% 乙醇调整总量至 1000mL，即得。

【性状】本品为棕红色的黏稠状液体。

【功能与主治】舒筋活血，消肿止痛。用于风中经络、脉络瘀滞所致的头面疼痛、口眼㖞斜或跌打损伤所致的局部肿痛；头面部神经痛、面神经麻痹、急慢性软组织损伤见上述证候者。

【用法与用量】涂患处或有关穴位。一日 2~3 次。

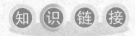

凝胶剂简介

凝胶剂系指提取物与适宜基质制成具凝胶特性的半固体或稠厚液体制剂。

按基质的不同，凝胶剂可分为水性凝胶与油性凝胶。水性凝胶剂基质一般由水、甘油或丙二醇与纤维素衍生物、卡波姆和海藻酸盐、西黄芪胶、明胶、淀粉等组成；油性凝胶剂基质由液体石蜡与聚氧乙烯或脂肪油与胶体硅或铝皂、锌皂组成。亦可加入保湿剂、防腐剂、抗氧剂、透皮促进剂等附加剂。临床上应用较多的是水性凝胶剂。

水性凝胶剂的特点是制备简单、易洗脱、不污染衣物、使用方便、与用药部位亲和力强、滞留时间长、毒副作用小等。

凝胶剂的制备通常是将基质材料在溶剂中溶胀，制备成凝胶基质，再加入药物溶液及其他附加剂。水溶性药物可以先溶于水或甘油，水不溶性药物粉末与水或甘油研磨后，再与凝胶基质混合，搅拌均匀即可。对有无菌度要求的凝胶剂，应注意无菌操作或采用适宜的方法灭菌。

四、透皮贴剂

（一）概述

透皮贴剂系指可粘贴在皮肤上，药物经皮肤吸收产生全身或局部治疗作用的薄片状制剂，常简称为贴剂或贴片。这类制剂为一些需长期用药的疾病和慢性病提供了简单有效的给药方法。贴剂一般由背衬层、药物贮库层、黏胶层及防黏层组成。透皮贴剂依据药物贮库是否含有控释膜，分为膜控释型、黏胶控释型、骨架控释型和微贮库控释型四类。贴剂通过扩散而起作用，作用时间由药物含量和释药速率所决定。

透皮贴剂应贴于完整的皮肤，皮肤应清洁、干燥，几乎无毛发，并且不油腻、不易受刺激、不发炎、不擦破或不结硬块。从包装内取出应小心，不可撕破或割离药物剂量，也不能切割使用。应按照说明书的推荐时间使用，届时立即更换新的透皮贴剂。

（二）透皮贴剂的特点

透皮贴剂的优点有：

1. 延长作用时间，减少用药次数。透皮贴剂中药物在贮库内缓慢长时间释放进入血液，作用时间长，如东莨菪碱透皮贴剂三天只需用药 1 次。

2. 维持恒定的血药浓度，降低了治疗指数小的药物的不良反应。如东莨菪碱较低的血药浓度就可达到抗晕、止吐作用，克服了口服给药因血药浓度过高而产生口干、嗜睡、心悸等不良反应。

3. 避免口服给药发生的肝脏首过作用及胃肠灭活，减少个体差异，提高药物疗效。如硝酸甘油舌下用药维持时间很短，硝酸甘油贴剂可维持 24 小时的有效治疗。

4. 用药方便，患者可随时撤销或中断治疗。贴剂更适合于婴儿、老人及因呕吐不宜口服药物的患者及长期用药的患者。

透皮贴剂应符合：①活性成分不能透过透皮贴剂的背衬层，通常水也不能透过；②填充入贮库的溶液型药物，药物贮库中不应有气泡，无泄漏，药物混悬在贴剂中必须保证混悬、涂布均匀；③药物贮库中的药物应符合控释释放的要求，不得发生药物释放缓慢或突释的现象。

（三）组成与材料

除药物、渗透促进剂外，透皮贴剂中大多数材料为高分子聚合物，材料的选择、应用直接影响贴剂的药物控释速度、药物相容性、稳定性和外观，也影响制品的安全性和毒性。

1. 控释膜聚合物与骨架材料　常用聚氯乙烯（PVC）、乙烯-醋酸乙烯共聚物（EVA）、聚乙烯（PE）、聚丙烯（PP）等。

2. 压敏胶　透皮贴剂中黏合剂称为压敏胶，系指在轻微压力下既可实现黏贴，同时又容易剥离的一类胶黏材料，起着保证释药面与皮肤紧密接触以及药库、控释等作用。常用聚异丁烯类压敏胶、硅橡胶压敏胶、丙烯酸类压敏胶等。

3. 背衬材料、防黏材料和药库材料

（1）背衬材料　是用于支持药库或压敏胶等的薄膜，应对药物、胶液、溶剂、湿气和光线等有良好的阻隔性能，同时应柔软舒适，并有一定强度。常用多层复合铝箔，即由铝箔、聚乙烯或聚丙烯等膜材复合而成的双层或三层复合膜，

（2）防黏材料　主要用于黏胶层的保护，为了防止压敏胶从药库或控释膜上转移到防黏材料上。常用聚乙烯、聚苯乙烯、聚丙烯、聚碳酸酯、聚四氟乙烯等。

（3）药库材料　可以用单一材料，也可用多种材料配制的软膏、水凝胶、溶液等；各种压敏胶和骨架膜材也同时可以是药库材料。

（四）透皮贴剂的制备

透皮贴剂制备一般包括膜材的加工、膜材的改性和膜材的复合与成型三个步骤。

1. 膜材的加工　膜材的加工方法有涂膜法和热熔法两种。实验室中小量制备可用涂膜法，工艺过程同膜剂；热熔法是将高分子材料加热变形，经加工制成一定尺寸膜材的方法，适合于工业生产，加工方法常用挤出法和压延法。

2. 膜材的改性　膜材加工后，为了获得膜孔大小适宜或一定渗透性的膜材，还需将加工后的膜材做特殊处理使之改性。膜材改性可用溶蚀法、拉伸法和核辐射法。

3. 膜材的复合与成型

（1）涂布和干燥　常用的涂布液有压敏胶溶液（或混悬液）、药库溶液（或混悬液）、其他成膜溶液及防黏纸上的硅油等。涂布前应确定涂布液的含固体量及涂布厚度或增重等。将涂布液涂布在铝箔、膜材或防黏材料等相应材料上，干燥，除去溶剂即得。

（2）复合　把药物贮库层、背衬层及防黏层等各层复合在一起即形成完整贴剂。复合后得到的黏胶型贴剂再按设计要求切割成单剂量，包装即得。

（五）举例

东莨菪碱透皮贴剂

【处方】组成	药物贮库层（份）	黏附层（份）
聚异丁烯 MML-100	29.2	31.8
聚异丁烯 LM-MS	36.5	39.8
矿物油	58.4	63.6
东莨菪碱	15.7	4.6
氯仿	860.2	360.2

【制法】按药物贮库层处方和黏附层处方量称取各成分，分别溶解，将药物贮库层溶液涂布在 $65\mu m$ 厚的铝塑膜上，烘干或自然干燥，形成约 $50\mu m$ 厚的药物贮库层；将黏附层溶液涂布在 $200\mu m$ 厚的硅纸上，干燥，制成约 $50\mu m$ 厚的黏附层；将 $25\mu m$ 厚的聚丙烯控释膜复合到药物贮库层上，将黏附层复合到控释膜的另一面，切成 $1cm^2$ 的圆形贴剂。

所设计的释药量为初始量 $150\sim250\mu g\cdot(cm^2\cdot h)^{-1}$，维持量 $1\sim3\mu g\cdot(cm^2\cdot h)^{-1}$。

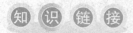

搽剂简介

搽剂系指饮片用乙醇、油或其他适宜溶剂制成的供无破损患处揉擦用的液体制剂。其中以油为溶剂的又称油剂。起镇痛、抗刺激作用的搽剂，多用乙醇为分散剂，使用时用力揉搽，可增加药物的渗透性；起保护作用的搽剂多用油、液体石蜡为分散剂，搽用时有润滑作用，无刺激性。搽剂也可涂于敷料上贴于患处，但不用于破损皮肤。

搽剂可为溶液型、混悬型、乳剂型液体制剂，有镇痛、收敛、保护、消炎、杀菌等作用。

獾油氧化锌搽剂

【处方】獾油970g，冰片30g。

【制法】以上两味，冰片研成细粉；将獾油热炼，除去水分，滤过，冷却后，加入冰片细粉，混匀，制成1000g，即得。

【功能与主治】清热解毒，消肿止痛。用于烧伤，烫伤，皮肤肿痛。

复习思考

一、选择题

1. 吸水性较好且可提高油脂性软膏药物渗透性的基质是（　　）

    A. 石蜡　　　　　　　　B. 植物油　　　　　　　　C. 蜂蜡

    D. 凡士林　　　　　　　E. 羊毛脂

2. 引起皮肤水合作用最强的基质是（　　）

    A. O/W 型乳剂基质　　　B. W/O 型乳剂基质　　　C. 甘油明胶

    D. 凡士林　　　　　　　E. 聚乙二醇

3. 药物透皮吸收的主要途径是（　　）

    A. 毛囊　　　　　　　　B. 汗腺　　　　　　　　C. 皮脂腺

    D. 皮肤表面的毛细血管　E. 完整表皮的角质层细胞及其细胞间隙

4. 对药物的释放穿透作用最好的基质是（　　）

    A. 水溶性基质　　　　　B. 油脂性基质　　　　　　C. 羊毛脂基质

    D. O/W 型基质　　　　　E. W/O 型基质

5. 组成与皮脂分泌物最接近的软膏基质是（　　）

    A. 硅油　　　　　　　　B. 蜂蜡　　　　　　　　C. 凡士林

    D. 羊毛脂　　　　　　　E. 液状石蜡

6. 以凡士林为基质的软膏剂中常加入羊毛脂是为了（　　）

    A. 调节黏度　　　　　　B. 改善吸水性　　　　　　C. 增强图展性

    D. 降低基质熔点　　　　E. 促进药物的吸收

7. 主要用于调节软膏稠度的基质是（　　）

    A. 液状石蜡　　　　　　B. 硅油　　　　　　　　C. 凡士林

    D. 羊毛脂　　　　　　　E. 甘油明胶

8. 适用于制备保护性软膏的基质是（　　）

    A. 硅酮　　　　　　　　B. 烃类基质　　　　　　C. 油脂类基质

    D. 水溶性基质　　　　　E. 类脂类基质

9. 关于外用膏剂的基质对药物透皮吸收影响的叙述，错误的是（　　）

    A. 基质的组成与皮脂分泌物相似时，有利于某些药物的透皮吸收

    B. 基质的 pH 小于弱酸性药物的 pK_a 时可增加药物的吸收

    C. 基质的 pH 大于弱碱性药物的 pK_a 时可增加药物的吸收

    D. 聚乙二醇基质软膏中的药物释放较快且较易透皮吸收

E. 油脂性基质可增加皮肤的水合作用而提高药物的渗透性

10. 下列属于软膏剂烃类基质的是（　　　）

    A. 硅酮　　　　　　　　B. 卡波姆　　　　　　　C. 甘油明胶

    D. 凡士林　　　　　　　E. 纤维素衍生物

11. 红丹的主要成分是（　　　）

    A. 氧化铁　　　　　　　B. 氧化铅　　　　　　　C. 五氧化二磷

    D. 四氧化三铁　　　　　E. 四氧化三铅

12. 黑膏药制备过程中没有涉及的操作为（　　　）

    A. 去火毒　　　　　　　B. 炼油　　　　　　　　C. 下丹收膏

    D. 炸料　　　　　　　　E. 收丹

13. 黑膏药的质量检查项目包括（　　　）

    A. 溶解时限　　　　　　B. 相对密度　　　　　　C. 崩解时限

    D. 软化点　　　　　　　E. 融变时限

14. 下列辅料中在橡胶膏剂基质中可以起软化剂作用的是（　　　）

    A. 橡胶　　　　　　　　B. 凡士林　　　　　　　C. 立德粉

    D. 汽油　　　　　　　　E. 松香

15. 糊剂所含的固体粉末的量下列正确的是（　　　）

    A. 20%以上　　　　　　B. 25%以上　　　　　　C. 30%以上

    D. 35%以上　　　　　　E. 40%以上

二、简答题

1. 简述软膏剂和贴膏剂的异同点。

2. 简述软膏剂的基质种类及各类基质的特点。

3. 简述黑膏药的制备方法。

技能训练

软膏剂的制备

一、实训目的

1. 掌握不同类型基质的软膏制备方法与操作要点。

2. 掌握不同制备软膏剂的方法与操作要点。

3. 能完成不同类型、不同基质软膏剂的制法操作；能进行软膏剂的质量评定。

二、实训条件

1. 药品　苯甲酸，水杨酸，硬脂酸，樟脑，薄荷脑，薄荷油，桉叶油，石蜡，蜂蜡，羊毛脂，白凡士林，液体石蜡，浓氨水，黄芩素细粉，冰片，单硬脂酸甘油酯，蓖麻油，甘油，三乙醇胺，尼泊金乙酯，尼泊金甲酯，纯化水等。

2. 器材　蒸发皿，水浴，电炉，温度计，显微镜等。

三、实训内容

1. 苯甲酸软膏

【处方】苯甲酸24g，水杨酸12g，羊毛脂10g，白凡士林150g，共制软膏约200g。

【制法】取苯甲酸与水杨酸，分别研磨成细粉，加适量熔化的羊毛脂、白凡士林研匀成半糊状，再分次递加剩余基质，研匀，使成200g，即得。

【功能与主治】能抑制霉菌，具有软化及溶解角质、止痒作用。用于慢性手足癣、体股癣及手足皲裂。

【注意事项】本品忌用于红肿、糜烂或继发感染的皮损部位；配制和贮藏时应避免使用铁、铜等金属用具，防止制品变色变质；苯甲酸与水杨酸受热均易挥发，基质温度不宜超过50℃；采用研合法制备，以免主药挥发。

2. 清凉油

【处方】樟脑8g，薄荷脑8g，薄荷油5mL，桉叶油5mL，石蜡10g，蜂蜡5g，浓氨水0.3mL，凡士林10g。

【制法】将樟脑、薄荷脑于研体中研磨使其共熔液化后，加入薄荷油、桉叶油研匀，备用。将石蜡、蜂蜡、凡士林置于蒸发皿中，加热至110℃，如有杂质可过滤，冷却至70℃。将上述共熔物加入油相中，搅匀，最后加入氨水，搅拌均匀，25~60℃时装盒，即得。

【注意事项】油脂性基质加热至110℃，必要时过滤；油脂性基质应冷却至70℃再加入共熔成分。

3. 乳剂型软膏基质

【处方】硬脂酸17g，液体石蜡25g，羊毛脂2g，三乙醇胺2g，甘油5mL，尼泊金甲酯0.1g，蒸馏水加至100mL

【制法】取硬脂酸、羊毛脂、液状石蜡在水浴上加热至80℃左右使融化，另取尼泊金乙酯溶于甘油与水中，加入三乙醇胺混合，加热至同温，将油相加至水相中，边加边搅，直至冷凝。（此时基质乳化后由细变粗，又由粗变细）即得。

【附注】本品为O/W型乳剂基质。处方中硬脂酸、液体石蜡、羊毛脂作油相；甘油、三乙醇胺、蒸馏水作水相；部分硬脂酸与三乙醇胺形成三乙醇胺皂作乳化剂；甘油为保湿剂；尼泊金甲酯为防腐剂。羊毛脂为类脂类，基质中加入羊毛脂，增加了对皮肤的亲和性，有利于药物透入真皮中发挥作用。

4. 黄芩素乳膏

【处方】黄芩素细粉（过六号筛）4g，冰片0.2g，硬脂酸12g，单硬脂酸甘油酯4g，蓖麻油 2g，甘油 10g，三乙醇胺 1.5mL，尼泊金乙酯 0.1g，蒸馏水 50mL，制成 100g。

【制法】①将硬脂酸、单硬脂酸甘油酯、蓖麻油、尼泊金乙酯共置干燥烧杯内，水浴加热至 50~60℃ 使全融熔；②将甘油、黄芩素、蒸馏水置另一烧杯中，加热至 50~60℃，边搅拌边加入三乙醇胺，使黄芩素全溶；③将冰片加入①液中溶解后，立即将此混合液逐渐加入含黄芩素的药液中，边加边搅拌，至室温，即得。

【功能与主治】清热解毒，燥湿。用于急慢性湿疹、过敏性药疹、接触性皮炎、毛囊炎、疖肿等。

【用法与用量】外涂，一日 2 次。必要时用敷料包扎。有渗出液、糜烂、继发性感染的病灶，先用 0.05% 高锰酸钾或 0.025% 新洁尔灭洗净拭干后，再涂药膏。

四、实训提示

实训过程中，制备软膏剂的操作注意事项如下：

1. 选用油脂性基质时，应纯净，否则应加热熔化后滤过，除去杂质，或加热灭菌后备用。

2. 混合基质的熔点不同时，熔融时应将熔点高的先熔化，然后加入熔点低的熔化；基质可根据含药量的多少及季节的不同，适量增减蜂蜡、石蜡、液状石蜡或植物油等用量，以调节软膏稠度。

3. 水相与油相两者混合的温度一般应控制在 80℃ 以下，且两相温度应基本相同，以免影响乳膏的细腻性。

4. 乳化法中两相混合时的搅拌速率不宜过慢或过快，以免乳化不完全或因混入大量空气使成品失去细腻和光泽并易变质。

5. 可溶性药物可以用适宜溶剂溶解后再加入基质中，可溶于基质的药物可以将基质加热融熔后，直接加入药物混匀；不溶性药物应先研细过筛（120 目筛），再按等量递增法与基质混合。药物加入熔化基质后，应搅拌至冷凝，以防药粉下沉，造成药物分散不匀。

6. 热敏感、挥发性或易升华的药物，应将基质温度降低至 40℃ 左右加入。处方中有共熔组分如樟脑、冰片等共存时，应先将其共熔后，再与冷至 40℃ 以下的基质混匀。

7. 中药煎剂、流浸膏等可先浓缩成稠膏，可加入适量防腐剂，再与基质混合。稠膏应先加少量溶媒（稀乙醇）使之软化或研成糊状后，再加入基质中混匀。

五、思考题

1. 软膏剂的制备方法有哪些？不同类型的基质应选择何种方法制备？

2. 分析乳剂基质处方，写出制备工艺流程及应注意哪些问题。

3. 制备软膏剂时处方中的药物应如何加入？

第十六章

栓 剂

【学习目标】

知识目标

掌握栓剂的特点及热熔法制备栓剂的工艺流程，掌握置换价的定义及计算方法。

熟悉栓剂的常用基质及质量评价。

了解栓剂的吸收与影响吸收的因素。

技能目标

能用热熔法制备栓剂，能对栓剂进行重量评价。

第一节　概　述

一、栓剂的含义

栓剂系指原料药物与适宜基质制成供腔道给药的固体制剂。

栓剂在常温下为固体，纳入人体腔道后，在体温作用下能够迅速融化、软化或溶化，并与分泌液混合，逐渐释放出药物，产生局部或全身作用。一般情况下，对胃肠道有刺激性，在胃中不稳定或有明显肝首过效应的药物，可以考虑制成直肠给药的栓剂。

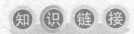

栓剂的发展史

栓剂作为直肠和阴道用药的剂型，在国内外都有非常悠久的历史。我国早在

《史记·仓公列传》等古文献、古典医籍中都有类似栓剂的制备与应用的记载。16世纪古埃及的《伊伯尹纸草本》中也有栓剂的记载，多属局部用药。随着医药科学的发展和对栓剂的研究不断深入，栓剂的应用不仅限于起局部作用，而且还能通过直肠吸收而起全身作用。近几十年来，在栓剂基质试制和品种研发方面有了新的突破，出现了中空栓、双层栓、微囊栓、渗透泵栓、凝胶栓等新型栓剂。

二、栓剂的特点

栓剂因吸收途径不同，可在腔道内起局部作用或由腔道吸收至血液起全身作用。

1. **局部作用**　栓剂可在腔道发挥药效，起到润滑、抗菌、杀虫、收敛、止痛、止痒等局部作用。

2. **全身作用**　栓剂经腔道吸收进入血液后可发挥全身作用，与口服给药不同的是：①药物不会受酶和胃肠道 pH 的破坏而失去活性；②避免药物对胃黏膜的刺激性；③药物直肠吸收，大部分不受肝脏首过作用影响；④直肠吸收比口服干扰因素少。

栓剂用法简单，剂量准确，适用于不能或不愿口服给药的患者，尤其适宜婴儿和儿童用药；也是伴有呕吐者治疗的有效途径之一。

栓剂的主要缺点是吸收稳定性不高，应用时不如口服制剂方便，生产成本比片剂、胶囊剂高。

三、栓剂的种类与规格

栓剂因施用腔道的不同，分为直肠栓、阴道栓和尿道栓。直肠栓为鱼雷形、圆锥形或圆柱形等，每粒重约2g，长3~4cm，如图16-1所示。其中以鱼雷形为好，纳入肛门后，能适应括约肌的收缩而引入直肠内。阴道栓为鸭嘴形、球形或卵形，栓重2~5g，直径1.5~2.5cm，如图16-2所示，其中以鸭嘴形为好，其表面积最大。尿道栓一般为棒状。

栓剂因释药速率不同，可分为快速释药栓剂和持续释药的缓释栓。

栓剂因制备工艺不同，可分为普通栓、双层栓、中空栓。

早期的栓剂以肛门、阴道等部位为主要用药部位，主要起局部治疗作用，如润滑、收敛、抗菌、杀虫等作用，后经研究发现，栓剂通过直肠给药可有效避免肝脏首过作用，并不受胃肠道的影响而起全身作用，如起镇痛、镇静、兴奋、扩张支气管和血管、抗菌等作用。同时，由于新基质的不断出现和机械生产能力的提高，近几十年来国内外栓剂的品种和数量显著增加。

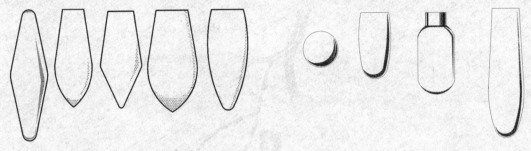

图 16-1　直肠栓外形　　　　　　　　　　　　图 16-2　阴道栓外形

四、栓剂中药物的吸收途径及影响因素

（一）栓剂的吸收途径

栓剂在直肠内的吸收途径主要有三条：

1. 门肝系统　　通过直肠上静脉，经门静脉进入肝脏，经肝脏代谢后进入大静脉。

2. 非门肝系统　　通过直肠下静脉和肛门静脉，经髂内静脉绕过肝脏，进入下腔大静脉。

3. 淋巴系统　　淋巴系统对直肠药物的吸收与血液具有同样重要的地位，直肠淋巴系统也是栓剂中药物吸收的一条重要途径。

在直肠内药物的血液吸收途径与栓剂纳入肛门的深度有关，栓剂纳入直肠时，愈靠近直肠下部，栓剂中药物的吸收不经过肝脏的量就越多。当栓剂距肛门 2cm 时，给药总量的 50%~70% 不经过肝脏；当栓剂距肛门 6cm 时，药物大部分要经过直肠上静脉进入门肝系统，此时，药物受肝脏首过作用影响。直肠中药物吸收途经如图 16-3 所示。

由于阴道附近的血管几乎都与血液大循环相连，所以栓剂在阴道给药后，药物的吸收不经肝脏，且吸收速度较快。

（二）影响栓剂吸收的因素

1. 吸收途径　　同种药物制成的栓剂，由于纳入肛门的深度不同，会由不同的吸收途径吸收，由此导致栓剂中药物的吸收速率和程度存在差异。

2. 生理因素　　直肠中有内容物存在时，会影响药物的扩散及药物与直肠吸收表面的接触，所以充有内容物的直肠比空直肠对药物的吸收少。栓剂在直肠中的保留时间越长，吸收越趋完全。另外，腹泻、组织脱水及结肠梗塞等均能影响药物从直肠部位吸收的速度和程度。

3. 药物因素　　药物的溶解性、溶解度与解离度及粒径大小等均会影响药物的直肠吸收。脂溶性药物及非解离型的药物较解离型药物在直肠内更容易吸收。弱酸、弱碱比强酸、强碱的药物更容易吸收，分子型药物易透过肠黏膜，而离子型药物则不易透过。水溶

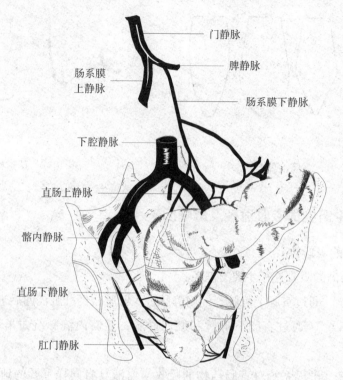

图 16-3　栓剂直肠给药的吸收途径

性药物吸收良好，而难溶性药物宜减小粒径以增加溶出和吸收。

4. 基质因素　栓剂纳入腔道后，药物需从基质中释放出来，再分散或溶解于分泌液中，最后被吸收利用。如果水溶性药物分散在油脂性基质中，或脂溶性药物分散在水溶性基质中，药物能很快释放于分泌液中，故吸收较快。如果脂溶性药物分散于油脂性基质，药物须由油相转入水性分泌液中方能被吸收。此外，表面活性剂能增加药物的亲水性，能加速药物向分泌液中转入，有助于药物的释放。

第二节　栓剂的基质

一、栓剂基质应具备的性质

栓剂的基质不仅是药物的载体，使药物成型，且对药物的释放具有重要影响。理想的基质应符合以下要求：

1. 在室温时应有适当的硬度，塞入腔道时不变形、不碎裂，在体温下软化、熔融或溶解。

2. 与主药无配伍禁忌，无毒性，无过敏性，对黏膜无刺激性，不影响主药的含量测定。

3. 熔点与凝固点相距较近，具润湿与乳化能力，能混入较多的水。

4. 在贮藏过程中不易霉变，且理化性质稳定。

5. 适用于各种方法制备栓剂。

6. 对于油脂性基质还要求皂化值在200~245，酸值低于0.2，碘值低于7。

二、栓剂常用基质的种类

栓剂常用的基质主要分为油脂性基质和水溶性基质两类。肛门栓可以根据药物的性质和用药目的选用油脂性基质或水溶性基质；由于油脂性基质在阴道内不能被吸收，有残留物形成，故不宜作阴道栓的基质。

（一）油脂性基质

1. 可可豆脂　本品是由梧桐科植物可可树的种仁，经烘烤、压榨而得的脂肪油精制而成，含硬脂酸、棕榈酸、油酸、亚油酸和月桂酸的甘油酯，熔程为29~34℃，加热至25℃时即开始软化，在体温时能迅速熔化，对黏膜无刺激性，是较好的栓剂基质。可可豆脂是同质多晶型，有α、β、γ三种晶型，其中β型稳定，熔点为34℃，当加热至36℃后再迅速冷却时，则形成大量的α、γ晶型而使熔点降为24℃，以至难以成型和包装。因此，必须注意加热条件，温度不宜过高，制备时应缓缓加热至总量2/3熔化时即停止加热，利用余热使其全部基质熔化。部分药物如樟脑、薄荷脑、苯酚和水合氯醛等可使可可豆脂的熔点降低，可加入适量蜂蜡、鲸蜡提高熔点。

2. 香果脂　由香果树的成熟种仁压榨提取得到的固体脂肪，或成熟种仁压榨提取的油脂经氢化后精制而成。为白色结晶性粉末或淡黄色固体，熔点30~36℃，碘值1~5，酸值小于3，皂化值255~280。

3. 半合成脂肪酸甘油酯类　此类基质具有适宜熔点，抗热性能好；乳化能力强，可用于制备乳剂型基质；所含不饱和基团少，性质稳定，不易酸败，因此已逐渐代替天然的油脂性基质，是目前较理想的一类栓剂基质。主要品种有半合成椰油酯、半合成山苍子油酯、半合成棕榈油酯、硬脂酸丙二醇酯等。

（1）半合成椰油酯　系椰子油加硬脂酸与甘油经酯化而成。为乳白色块状物，具油脂臭，水中不溶，熔点33~41℃，凝固点31~36℃，抗热能力强，刺激性小。

（2）半合成山苍子油酯　系月桂酸、硬脂酸与甘油酯化而成。为黄色或乳白色蜡状固体；具有油脂臭；在水或乙醇中几乎不溶。三种单酯混合比例不同，成品的熔点也不同，规格有34型（33~35℃）、36型（35~37℃）、38型（37~39℃）、40型（39~41℃）等。目前应用最多的是36型。

（3）半合成棕榈油酯　系以棕榈仁油经碱处理而得皂化物，再经酸化得棕榈油酸，加入不同比例的硬脂酸、甘油经酯化而得到的油脂。本品为乳白色固体，熔点分别为 33.2~33.6℃、38.1~38.3℃和39~39.8℃。对直肠黏膜无不良影响，抗热能力强，酸值和碘值低，为较好的半合成脂肪酸甘油酯。

（4）硬脂酸丙二醇酯　系由硬脂酸与1,2-丙二醇经酯化而成，是硬脂酸丙二醇单酯与双酯的混合物，为乳白色或微黄色蜡状固体，略有脂肪臭。水中不溶，遇热水可膨胀。熔点 36~38℃，无明显刺激性，安全、无毒。

4. 氢化植物油　是将植物油加压，使之部分或全部氢化得到的白色固体脂肪，又称半硬化油或硬化油。由于所含不饱和基团较少，故比原来的油脂稳定。本类基质释药能力较差，可加入适量表面活性剂加以改善。

（二）水溶性基质

1. 甘油明胶　由甘油、明胶与水制成，具有一定弹性。甘油明胶在体温时不融化，但塞入腔道后可缓慢溶于分泌液中。甘油明胶的溶出速度可随水、明胶、甘油三者比例而改变，甘油与水含量越高越易溶解，通常明胶与甘油约等量，水的含量在 10% 以下。甘油可防止栓剂干燥变硬。明胶为蛋白质，凡与蛋白质能产生配伍禁忌的药物，如鞣质、重金属盐等均不能用甘油明胶作为基质。

2. 聚乙二醇类（PEG）　本类基质平均分子量较低者（低于1000）为无色透明液体，随分子量增加逐渐呈半固体到固体，4000 以上为固体，熔点也随之升高。通常将两种以上不同分子量的聚乙二醇混合加热熔融，制得符合要求的栓剂基质。本品无生理作用，体温下不熔化，但能缓缓溶解于体液中而释放药物。聚乙二醇基质不能与银盐、鞣酸、奎宁、水杨酸、阿司匹林、磺胺类等配伍。

3. 聚氧乙烯（40）单硬脂酸酯类　商品名为"S-40"，为聚乙二醇的单硬脂酸酯和二硬脂酸酯的混合物，并含有少量游离乙二醇，为白色或淡黄色蜡状固体，熔点 39~45℃，可用作肛门栓、阴道栓基质。

4. 泊洛沙姆　系聚氧乙烯、聚氧丙烯的聚合物。本品型号较多，随聚合度增大，物态从液体、半固体至蜡状固体。较常用的型号为 188 型，本品能促进药物的吸收并可起到缓释与延效的作用。

三、栓剂常用的附加剂

除基质外，附加剂对栓剂的成型和药物的释放也具有重要影响。常用附加剂如下：

1. 吸收促进剂　起全身治疗作用的栓剂，为了增加全身吸收，可加入吸收促进剂，促进药物被直肠黏膜吸收。常用胆酸类、氮酮、聚山梨酯-80 等。

2. 吸收阻滞剂　常用海藻酸、羟丙基甲基纤维素等。用于缓释栓剂的制备。

3. 增塑剂　常用聚山梨酯-80、甘油等。可增加油脂性基质的弹性，降低脆性。

4. 抗氧剂　常用没食子酸、抗坏血酸等。可提高栓剂的稳定性。

第三节　栓剂的制备

一、药物的处理方法与加入方法

1. 中药原料的处理　由于中药用量一般较多，而栓剂能容纳的药物容量有限，应根据饮片及其有效成分的性质制成供中药栓剂生产的原料。一般原则如下：

（1）含纤维较多、黏性较大、质地松泡或坚硬耐热的饮片，加水煎煮浓缩至一定体积或浓缩成浸膏。

（2）饮片用量小或难溶性饮片，则粉碎成细粉，全部通过六号筛。

（3）含挥发性成分的饮片则采用水蒸气蒸馏的方法提取挥发油。

2. 药物的加入方法　应根据药物的性质、数量及基质的特性而定，一般原则如下：

（1）难溶性药物　难溶于基质的中药材细粉、浸膏粉、矿物药等，应制成最细粉，通过六号筛，采用等量递增法与基质混匀。

（2）油溶性药物　如冰片、樟脑及中药醇提物等可直接溶于熔化的油脂性基质中；或加入适宜乳化剂再与油脂性基质混匀。若加入的药物降低了基质的熔点或使栓剂过软时，可加入适量蜂蜡或鲸蜡调节其硬度。

（3）水溶性药物　中药水提取浓缩液应先加入适量羊毛脂吸收后，再与油脂性基质混合均匀；或将提取液制成干浸膏细粉，直接加入已熔化的水溶性基质中混匀。

（4）中药挥发油　量少时可直接混入已熔化的油脂性基质中；量多时，应考虑加入适量乳化剂乳化后加入；或采用适宜方法包合后混入基质中。

二、润滑剂

栓剂模孔需涂润滑剂，以利于冷凝后脱模。所用的润滑剂通常有以下两类。

1. 用于油脂性基质的润滑剂　以软肥皂、甘油各 1 份与 90% 乙醇 5 份制成的醇溶液作润滑剂。

2. 用于水溶性或亲水性基质的润滑剂　用油性物为润滑剂，可以选用液状石蜡、植物油等。

三、置换价

栓剂的重量因基质、药物的比重不同而不同。同一模型制得的栓剂容积相同，但质量不一定相同。

置换价系指药物的重量与同体积基质的重量之比。置换价在栓剂生产中，对保证投料计算的准确性具有重要意义。

置换价（f）的计算公式为：

$$f=\frac{W}{G-(M-W)} \tag{16-1}$$

式中，G 为每粒纯基质栓（空白栓）重量，M 为每粒含药栓重量，W 为每粒含药栓中药物的质量，M-W 为含药栓中基质的重量，G-（M-W）为空白栓与含药栓中基质的重量之差，即与药物同体积（被药物置换）的基质重量。

已求出置换价，则制备每粒栓剂所需要的基质的理论用量（X）为：

$$X=G-\frac{W}{f} \tag{16-2}$$

式中，G 为空白栓的重量；W 为每粒含药栓中药物的质量；f 为置换价。

表 16-1　常用药物的可可豆脂置换价

药物	置换价	药物	置换价
樟脑	2.0	盐酸可卡因	1.3
没食子酸	2.0	薄荷脑	0.7
硼酸	1.5	盐酸吗啡	1.6
鞣酸	1.6	苯酚	0.9
氨茶碱	1.1	苯巴比妥	1.2
巴比妥	1.2	水合氯醛	1.3

例　制备鞣酸栓 100 粒，每粒含鞣酸 0.2g，用可可豆脂为基质，每粒重量为 2g，鞣酸对可可豆脂的置换价为 1.6。求每粒栓的实际重量是多少？制备这批栓剂需要基质多少？

解：已知 G=2，W=0.2，f=1.6，将数值代入公式 16-2，则：

$$X=G-\frac{W}{f} \qquad X=2-\frac{0.2}{1.6} \qquad X=1.875g$$

每粒栓剂的实际重量 = 1.875+0.2 = 2.075g

100 粒栓剂共需要基质重量 = 1.875×100 = 187.5g

实际生产过程中还应考虑到操作过程中的损耗。

四、栓剂的制备方法

栓剂可用搓捏法、冷压法和热熔法制备。油脂性基质可以采用任意方法制备，水溶性基质一般采用热熔法制备。目前生产中以热熔法应用最为广泛。

1. **搓捏法** 适用于小量的油脂性基质栓的临时制备。取药物置乳钵中,加入等量基质研匀后,分次递加剩余基质,边加边研,制成可塑性团块。将团块置瓷板上,揉搓成条,按量分成若干等份,捏成适当形状即得。

2. **冷压法** 取药物置适宜容器内,加等量的基质混合均匀后,再分次递加剩余的基质混匀,制成团块,冷却后,再将其加工制成粉末或颗粒,装填与制栓机内,通过模型压成一定形状的栓剂。此法要求压力一致,且容易混入空气,不但影响栓重量差异,也容易引起基质与药物的氧化,现已少用。

3. **热熔法** 其制备工艺流程如图16-4所示。

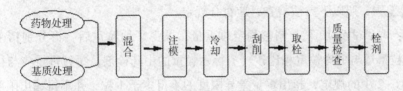

图16-4 热熔法制备栓剂的工艺流程

少量手工生产时,可使用栓模。将计算量的基质挫末水浴加热使之熔融,再按药物性质以不同方法加入药物混合均匀,倾入洗净、冷却并涂有润滑剂的模具中至稍溢出模口,放冷,待完全凝固后,削平溢出部分,开模取出即得。

目前热熔法应用比较广泛。工业生产采用自动化制栓机可完成填充、排出、清洁模具等操作,生产量可达3500~6000粒/小时。

五、举例

化痔栓

【处方】次没食子酸铋200g,苦参370g,黄柏92.5g,洋金花55.5g,冰片30g,聚山梨酯-80 16.8g,羟苯乙酯2.6g。

【制法】苦参、黄柏、洋金花加水煎煮两次,第一次4小时,第二次2小时,合并煎液,滤过,静置12小时,取上清液浓缩至相对密度1.12(60~65℃)的清膏,干燥,粉碎成最细粉;将2.6g羟苯乙酯用适量乙醇溶解;另取基质适量,加热熔化,加入次没食子酸铋、上述最细粉、冰片及16.8g聚山梨酯-80、羟苯乙酯乙醇溶液,混匀,灌注,制成1000粒,即得。

【性状】本品为暗黄褐色的栓剂。

【功能与主治】清热燥湿,收敛止血。用于大肠湿热所致的内外痔、混合痔疮。

【用法与用量】患者取侧卧位,置入肛门内2~2.5cm深处。一次一粒,一日1~2次。

第四节 栓剂的质量评价、包装与贮藏

一、栓剂的质量评定

栓剂外观应完整光滑，无裂缝，不起霜或变色，从纵切面观察应均匀细腻，并应有适宜的硬度，塞入腔道后能熔化、软化或溶化，贮藏期间能保持不变形、无发霉变质。

除另有规定外，栓剂应进行以下相应检查。

1. 重量差异 照以下方法检查，应符合规定。

检查法：取供试品 10 粒，精密称定总重量，求得平均粒重后，再分别精密称定每粒的重量。每粒重量与平均粒重相比较（有标示粒重的中药栓剂，每粒重量应与标示粒重比较），按表 16-2 中的规定，超出重量差异限度的不得多于 1 粒，并不得超出限度 1 倍。

表 16-2　栓剂重量差异限度

平均粒重或标示粒重	重量差异限度
1.0g 及 1.0g 以下	±10%
1.0g 以上至 3.0g	±7.5%
3.0g 以上	±5%

凡规定检查含量均匀度的栓剂，一般不再进行差异检查。

2. 融变时限 除另有规定外，照融变时限检查法（通则 0922）检查，应符合规定。

3. 微生物限度 除另有规定外，照非无菌产品微生物限度检查：微生物计数法（通则 1105）和控制菌检查法（通则 1106）及非无菌药品微生物限度标准（通则 1107）检查，应符合规定。

二、栓剂的包装与贮藏

栓剂所用内包装材料应无毒，并不得与原料药或基质发生理化作用。

少量栓剂制成后置于小纸盒内，内衬蜡纸，并进行间隔，以免接触粘连，或用蜡纸等包裹后置于纸盒、塑料盒内。

大生产用栓剂自动化机械包装设备，可直接将栓剂密封于玻璃纸或塑料泡眼中。

除另有规定外，栓剂应置于干燥阴凉处密闭贮存，防止因受热、受潮而变形、发霉、变质。生物制品原液、半成品和成品的生产及质量控制应符合相关品种要求。

复习思考

一、选择题

（一）单项选择题

1. 下列关于栓剂的说法不正确的是（　　）

　　A. 常用的有肛门栓和阴道栓

　　B. 可以在腔道起局部治疗作用

　　C. 不能发挥全身治疗作用

　　D. 适用于不能口服给药的患者

　　E. 药物不受胃肠道酶的破坏

2. 欲避免肝首过效应，肛门栓应塞入距肛门口（　　）

　　A. 2 cm　　　　　　　　B. 5 cm　　　　　　　　C. 8 cm

　　D. 10 cm　　　　　　　E. 以上均非

3. 下列栓剂基质中，具有同质多晶型的是（　　）

　　A. 半合成山苍子油酯　　B. 可可豆脂　　　　　C. 半合成棕榈油酯

　　D. 吐温-60　　　　　　E. 聚乙二醇4000

4. 已知某栓剂的纯基质栓的平均重量是 0.6g，每枚栓剂的平均含药重量为 0.3g，其含药栓的平均重量为 0.7g，问置换价是（　　）

　　A. 1.3　　　　　　　　B. 1.2　　　　　　　　C. 1.5

　　D. 0.75　　　　　　　E. 1.8

5. 水溶性基质栓应在多少分钟内全部溶解（　　）

　　A. 40 分钟　　　　　　B. 20 分钟　　　　　　C. 30 分钟

　　D. 50 分钟　　　　　　E. 60 分钟

（二）多项选择题

1. 影响肛门栓剂直肠吸收的因素有（　　）

　　A. 药物性质　　　　　B. 基质性质　　　　　C. 插入直肠的深度

　　D. 表面活性剂的影响　　E. 粪便的存在

2. 关于栓剂制备时药物加入的叙述不正确的是（　　）

　　A. 中药醇浸膏粉，可直接与已熔化的油脂性基质混匀

　　B. 水溶性或亲水性基质的栓剂，常选用软肥皂作润滑剂

　　C. 中药水提浓缩液，可直接加入油溶性基质混匀

　　D. 若药物用量大而降低基质熔点，可加适量蜂蜡调节

E. 中药挥发油可直接溶解于已熔化的油脂性基质中

二、简答题

1. 栓剂中药物直肠的吸收途径？

2. 热溶法制备栓剂应注意什么问题？

✎ **技能训练**

栓剂的制备

一、实训目的

1. 学会用热熔法制备栓剂。

2. 熟悉栓剂基质的种类及使用特点。

3. 能进行栓剂的质量检查项目。

二、实训条件

1. 实训场地　药剂实训室。

2. 实训材料

（1）药品　甘油、无水碳酸钠、硬脂酸、蛇床子、黄连、硼酸、葡萄糖、甘油明胶、纯化水、液体石蜡等。

（2）器材　烧杯、天平、蒸发皿、水浴、电炉、温度计、栓模、刀片等。

三、实训内容

1. 甘油栓

【处方】甘油 25g，无水碳酸钠 0.6g，硬脂酸 2.5g，纯化水 3.5mL，共制肛门栓 20 枚。

【制法】取处方量无水碳酸钠加纯化水置蒸发皿中，搅拌溶解后加甘油混合均匀，在 100℃水浴上加热，缓缓加入研细的硬脂酸，边加边搅拌，待泡沫消失、溶液澄明时，迅速倒入涂有润滑剂（液体石蜡）的栓模内，冷却凝固后，用刀片削去栓模上溢出部分，开启栓模，取出栓剂，用蜡纸包装即得。

【注意事项】

（1）本品系以硬脂酸与碳酸钠生成硬脂酸钠，由于肥皂的刺激性与甘油较高的渗透压而能增加肠蠕动，呈现泻下作用。制备时，皂化反应要完全，水浴要保持沸腾，硬脂酸粉应少量多次加入。

（2）注模时气泡应除尽，否则成品中有大量气泡，影响质量。

（3）本品水分含量不宜过多，因肥皂在水中呈胶体，水分过多会使成品发生混浊。

（4）注模时，应先在栓模内涂少许润滑剂，栓模应预热至80℃左右，趁热注模，注模时一次性注入，稍溢出模口，待其自然冷却至室温后，再放入冰箱冷却，否则影响成品的弹性和澄明度。

2. 蛇黄栓

【处方】蛇床子 2g，黄连 1g，硼酸 1g，葡萄糖 1g，甘油 44g，甘油明胶 48g，共制栓剂 20 枚。

【制法】取甘油、蛇床子、黄连、硼酸、葡萄糖置乳钵中研成糊状，备用。甘油明胶置于水浴上加热熔化，将糊状物加入已熔化的甘油明胶中，搅拌均匀，倾入已涂有润滑剂（液体石蜡）的栓模内，冷凝后用刀片削去溢出部分，开启栓模，取出栓剂，用蜡纸包装即得。

【注意事项】

（1）将糊状物加入熔化的甘油明胶中，应轻轻搅拌，否则制出的栓剂含气泡，影响成品质量。

（2）栓模中涂的润滑剂为油脂性润滑剂，可用液体石蜡或植物油等。

第十七章

气雾剂与气压剂

第一节 气雾剂

一、概述

气雾剂（aerosol）系指原料药物或原料药物和附加剂与适宜的抛射剂共同装封于具有特制阀门系统的耐压容器中，使用时借助抛射剂的压力将内容物呈雾状物喷出，用于肺部吸入或直接喷至腔道黏膜、皮肤的制剂。

（一）气雾剂的特点

1. 气雾剂的主要优点

（1）具有速效和定位作用。

（2）药物密闭于容器内可增加药物的稳定性。

（3）使用方便，一掀（吸）即可。

（4）减少药物对胃肠道的刺激性，可避免药物在胃肠道的破坏和肝脏首过效应，提高了生物利用度。

（5）可以用定量阀门准确控制剂量。

（6）外用气雾剂使用时，药物以雾状喷出，对皮肤、呼吸道与腔道黏膜和纤毛的刺激性小。

2. 气雾剂的主要缺点

（1）因气雾剂需要耐压容器、阀门系统和特殊的生产设备，所以生产成本较高。

（2）气雾剂遇热或受撞击可能发生爆炸。

（3）抛射剂的泄漏可导致失效。

（4）抛射剂有高度挥发性，因而具有制冷效应，多次使用于受伤皮肤，可引起不适与刺激。

（5）单次给药剂量偏小。

（6）氟氯烷烃在动物或人体内到达一定程度可致敏心脏，造成心律失常，故对心脏病患者不适宜。

（7）吸入气雾剂给药时存在手掀和吸气的协调问题，直接影响到达有效部位的药量，儿童或老年患者使用时影响更为显著，他们往往需要协助。

（二）气雾剂的分类

1. 按处方组成分类

（1）二相气雾剂（气相与液相）　由抛射剂的气相和药物与抛射剂混溶的液相组成。

（2）三相气雾剂（气相、液相、固相或液相）　可分为 3 种，一般指混悬型气雾剂与乳剂型气雾剂，由气-液-固、气-液-液三相组成。在气-液-固中，气相是抛射剂所产生的蒸气，液相是抛射剂，固相是不溶性药粉；在气-液-液中，两种不溶性液体形成两相，即水包油型（O/W）或油包水型（W/O）。

2. 按分散系统分类

（1）溶液型气雾剂　药物（固体或液体）溶解在抛射剂中，形成均匀溶液，喷出后抛射剂气化，药物以固体或液体微粒状态达到作用部分。

（2）混悬型气雾剂（粉末气雾剂）　药物（固体）以微粒状态分散在抛射剂中形成混悬液，喷出后抛射剂挥发，药物以固体微粒状态达到作用部位。此类气雾剂又称为粉末气雾剂。

（3）乳剂型气雾剂（泡沫气雾剂）　药物水溶液和抛射剂按一定比例混合形成 O/W 型或 W/O 型乳剂。O/W 型乳剂以泡沫状态喷出，因此又称为泡沫气雾剂。W/O 型乳剂，喷出时形成液流。

3. 按医疗用途分类

（1）呼吸道吸入用气雾剂　吸入气雾剂系指药物与抛射剂呈雾状喷出，经口吸入沉积于肺部的制剂，可发挥局部或全身治疗作用，通常也被称为压力定量吸入剂。揿压阀门可定量释放活性物质。吸入气雾剂的雾滴（粒）大小应控制在 $10\mu m$ 以下，其中大多数应为 $5\mu m$ 以下，一般不使用饮片细粉。

（2）皮肤和黏膜用气雾剂　皮肤用气雾剂主要起保护创面、清洁消毒、局部麻醉及止血等作用；阴道黏膜用的气雾剂，常用 O/W 型泡沫气雾剂，主要用于治疗微生物、寄生虫等引起的阴道炎，也可用于节制生育；鼻黏膜用气雾剂主要适用于蛋白类药物的全身作用。

（3）杀虫用与空间消毒气雾剂　主要用于杀虫、驱蚊及室内空气消毒。喷出的粒子极细（直径不超过 $50\mu m$），一般在 $10\mu m$ 以下，能在空气中悬浮较长时间。

二、气雾剂的组成

气雾剂是由抛射剂、药物与附加剂、耐压容器、阀门系统四部分组成。

（一）抛射剂

抛射剂多为适宜的低沸点液化气体，是喷射药物的动力，也常作为药物的溶剂和稀释剂。抛射剂在常压下沸点低于室温，在常温下的蒸气压力大于 1 个大气压。因此，需装入耐压容器内，由阀门系统控制。在阀门开启时，借抛射剂的压力将容器内药液以雾状喷出达到用药部位。

抛射剂喷射能力的大小直接受其种类和用量的影响，同时也要根据气雾剂用药的要求加以合理地选择。对抛射剂的要求是：无毒、无致敏反应和刺激性；惰性，不与药物发生反应；不易燃，不易爆炸；无色、无臭、无味；价廉易得。但一个抛射剂不可能同时满足以上各个要求，应根据用药目的适当选择。

1. 氟氯烷烃类（chlorofluorocarbons，CFCs）　以前气雾剂的抛射剂以氟氯烷烃类最为常用。氟氯烷烃类又称氟里昂（Freon），常作为脂溶性药物的溶剂，其优点是沸点低，常温下蒸气压略高于大气压，对容器耐压性要求低，易控制；性质稳定，不易燃烧；无味，基本无臭；毒性较小，不溶于水等。常用氟里昂包括 F_{11}（CCl_3F）、F_{12}（CCl_2F_2）和 F_{114}（$CClF_2-CClF_2$）三种。将这些不同性质的氟里昂按不同比例混合，可得到不同性质的抛射剂，以满足制备气雾剂的需要。

氟里昂虽然是较理想的抛射剂，但由于该类抛射剂可破坏大气臭氧层，并可产生温室效应，国际有关组织已经要求停用。目前国内也已全面停止生产和使用含有 CFCs 的气雾剂。

2. 氢氟烷烃类（hydrofluoroalkane，HFA）　氢氟烷烃类被认为是最合适的氟利昂替代品。它不含氯，不破坏大气臭氧层，对全球气候变暖的影响明显低于氟氯烷烃（表 17-

1)。并且在人体内残留少，毒性小，化学性质稳定，几乎不与任何物质产生化学反应，也不具可燃性，在室温和大气压下以任何比例与空气混合不会形成爆炸性混合物。目前，FDA 注册的氢氟烷烃类抛射剂有四氟乙烷（HFA-134a）和七氟丙烷（HFA-227）。

HFA 替代 CFCs，并不是简单的抛射剂的置换，而需要重新进行广泛的研究，如开展气雾剂的处方、工艺和质量控制等方面的研究，研究开发适合于 HFA 的新型定量阀门、耐压容器等，还需对新制剂在体内的分布、代谢、安全性和有效性等进行重新评估。

表 17-1　氢氟烷烃与氟氯烷烃性质比较

名称	三氯一氟甲烷	二氯二氟甲烷	二氯四氟乙烷	四氟乙烷	七氟丙烷
代码	F_{11}	F_{12}	F_{114}	HFA-134a	HFA-227
分子式	$CFCl_3$	CF_2Cl_2	CF_2ClCF_2Cl	CF_3CFH_2	CF_3CHFCF_3
蒸气压（kPa/20℃）	−1.8	67.6	11.9	4.71	3.99
沸点（℃）	−23.7	−29.8	3.6	−26.1	−15.6
液态密度（g/mL）	1.49	1.33	1.47	1.23	1.41
介电常数	2.33	2.04	2.13	9.51	3.94
水中溶解度（ppm）	130（30℃）	120（30℃）	110（30℃）	2200（25℃）	610（25℃）
臭氧破坏作用	1	1	0.7	0	0
温室效应 *	1	3	3.9	0.22	0.7
大气生命周期（年）	75	111	7200	15.5	33

注：三氯一氟甲烷为参照。

3. **二甲醚**（dimethyl ether，DME）　二甲醚，又称甲醚，是我国唯一注册的非氟利昂药用抛射剂，可用于腔道和黏膜。二甲醚在常温常压下是一种无色气体或压缩液体，具有轻微醚香味。作为一类替代氟利昂的新型抛射剂，具有以下优点：①常温下稳定，不易自动氧化；②无腐蚀性，无致癌性，低毒性；③压力适宜，易液化；④对极性和非极性物质的高度溶解性，使其兼具推进剂和溶剂的双重功能，可以改变和简化气雾剂的配方；⑤水溶性好，尤其适用于水溶性的气雾剂；⑥与不燃性物质混合能够获得不燃性物质。因其易燃性问题，FDA 目前尚未批准其用于定量吸入气雾剂。

4. **碳氢化合物**　碳氢化合物的主要品种有丙烷、正丁烷和异丁烷。此类抛射剂虽然稳定，密度低，沸点较低，毒性不大，但易燃、易爆，不宜单独应用，常与本类或其他类抛射剂合用。

5. **压缩气体类**　用作抛射剂的压缩气体主要有二氧化碳、氮气和一氧化氮等。这些惰性气体化学性质稳定，不与药物发生反应，不燃烧。但液化后的沸点较低，常温时蒸气压过高，对容器耐压性能的要求高（需小钢球包装）。若在常温下充入非液化压缩气体，则压力容易迅速降低，达不到持久的喷射效果，因而在吸入气雾剂中不常用，主要用于喷雾剂。

（二）药物与附加剂

1. **药物** 制备气雾剂用的药物可以是液体、半固体或固体粉末，中药气雾剂中的药物可以是饮片经提取分离制成的总提取物、有效部位或有效成分，或饮片制成的微粉。目前应用较多的药物有呼吸道系统用药、心血管系统用药、解痉药及烧伤用药等。

2. **附加剂** 根据药物的理化性质和临床治疗要求配制适宜类型的气雾剂时，药物通常在 HFA 抛射剂中不能达到治疗剂量所需的溶解度，为制备质量稳定的溶液型、混悬型或乳剂型气雾剂，应加入附加剂，如潜溶剂、润湿剂、乳化剂、稳定剂，必要时还添加矫味剂、抗氧化剂和防腐剂等。吸入气雾剂中所有附加剂均应对呼吸道黏膜和纤毛无刺激性、无毒性，非吸入气雾剂中所有附加剂均应对皮肤或黏膜无刺激性。

溶液型气雾剂中，抛射剂可作溶剂，必要时可加适量乙醇、丙二醇或聚乙二醇等作潜溶剂（用于增加药物溶解度的混合溶剂）。混悬型气雾剂中，常需加入固体润湿剂如滑石粉、胶体二氧化硅等，使药物微粉（一般粒径在 $5\mu m$ 以下，不超过 $10\mu m$）易分散并混悬于抛射剂中，或加入适量的 *HLB* 值低的表面活性剂及高级醇类作润湿剂、分散剂和助悬剂，如三油酸山梨坦、司盘-85、月桂醇类等，使药物不聚集和重结晶，在喷雾时不会阻塞阀门。乳剂型气雾剂中，如药物不溶于水或在水中不稳定时，可用甘油、丙二醇类代替水，除附加剂外，还应加适当的乳化剂如聚山梨酯、三乙醇胺硬脂酸酯或司盘类。这类气雾剂在容器内呈乳剂，抛射剂是内相，药液为外相，中间相为乳化剂。经阀门喷出后，分散相中的抛射剂立即膨胀气化，使乳剂呈泡沫状态喷出，又称泡沫型气雾剂。

（三）耐压容器

气雾剂的容器必须耐压并有一定的安全系数，各组成部件不得与药物和抛射剂发生理化反应等。耐压容器有金属容器、玻璃容器和塑料容器。

1. **金属容器** 包括铝、不锈钢等容器，耐压性强，易于机械化生产，但成本较高，对药液不稳定，需内涂聚乙烯或环氧树脂等。

2. **玻璃容器** 化学性质稳定，耐腐蚀及抗渗漏性强，易于加工成形，价廉易得。但耐压和耐撞击性差，因此需在玻璃容器外裹一层塑料防护层。

3. **塑料容器** 一般由热塑性好的聚丁烯对苯甲二酸树脂和乙缩醛共聚树脂等制成。质地轻，牢固耐压，具有良好的抗撞击性和抗腐蚀性，但塑料通透性高，其添加剂可能会影响药物的稳定性。

（四）阀门系统

气雾剂的阀门系统是用来控制药物和抛射剂从密闭容器喷出的主要部件，其中设有供吸入用的定量阀门，或供腔道或皮肤等外用的特殊阀门系统。阀门系统是否坚固、耐用和结构稳定与否，直接影响到制剂的质量。阀门材料必须对内容物为惰性，其加工应精密。下面主要介绍目前使用最多的定量型吸入气雾剂阀门系统的结构与组成部件（图17-1）。

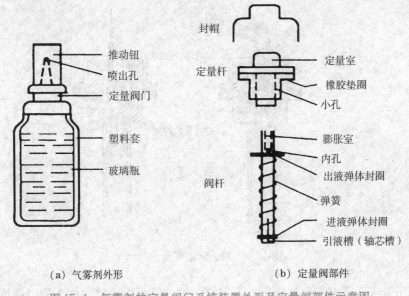

(a) 气雾剂外形　　　　　(b) 定量阀部件

图 17-1　气雾剂的定量阀门系统装置外形及定量阀部件示意图

1. 封帽　通常为铝制品，将阀门固封在容器上，必要时涂上环氧树脂等薄膜。

2. 阀杆（轴芯）　常用尼龙或不锈钢制成。顶端与推动钮相接，其上端有内孔（出药孔）和膨胀室，下端还有一段细槽或缺口以供药液进入定量室。

(1) 内孔（出药孔）　是阀门连接容器内外的极细小孔，其大小关系到气雾剂喷射雾滴的粗细。内孔位于阀杆之侧，平常被弹性橡胶封圈封在定量室之外，使容器内外不沟通。当揿下推动钮时，内孔进入定量室与药液相通，药液即通过它进入膨胀室，然后从喷嘴喷出。

(2) 膨胀室　在阀杆内，位于内孔之上，药液进入此室时，部分抛射剂因气化而骤然膨胀，使药液雾化，并从喷嘴喷出，形成微细雾滴。

3. 橡胶封圈　通常由丁腈橡胶制成，具有良好的弹性，分进液封圈和出液封圈两种。进液封圈紧套于阀杆下端，在弹簧之下，它的作用是托住弹簧，同时随着阀杆的上下移动而使进液槽打开或关闭，且封闭定量室下端，使杯室内药液不致倒流。出液封圈紧套于阀杆上端，位于内孔之下，弹簧之上，它的作用是随着阀杆的上下移动而使内孔打开或关闭，同时封闭定量室的上端，使杯室内药液不致溢出。

4. 弹簧　由不锈钢制成，套于阀杆，位于定量室内，提供推动钮上升的弹力。

5. 定量室　由塑料或金属制成，其容量一般为 0.05～0.2mL，它决定了剂量的大小。

由上下封圈控制药液不外溢，使喷出剂量准确。

6. **浸入管** 由塑料制成，作用是将容器内药液向上输送到阀门系统的通道，向上的动力是容器的内压（图 17-2）。

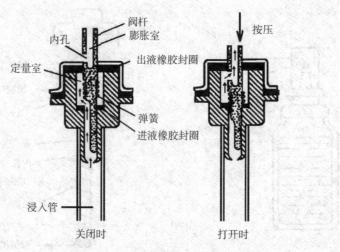

图 17-2　浸入管的定量阀门

国产药用吸入气雾剂将容器倒置，不用浸入管，使药液通过阀杆上的引液槽进入阀门系统的定量室。喷射时按下揿钮，阀杆在揿钮压力下顶入，弹簧受压，内孔进入出液橡胶封圈以内，定量室内的药液由内孔进入膨胀室，部分气化后自喷嘴喷出。同时引液槽全部进入瓶内，封圈封闭了药液进入定量室的通道。揿钮压力除去后，在弹簧作用下，又使阀杆恢复原位，药液再进入定量室，再次使用时，又重复这一过程。

7. **推动钮** 常用塑料制成，装在阀杆的顶端，作用是推动阀杆开启和关闭气雾剂阀门，上有喷嘴，控制药液喷出方向。不同类型的气雾剂，应选用不同类型的喷嘴的推动钮。

三、气雾剂的制备

气雾剂应在避菌环境下配制，各种用具、容器等须用适宜的方法清洁、灭菌，整个操作过程都应注意防止微生物的污染。其制备过程可分为：容器、阀门系统的处理与装配，药物的配制、分装和充填抛射剂三部分，最后经质量检查合格后为气雾剂成品。气雾剂制备的一般工艺流程为：容器、阀门系统的处理与装配→中药的提取、制备与分装→填充抛射剂→质量检查→包装→成品。定量型吸入气雾剂的生产工艺流程见图 17-3。

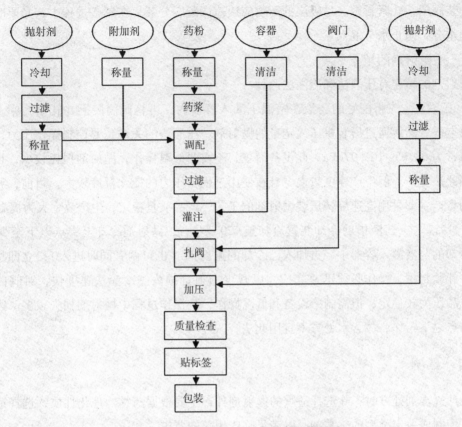

图 17-3　定量型吸入气雾剂的工艺流程图

（一）玻璃容器、阀门系统的处理与装配

1. **玻璃搪塑**　先将玻瓶洗净烘干，预热至 120~130℃，趁热浸入塑料黏浆中，使瓶颈以下黏附一层塑料液，倒置，在 150~170℃烘干 15 分钟，备用。对塑料涂层的要求是：能均匀地紧密包裹玻璃瓶，避免爆瓶时玻片飞溅，外表平整、美观。

2. **阀门系统的处理与装配**　将阀门的各种零件分别处理：①橡胶制品可在 75%乙醇中浸泡 24 小时，以除去色泽并消毒，干燥备用；②塑料、尼龙零件洗净再浸在 95%乙醇中备用；③不锈钢弹簧在 1%~3%氢氧化钠碱液中煮沸 10~30 分钟，用水洗涤数次，然后用纯化水洗 2~3 次，直到无油腻为止，然后浸泡在 95%乙醇中备用。最后将上述已处理好的零件按照阀门系统的结构组合装配，定量室与橡胶垫圈套合，阀门杆装上弹簧与橡胶垫圈、封帽等。

（二）药物的配制与分装

按处方组成及所要求的气雾剂类型配制药物。溶液型气雾剂应按处方制成澄清的溶液；混悬型气雾剂应将药物微粉化并保持干燥状态，严防药物微粉吸附水蒸气；乳剂型气雾剂应制成稳定的乳剂。将上述配制好的合格药物分散系统，定量分装在已准备好的容器内，安装阀门，轧紧封帽。易吸湿的药物应快速调配、分装。在制备过程中，必要时应严格控制水分，防止水分混入。

（三）抛射剂的填充

抛射剂的填充有压灌法和冷灌法两种。

1. **压灌法** 先将配好的药液在室温下灌入容器内，再将阀门装上并轧紧封帽，抽去容器内空气，然后通过压装机压入定量的抛射剂。压灌法的关键是要控制操作压力，操作压力通常为 68.65~105.97kPa。此设备简单，不需要低温操作，抛射剂损耗较少，目前我国多用此法生产。但生产速度较慢，且在使用过程中压力的变化幅度较大。目前，我国气雾剂的生产主要采用高速旋转压装抛射剂的工艺，产品质量稳定，生产效率大为提高。

2. **冷灌法** 药液借助冷却装置冷却至-20℃左右，抛射剂冷却至沸点以下至少5℃。先将冷却的药液灌入容器中，再加入已冷却的抛射剂（也可两者同时进入），立即将阀门装上并轧紧封帽，操作必须迅速完成，以减少抛射剂损失。冷灌法速度快，对阀门无影响，成品压力较稳定，但需制冷设备和低温操作，且操作过程中抛射剂损失较多。因在抛射剂沸点之下工作，故含水处方不宜用此法。

四、举例

设计气雾剂处方时，除选择适宜的抛射剂外，主要根据药物的理化性质，选择适宜附加剂，配制成一定类型的气雾剂，以满足临床用药的要求。

（一）溶液型气雾剂

溶液型气雾剂是将药物溶于抛射剂中形成的均相分散体系。为配制澄明溶液，常在抛射剂中加入适量乙醇或丙二醇作潜溶剂，使药物和抛射剂混溶成均相溶液，喷射后抛射剂气化，药物成为极细的雾滴，形成气雾，主要用于吸入治疗。

例1：

溴化异丙托品气雾剂

【处方】溴化异丙托品 0.374g，无水乙醇 150.000g，HFA-134a 844.586g，柠檬酸 0.040g，蒸馏水 5.000g，共制 1000g。

【制法】将溴化异丙托品、柠檬酸和水溶解在乙醇中制备活性组分浓缩液。将活性组分浓缩液装入气雾剂容器中。容器的上部空间用氮气或 HFA-134a 蒸气填充并用阀门密封。然后将 HFA-134a 加压充填入密封的容器内即得。

【功能与主治】预防及治疗支气管哮喘和喘息样支气管炎，尤其对 β 受体激动药引起的肌肉震颤、心动过速等不能耐受患者更为适用。

【用法与用量】气雾吸入：每次 40~80μg，1 日 4~6 次。剂量应按个体要求调整。成人及儿童间歇及长期治疗，喷雾每次 2 揿（20 或 40μg），每天 2~4 次。为保持无症状，应每4小时吸入1次。发作时，可2小时后重复吸入1次。

【处方分析】①该制剂为溶液型气雾剂，无水乙醇作为潜溶剂用于增加药物和赋形剂在制剂中的溶解度，使药物溶解达到有效治疗量；②柠檬酸调节体系 pH 值，抑制药物分解；③加入少量水可以降低药物因脱水引起的分解。

（二）混悬型气雾剂

混悬型气雾剂是将不溶于抛射剂的药物以细微粒状分散于抛射剂中形成的非均相体系。常需加入表面活性物质作为润湿剂、分散剂和助悬剂，以便分散均匀并稳定。

例2：

咽速康气雾剂

【处方】人工牛黄 30g，珍珠（制）30g，雄黄（制）20g，蟾酥（制）20g，麝香 20g，冰片 20g，乙醇适量，抛射剂 F_{12} 5.0g。

【制法】取上述人工牛黄、珍珠、雄黄粉碎成极细粉。蟾酥、麝香用无水乙醇回流提取3次，回流时间分别为3、2和1.5小时，过滤，合并滤液，得提取液。将冰片溶于蟾酥、麝香提取液，加入人工牛黄、珍珠、雄黄的极细粉，再加无水乙醇定容至300mL，加15%非离子表面活性剂无水乙醇溶液100mL，混溶后在搅拌下定量分装于气雾剂耐压容器中，装好阀门，扎紧封帽，用压罐法压入抛射剂 F_{12}，制成1000瓶，即得。

【功能与主治】解毒、消炎、止痛。用于时疫白喉、咽喉肿痛、单双乳蛾、喉风喉痛、烂喉丹痧。

【用法与用量】喷雾吸入。每次喷雾3下，一日3次。或遵医嘱。

【处方分析】本品为传统中成药"六神丸"的现代新剂型，是混悬型三相气雾剂。将处方中所含不溶于抛射剂和潜溶剂的药物制备成均匀的混悬型分散体系，采用先进的气流粉碎技术，使微粉粒度均小于 $10\mu m$，不仅增强分散体系的稳定性，也大大增强了微粉药物在病灶部位的吸收度。

例3：

沙丁胺醇气雾剂

【处方】沙丁胺醇 1.313g，磷脂 0.368g，Myrj-52 0.263g，HFA-134a 998.060g，共制1000g。

【制法】将药物、磷脂、Myrj-52 与溶剂混合在一起后进行超声，直到平均粒子大小达到 $0.1\sim5\mu m$。然后通过冷冻干燥或喷雾干燥得到干燥粉末，再将该粉末悬浮在 HFA-134a 中即得。

【功能与主治】治疗喘息型支气管炎、支气管哮喘、肺气肿所致的支气管痉挛，可用于慢性支气管炎的维持治疗，缓解急性支气管炎痉挛和预防运动诱发哮喘。

【用法与用量】缓解急性支气管痉挛，成人一日3~4次，一次2喷；儿童一日3~4

次，一次1喷。

【处方分析】①该气雾剂为混悬型气雾剂，水分不超过 5×10^{-5}。药物用磷脂和至少再加一种表面活性剂包裹制成 $0.1\sim5\mu m$ 的微粒，目的有：①调节药物微粒的密度，使其与抛射剂的密度相当，以减少混悬颗粒的上浮或沉降；②使药物颗粒具有适宜的极性和表面张力，避免颗粒聚结，从而获得稳定的药物悬浮液。

（三）乳剂型气雾剂

乳剂型气雾剂是由药物、抛射剂与乳化剂等形成的乳剂型非均相分散体系。药物可溶解在水相或油相中，形成 O/W 型或 W/O 型。如外相为药物水溶液，内相为抛射剂，则可形成 O/W 型乳剂。当乳剂经阀门喷出后，分散相中的抛射剂立即膨胀气化，使乳剂呈泡沫状态喷出。乳化剂的选择很重要，其乳化性能好坏的指标为：在振摇时应完全乳化成很细的乳滴，外观白色，较稠厚，至少在 $1\sim2$ 分钟内不分离，并能保证抛射剂与药液同时喷出。

五、各类气雾剂的设计要求

（一）溶液型气雾剂

在抛射剂与潜溶剂中能溶解的药物制成溶液型气雾剂，是应用最多的一种气雾剂。

1. 抛射剂在处方中占 20%～65%，比例大，雾滴小。

2. 全身作用气雾剂雾粒大小在 $0.5\sim1\mu m$ 为宜，局部作用气雾剂雾粒大小在 $3\sim10\mu m$ 为宜。

（二）混悬型气雾剂

在抛射剂及潜溶剂中均不溶解的固体药物可制成混悬型气雾剂。混悬型气雾剂处方的设计必须注意提高分散系统的稳定性，其要求如下：

1. 药物先经微粉化，粒度最好控制在 $1\sim5\mu m$ 或以下，一般不超过 $10\mu m$。

2. 水分含量控制极低，应在 0.03%以下。

3. 选用的抛射剂对药物的溶解度应越小越好，以免在贮存过程中药物结晶变粗。

4. 调节抛射剂与混悬药物粒子的密度，尽量使两者相等。可采取不同抛射剂混用，也可加入与药物无相互作用的物质混合，以调节密度。

5. 填加适量的助悬剂。

（三）乳剂型气雾剂

在抛射剂与潜溶剂中均不溶的药物制成乳剂型气雾剂。

1. 一般抛射剂为内相，药物溶液为外相，并加入适宜的乳化剂。

2. 乳剂型气雾剂的分散相与分散介质的密度尽可能一致，以保证其稳定性。

六、气雾剂的质量要求与检查

(一) 气雾剂的质量要求

1. 除另有规定外，药材应按各品种项下规定的方法进行提取、纯化、浓缩，制成处方规定量的药液。

2. 气雾剂中根据需要可加入溶剂、潜溶剂、助溶剂、抗氧剂、表面活性剂等附加剂，所有附加剂应对呼吸道黏膜和纤毛无刺激性、无毒性，抛射剂应为适宜的低沸点液体。除另有规定外，在制剂确定处方时，该处方的抑菌效力应符合抑菌效力检查法（通则1121）的规定。

3. 二相气雾剂应按处方制得澄清的溶液后，按规定量分装。三相气雾剂应将微粉化（或乳化）原料药物和附加剂充分混合制得混悬液或乳状液，如有必要，抽样检查，符合要求后分装。在制备过程中，必要时应严格控制水分，防止水分混入。

4. 气雾剂的容器应能耐受气雾剂所需的压力，各组成部件均不得与原料药物或附加剂发生理化作用，其尺寸精度与溶胀性必须符合要求，每揿压一次，必须喷出均匀的细雾状雾滴（粒），并释出准确的主药含量。

5. 制成的气雾剂应进行泄漏和爆破检查，确保使用安全。

6. 烧伤、创伤、溃疡用气雾剂应无菌。

7. 气雾剂应置凉暗处保存，并避免暴晒、受热、敲打、撞击。

(二) 气雾剂的质量检查

《中国药典》（2015年版）四部规定气雾剂的质量检查主要项目有：每瓶总揿次、每揿喷量、每揿主药含量、递送剂量均一性、喷射速率、喷出总量、粒度、装量、无菌和微生物限度。定量气雾剂释出的主药含量应准确、均一，喷出的雾滴（粒）应均匀，应标明每瓶总揿次、每揿从阀门释出的主药含量和或每揿从口接器释出的主药含量。非定量气雾剂应做喷射速率和喷出总量检查。吸入气雾剂除符合气雾剂项下要求外，还应符合吸入制剂相关项下要求；鼻用气雾剂除符合气雾剂项下要求外，还应符合鼻用制剂相关项下要求。

1. 每瓶总揿次、每揿喷量和每揿主药含量　定量气雾剂，依法操作，每罐（瓶）总揿次应不少于标示总揿次；每揿喷量应为标示喷量的80%～120%，凡进行每揿递送剂量均一性检查的气雾剂，不再进行该项检查；每揿主药含量应为每揿主药含量标示量的80%～120%。

2. 递送剂量均一性　定量气雾剂照吸入制剂（通则0111）相关项下方法检查，递送剂量均一性应符合规定。

3. 喷射速率和喷出总量检查（非定量气雾剂）

(1) 喷射速率　非定量气雾剂照下述方法检查，喷射速率应符合规定。取供试品4

瓶，除去帽盖，分别喷射数秒后，擦净，精密称定，将其浸入恒温水浴（25℃±1℃）中30分钟，取出，擦干，除另有规定外，连续喷射5秒钟，擦净，分别精密称重，然后放入恒温水浴中，按上法重复操作3次，计算每瓶的平均喷射速率（g/s），均应符合各品种项下的规定。

（2）喷出总量　取供试品4瓶，依法操作，每瓶喷出量均不得少于标示装量的85%。

4. 粒度　除另有规定外，中药吸入用混悬型气雾剂若不进行微细粒子剂量测定，应做粒度检查。取供试品1瓶，依法操作，检查25个视野，平均原料药物粒径应在5μm以下，粒径大于10μm的粒子不得过10粒。

5. 装量　非定量气雾剂做最低装量检查法（通则0942）检查，应符合规定。

6. 无菌　除另有规定外，用于烧伤［除程度较轻的烧伤（Ⅰ°或浅Ⅱ°外）］、严重创伤或临床必需无菌的气雾剂，照无菌检查法（通则1101）检查，应符合规定。

7. 微生物限度　除另有规定外，照非无菌产品微生物限度检查，微生物计数法（通则1105）和控制菌检查法（通则1106）及非无菌药品微生物限度标准（通则1107）检查，应符合规定。

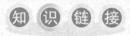

气雾剂的肺部吸收

一、肺部吸收的特点

吸入气雾剂中的药物主要是通过肺部吸收，吸收速度快，不亚于静脉注射，主要原因是肺部有巨大的吸收面积。肺部系统由气管、支气管、细支气管、肺泡管、肺泡囊组成。肺泡囊数目可达3亿~4亿个，总表面积为70~100m²，为体表面积的25倍，其内壁由单层上皮细胞构成，紧靠毛细血管，其壁厚仅0.5~1μm，气体与血液于该部位进行快速扩散交换，药物到达肺泡囊即可迅速吸收显效。

二、影响药物在肺部呼吸系统分布的因素

1. 呼吸的气流与药物沉积　药物进入呼吸系统的分布与呼吸量及呼吸频率有关，粒子的沉积率与呼吸量成正比而与呼吸频率成反比。吸入呼吸道的微粒沉积受重力沉降、惯性嵌入和布朗运动三种作用的影响。当药物随空气进入支气管以下部位时，气流速度减慢，药物则易沉积。

2. 粒子（雾滴）大小　气雾剂喷射出的粒子（雾滴）大小是影响药物能否全部到达肺泡囊部位的主要因素。较粗的微粒大部分落在上呼吸道黏膜上，吸收慢；雾滴过细（<0.5μm）进入肺泡后仍可随呼气排出。对肺起局部作用的微粒，

以 3~10μm 大小为宜；而要迅速吸收发挥全身作用的，以 0.5~1μm 为最佳。

3. 药物的性质　吸入的药物最好能溶解于呼吸道的分泌液中，否则成为异物，对呼吸道产生刺激。药物从肺部吸收是被动扩散，有以下因素：①小分子化合物易通过肺泡囊表面的细胞壁小孔，大分子量药物（糖、酶等）难以被肺泡囊吸收；②脂溶性药物经脂质双分子膜扩散吸收，小部分由膜孔吸收，故油/水分配系数大的药物吸收速度快；③药物如吸湿性大，微粒通过湿度很高的呼吸道时会聚集增大，妨碍药物吸收。

第二节　气压剂

气压剂是利用压缩空气或其他气体为药物喷出的动力或利用各种气化器、喷雾器和雾化器等使药物喷出，供吸入或外用的气体制剂。其内容物一般为液体或半固体，不含抛射剂，均为一相。

气压剂使用的压缩气体除空气外，还有惰性气体，常用的有氮气、二氧化碳等。氮气溶解度小，化学稳定性好。二氧化碳的溶解度较高，并能改变药液的 pH 值，使用时对药物有一定选择。它们被压缩在容器内，与药物相混溶。当开启阀门时，由于压缩气体的膨胀作用被挤出。挤出的物质可呈微粒或条状，所以其操作原理与气雾剂相似，均借内部压力将内容物压出。所不同的是，在气压剂中并无喷射的动力来源，故每当内容物挤出后，容器内压力随之下降，不能恢复原有的压力。

由于气压剂在制备时要施加较大的压力，以保证内容物全部用完，且最初压力较大，故对容器的牢固性要求较高，必须能抵抗 1029.75kPa 表压的内压。

气压剂的阀门系统与气雾剂相似，但阀杆的内孔一般有 3 个，并且较大，以便物质的流动。气压剂中药物的溶液或极细粉末经气化器、喷雾器或雾化器以雾粒或微粉状喷出。

（1）气化器是利用水蒸气携带挥发性药物供患者吸入。它所产生的粒子较粗，很少在 60μm 以下，吸入后最多能到达气管和支气管，所以只应用于急性炎与支气管炎。

（2）喷雾器可使药物溶液或极细粉末以气雾粒或微粉粒状喷出，供吸入或局部治疗用。喷雾器式样较多，一般为玻璃制，喷雾部分熔合在具有弯嘴出口的玻璃壳内，壳的下部盛满药液，上部有阻碍体，其作用有二：一是将撞着阻碍体的粗粒加以分散，二是将不能再加以分散的粗粒与微粒分离，使粗粒回到壳的下部，微粒则形成气溶胶从喷嘴喷出。喷出须借助于手工打气或以连接的氧气或压缩空气为喷出动力。

喷雾剂（sprays）系指原料药物或与适宜辅料（含药溶液、乳状液或混悬液）填充于特制的装置中，使用时借助手动泵的压力、高压气体、超声振动或其他方法将内容物呈雾状释出，用于肺部吸入或直接喷至腔道黏膜及皮肤等的制剂。由于喷雾剂喷射的雾滴粒径较大，一般以局部应用为主，其中以舌下、鼻腔黏膜和体表的喷雾给药比较多；喷雾剂也可通过肺部、鼻黏膜等给药方式起到全身治疗作用。由于喷雾剂中不含有抛射剂，对大气环境无影响，目前已成为氟氯烷烃类气雾剂的主要替代途径之一。

喷雾剂按内容物组成分为溶液型、混悬型和乳状液型。按分散系统分为溶液型、乳剂型和混悬型。按用药途径可分为吸入喷雾剂、非吸入喷雾剂或外用喷雾剂。按使用方法可分为单剂量和多剂量喷雾剂。按给药定量与否，可分为定量喷雾剂和非定量喷雾剂。按雾化的原理可分为喷射喷雾剂和超声喷雾剂。定量吸入喷雾剂系指通过定量雾化器产生供吸入用气溶胶的溶液、混悬液或乳液。

喷雾剂的特点主要包括药物呈雾状直达病灶，形成局部浓度，可减少疼痛，且使用方便；给药剂量比注射或口服小，剂量准确，因此毒副作用小；随着使用次数的增加，内容物的减少，容器压力也随之降低，致使喷出的雾滴大小及喷射量不能维持恒定。因此药效强、安全指数小的药物不宜制成喷雾剂。喷雾剂的生产和质量要求与气雾剂相近：①溶液型喷雾剂药液应澄明；乳剂型喷雾剂乳滴在液体介质中应分散均匀；混悬型喷雾剂应将药物细粉和附加剂充分混匀，制成稳定的混悬剂。吸入喷雾剂的雾滴（粒）大小应控制在 $10\mu m$ 以下，其中大多数应在 $5\mu m$ 以下。②应在相关品种要求的环境配制，如一定的洁净度、灭菌条件和低温环境等，喷雾剂制备施加压力较液化气体高，容器牢固性的要求较高。③根据需要可按药物的性质添加适宜的附加剂，如可加入溶剂、助溶剂、抗氧剂、抑菌剂、表面活性剂等附加剂，所加附加剂对皮肤或黏膜应无刺激性、无毒性。烧伤、创伤用喷雾剂应采用无菌操作或灭菌。④单剂量吸入喷雾剂应标明每剂药物含量；液体使用前置于吸入装置中吸入，而非吞服；有效期；储藏条件。多剂量喷雾剂应标明每瓶的装量；主药含量；总喷次；每喷主药含量；储藏条件。⑤喷雾剂应置凉暗处避光密封贮存。

复习思考

一、名词解释

气雾剂　　　喷雾剂

二、选择题

（一）单项选择题

1. 有关气雾剂特点的叙述，正确的是 （　　　）

　　A. 只起局部治疗作用

　　B. 具有长效作用

　　C. 吸收快，作用迅速

D. 容器内压高，影响药物的稳定性

E. 供吸入用气雾剂吸收完全

2. 定量阀门能准确控制吸入气雾剂的喷出剂量，主要依靠阀门系统中的（　　　）

    A. 阀杆　　　　　　　　　B. 封帽　　　　　　　　　C. 浸入管

    D. 定量室　　　　　　　　E. 弹簧

3. 下列属于气雾剂阀门系统的是（　　　）

    A. 橡胶封圈　　　　　　　B. 耐压容器　　　　　　　C. 抛射剂

    D. 药物　　　　　　　　　E. 附加剂

4. 对气雾剂的叙述错误的是（　　　）

    A. 气雾剂是由抛射剂、药物与附加剂、耐压系统和阀门系统组成

    B. 气雾剂可分为溶液型、混悬型和乳剂型三种类型

    C. 药物可溶于抛射剂及潜溶剂者，常配制成溶液型气雾剂

    D. 药物不溶于抛射剂或潜溶剂者，常以细微颗粒分散于抛射剂中

    E. 乳剂型气雾剂在容器内呈乳剂，抛射剂是外相，药液为内相

5. 下列对抛射剂的要求错误的是（　　　）

    A. 不易燃、不易爆炸

    B. 不与药物等发生反应

    C. 在常温下的蒸气压小于大气压

    D. 无毒，无致敏性和刺激性

    E. 无色、无臭、无味、价廉易得

6. 可完全避免肝脏首过效应的剂型是（　　　）

    A. 片剂　　　　　　　　　B. 滴丸剂　　　　　　　　C. 栓剂

    D. 气雾剂　　　　　　　　E. 乳剂

7. 气雾剂中喷射药物的动力是（　　　）

    A. 耐压容器　　　　　　　B. 附加剂　　　　　　　　C. 抛射剂

    D. 定量阀门　　　　　　　E. 非定量阀门

8. 下列哪个不能作为气雾剂的抛射剂（　　　）

    A. 氟氯烷烃　　　　　　　B. 氧气　　　　　　　　　C. 碳氢化合物

    D. 压缩气体　　　　　　　E. 氟利昂

9. 药物与适宜的抛射剂封装于具有特制阀门系统的耐压密封容器中制成的制剂为（　　　）

    A. 气雾剂　　　　　　　　B. 喷雾剂　　　　　　　　C. 吸入剂

    D. 粉雾剂　　　　　　　　E. 雾化剂

10. 采用特制的干粉吸入装置，由患者主动吸入雾化药物至肺部的制剂为（　　　）

A. 气雾剂   B. 喷雾剂   C. 吸入剂

D. 粉雾剂   E. 雾化剂

11. 通过机械（喷雾器或雾化器）作用将药液喷成雾状的制剂为（   ）

A. 气雾剂   B. 喷雾剂   C. 吸入剂

D. 粉雾剂   E. 雾化剂

12. 配非定量阀门，用于皮肤和黏膜及空间消毒的的气雾剂是（   ）

A. 吸入气雾剂   B. 非吸入气雾剂   C. 外用气雾剂

D. 均相气雾剂   E. 非均相气雾剂

13. 配定量阀门，供肺部吸入的气雾剂是（   ）

A. 吸入气雾剂   B. 非吸入气雾剂   C. 外用气雾剂

D. 均相气雾剂   E. 非均相气雾剂

14. 配定量阀门，直接喷至腔道黏膜的气雾剂是（   ）

A. 吸入气雾剂   B. 非吸入气雾剂   C. 外用气雾剂

D. 均相气雾剂   E. 非均相气雾剂

15. 不含抛射剂，借助手动泵的压力将内容物以雾状等形态释出的制剂是（   ）

A. 吸入气雾剂   B. 非吸入气雾剂   C. 外用气雾剂

D. 粉雾剂   E. 喷雾剂

（二）多项选择题

1. 有关气雾剂的叙述正确的是（   ）

A. 气雾剂由药物与附加剂、抛射剂、耐压容器和阀门系统组成

B. 气雾剂按分散系统分为溶液型、混悬型剂和乳剂型

C. 目前使用的抛射剂主要是压缩气体

D. 气雾剂只能吸入给药

E. 抛射剂的用量可影响喷雾粒子的大小

2. 下列关于气雾剂的特点正确的是（   ）

A. 具有速效和定位作用

B. 药物可以避免胃肠道的破坏和肝脏首过效应

C. 可以用定量阀门准确控制剂量

D. 生产设备简单，生产成本低

E. 由于起效快，适合心脏病患者使用

3. 气雾剂普遍采用的耐压容器有（   ）

A. 金属容器   B. 橡胶容器   C. 塑料容器

D. 玻璃容器   E. 搪瓷容器

4. 《中国药典》（2015 年版）规定气雾剂的质量检查包括（　　　）

　　A. 泄漏和爆破检查　　　　B. 微生物限度　　　　C. 无菌检查

　　D. 喷射速率、喷出总量　　E. 每瓶总揿次、每揿主药含量

5. 气雾剂由（　　　）组成。

　　A. 抛射剂　　　　　　　　B. 耐压容器　　　　　C. 药物与附加剂

　　D. 囊材　　　　　　　　　E. 阀门系统

三、简答题

1. 简述气雾剂的特点。

2. 简述喷雾剂的特点。

四、实例分析题

1. 大蒜油气雾剂

大蒜油 10mL，油酸山梨酯 35g，聚山梨酯 80 30g，十二烷基硫酸钠 20g，甘油 50mL，纯化水加至 400mL，二氯二氟甲烷 962.5g。

根据处方回答下列问题：

（1）写出处方中各组分的作用。

（2）采用哪一种方法制备？

2. 盐酸异丙肾上腺素气雾剂

盐酸异丙肾上腺素 2.5g，乙醇 296.5g，维生素 C 1.0g，柠檬油适量，二氯二氟甲烷适量，制成 1000g。

根据处方回答下列问题：

（1）试分析处方中各成分的作用。

（2）本品用途是什么？长期使用存在的问题是什么？

第十八章

其他制剂

第一节 膜 剂

一、概述

（一）膜剂的含义

膜剂（films）系指药物与适宜的成膜材料经加工制成的膜状剂型，供口服或黏膜用。

膜剂是一种新型剂型，国内药膜研发始于 20 世纪 70 年代，最初主要研究避孕药膜，到 80 年代各种膜剂已普遍应用于临床。《中国药典》于 1995 年版首载西药膜剂。近年来，国内已有一些中药膜剂产品，如复方青黛膜、丹皮酚口腔药膜、万年青苷膜等。

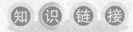

中药膜剂研究概况

自20世纪70年代，膜剂新剂型以避孕药膜为开端，促使速效硝酸甘油膜、速效长效氨哮素膜相继投产，这是一种以水溶性聚乙烯醇为成膜材料的膜剂，具有起效快、药物稳定性好的特点，为国内首创。之后膜剂的研究也越来越多，1985年我国首次将膜剂载入《中国药典》。中药膜剂为散剂、膏剂、酊剂融为一体的新剂型，给药途径较广，如口服、外用，外用包括口腔、眼、鼻、皮肤黏膜、阴道等多个部位，可用于局部或全身的疾病。中药膜剂在临床上为一种较好的剂型，尤其是近年来对膜剂基质的研究报道逐年增多，为中药膜剂的研究奠定了基础，打开了新的局面。在众多的膜剂研究中，中药外用膜剂研究较多，其中绝大多数为外用膜治外科病，如皮肤科膜剂、耳鼻喉科膜剂、眼科膜剂、烧伤科膜剂、妇科膜剂等，而对于"内科外治"的膜剂研究极少。在透皮吸收制剂越来越被重视的今天，充分利用膜剂特有的性能深入研究，把外用膜剂的产品扩展到内科领域，达到"内科外治"是非常必要的，也是膜剂的一个发展方向。

（二）膜剂的特点

膜剂通常厚度为0.1~0.2mm，不超过1mm，有透明和有色不透明之分。面积依临床应用部位而有差别，通常眼用膜面积为5mm×（10~15）mm，椭圆形或长方形；口服膜面积为10mm×10mm或15mm×15mm；外用膜较大，一般可达50mm×50mm。

膜剂的给药途径较广，可经口服、舌下含服，眼结膜囊、口腔贴服，阴道、体内植入，皮肤和黏膜创伤、烧伤或炎症表面覆盖，耳鼻喉等途径给药，以发挥局部或全身治疗作用。

膜剂具有以下特点：

1. 生产工艺简单，易于掌握。既适合工厂用涂膜机大批生产，也适用于医院制剂室小量生产，便于实现生产自动化和无菌操作。

2. 成膜材料用量少，如将小剂量药片制成膜剂，可节约大量淀粉、蔗糖、糊精等辅料。

3. 膜剂生产无粉尘飞扬，有利于劳动保护，适宜于毒性药生产。

4. 采用不同成膜材料，可以制成不同释药速度的膜剂，如速效或缓释膜。

5. 多层复方膜剂可以解决药物之间的配伍禁忌和分析检验上的干扰因素等问题。

6. 药物含量准确，稳定性好，吸收快，疗效高，应用方便。

7. 体积小，重量轻，包装、贮运、携带都较方便。

8. 其主要缺点是不适用于剂量较大的药物，应用受限制。由于中药多为复方制剂且剂量大，制成膜剂时受一定限制，只能选择药味少的复方，经进一步提取纯化后才可制成膜剂。

（三）膜剂的分类

1. 按膜剂的组成结构分类

（1）单层膜剂　将药物或药材提取物直接溶解或分散在成膜材料的溶液中制成膜剂，普通膜剂均属此类。

（2）夹心膜剂　是指在两层不溶的高分子膜中间夹着含有药物的药膜，药物必须先渗透出此膜后再渗到体液中，其释放速度不因作用时间延长和膜中药物浓度降低而变慢，释放速度自始至终保持恒定，故又称"恒释膜"。其中眼用膜疗效可维持 7 日左右，置于阴道的避孕膜疗效可达 1 个月以上，牙用膜则疗效能维持半年多，这是一类新型的长效制剂。

（3）多层膜剂　是将配伍禁忌或互相有干扰的药物分别制成薄膜，然后再将其叠合黏结在一起制成的膜剂。

2. 按给药途径分类

（1）口服膜剂　可以代替口服片剂等，包括口服、口含、舌下给药的膜剂，如治疗冠心病的丹参膜剂、治疗心律不齐的万年青或舌下含用药膜。

（2）口腔用膜剂　贴于口腔溃疡处或可用脓肿处，起消炎、愈合溃疡创面的作用。为了避免唾液对膜剂的药效发挥有影响，也有用涤纶薄膜作衬垫的。如牙痛舒棒状膜剂、用于口腔溃疡的白及地榆膜等。

（3）眼用膜剂　用于眼结膜囊内，能克服滴眼液及眼药膏作用时间短的缺点，以较少的药物达到局部高浓度，并能维持较长时间，为眼科药物治疗开辟了一条新途径。

（4）耳鼻喉科膜剂　目前耳症用膜尚不多见。鼻用膜剂如治疗干性鼻炎出血的白及、麻黄药膜；治疗急慢性鼻炎、鼻窦炎的复方辛夷花药膜等。

（5）阴道用膜剂　可代替栓剂、软膏剂用于阴道炎症和避孕等。如阴道溃疡膜剂、外用避孕膜剂。

（6）皮肤、黏膜、创面用膜剂　外用作皮肤创伤、烧伤或炎症表面覆盖，既能用于治疗，又可节约大量纱布、脱脂棉等敷料。

（7）植入膜剂　需经手术植于体内，逐渐发挥缓释药效的作用，通常使用可生物降解的高分子化合物做成膜材料，以便不必取出膜材残骸。如环磷酰胺植入膜，在体内 3~4 日可释放 67% 的药物。国外还出现了用作体内癌细胞敏感试验的植入膜剂——卡普剂。

二、膜剂的质量要求与检查

（一）膜剂的质量要求

1. 膜剂在生产与贮藏期间应符合下列规定：

（1）成膜材料及其辅料应无毒、无刺激性、性质稳定、与原料药物兼容性良好。常用的成膜材料有聚乙烯醇、丙烯酸树脂类、纤维素类高分子材料。

（2）原料药物如为水溶性，应与成膜材料制成具有一定黏度的溶液；如为不溶性原料药物，应粉碎成极细粉，并与成膜材料等混合均匀。

2. 膜剂外观应完整光洁、厚度一致、色泽均匀、无明显气泡。多剂量的膜剂，分格压痕应均匀清晰，并能按压痕撕开。

3. 膜剂所用的包装材料应无毒性、能够防止污染、方便使用，并不能与原料药物或成膜材料发生理化作用。

4. 除另有规定外，膜剂应密封贮存，防止受潮、发霉和变质。

（二）膜剂的质量检查

除另有规定外，膜剂应进行以下相应检查。

1. 外观检查　膜剂外观应完整光洁，厚度一致，色泽均匀，无明显起泡。多剂量的膜剂，分割压痕均匀清晰，并能按压痕撕开。

2. 重量差异　照下述方法检查，应符合规定。

检查法：除另有规定外，取供试品 20 片，精密称定总重量，求得平均重量，再分别精密称定各片的重量。每片重量与平均重量相比较，按表中的规定，超出重量差异限度的不得多于 2 片，并不得有 1 片超出限度的 1 倍。

平均重量	重量差异限度
0.02g 以下至 0.02g	±15%
0.02g 以上至 0.20g	±10%
0.20g 以上	±7.5%

凡进行含量均匀度检查的膜剂，一般不再进行重量差异检查。

3. 微生物限度　除另有规定外，照非无菌产品微生物限度检查：微生物计数法（通则 1105）和控制菌检查法（通则 1106）及非无菌药品微生物限度标准（通则 1107）检查，应符合规定。

三、膜剂的成膜材料

成膜材料作为药物载体，又称成膜基质，是膜剂中较重要的组成部分。

（一）对成膜材料的要求

理想的成膜材料应具备以下条件：①无毒、无刺激，应用于机体无不良反应。②性质稳定，无不良臭味，不降低药理活性，不妨碍组织愈合，吸收后对机体生理功能无影响。③成膜和脱膜性能良好，制成的膜剂具有一定的强度和柔软性。④制成膜后能根据需要控制释药速率。⑤来源丰富，价格便宜。

（二）常用的成膜材料

1. 天然高分子化合物　天然的高分子材料有明胶、玉米朊、淀粉、糊精、琼脂、阿拉伯胶、纤维素、海藻酸等，其中多数可降解或溶解，但成膜、脱膜性能较差，故常与其他成膜材料合用。

2. 聚乙烯醇（PVA）　是由醋酸乙烯在醇溶液中进行聚合反应生成聚醋酸乙烯，再经醇解而得。为白色或淡黄色粉末或颗粒，其性质主要取决于分子量和醇解度，目前国内常用两种规格的 PVA，即 PVA05-88 和 PVA17-88，其平均聚合度分别为 500~600 和 1700~1800，醇解度均为 88%，分子量分别是 22000~26400 和 78400~79200。这两种 PVA 均能溶于水，但 PVA05-88 聚合度小、水溶性大、柔韧性差；PVA17-88 聚合度大、水溶性小、柔韧性好。常将二者以适当比例（1∶3）混合使用，能制成很好的膜剂。PVA 是目前很好的成膜材料，它对眼黏膜及皮肤无毒性，无刺激性，是一种安全的成膜材料；口服后在消化道吸收很少，80%的 PVA 在 48 小时内由直肠排出体外。

3. 乙烯-醋酸乙烯共聚物（EVA）　是乙烯和醋酸乙烯在过氧化物或偶氮异丁腈引发下共聚而成的水不溶性高分子聚合物，可用于制备非溶蚀型膜剂及眼、阴道等控释膜剂的外膜。为无色粉末或颗粒。其性能与分子量和醋酸乙烯含量关系很大，随醋酸乙烯含量增加，溶解性、柔韧性、弹性和透明性也越好。EVA 无毒性、无刺激性，对人体组织有良好的适应性；不溶于水，溶于有机溶剂，熔点较低，成膜性较好，成膜后较 PVA 有更好的柔韧性。

其他成膜材料还有聚乙烯吡咯烷酮、羟丙基甲基纤维素、羟丙基纤维素、丙烯酸类共聚物、聚乙烯醇缩醛等。

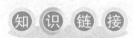

新型成膜材料

1. 中药白及　最近，中药白及作为成膜材料运用于中药膜剂的制备研究报道较多，其作用、性能与聚乙烯醇相似。白及天然植物的根茎内含大量黏液汁，本身具有止血、消炎、收敛之功效，故用它作防治口腔或鼻腔溃疡等病的膜剂的成膜材料较为理想。制成的膜剂具有很好的柔韧性，能承受一定拉力，遇水迅速膨胀形成保护膜层。

2. 胶原　胶原是近年来作为人工脏器新材料的一种生理性高分子物质。在人体中它是维持形态功能的细胞间质中的主要成分。胶原可从动物皮肤中大量制得。目前已有把药物加在胶原中制成膜剂的报道。由于胶原有被生物降解的特性，一则可缓解药物释放，达到延效作用，二则不留残渣，使用方便，因而胶原将是一种有发展前途的成膜材料。

3. 丙烯类　目前报道最多的是卡波沫树脂（Carbomer），是一类新型的丙烯酸与丙烯基蔗糖交联的高分子聚合物，分为高、中、低黏度。在很低的浓度下能够形成高黏度的凝胶剂。20 世纪 50 年代国外就已经应用于药物制剂中。主要用作增稠剂、助悬剂和黏合剂，还可与羟甲基纤维素合用作为黏膜粘贴剂基质，或作为缓释制剂的骨架材料或黏合剂。国内应用卡波沫制备口腔溃疡乳化型凝胶及口腔粘贴片制剂已有报道。

（三）其他辅料

1. 增塑剂　常用的增塑剂有甘油、三醋酸甘油酯、乙二醇、山梨醇苯二甲酸酯等。这些增塑剂能使膜剂柔软性增强，并有一定的抗拉强度。增塑剂质量标准应符合《中国药典》及部颁标准。

2. 着色、遮光、填充剂　膜剂中常用着色剂为无毒的食用色素；表面活性剂，常用吐温-80；遮光剂常用 TiO_2。除此之外，对口服型膜剂有时还要加蔗糖甜蜜素等作为矫味剂；制不透明膜剂时还需加入一些填充剂，如碳酸钙（$CaCO_3$）、二氧化硅（SiO_2）、淀粉糊精、滑石粉等。这些辅料应无毒性，无刺激性，性质稳定，与主药不起作用。

四、膜剂的制备与举例

（一）处方的组成

主药≤70%（g/g），成膜材料（PVA 等）≥30%，色素或二氧化钛≤2%，增塑剂（甘油、山梨醇等）≤20%，表面活性剂 1%～2%，填充剂≤20%，脱膜剂（液体石蜡、甘油、硬脂酸）适量，矫味剂适量。

（二）制备方法

膜剂的制备方法主要有涂膜法、挤压法、延压法、溶媒法等，目前中药膜剂中研究较多的是涂膜法制备膜剂。国内制备膜剂也多采用此方法。机械制备方法适用于药厂大量制备，在医院制剂室中因制剂量较小，理想的小型制膜机械又不易购到，通常应用推杆涂铺成膜的方法。膜剂应该在清洁避菌的环境中配制，注意防止微生物污染。所用的器具等须用适当的方法清洁、灭菌。眼用膜及皮下植入膜应在超净工作台上配制，并根据药物及成膜材料的性质选用适当方法灭菌。

1. 涂膜法　工艺流程：配制成膜材料浆液→加入药物、附加剂→脱泡→涂膜→干燥→脱膜→测定→分剂量→包装。

（1）溶浆　取成膜材料加水或其他适宜的溶剂浸泡使溶解，必要时于水浴上加热，溶解，滤过。

（2）加药、匀浆　药物为水溶液者，可直接与着色剂、增塑剂及表面活性剂等一起加入上述浆液中，搅拌使溶解；药物为非水溶性者，须研成极细粉或制成微晶，再与甘油或聚山梨酯研匀，与浆液搅匀，静止一定时间，除去气泡。

（3）涂膜　将除去气泡的药物浆液置入涂膜机的料斗中，浆液经流液嘴流出，涂布在预先涂有少量液状石蜡的不锈钢平板循环带上，使成厚度和宽度一致的涂层。

（4）干燥　涂层经热风（80~100℃）干燥，迅速成膜，到达主动轮后，药膜从循环带上剥落，进而被卷入卷膜盘上。

（5）分剂量和包装　干燥后的药膜经含量测定，计算单剂量的药膜面积。按单剂量面积分割、包装，即得。大生产时，由卷膜盘将药膜带入并烫封在聚乙烯薄膜或涂塑铝箔、金属箔等包装材料中，按计量热压或冷压划痕成单剂量的分格，再行包装即得。

2. 挤出法　本法所用设备为挤出机，系将多聚物经加热（干法）或加入溶剂（湿法）使成为流动状态，借助于挤出机螺杆的旋转推进压力的作用，使之通过一定模型的机头，制成一定厚度的薄膜。

干挤法是依靠加热，使物料变成熔融体；而湿法则是溶剂使物料充分软化。干法挤出的定型处理，仅为简单的冷却，而湿法挤出不仅要考虑脱溶剂，而且还要进行溶剂的回收。湿法挤出的优点是塑化均匀，可避免物料的过度受热，由于物料在挤压机内螺杆上搅拌十分激烈，故能将加入的药物、填料等混合非常均匀。但挤出法的缺点是制品公差较大。

3. 压延法　压延机有两种：一种是平板式压延机，另一种是滚筒式压延机，膜料与填料混合后，在一定温度和压力下，用压延机热压熔融成一定厚度的薄膜，随即冷却，脱膜。

（三）制备举例

例1：

复方青黛膜

【处方】复方青黛散0.5g，羧甲基纤维素钠溶液（1∶10）92.0mL，丙二醇3.0g。

【制法】取复方青黛散与羧甲基纤维素钠溶液研匀，加入丙二醇研匀后，放置除去气泡，涂布于涂有液状石蜡的平板玻璃上制膜，使总面积为$900cm^2$，70℃干燥1小时，脱膜，剪成适当大小，封装于适宜包装材料中，即得。

【功能与主治】消炎、生肌。用于口腔溃疡及烧伤、烫伤、创伤引起的溃疡等。

【用法与用量】局部贴用，用量酌情而定。

例2：

万年青苷口服液

【处方】万年青苷 11g，聚乙烯醇（17-88）494.5g，甘油 494.5g，蒸馏水适量。

【制法】取聚乙烯醇，加甘油与蒸馏水搅拌后使充分膨胀，置水浴上加热溶解，趁热用 5 号尼龙筛滤过，滤液中加入万年青苷，搅拌使其充分溶解，然后均匀涂布于涂有液状石蜡润滑剂的平板玻璃上，干燥，测定含量，分剂量，紫外线灭菌后包装于无菌塑料袋中，即得。

【功能与主治】强心。用于治疗充血性心力衰竭等症。

【用法与用量】口服，按医嘱服用。

第二节 丹 剂

一、概述

（一）丹剂的含义

丹剂（Dan，pill and powder made of melted or sublimated minerals）系指用汞及某些矿物药，在高温条件下经烧炼制成的不同结晶性状的无机化合物。一般用于外科及皮肤科。

在中医药古籍中对多种制剂也冠以"丹"，以示疗效灵验，一直沿用至今。如丸剂大活络丹、锭剂玉枢丹、液体制剂化癣丹等。也有以药剂色赤者为丹，如红灵丹。本节丹剂专指无机汞化合物。

丹剂在我国已有 2000 多年历史。它是我国劳动人民长期与疾病做斗争中，以及在冶炼技术的基础上发展起来的。《周礼·天宫》曾载："疡医疗疡，以五毒攻之。"五毒即当时粗制的丹药，郑康成注谓："今医方有五毒之药，作之，和黄渣，置石胆、丹砂、雄黄、矾石、磁石其中，烧之三日三夜，其烟上者，鸡羽扫取用以注疮，恶肉破骨则尽出也。"在秦代以后，特别是魏晋南北朝，炼丹取得了突出成绩。晋代名医葛洪以炼丹术著称于世，他继承了前人的理论，通过实验总结了当时炼丹的经验，写成了《抱朴子内篇》十二卷，内著"丹砂烧之成水银，积变又还成丹砂"，对炼丹术及后代化学、冶金等贡献很大。

（二）丹剂的特点

丹剂具有用量少、药效确切、用法多样化的特点。但丹剂为汞盐，毒性较大，使用不当易导致重金属中毒，且炼制过程产生大量有毒或刺激性气体，易污染环境，故现在品种越来越少，许多制法与经验已失传或近将失传。

（三）丹剂的分类

丹剂按其制备方法不同可分为升丹和降丹。升丹中最常用的是红升丹，又称三仙丹、红粉等；成品呈黄色者称为黄升丹，化学成分基本相同。红升丹为红色氧化汞，是较高温下炼制的产品。黄升丹为黄色氧化汞，是较低温度下炼制的产品。降丹中常用的是白降丹，又称降丹、白灵药、水灵丹等。

丹剂也可按其色泽分为红丹与白丹两大类型。红丹主要成分为汞的氧化物。白丹为汞的氯化物，其中白升丹又称轻粉，主要成分为氯化亚汞；白降丹主要成分为氯化汞。

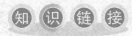

丹剂的应用

中医学认为，丹药具有提脓、去腐、生肌燥湿、杀虫等功效。主要用于中医外科，治疗疮疖、痈疽、瘘、瘰疬、骨髓炎等。丹剂用法多样化，可以配成散剂、钉剂、药线和外用膏剂。目前临床上常用于治疗体表急慢性化脓感染、慢性窦道炎、骨结核、慢性骨髓炎后切口感染、淋巴结核、皮肤恶性肿瘤、牛皮癣、复发性丹毒等外科疾病，也可以用白降丹治疗风湿性关节炎、坐骨神经痛等内科疾病。据报道，用白降丹膏药选贴适当穴位可治疗咳嗽、哮喘、牙痛、腰扭伤、关节痛、坐骨神经痛等。将红粉制成糊剂作牙髓永久充填，可促进根尖的钙化、闭锁。

二、丹剂的制备与举例

丹剂传统的制备方法有升法、降法和半升半降法，现也可采用研磨法或化学合成法制备。

升法系指药料经高温反应生成物凝附在上方覆盖物内侧面而得到的结晶状化合物的炼制法。

降法系指药料经高温反应，生成物降至下方接收器中，冷却析出结晶状化合物的炼制法。

半升半降法系指药料经高温反应生成气态化合物，一部分上升凝结在上方覆盖物内侧，另一部分散落在加热容器内部的炼制方法。

（一）红升丹的制备举例

红升丹采用升法制备。

【处方】水银 333.3g，火硝 333.3g，白矾 333.3g。

【制法】

（1）炭火烧炼法　是传统的炼制法，用于少量制备。

①配料：按处方量准确称取药料，除水银外，其他分别粉碎成粗粉。

②坐胎：分冷胎法和热胎法，操作时可任取一种。a. 冷胎法：先将火硝、明矾粗粉置于研钵内，加入水银共研至不见水银珠为度，铺于锅底，用瓷碗（或硬质烧杯）覆盖，碗口与锅要严密吻合。或将火硝、明矾的粗粉混匀，放锅中央摊平，再将水银均匀洒布在药料上面，覆盖瓷碗。b. 热胎法：将火硝、明矾置于研钵内研细，移入锅中央摊平，微火加热至水逸出，待其表面呈现蜂窝状时，将锅取下，放冷，再将水银均匀洒布于表面，然后用瓷碗覆盖。

③封口：盖碗后要及时封口。取约 4cm 宽的牛皮纸条用盐水润湿后，将锅与碗接触的缝隙封 2~3 层，以严密为准。再将盐泥涂于纸上厚约 6cm，按平压紧，至无缝隙。干沙壅至碗的 2/3 部位，使与锅口齐平，或以湿赤石脂封口。碗底中放大米数粒，以观察火候（亦可用温度计监控）。碗底压以重物，以避免烧炼时因气体作用而浮动。

④烧炼：将装置完毕的铁锅移置火焰上加热，如图 18-1 所示。先用文火烧炼约 1 小时后，再逐渐加大火力，以武火烧炼至大米呈老黄色，以文火继续烧炼至大米呈黑色，共需烧炼 5~10 小时，停火。

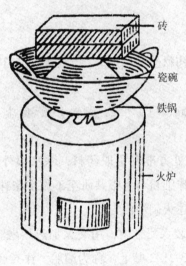

砖

瓷碗

铁锅

火炉

图 18-1　升丹装置

⑤收丹：将丹锅自然冷却后，轻轻除去封口物，将碗小心取出，刮下碗内壁的红色升华物即为丹药（HgO）。

⑥去火毒：目的是去除丹剂炼制过程中产生的杂质，减少副作用。常用的方法有：a. 将丹药用细布包扎好，投入沸水中煮 4 小时，取出沥干水分，低温干燥，研细备用。b. 将丹药以盘、碗装好入甑内，蒸 6 小时，取出低温干燥，研细备用。c. 将丹药用油纸或细布包好，置潮湿地上，露放 3 昼夜，再低温干燥，研细备用。在水中微溶的丹剂，宜用露置法去火毒。

电炉炼制法：传统的炭火烧炼法温度难以控制，可采用带有温度自动控制仪的电炉控制加热，温度由200℃升至800℃，约16小时即可炼成红升丹。

（2）合成法　取氯化汞120g置于1000mL烧杯中，加入蒸馏水约600mL，加热搅拌，使其完全溶解，备用。

取无水碳酸钠100g（过量），置500mL烧杯中，加入蒸馏水约300mL加热搅拌，其完全溶解后备用。

在搅拌下，将碳酸钠溶液倒入氯化汞溶液中，加热搅拌，待有红色出现后，继续加热煮沸5分钟，然后趁热滤过，烘干，即得。

【性状】本品为橙红色片状或粉状结晶，片状的一面光滑具有光泽，另一面较粗糙；粉末呈双色；质硬，性脆；无臭；遇光颜色逐渐变深。

本品含氧化汞（HgO）不得少于99.0%。

【功能与主治】拔毒，除脓，去腐，生肌。用于痈疽疔疮，梅毒下疳，一切恶疮，肉暗紫黑，腐肉不去，窦道瘘管，脓水淋漓，久不收口。

【用法与用量】外用适量，研极细粉单用或与其他药物配成散剂或制成药捻。或遵医嘱使用。

（二）白降丹的制备举例

白降丹采用降法制备，即药材经高温反应，生成物降至下方接收器中，冷却析出结晶状化合物的炼制法。

【处方】水银30g，火硝45g，皂矾45g，硼砂15g，食盐45g，雄黄6g，朱砂6g。

【制法】

（1）配料　以上7味，按处方准确称取药料，除水银外，其余分别粉碎成细粉，过筛。先将火硝、皂矾、食盐3味细粉与水银共研至不见水银珠为度。再将朱砂、雄黄、硼砂按套色法混合均匀，再与上述火硝等混匀。

（2）坐胎　将研匀的药料装入瓦罐内，用文火加热熔融。用抱钳夹住罐颈使之转动，让熔融物均匀黏附于罐下部1/3~1/2壁上，称为溜胎。注意底部不能太厚。将药罐于小火上缓缓干燥，直至胎子里外皆坚硬而且颜色由黄绿色变至全红黄为度，称为烤胎。烤胎是降丹制备的关键。胎子干燥程度应恰当，以罐底朝上不掉落为度。否则胎嫩则下流，胎老则脱落，都会影响丹药的质量和产量。

（3）封口及烧炼　将已经结胎的罐子倒覆于另一罐上，如图18-2所示，罐与罐的连接处用湿桑皮纸封固，卡在带孔的瓷盆中间，罐与盆之间用泥固定连接，然后壅砂至罐口上4cm处，下罐置冷水碗中，水淹至下罐高度的2/3。在上罐四周架燃炭，逐渐加至上罐底，加热3~5小时（罐底应烧红）后停火，待次日卸下装置，取丹（HgCl$_2$），去火毒，置棕色瓶内密封保存。

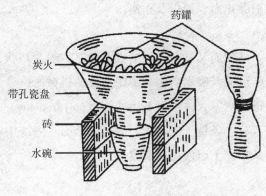

图 18-2　降丹装置

【性状】本品为白色针状结晶，有光泽。若呈黄色、黑色及出现落胎及水银析出等情况不能用，均需重新炼制。

【功能与主治】拔毒消肿。用于痈疽发背及疔毒等症，或将起而未化脓者及已成脓而未溃者。

【用法与用量】用时研末，一次 0.09～0.15g，撒于疮面上，或制成其他剂型外用。

三、丹药生产过程中的防护措施

生产丹药的原料含有水银，生产过程中必须认真注意环境保护，采取有效的防护措施。

1. 烧炼的容器不得有裂缝，封口必须十分严密，以免烧炼时毒气逸出，引起中毒，使原料损耗大，收丹率低。

2. 烧炼丹药的关键在于火力，烧炼时火力应均匀，并严格掌握加热的温度和时间。

3. 在丹药烧炼时产生大量有毒或刺激性气体。为此，生产丹药的厂房应设立在非居民区，生产车间应有良好的排风设备，烧炼过程应密闭进行，应附有毒气净化回收装置，车间空气要实行常规监测，以免操作人员发生蓄积性汞中毒或造成环境污染。同时，生产工人必须定期进行身体检查。

第三节　海绵剂

一、概述

（一）海绵剂的含义

海绵剂（spongia）系指亲水胶体溶液，经发泡、固化、冷冻、干燥制成的海绵状固体灭菌剂型，多用于外科辅助止血、消炎及止痛。

（二）海绵剂的特点

海绵剂质软而疏松，坚韧而又具有极强的吸水性，一般为块状，亦有粉状、颗粒状或纸状者。主要通过促血栓形成及吸水后体积膨胀造成的机械压迫等作用而止血。

近年来还发展了阴道海绵塞，由聚氨基甲酸酯（polyurethane）做成蘑菇状的海绵，一侧为凹面，一侧为平面，有一条带子固定于两侧可做牵引。海绵中吸附药物，使用时将含药凹面紧贴子宫颈口，条带在下以便用后取出。

（三）海绵剂的分类

海绵剂通常分为两类：一是以蛋白质为原料制成的，如明胶海绵；二是以碳水化合物为原料制成的，如淀粉海绵。淀粉海绵质地松脆易碎，明胶海绵质地柔软，止血效果好，临床应用较多。含药海绵是在明胶海绵中加入止血、消炎、止痛等药物或中药提取物，可提高止血效果，并具有消炎止痛等综合作用。如将强效抗厌氧菌药替硝唑制成海绵剂置于拔牙创窝内，能有效预防拔牙术后干槽症的发生。

二、海绵剂的制备

（一）明胶海绵的制备

1. 工艺流程图

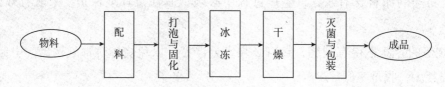

图 18-3　明胶海绵制备的一般工艺流程图

2. 制法

（1）配料　取明胶，加约 10 倍量水浸泡使膨胀软化，40～50℃水浴加热使其溶解，趁热滤过后冷至 32～38℃保温备用；另将甲醛加水稀释 10 倍备用。

（2）打泡与固化　将甲醛溶液加入上述胶液中，用打泡机打泡至泡沫均匀细腻，迅速倒入麻布盒内固化。

（3）冰冻　-10℃需 48 小时，-20℃需 24 小时。

（4）干燥　取出冰冻海绵，先自然解冻，轻轻挤压除去水分后 36℃鼓风干燥。

（5）灭菌与包装　以纸袋包装后 120℃干热灭菌 2 小时，再以无菌操作法装入塑料袋中密封。

3. 注意事项

（1）固化后冰冻要彻底。

（2）溶解明胶的温度不宜过高，否则加速明胶水解。

（3）明胶浓度10%左右较好，过低不易成型。

（4）甲醛用量不宜过大，否则成品消化时间延长，且硬而易碎。

（二）淀粉海绵的制备

1. 工艺流程图

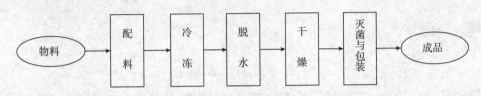

图18-4　淀粉海绵制备的一般工艺流程图

2. 制法

（1）配料　取淀粉加蒸馏水搅拌制成5%～12%的混悬液，70～100℃水浴加热并不断搅拌至均匀透明的淀粉浆，并倾入大小适宜的方格盘中。

（2）冷冻　先冷至室温，再于-2～-4℃冰冻48小时。-18℃效果最好，制成的海绵不易变形。

（3）脱水　取出冰冻海绵，先室温部分解冻，切除硬表皮后再全部解冻，用纱布包裹解冻后的海绵，轻轻压出水分，切块后采用梯度乙醇法脱水。

（4）干燥　50℃以下干燥。

（5）灭菌与包装　以纸袋包装后120℃干热灭菌2小时。

3. 注意事项

（1）淀粉加热糊化前必须形成均匀的混悬液，糊化完全后立即停止搅拌。

（2）解冻时不能加热，以免海绵结构变形。

（3）干热灭菌前海绵必须完全干燥，否则易变成糊糊状。

三、质量要求与检查

1. 质量要求　海绵剂应质软而疏松，有弹性，不溶于水，吸水迅速润湿变软而不破碎；无菌、无刺激性及过敏性；止血迅速，并能被机体组织完全吸收。

2. 检查

（1）吸水力　取海绵剂适量，精密称定，浸入20℃蒸馏水中，使其吸收水分，期间用手指轻揉，注意不使破损。吸足水分后，用小镊子轻轻夹住一角提出水面，停留1分钟，精密称定。吸收水分的量不得少于海绵剂重量的35倍（成品优良者可以达50倍）。

（2）炽灼残渣　取海绵剂适量，按《中国药典》（2015年版）四部炽灼残渣检查法（通则0841）检查，应符合各海绵剂项下的规定。

（3）无菌　取海绵剂供试品适量，按《中国药典》（2015 年版）四部无菌检查法（通则 1101）检查，应符合规定。

（4）消化试验　取重 45~50mg 的海绵剂 3 块，置蒸馏水中，吸足水分后用滤纸吸去多余水分，分别移至 100mL 的 37℃胃蛋白酶溶液中，恒温振荡至完全消化。平均消化时间应不超过 80 分钟。

四、举例

复方大黄止血粉

【处方】大黄 20g，羊蹄 20g，白鲜皮 20g，苎麻 20g，明胶 100g，呋喃西林 1g，硫柳汞 0.1g，盐酸普鲁卡因 1g，甲醛（37%）5mL，蒸馏水适量。

【制法】取甲醛加水稀释 10 倍备用。另取明胶碎块，加蒸馏水浸泡，软化后水浴上加热使其溶解，趁热滤过，滤液中加入呋喃西林、硫柳汞、盐酸普鲁卡因及大黄、羊蹄、白鲜皮和苎麻等中药的水渗漉液 400mL，冷至 32℃左右后加入上述甲醛溶液，打泡，待泡沫均匀细腻后倾入麻布盒内，36℃鼓风干燥后粉碎，过筛，100℃充分干燥，分装后 115℃干热灭菌 1 小时，即得。

【功能与主治】辅助止血剂。用于外科手术或外伤止血。

【用法与用量】外用，取适量粉末，填塞伤口或出血点。

【注解】药物溶液影响明胶海绵的起泡与成型，应注意胶液浓度、甲醛用量、溶剂等对明胶海绵的影响。打泡时体积增至 8~10 倍即可，体积增加过大时成品粉末过轻，影响止血效果。

第四节　其他传统制剂

一、锭剂

（一）概述

锭剂（lozeng）系指饮片细粉与适宜黏合剂（或利用饮片本身的黏性）制成不同形状的固体剂型。锭剂最早见于东晋葛洪所著的《肘后备急方》，谓之"挺"。至明代锭剂才被广泛收载于医药文献中。

根据医疗用途的不同，锭剂可有长方形、纺锤形、圆柱形、圆锥形、圆片形等多种形状。应用时，内服可吞服或研细后用水、黄酒化服；外用多是研细用醋调敷；少数为内外兼用。

（二）锭剂的制备与举例

锭剂的制备方法有模制法、捏搓法或泛制法，取粉碎好的药物细粉，加入适宜的黏合剂，揉制成团块，再按塑制法或模制法制成一定形状的锭剂，阴干即得。亦可用熔融法制备，即将药物加热熔融，趁热倒入模型中，冷凝后取出，再固定在锭座上，如薄荷锭。锭剂也有在锭的表面用处方规定的药物作黏合剂包衣或打光，以利保存药效或改善外观。锭剂应平整光滑，色泽一致，无皱缩、飞边、裂隙、变形及空心等现象。

例：

紫金锭

【处方】山慈菇 200g，红大戟 150g，五倍子 100g，朱砂 40g，千金子霜 100g，人工麝香 30g，雄黄 20g。

【制法】以上七味，朱砂、雄黄分别水飞成极细粉；山慈菇、五倍子、红大戟粉碎成细粉；将人工麝香研细，与上述粉末及千金子霜配研，过筛，混匀。另取糯米粉 320g，加水做成团块，蒸熟，与上述粉末混匀，压制成锭，低温干燥，即得。

【功能与主治】避瘟解毒，消肿止痛。用于中暑，脘腹胀痛，恶心呕吐，痢疾泄泻，小儿痰厥；外用治疗疔疮疖肿，痄腮，丹毒，喉风。

【用法与用量】口服，一次 0.6~1.5g，一日 2 次；外用，醋磨调敷患处。

【注解】本品吸水量较低，使用稠厚糯米糊易成形。本品含淀粉量高，受热易皱缩或破裂，挥发性成分易逸散，应以低温干燥为宜。

二、糕剂

（一）概述

糕剂系指饮片细粉与米粉、蔗糖蒸制而成的块状剂型。糕剂一般用于小儿脾胃虚弱、面黄肌瘦等慢性消化不良性疾病。如主治食滞吐泻的万应神曲糕；主治脾胃虚弱、消化不良的八珍糕。由于糕剂含糖，味甜可口，为小儿所喜用。

（二）糕剂的制备与举例

糕剂的一般制法是先将处方中药物粉碎，过筛；取药物细粉与米粉、蔗糖混匀，加入冷开水适量，揉合成松散团块，放入模具制成糕状，经蒸熟，晾干，包装，即得。

例：

八珍糕

【处方】党参 60g，茯苓 60g，白扁豆 60g，白术 60g，薏米 60g，莲子肉 60g，山药 60g，芡实 60g，粳米粉 30kg，白糖 2.4kg，糯米粉 3.0kg。

【制法】以上 11 味，粳米粉、糯米粉、白糖预先备好料，其余八味共同粉碎为细粉，过六号筛，与上述辅料混匀，加入适量冷开水，揉合制成松散颗粒，放入模具中制成糕状，取出蒸熟，晾干，分成每块重 6g，包装即得。

【功能与主治】养胃健脾，益气和中。用于脾胃虚热，食少腹胀，面黄肌瘦，便溏泄泻。

【用法与用量】开水冲服。婴儿一次 3 块，4 岁以上一次 6 块，一日 2~3 次。

三、钉剂

（一）概述

钉剂系指药物细粉加糯米粉混匀后加水、加热制成软材，经分剂量，搓制成细长而两端尖锐如钉（或锥形）的外用固体剂型。1220 年宋代魏岘《魏氏家藏方》已有记载。钉剂采用中医学治疗内痔的插药疗法，将其插入痔核中，利用药物的腐蚀作用，使痔核干枯坏死，脱落痊愈。由于钉剂含有腐蚀性药物及有毒药物，因而其赋形剂的选择类似于糊丸，取其缓释作用，而用法类似栓剂。钉剂的治疗范围现有扩大，如治疗颈淋巴结核、骨髓炎及疮疡等，近年来有用于治疗早期宫颈癌的报道。

（二）钉剂的制备与举例

例：

枯痔钉

【处方】明矾砒石煅制粉（含 As_2O_3 4%）24g，雄黄 12g，乳香 6g，朱砂 3g，生糯米 10g，熟糯米粉 26g。

【制法】取明矾砒石煅制粉（其中 As_2O_3 的含量须调至 4%），朱砂、雄黄水飞法制成极细粉；乳香炒去油；生、熟糯米粉分别过 6 号筛，备用。除熟糯米粉外，其余各药细粉与生糯米粉混合均匀。置罐内加蒸馏水约 40mL 调匀，密盖，置沸水浴加热 30 分钟，再加入熟糯米粉混匀，制成软硬适宜的软材，以无菌操作法分剂量（每小块湿重约 0.08g），搓成锥形或两端尖锐的钉剂，阴干，灭菌，密封保存。

本品长约 2.5cm，重约 0.06g，具有适宜的硬度，每支含砷以 As_2O_3 计，为 0.5~0.8mg。

【功能与主治】痔疮插入剂，有枯痔、消炎作用。主要用于内、外痔疮。

【用法与用量】清洗局部，将钉剂插入痔核。一次用量不得超过 20 枚，以免中毒。

四、线剂

（一）概述

线剂系指将丝线或棉线置药液中先浸后煮，经干燥制成的一种外用剂型。

线剂在我国外科医疗上早有应用，清代《医宗金鉴》关于痔疮的治疗中就有"顶大蒂小，用药线勒于痔根，每日紧线，其痔枯落"的记载。

传统线剂系利用所含药物的轻微腐蚀作用和药线的机械紧扎作用，切断痔核的血液供应，使痔枯落。线剂又可置于瘘管中，起引流作用，以加速疮核的愈合。近年来，有以线剂为主，适当辅以药膏治疗毛细血管瘤，亦有应用药线齐根结扎菜花型宫颈癌患部，能使自行枯落，并有止血、抗炎等作用。由于线剂制备简单，应用方便，有一定的疗效，可免除开刀的痛苦，在基层医疗实践中常被采用。

（二）线剂的制备与举例

例：

芫花线剂

【处方】芫花，巴豆仁，金银花，槐花米，雄黄，壁钱，丝线。

【制法】先将芫花醋制，雄黄水飞，巴豆仁捣泥，与其余各药共置容器中，加水适量和丝线浸泡 3~5 日后，滤取浸出液，以文火煮干，取出丝线，以温开水将药渣洗净，或阴干，即得。

【功能与主治】有抗菌、消炎和腐蚀作用。

五、条剂

（一）概述

条剂又称纸捻，系将药物细粉或药膏黏附在桑皮纸捻成的细条上的一种外用剂型。

用于插入疮口或瘘管内，起引流、拔毒、去腐生肌与敛口的作用。条剂的黏合剂为面糊或软膏基质，药膏也可兼作黏合剂。

条剂的应用特点与线剂、钉剂类同。由于条剂有韧性，可适应弯曲或分岔瘘管的应用需要，并且制备简单，使用方便，目前仍是中医外科应用较多的剂型。近年来有用羧甲基纤维素钠、聚乙烯醇、海藻酸钠等可溶性多聚物代替桑皮纸制备条剂，具有可溶性和适宜的韧性，并能克服纸捻异物残留的缺点，使条剂的制备与应用有了新的发展。但条剂的品种不多，且多属于手工制备，剂量不十分准确，而药物多有毒性或腐蚀性，因而其制法、用量、规格标准均需规范。

（二）条剂的制备与举例

根据黏合剂的不同，条剂可分为软条剂和硬条剂两种。

例：

红升丹软条剂

【处方】红升丹适量，凡士林适量。

【制法】取红升丹，研成极细粉，备用；另取桑皮纸剪成宽 1.5cm 的纸条，两面均匀涂布一薄层凡士林或其他的消炎软膏，以拇指和食指搓捻成条状，再剪成约 3cm 长的小段，投入装有红升丹粉末的容器中，轻轻振摇，滚动容器，使捻条均匀地黏附一层药粉，取出阴干，灭菌，即得。

【功能与主治】拔毒、去腐生肌。用于治疗疖、痈、痔瘘诸症。

【用法与用量】外用，插入疮口或瘘管中，表面再用拔毒生肌膏或其他消炎软膏固定，起引流、排脓、生肌、敛口的作用。

六、灸剂

（一）概述

灸剂系指将艾叶捣、碾成绒状，或另加其他药料卷制成卷烟状或捻成其他形状，供熏灼穴位或其他患部的外用剂型。

灸治是中医传统治病方法。人们很早就发现野艾点燃后有驱除蚊蝇作用；利用某些易燃药材在人体穴位上或患处近距离烧灼熏烤，借助燃烧产生的温热性刺激及药物的局部吸收、烟气中药物从呼吸道吸入，达到预防或治疗某种疾病的目的。灸剂早在《内经》中已有"针所不为，灸之所宜"和"其治宜灸灼"的记载，《灵枢·寿天刚柔》有"生桑炭灸巾以熨寒邪所刺之处"，清《医宗金鉴》有神灯照法，此属烤灸。

灸剂按形状可分为艾头、艾炷、艾条3种，均以艾绒为原料制得。按除艾叶外加药与否分为艾条与含药艾条，后者如《中国药典》（2000年版）收载的药艾条及传统的雷火针、硫黄灸等。

（二）灸剂的制备与举例

取干燥艾叶，拣去杂质，筛去灰尘，置粉碎机或石臼或铁研船内捣碾成绵绒状，除去叶脉，即可按下列要求制成一定形状的制品。

1. 艾头　多由针灸医师临用前自制，即取艾绒以手指捻成黄豆粒大小的圆团，用时插在针上，点燃后在穴位处做近距离熏灼。

2. 艾炷　多由医师临用前自制，即取艾绒少许，用手搓成上尖下平的圆锥体，其大小根据需要而定。用时先将3mm厚的蒜片或生姜片放置于穴位上或患处皮肤上，再将艾炷放在蒜片或姜片上，用火点燃艾炷尖端，使其从上而下地燃烧，烧完为止。此法灸时有灼烫，可略移蒜、姜片使缓解。

3. 艾条　又名艾卷、清艾条。取艾绒50g，置于长、宽均为30cm的桑皮纸上，用人工卷制成圆柱状，为目前应用最广的一种灸剂。

例：

清艾条

【处方】艾绒5000g。

【制法】取艾绒50g，均匀摊于桑皮纸或烟用纸上，卷紧成条状，黏合，封闭，即得。

【性状】本品呈圆柱状，长20～21cm，直径1.9～2.1cm；或长9.8～10.2cm，直径0.7～0.9cm。气香，点燃后不熄灭，并产生持久的香气和特异的烟。

【功能与主治】理气血，逐寒湿，温经止痛。用于心腹冷痛，泄泻转筋，骨节酸痛，四肢麻木，腰酸疼痛等。

【用法与用量】点燃后灸患处，一日 2~3 次。

七、熨剂

（一）概述

熨剂是指煅制铁砂与药汁、米醋拌匀，晾干而制成的外用固体药剂。使用时利用铁屑与醋酸发生化学放热反应产生的热刺激及药物蒸气透入熨贴患部，达到宣通经络、祛风散寒的治疗目的。其治疗机理类似于灸剂。

熨剂为我国民间习用的一种理疗与药疗相结合的方法。多选用具有治疗风寒湿痹的药物与铁屑配合使用，共奏疗效。制备简单，使用方便，可反复利用，费用低廉。产品有由桉叶、细辛、生川乌、独活、郁金等组成的舒乐热熨剂，主治筋骨肌肉疼痛，腰肌劳损，关节屈伸不利，遇寒疼痛加剧等；由生川乌、独活、姜黄、细辛、苍术、白芥子等组成的关节炎热熨剂，主治风寒湿邪所致的肌肉、筋骨和关节疼痛麻木，屈伸不利等症。使用时，将药袋揉搓 1~2 分钟，发热后将袋面朝外，敷于患处，注意保温，作用可达 24 小时以上。此外还有理疗热敷散等中药保健品。近年来借鉴熨剂的热疗原理，市场上出现了不用铁屑与米醋而用其他物质产热，配合使用中药进行理疗的保健品。

（二）熨剂的制备与举例

例：

坎离砂

【处方】当归 37.5g，川芎 50g，透骨草 50g，防风 50g，铁屑 10kg。

【制法】以上 5 味，除铁屑外，其余当归等 4 味药煎煮两次，第一次加入米醋 600g 与 3 倍药量的水煎煮 2 小时，滤过；药渣加适量水再煎煮 2 小时，滤过，合并滤液。将铁屑置炉内煅制，变为暗红色时取出，立即将上述滤液倒入铁屑中，搅匀，晾干，过筛，即得。

【功能与主治】祛风散寒，活血止痛。用于风湿痹痛，四肢麻木，关节疼痛，脘腹冷痛。

【用法与用量】含药铁屑 250g，加米醋 15g（不可过量），立即拌匀，装入布袋。外包棉垫（或毛巾），待发热后熨患处，药凉后取下。再用时仍用前法拌醋，可反复使用数次。每日熨患处 1~3 次。

八、棒剂

(一) 概述

棒剂系指将药物制成小棒状的外用固体剂型。棒剂直接用于皮肤或黏膜上,起腐蚀、收敛等治疗作用。棒剂通常应用于眼科,近年来也有不少应用于牙周袋内,如以明胶和硬脂酸为赋形剂制成的替硝唑棒剂,插入牙周袋内,可延缓药物的释放,延长作用时间,减少给药次数,减轻不良反应。其体外释药规律符合 Higuchi 方程,释放速率为 $61.42\text{mg} \cdot \text{h}^{-1/2}$。又如 Ocufit SR 是一种缓释硅橡胶棒 (简称缓释棒),1992 年上市,其形状与人体眼结膜穹隆一致,直径为 1.9mm,长为 25~30mm,新生儿和儿童用的产品规格更小。四环素缓释棒放入牙周袋第一天药物浓度较高,以后 14 天内体外试验释放药量达 45%,可达到最低抑菌浓度的要求。而用于牙根管治疗后封闭牙髓腔及根管空隙的牙科材料——牙胶尖 (由异戊二烯、氧化锌、硫酸钡、蜡或松香组成),在剂型上也当属于棒剂。

(二) 棒剂的制备与举例

例:

海螵蛸棒

【处方】海螵蛸适量,黄连适量。

【制法】取海螵蛸以水浸 3~4 日,每天换水以漂尽咸味,捞起,以小刀削去外表角层,置露天日晒夜露 3~5 日,以去除腥臭味。然后切成适宜长度,削成略扁的圆锥体,洗去颗粒状物,略干燥,放入 10%黄连溶液中煎煮 30 分钟,取出,置烘箱内 100℃烘干,即得。

【功能与主治】有抗菌收敛作用,用以治疗沙眼。

【用法与用量】外用,用以擦除沙眼之滤泡,配合其他药物治疗。本品表面粗糙,能机械地破除沙眼之滤泡,使药物易渗入滤泡加速伤口愈合。一般每 2~3 日擦 1 次,待反应消失后方可进行第二次擦除,洗净药棒表面上的血污后,再于 1∶5000 的升汞溶液或 2%复方甲酚皂溶液内浸泡一日,并以 10%黄连液煮沸 30 分钟,烘干备用。

九、烟剂

(一) 概述

烟剂系指利用药物或药物提取物,掺入烟丝中,卷制成香烟形的剂型。供点燃吸入用的制剂,一般亦称作药烟,如喘息药烟、罗布麻药烟。目前含有中药添加剂的保健卷烟称为新混合型卷烟,如金圣新混合型卷烟、双得乐新混合型卷烟等。

我国《外科十三方考》所载止哮喘烟就是采用曼陀罗花、火硝、川贝母、泽兰、款冬花等药材，共研细末，与烟丝和匀，卷制成香烟形或用旱烟筒，按民间吸烟法吸之。《中国药典》（2015 年版）收载的洋金花也规定可将其做成卷烟，分次燃吸（一日量不超过 1.5g）。

（三）烟剂的制备与举例

1. 全中药药烟　将中药切成烟丝状，掺入适量的助燃物质如硝酸钾（钠），按卷烟制备方法制备，供点燃吸入用。如将洋金花叶切成烟丝状，加入硝酸钠适量，混合均匀，制成卷烟，按剂量包装。也有将洋金花阴干后切成丝状，不加助燃剂制备的。

2. 含中药药烟　将中药以适当的方法提取，提取物按一定比例均匀喷洒在基质烟丝中。若提取物是流浸膏，可用烟丝吸附一定量，低温干燥后按卷烟工艺制成卷烟，分剂量，包装，如华山参药烟。烟剂燃吸时，该中药提取物经受不同梯度的温度加热，其有效成分（多为小分子成分及挥发性成分）可被蒸馏、气化和升华，形成微粒相（0.1 ～ 10μm）和气相，作用于呼吸系统，不同粒径的烟气粒子或沉积于呼吸道，或被肺泡吸收，从而起到局部或全身治疗作用。

例：

华山参药烟

【处方】华山参提取物（以莨菪碱 $C_{17}H_{35}O_3N$ 计）150mg，甜料适量，烟丝适量，共制成 1000 支。

【制法】

（1）取华山参粗粉，用 95%酸性乙醇液渗漉，收集渗漉液，以不显生物碱反应为止，回收乙醇，浓缩至每毫升相当于原生药 5g，加 5 倍量的 0.5%盐酸溶液，搅匀，冷藏 24 小时，滤过，滤液浓缩至每毫升相当于原药材 20g，经含量测定，准确称量，备用。

（2）取（1）的提取液，加入香料、甜料，均匀喷入基质烟丝中，充分混匀后，导入卷烟机，以标准卷烟纸制成药烟。

【功能与主治】定喘，用于喘息型气管炎。

【用法与用量】哮喘发作时，抽吸 1 支，每日吸量不超过 10 支。

十、烟熏剂

（一）概述

烟熏剂（fumigant）系指借助某些易燃物质经燃烧产生的烟雾，达到杀虫、灭菌和预防治疗疾病；也有利用穴位灸燃产生的温热来治疗疾病的，如艾条、艾炷，详见本章灸剂。

人们很早发现野蒿点燃后有驱除蚊蝇的作用；艾叶、苍术、香薷等点燃可以避疫。现代研究发现，苍术、艾叶燃香对病毒、细菌都有不同程度的抑制和杀灭作用。电子显微镜观察结果表明，受燃香烟熏后的乙型溶血性链球菌出现菌球大小不规则，形态不完整，分裂不完全，细胞结构改变，甚至有空泡出现，反映出细胞的退化现象。

（二）烟熏剂的制备

1. 杀虫、灭菌烟熏剂的制备　这类制剂的处方组成包括3部分：①药物：具有杀虫、灭菌作用的中药；②燃料：有些中药材本身具有燃烧性，也有的必须加入燃料，如木屑等；③助燃物质：如氯酸盐、硝酸盐、过氯酸盐等氧化剂。燃料和助燃剂混合，经点燃后，开始发生低温的、不冒火焰的燃烧，所产生的热传导给药物使之升华或导致有效物质的挥发，它们的综合作用是一种烘熏现象，一般将其称为烘熏剂。除上述主要成分外，还可以加入缓释剂与冷却剂，其目的是使燃烧缓和或防止药物燃烧过猛导致有效成分的分解破坏。常用的稀释剂有硅藻土、硅胶、氧化镁等。有些物质如碳酸盐，既可以起稀释作用，又可以起降温的作用，并能在中和反应时产生二氧化碳而增大烟雾的体积，有利于药物分子的扩散。氯化铵由于升华时要吸收热量，故在烟熏剂中起冷却剂的作用。

在上述杀虫、灭菌烟熏剂中要插入导火线，导火线用的导火剂主要由燃料和助燃剂所制成，此类烟熏剂目前已少用。

2. 燃香烟熏剂的制备　燃香是民间广泛沿用的家庭常备烟熏剂，如蚊香、含药香、卫生香等。以药物细粉和木粉为主，选用适宜的黏合剂经加工制成盘卷状或直条状，点燃发烟，用于驱除蚊蝇、杀虫、灭菌和预防疾病。如含有大黄的"辟疫香"点燃后可以消毒空气。

制作燃香烟熏剂的主要原料有：

（1）木粉　常用的燃香木粉有杉木粉、柏木粉、松木粉等。

（2）中药　凡含有挥发性成分的药材，均有不同程度的抑菌作用，故能预防感冒和上呼吸道传染性疾病。常用的燃香中药有艾叶、桂枝、贯众、茵陈、香薷、苍术、檀香、木香、沉香、防风、荆芥、苏叶与柴胡等。

（3）黏合剂　常用的有甲基纤维素、羧甲基纤维素、桃胶等。

（4）助燃剂　常用的有氯酸盐、硝酸盐等。因为中药材粉末本身具有易燃性，故只有某些不具备燃烧性的药物制作燃香时，才加入适量的助燃剂。

（5）其他　色素和香料等。

燃香的制法：①中药材的处理，包括净选，洗涤，干燥，粉碎成细粉；②各物料加黏合剂制成软材；③软材经机械压制成盘卷状或直条状；④干燥；⑤严密包装，即得。

（三）举例

例：

消毒燃香

【处方】香薷粉50%，木粉50%，甲基纤维素适量，助燃剂适量，色素适量。

【制法】取香薷、木粉等量，混合均匀，加入甲基纤维素、助燃剂和色素，充分混匀，压制成盘卷状，每盘重 20~25g。

【功能与主治】空气消毒，预防感冒等。

【用法与用量】每 15m³ 空间点燃 1 盘，隔日 1 次。

复习思考

一、名词解释

膜剂 丹剂 锭剂 糕剂 钉剂 线剂 条剂 灸剂 熨剂 棒剂 烟剂 烟熏剂

二、选择题

（一）单项选择题

1. 下列膜剂的成膜材料中，其成膜性、抗拉强度、柔韧性、吸湿性及水溶性最好的为（　　）

    A. 羧甲基纤维素钠　　　　　B. 玉米朊　　　　　C. 阿拉伯胶

    D. 聚乙烯醇　　　　　E. PVC

2. 山梨醇在膜剂中起的作用是（　　）

    A. 增塑剂　　　　　B. 着色剂　　　　　C. 遮光剂

    D. 填充剂　　　　　E. 矫味剂

3. 降丹的主要成分是（　　）

    A. 氧化汞　　　　　B. 三氧化二砷　　　　　C. 氯化汞

    D. 氯化亚汞　　　　　E. 硫化汞

4. 以糯米粉为赋形剂，制成的锥形固体，多用于中医肛肠科治疗瘘管及溃疡性疮疡的制剂称为（　　）

    A. 栓剂　　　　　B. 条剂　　　　　C. 线剂

    D. 棒剂　　　　　E. 钉剂

5. 除药效外，还具有机械引流、结扎作用的外用制剂是（　　）

    A. 栓剂　　　　　B. 条剂　　　　　C. 线剂

    D. 棒剂　　　　　E. 钉剂

6. 三仙丹又称（　　）

    A. 白矾　　　　　B. 红粉　　　　　C. 轻粉

    D. 白降丹　　　　　E. 氯化汞

7. 用铁砂吸附药材的提取物后制得的外用剂型是（　　）

    A. 糕剂　　　　　B. 熨剂　　　　　C. 锭剂

D. 棒剂　　　　　　　　　　E. 钉剂

8. 在桑皮纸捻上用面糊黏附药粉制成，用来引流脓液、拔毒去腐、生肌敛口的外用制剂是（　　）

A. 条剂　　　　　　　B. 熨剂　　　　　　　C. 锭剂

D. 棒剂　　　　　　　E. 钉剂

9. 将适宜药材削成圆锥体，再浸以他药提取液制成，具有腐蚀、收敛等作用，通常用于眼科的外用固体制剂是（　　）

A. 条剂　　　　　　　B. 熨剂　　　　　　　C. 锭剂

D. 棒剂　　　　　　　E. 钉剂

10. 药粉加适宜的黏合剂经塑制、干燥而成，用时研细内服或外用的制剂是（　　）

A. 条剂　　　　　　　B. 熨剂　　　　　　　C. 锭剂

D. 棒剂　　　　　　　E. 钉剂

（二）多项选择题

1. 下列可作为膜剂附加剂的是（　　）

A. 糖浆剂　　　　　　B. 增塑剂　　　　　　C. 着色剂

D. 填充剂　　　　　　E. 矫味剂

2. 丹剂的制法主要有（　　）

A. 升法　　　　　　　B. 降法　　　　　　　C. 火上下丹法

D. 半升半降法　　　　E. 离火下丹法

三、简答题

1. 试述灸剂防病治病的机理。

2. 试述膜剂的一般处方组成及制备方法。

中药制剂技术知识拓展

第十九章

中药新剂型与新技术简介

【学习目标】

知识目标

掌握缓释制剂、控释制剂与靶向制剂的含义与特点。

熟悉缓释制剂、控释制剂、速效制剂、靶向制剂的分类；常见包合技术的种类。

了解各类中药新剂型的制备。

技能目标

能识别各类中药新剂型，并能进行分类。

第一节　长效制剂

一、缓释制剂、控释制剂的含义与特点

（一）含义

1. 缓释制剂　缓释制剂系指在规定的释放介质中，按要求缓慢地非恒速释放药物，其与相应的普通制剂比较，给药频率比普通制剂减少一半或给药频率比普通制剂有所减

少，且能显著增加患者的顺应性的制剂。

2. 控释制剂　控释制剂系指在规定的释放介质中，按要求缓慢地恒速或接近恒速释放药物，其与相应的普通制剂比较，给药频率比普通制剂减少一半或给药频率比普通制剂有所减少，血药浓度比缓释制剂更加平稳，且能显著增加患者的顺应性的制剂。

控释制剂又称为控速给药体系或控释剂型。广义的控释制剂包括控制释药速度、方向和时间，靶向制剂、透皮吸收制剂等都属于控释制剂的范畴。狭义的控释制剂则一般是指在预定时间内以零级或接近零级速度释放药物的制剂。

（二）特点

1. 减少给药次数，降低用药总量，维持时间长。

2. 血药浓度平稳。不存在峰谷现象，有利于降低药物的毒副作用。特别对于治疗指数较窄的药物制成缓控释制剂后，能保证药物的安全性和有效性。

3. 对于治疗指数窄、生物半衰期短的药物，制成控释制剂可避免频繁用药引起的中毒。

4. 不宜制成缓控释制剂的药物有：①生物半衰期（$t_{1/2}$）很短（小于 1 小时）或很长（大于 24 小时）的药物；②单服剂量很大（大于 1g）的药物；③药效剧烈、溶解度小、吸收无规则或吸收差或吸收易受影响的药物；④在肠中需在特定部位主动吸收的药物。

5. 对剂量调节的灵活性降低。如当遇到出现较大副反应时，不能立刻停止治疗。

6. 不能灵活调节给药方案。缓释制剂往往是基于健康人群的平均动力学参数而设计，当药物在疾病状态的体内动力学特性有所改变时，不能灵活调节给药方案。

7. 设备和工艺费用较常规制剂复杂、昂贵。

二、缓释制剂、控释制剂的分类

（一）缓释制剂的分类

1. 按给药途径分类　经胃肠道给药的缓释制剂有片剂（包衣片、骨架片、多层片等）、丸剂、胶囊剂（肠溶胶囊、药树脂胶囊、涂膜胶囊）等；不经胃肠道给药的缓释制剂有注射剂、栓剂、膜剂、植入剂等。

2. 按制备工艺分类

（1）骨架缓释制剂　①水溶性骨架片，系采用亲水性胶体物质，如 CMC、HPMC、PVP 等为材料，加入其他赋形剂制成的片剂；②脂溶性骨架片，系采用脂肪、蜡类物质为骨架材料制成的片剂；③不溶性骨架片，系采用不溶性无毒塑料制成的片剂。

（2）薄膜包衣缓释制剂　片心或小丸的表面包一层适宜的衣层，使其在一定条件下溶解或部分溶解而释出药物，达缓释作用。

（3）缓释乳剂　水溶性药物可将其制成 W/O 型乳剂。由于油相对药物分子的扩散具有一定的屏障作用，制成 W/O 型乳剂后可达到缓释目的。

（4）缓释微囊剂　药物经微囊化，再制成散剂、胶囊剂、片剂、注射剂等。

（5）注射用缓释制剂　系指油溶液型和混悬型注射剂。其原理是基于减小药物的溶出速度或扩散速度而达到缓释目的。

（6）缓释膜剂　系指将药物包裹在多聚物薄膜隔室内，或溶解分散在多聚物膜片中而制成的缓释膜状制剂。

（二）控释制剂的分类

1. 按给药途径分类　控释制剂包括：①口服控释制剂；②透皮控释制剂；③眼内控释制剂；④直肠控释制剂；⑤子宫内和皮下植入控释制剂。

2. 按剂型分类　控释制剂包括：①控释片剂；②控释胶囊剂；③控释散丸；④控释散剂；⑤控释栓剂；⑥控释透皮贴剂；⑦控释膜剂；⑧控释混悬剂；⑨控释液体制剂；⑩控释微囊；⑪控释微球；⑫控释植入剂等。

三、缓释制剂、控释制剂的制备

（一）缓释制剂的制备

1. 通过药剂学方法制备　本法是制备缓释制剂的主要方法。工艺原理为使药物溶出速度减小和扩散速度减慢。但对于某个具体制剂，往往这两方面的因素同时起作用，在原理上不能截然分开。

（1）减小溶出速度

①控制粒子大小：药物的溶出速度与其粒径成反比，故难溶性药物颗粒直径增加，可使其吸收减慢而药效延长。

②将溶解度小的盐类药物制成油溶液型注射剂：将难溶性盐类药物混悬于植物油中制成油溶液型注射剂，药物注射后需先从油相分配至水相（体液）而达缓释作用。

③将药物包藏于溶蚀性或亲水性胶体的骨架中：系指以脂肪类、蜡类等物质为基质，药物分散其中，在消化道被消化液逐渐溶蚀释放的药物制剂。脂肪类、蜡类等物质在此也称阻滞剂或溶蚀性骨架。以亲水性胶体为骨架，加入适当的稀释剂与药物混匀制片，当其在体液中吸水膨胀后，药物也可以随着高分子物质的溶解逐渐释放出来。

（2）减小扩散速度　减小制剂中药物向体液的扩散速度也可以延长药物的吸收时间。

①包衣：系将药物小丸或片剂用阻滞材料包衣。随着合成高分子材料的产生与发展，包衣方法在缓释口服制剂中的地位日渐突出。包衣技术可用于片剂、丸剂、胶囊剂和颗粒剂等。对于口服缓释制剂，以小丸形式包衣较合理。将一部分药物小丸不包衣，另一部分小丸分成 2~3 组，每组包厚度不等的衣层。取各组小丸以一定比例混合，装胶囊。服药

后，混合药丸的释药图像是各组的总和。组与组之间释药快慢因膜的厚度不同而不同。同组各丸粒的释药也不尽相同，它们接近于正态分布曲线。因此，组与组的释药曲线头尾很大部分发生重叠，各组混合的释药图像就成了持久恒定的曲线。

②制成不溶性骨架的缓释片剂：将药物用无活性的不溶性塑料，如聚氯乙烯、聚乙烯、硅橡胶等，按一定比例制成不崩解的缓释骨架片。服用后骨架片在消化液中先对表面药物溶解、释放（速释部分），后对骨架片进行渗透，进入无数的微孔之中，药物溶解、释放（缓释部分）。待药物释放完后，骨架不被吸收，随粪便排出体外。

③制成微囊：微囊膜为半渗透膜，在胃肠道中，水分可渗入囊内溶解其中药物，形成饱和溶液，再扩散到囊外的消化液中而被机体吸收。囊膜的厚度、微孔的孔径、微孔的弯曲度等决定药物的释放速度。

④制成植入剂：植入剂为固体灭菌制剂，常为小柱形。将不溶性药熔融倒入模型中或用重压法制成后埋入皮下，在人体内缓缓释放，药效可达数月甚至 2 年。

⑤制成药树脂：系将离子型药物与离子交换树脂交换制成树脂复合物的缓释制剂。口服后在胃肠液中药物被交换，而缓慢释放。用药树脂制备缓释制剂适用于剂量较小的解离型药物，它受 pH 值影响较大，长期服用会引起体内电解质的紊乱。

⑥制成乳剂：对于水溶性药物，可将其溶液制成 W/O 型乳剂，乳剂注射后（在肌内），水相中的药物向油相扩散，再由油相分配到体液，因此有缓释作用。

2. 通过化学方法制备　为了延长药物的作用时间，适应制剂要求和便于临床应用，可以将药物进行化学结构修饰。经化学结构修饰后的药物，保持原有药物的基本化学结构，仅在某些功能基团上做结构改变，从而使药物成为不易溶解或不易水解的衍生物，达到改变吸收性能而延长疗效的目的。

（1）制成盐类　延效的盐类基本上是水中难溶解的盐类，制成混悬液供用。

（2）制成酯类　药物制成酯后其理化性质有显著改变，在体内的吸收、分布、代谢、排泄均会产生变化。

（3）制成酰胺类　酰胺类药物比酯类药物稳定，难于水解。如抗结核药对氨基水杨酸钠刺激性大、排泄快，将其酰胺化，制成对苯甲酰胺基水杨酸钙，作用时间延长。

除了上述的药剂学方法和化学方法以外，根据药物的体内过程，还可以通过延缓代谢和排泄等方法延长药效。

（二）控释制剂的制备

1. 渗透泵式控释制剂　利用渗透压原理制成的控释制剂能均匀恒速地释放药物，比骨架型缓释制剂更为优越。以口服片为例说明其原理与构造，片心由水溶性药物与水溶性聚合物或其他辅料组成，外面用不溶性的聚合物如乙基纤维素等包衣，成半透膜壳，壳顶一端用适当方法（如激光）钻一小孔。当与水接触后，水通过半透膜进入片心，使药物溶解成为饱和溶液，由于渗透压的差别，产生泵的作用，使药物由小孔定量恒速渗出，其量与渗透进片内的水量相等，直到片心内药物溶解尽为止。

口服双室渗透泵片，与上述不同点是药物装于一室，另一室为产生渗透压的物质。口服后水分通过半透膜渗入膜内，可将产生渗透压的物质溶解而产生巨大的渗透压，把另一室中的药物压出，达到控制释药的目的。

另外还有一种双药库式渗透泵片，是由半透膜将渗透泵隔离成两室，各装一种药物而形成双药库，每室均有一个释药小孔。如复方片剂可制成两边开孔的双室渗透泵片，两种药物不必混合，分别同时由两个孔缓缓释放，适合于制备有配伍禁忌药物的渗透泵片。

2. 膜控释制剂 系指水溶性药物及辅料包封于具有透性的、生物惰性的聚合物（高分子）膜中而制成的给药体系。药物在较长时间通过透性膜恒定、匀速地向外扩散释放。膜控释制剂多用包衣法制备。该类制剂可用于口服给药、透皮给药、眼内给药、宫内给药等。

3. 胃内滞留型控释制剂 系指将药物与亲水胶体及其他辅料混合制成，利用黏度和浮力滞留于胃液中，增加胃内吸收的片剂和胶囊等制剂。包合技术系指一种分子被包藏于另一种分子的空穴结构内，形成包合物的技术。包合物是一种分子被包藏在另一种分子的空穴结构内的复合物，又称为"分子胶囊"。包合物由主分子和客分子两部分组成。主分子即包合材料，具有较大的空穴结构；客分子指被包合到主分子空间中的小分子物质。

第二节 速效制剂

一、固体分散体

固体分散体系指采用一定的技术将难溶性药物高度分散在另一固体载体材料中形成固体分散体的一种新剂型。固体分散体中，难溶性药物通常是以分子、胶态、微晶或无定形状态分散在另一种水溶性，或难溶性，或肠溶性材料中。固体分散体主要作为制剂的中间体，可根据需要进一步制成片剂、胶囊剂、栓剂等，也可直接制成滴丸剂。

（一）固体分散体的特点

1. 调整药物的溶出特性 以水溶性高分子材料为载体材料的固体分散体可增加难溶性药物溶解度和溶出速率，促进药物的吸收，提高生物利用度。以难溶性高分子材料为载体材料的固体分散体可延缓和控制水溶性药物的溶出和吸收，用于制备缓释、控释制剂。如果药物以肠溶性材料为载体，可制备供肠道定位释放而吸收的迟释制剂。

2. 增加药物的化学稳定性　通过载体材料对药物分子的包蔽作用，可减缓药物在生产、贮存过程中的水解和氧化作用。

3. 液体药物固体化　将液体药物与载体材料混合后可制得固态的固体分散体。根据临床需要，可将固体分散体进一步制成胶囊剂、片剂、栓剂、软膏剂、丸剂等普通剂型。

4. 不适合大剂量药物　固体分散体中载体材料与药物的重量比一般在（1∶5）~（1∶20），液体药物通常不超过 10%，因此，该技术仅适用于剂量较小的药物。

5. 易老化　老化系指固体分散体发生凝聚的过程。固体分散体的高度分散性使其具有较大的表面自由能，属热力学不稳定性体系。药物分子可能自发聚集成晶核，微晶逐渐生长成大的晶粒，亚稳定晶型可转化成稳定性晶型。老化现象往往在长期贮存过程中发生。

（二）固体分散体的分类

1. 按释药特性进行分类

（1）速释型固体分散体　用亲水性载体材料制备的固体分散体，载体材料的用量较大，通常以增加难溶性药物浓度为主要目的。在载体中形成药物高度分散的分散体，药物具有良好的润湿性，有的药物可被增溶。该类型固体分散体的药物溶解度高，溶出快，吸收好，生物利用度高。

（2）缓释、控释型固体分散体　以水不溶性或脂溶性载体材料制备的固体分散体，药物分子或微晶分散于由载体材料形成的网状骨架结构中，药物从网状结构中缓慢地扩散溶出，其机制与缓控释制剂相类似，服从一级方程、Higuchi 方程或零级方程。

（3）肠溶型固体分散体　肠溶型制剂为迟释制剂，是以肠溶性材料为载体，制备的药物能定位于小肠溶解、释放。该类型只有在肠内 pH 值环境中通过载体溶解，药物才能溶出。肠溶型固体分散体由于药物高度分散在肠溶材料中，能提高药物在小肠的吸收率。

2. 按分散状态分类

（1）简单低共熔混合物　如果药物与载体材料两种固体以低共熔物的比例混合，共熔后快速冷却可以完全融合而全部形成固体分散体者，称为低共熔型固体分散体。

（2）固体溶液　固体药物以分子状态分散于载体材料中形成的均相体系称为固体溶液。固体溶液的药物分散度比低共熔混合物高，因此固体溶液药物的溶出速率极快。

（3）共沉淀物　也称共蒸发物，是由药物与载体材料以适当比例溶解于有机溶剂形成的非结晶性无定形物。

（4）玻璃溶液或玻璃混悬液　药物溶于熔融的透明状无定形载体中，经骤然冷却，得到质脆透明玻璃状的固体溶液，称玻璃溶液。玻璃溶液的晶格能小于固体溶液，药物溶出大于固体溶液。另外玻璃溶液黏度大，过饱和时析出的结晶仍很小，相对溶出速度就很高。当药物和载体间没有相互作用时，其熔融状态下不易相互混溶而形成玻璃混悬液。玻璃溶液或玻璃混悬液不具有明显的熔点而具有玻璃样性质。

除以上 4 类外，其他固体分散体尚有药物与载体缔合成分子化合物、络合物或包晶体，使溶出速率增加等。药物在载体中的分散状态一般不单独存在，一种固体分散体中往往是多种类型的混合物。

(三) 固体分散体的制备方法

1. 熔融法　系指将药物与载体材料混合，加热至熔融，在剧烈搅拌下迅速冷却成固体，或将熔融物倾倒在不锈钢板上成薄层，用冷空气或冰水使聚冷成固体，再将此固体在一定温度下放置变脆成易碎物。也可将熔融物滴入冷凝液中使之迅速收缩、凝固而成滴丸，此法适用于对热稳定的药物。操作时冷却必须迅速，在较高的过饱和状态下，使多个胶态晶核迅速形成，避免形成粗晶。

2. 溶剂法　又称共沉淀法，系指将药物与载体材料共同溶解于有机溶剂中，蒸去有机溶剂后使药物与载体材料同时析出，可得到药物与载体材料混合而成的共沉淀物，经干燥，即得。本法的优点是可避免高热，适用于对热不稳定或挥发性药物。由于使用有机溶剂，成本高且不易完全除尽，当固体分散体中含有少量有机溶剂时，易引起药物的重结晶而降低药物的分散度。

3. 溶剂-熔融法　系指将药物先溶于适当溶剂中，将此溶液直接加入已熔融的载体材料中均匀混合后，蒸去有机溶剂，冷却固化，即得。本法适用于液态药物，如鱼肝油、维生素 A、维生素 D、维生素 E 等。但只适用于剂量小于 50mg 的药物。

4. 溶剂喷雾（或冷冻）干燥法　系指将药物与载体材料共溶于溶剂中，然后喷雾干燥或冷冻干燥，除尽溶剂，即得。溶剂喷雾干燥法可连续生产，溶剂常用 $C_1 \sim C_4$ 的低级醇或其他混合物。溶剂冷冻干燥法适用于易分解或氧化、对热不稳定的药物。

5. 研磨法　系指将药物与较大比例的载体材料混合后，强力持久地研磨一定时间，不需加溶剂而借助机械力降低药物的粒度，或使药物与载体材料以氢键相结合，形成固体分散体。

6. 双螺旋挤压法　系指将药物与载体材料置于双螺旋挤压机内，经混合、捏制而成固体分散体，无须有机溶剂，同时可用两种以上的载体材料，制备温度可低于药物熔点和载体材料的软化点，因此药物不易破坏，制得的固体分散体稳定。

二、微型灌肠剂

微型灌肠剂是近十几年发展起来的新剂型，与一般灌肠剂相比，它具有特殊的优点：一般是溶液或使用凝胶辅料制成的凝胶状制剂，能产生润滑效果，易为患者接受；用量小，起效快，使用方便。近年来，随着新型给药系统的发展，微型灌肠剂越来越受到医药界的重视。

（一）微型灌肠剂的特点

微型灌肠剂用量小，通常使用量在5mL以下。由于它多为液体药剂，给药后溶液与直肠黏膜接触面积较大，因此，药物吸收迅速，达峰时间短，起效快，具有与静脉注射相似的效果。微型灌肠剂具有较高的生物利用度。微型灌肠剂直肠给药，使药液从肠道吸收后不经过肝脏而进入体循环，提高了血药浓度。另外，因药物不经过胃和小肠，避免了消化液和消化酶对药物的破坏，提高了药效和生物利用度，因而微型灌肠剂具有较高的生物利用度。

（二）微型灌肠剂的制备

微型灌肠剂生产工艺简便，易配制成高浓度的溶液剂及胶体型、乳浊型、混悬型药液，疗效比较稳定。用乳化法以吐温-80为增溶剂，羧甲基纤维素钠作为助悬剂，乙二胺四乙酸二钠及稀醋酸作为稳定剂，苯甲醇作为防腐剂，将药物制成混悬型液体制剂。制备工艺：称取药物，加入吐温-80及部分羧甲基纤维素钠胶液，进行研磨至呈细腻的乳状胶浆。另取剩余的羧甲基纤维素钠胶液，用适量蒸馏水溶解的乙二胺四乙酸二钠及苯甲醇，加入上述乳状胶浆中，调pH值至6~7，加蒸馏水至全量，混匀，即得分散均匀的白色乳状混悬液。中药微型灌肠剂一般有传统煎煮法、水提醇沉法及水提醇沉分步提取法。

三、其他速效制剂

（一）舌下含剂

舌下含剂系指用适宜的方法制成适宜的剂型，含在舌下，使之在舌下唾液中溶解后迅速被黏膜吸收，起到速效作用。舌下含剂的运用最早载于《肘后备急方》，现在也有治疗心脏病的硝酸甘油含片。另外还有舌下贴膜片等剂型，其符合速效制剂设计的给药途径。

（二）鼻腔给药制剂

鼻腔给药经鼻腔黏膜上皮直接进入血液循环，避免口服给药对药物损耗。其具有吸收完全、生物利用度高、起效迅速的特点。由于鼻腔给药剂型灵活多样，据研究其效果与气雾剂相符。另外还有散剂吹鼻取嚏治疗各种昏迷与休克。临床上应根据客观条件及病情灵活选择剂型。

第三节　靶向制剂

一、靶向制剂的含义与特点

靶向制剂又称靶向给药系统（targeting drug system，TDS），系指借助载体将药物通过局部给药或全身血液循环而选择性地浓集定位于靶组织、靶器官、靶细胞或细胞内结构的给药系统。

靶向制剂的特点有：

1. 提高疗效　靶向制剂可以选择性地将药物分布于靶区，提高药物在靶部位的浓度，提高疗效。

2. 控释药物　靶向制剂能以预期的速率控释药物达到有效剂量。

3. 降低不良反应　靶向制剂具有生物相容性的表面性质，不易产生过敏性，载体可生物降解，且不引起病理变化。不良反应低，可以提高患者用药的顺应性。

理想的靶向制剂应具有定位浓集、控释药物、载体无毒可生物降解 3 个要素。

靶向制剂中常用的药物载体有脂质体、微球、微囊、纳米粒、乳剂等及经过修饰的这些药物载体。

二、靶向制剂的分类

1. 按作用水平分类　可分为一级靶向制剂、二级靶向制剂、三级靶向制剂 3 级。一级靶向制剂系指药物进入靶部位的毛细血管床释药；二级靶向制剂系指药物进入靶部位的特殊细胞（如肿瘤细胞）释药，而不作用于正常细胞；三级靶向制剂系指药物作用于细胞内的一定部位。

2. 按作用方式分类　可分为被动靶向制剂、主动靶向制剂和物理化学靶向制剂等。

第四节　包合技术简介

一、β-环糊精包合技术

（一）β-环糊精包合技术的含义与特点

将药物分子包合或嵌入 β-环糊精的筒状结构内形成超微粒分散物的过程称为 β-环糊精包合技术。

β-环糊精包合物是药物的超微型载体，呈分子状。在制药过程中可增加易氧化、水解、易挥发的药物稳定性，增加难溶性药物的溶解度。可将液体药物包合成固态粉末，便于加工成片剂、胶囊、散剂、栓剂等其他剂型，掩盖不良气味，减少刺激性及毒副作用，调节释药速度。

（二）β-环糊精包合技术的制备方法

1. **饱和水溶液法** 先将环糊精与水配成饱和溶液，然后：①可溶性药物，一般以摩尔比为1∶1直接加入环糊精饱和溶液，搅拌30分钟以上直至形成包合物；②水难溶性药物，可先溶于少量有机溶剂，再注入环糊精饱和水溶液，搅拌直至形成包合物；③水难溶性液体药物，直接加入环糊精饱和水溶液中，经搅拌得到包合物。所得包合物若为固体，则滤取，水洗，再用少量适当的溶剂洗去残留药物，干燥。若包合物为水溶性的，则将其浓缩而得到固体，也可加入一种有机溶剂，促使其析出沉淀。

2. **研磨法** 将环糊精与2~5倍量水研匀，加入欲包合的药物（水难溶性者，先溶于少量有机溶剂中），研磨成糊状，低温干燥后，再用有机溶剂洗净，干燥即得。

3. **冷冻干燥法** 将药物和环糊精混合于水中，搅拌，溶解或混悬，通过冷冻干燥除去溶剂（水），得到粉末状包合物。本法得到的包合物成品较疏松，溶解度好，尤其适用于在干燥时易分解或变色，但又要求得到干燥包合物的药物。

此外，制备包合物的方法还有超声波法、中和法、混合溶剂法、共沉淀法等。

二、微型包囊技术

（一）微囊的含义

微型包囊简称微囊，系指固体或液体药物被辅料包封成的微小胶囊。通常粒径在1~250μm的称微囊，而粒径在0.1~1μm的称亚微囊，粒径在10~100nm的称纳米囊。

制备微囊的过程称微囊化，制备微囊的技术称微囊技术。

（二）微囊的特点

1. **可掩盖药物的不良气味** 如大蒜油微囊，可掩盖大蒜油的臭味，并可减少刺激。

2. **可以提高药物的稳定性** 囊膜有隔离外界与药物接触的作用，从而防止药物氧化、水解，提高药物的稳定性，如鱼油、大蒜素微囊等。

3. **防止药物胃内失活或减少对胃的刺激性** 如黄连素、大蒜素等制成微囊可减少对胃肠道的刺激性；某些碱性药物在胃酸中容易被破坏或失活，可通过肠溶衣化，制成肠溶微囊，以保证其药效。

4. **使液态药物固态化，便于贮存或加工成其他剂型** 如挥发油类、油脂类微囊成固体后，既便于贮存又方便加工成片剂、胶囊剂、注射剂（混悬剂）、植入剂等。

5. **减少复方制剂中某些药物的配伍禁忌** 如山楂泡腾片中的酸性有效成分与碱性泡腾剂 $NaHCO_3$ 易发生反应，影响疗效，而将 $NaHCO_3$ 制成微囊后，就可以减少这种配伍变化。

6. **可制成缓释或控释制剂** 采用难溶性载体材料、亲水性凝胶等制成微囊可延缓药物释放，再制成控释或缓释制剂，避免血药浓度的波动，提高药物疗效，降低毒副作用。

7. **使药物浓集于靶区，降低毒性** 如斑蝥素、三尖杉酯碱等可制成微囊，可将药物浓集于肝、肺等靶区，从而提高疗效，降低毒副作用。

（三）微囊的组成

微囊主要由囊心物与囊材组成。

1. **囊心物** 微囊的囊心物可以是固体也可以是液体，除主药外可以包括提高微囊化质量而加入的附加剂，如稳定剂、稀释剂及控制释放速率的阻滞剂、促进剂和改善囊膜可塑性的增塑剂等。

2. **囊材** 常用的囊材包括天然高分子囊材、半合成高分子囊材和合成高分子囊材三类。

（1）**天然高分子囊材** 天然高分子材料的囊材，无毒、成膜性好。

①明胶：明胶平均分子量 M_{av} 在 15000～25000 之间。因制备时水解方法的不同，明胶分为酸法明胶（A 型）和碱法明胶（B 型）。A 型明胶等电点为 7～9，B 型明胶等电点为 4.7～5.0，两者成囊性无明显差别。通常根据药物的酸碱性要求选用 A 型或 B 型，用量为 20～100g/L。

②阿拉伯胶：经常与明胶等量配合使用，因为它具有很好的水溶性和乳化性，在包埋的过程中可以使包埋物的微胶囊化效率增加。它作囊材的用量为 20～100g/L，亦可与白蛋白配合作复合材料。

③海藻酸盐：系多糖类化合物，从褐藻中提取而得。海藻酸钠可溶于不同温度的水中，不溶于乙醇、乙醚及其他有机溶剂。海藻酸钙不溶于水，故海藻酸钠可用 $CaCl_2$ 固化成囊。

④壳聚糖：是由甲壳素脱乙酰化后制得的一种天然聚阳离子多糖，可溶于酸或酸性水溶液，无毒，无抗原性，在体内能被溶菌酶等酶解，具有良好的生物相容性和生物可降解性，近年来壳聚糖微胶囊已经用来运载生物大分子活性物质。

（2）**半合成高分子囊材**

①羧甲基纤维素盐：羧甲基纤维素钠（CMC-Na）常与明胶配合作复合囊材，一般分别配 1～5g/L CMC-Na 及 30g/L 明胶，再按体积比 2∶1 混合。CMC-Na 遇水溶胀，体积可增大 10 倍，在酸性溶液中不溶。水溶液黏度大，有抗盐能力和一定的热稳定性，不会发酵，也可以制成铝盐 CMC-Al 单独作囊材。

②邻苯二甲酸醋酸纤维素（CAP）：CAP 在强酸中不溶解，可溶于 pH 值大于 6 的水

溶液。用作囊材时可单独使用，用量一般为30g/L，也可与明胶配合使用。

③乙基纤维素（EC）：乙基纤维素化学稳定性高，不溶于水、甘油和丙二醇，可溶于乙醇，遇强酸易水解，故对强酸性药物不适宜。

④甲基纤维素（MC）：用作微囊囊材的用量为10～30g/L，亦可与明胶、CMC-Na、聚维酮（PVP）等配合作复合囊材。

⑤羟丙甲纤维素（HPMC）：能溶于冷水成为黏性溶液，不溶于热水，长期贮存稳定，有表面活性。

（3）合成高分子囊材　作囊材用的合成高分子材料有生物不降解的和生物可降解的两类。生物不降解且不受pH影响的囊材有聚酰胺、硅橡胶等，在一定pH条件下可溶解的囊材有聚丙烯酸树脂、聚乙烯醇等。近年来，生物可降解的材料得到了广泛应用，如聚碳酯、聚氨基酸、聚乳酸（PLA）、丙交酯乙交酯共聚物（PLGA）、聚乳酸-聚乙二醇嵌断共聚物（PLA-PEG）等，它们的成膜性好、化学稳定性高，可用于注射。其中PLA和PLGA是美国食品药品管理局批准用于人体的可降解生物材料，生物大分子药物用上述聚合物为骨架材料制成微球或微囊后给药，可以达到缓释或控释的目的。

（四）微囊的制备

制备微囊的方法按其制备原理分为三大类：物理化学法、物理机械法和化学法。物理化学法包括单凝聚法、复凝聚法、溶剂-非溶剂法、改变温度法、液中干燥法；物理机械法主要有喷雾干燥法、喷雾冻结法、锅包衣法、多孔离心法；化学法包括界面缩聚法和辐射化学法。

1. 物理化学法　又称相分离法，是在药物与囊材的混合物中（乳状或混悬状）加入另一种物质（无机盐或非溶剂或采用其他手段），用以降低囊材的溶解度，使囊材从溶液中凝聚出来而沉积在药物的表面，形成囊膜，囊膜硬化后，完成微囊化的过程。微囊化步骤分为囊芯物（药物）的分散、囊材的加入、囊材的沉积和囊材的固化四步。

（1）单凝聚法　是将药物（囊心物）分散于亲水胶体（囊材）的水溶液中，加入强亲水性非电解质或强亲水性电解质作为凝聚剂，使亲水胶体在囊心物的微粒上发生凝聚而产生相分离形成微囊的方法。高分子物质的凝聚往往是可逆的，一旦解除形成凝聚的条件，就可发生解凝聚，使形成的囊消失。因此，凝聚囊最终需加入固化剂固化，使之长久地保持囊形，成为不可逆的微囊。

单凝聚法常用的囊材为明胶、CAP、MC、PVA等。所用的凝聚剂，强亲水性非电解质如乙醇、丙酮等；强亲水性电解质如硫酸钠、硫酸铵溶液等。交联固化时，明胶常用醛类，CAP可加酸，海藻酸加$CaCl_2$，蛋白质可加热或用醛类。

单凝聚法的工艺流程（以明胶为囊材）如下：

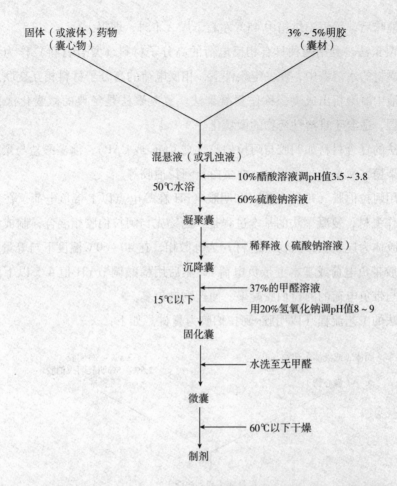

单凝聚法制备微囊，在微囊化后还需要升高温度或加水稀释等，以提高凝聚物的亲水性，降低凝聚物的黏度，提高界面张力，使微囊或微球性状满意且可减少粘连，然后再交联固化。固化时用20%氢氧化钠液调pH值至8~9时，可增强甲醛与明胶的交联作用，使凝胶的网状结构孔隙缩小而提高热稳定性。

若以明胶作包囊材料，增加明胶浓度可加速凝聚。同一浓度时，温度越低，越易凝聚。药物应该难溶于水，但不能过分疏水，否则只能形成不含药物的空囊。由于明胶中有氨离子，在pH值为3.2~3.8之间，可吸附较多的水分子，降低凝聚囊-水间的界面张力，凝聚囊的流动性好，易于分散呈小球形。成囊后常用甲醛为固化剂固化，即通过胺醛缩合反应（希夫反应）使明胶分子互相交联而固化，固化最佳pH值范围是8~9。

例如：黄连素微囊的制备

取盐酸黄连素粉在研钵中研细后加入明胶溶液200mL，水浴上加热，继续研磨成混悬液。另取液体石蜡100mL，水浴加热到同一温度，加入吐温-80，将上述混悬液倒入，中速搅拌5分钟后即可看到圆球状微囊形成。立即放入冰水浴中冷却，且不断搅拌10分钟，然后加入5℃异丙醇60mL脱水，抽滤，再将微囊放到37%甲醛中固化30分钟，抽滤，用水洗至无甲醛味后，置恒温烘箱中45℃左右干燥2小时，即得。

（2）复凝聚法　利用两种具有相反电荷的高分子材料（复合材料）作为囊材，将囊心物分散在囊材的水溶液中，在一定条件下，相反电荷的高分子材料相互交联后，溶解度降低，自溶液中凝聚析出成囊，称作复凝聚法。复凝聚法是经典的微囊化法，它操作简便，容易掌握，适合于难溶性药物的微囊化。

复凝聚法的复合材料如明胶与阿拉伯胶（或CMC或CAP）、海藻酸盐与聚赖氨酸、海藻酸盐与壳聚糖、海藻酸与白蛋白、白蛋白与阿拉伯胶等。

例如：用阿拉伯胶（带负电荷）和明胶（pH在等电点以上带负电荷，在等电点以下带正电荷）作囊材，复凝聚法的基本过程是：药物先与阿拉伯胶相混合，制成混悬液或乳剂，负电荷胶体为连续相，药物（芯材）为分散相，在40~60℃温度下与等量明胶溶液混合（此时明胶带负电荷或基本上带负电荷），然后用稀酸调节pH值4.5以下，使明胶全部带正电荷与带负电荷的阿拉伯胶凝聚，使药物被包裹。

复凝聚法的工艺流程（以明胶-阿拉伯胶为囊材）如下：

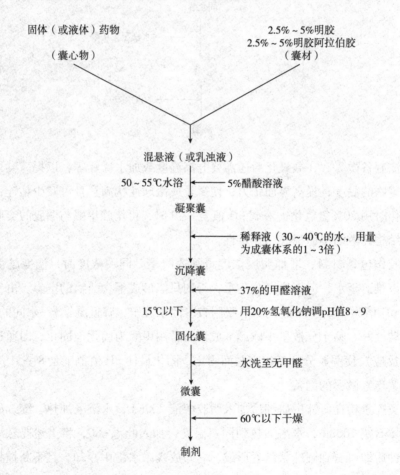

（3）溶剂-非溶剂法　在某种聚合物（囊材）的溶液中，加入一种对该聚合物不溶的溶剂（称为非溶剂），引起相分离，而将药物包成微囊。药物可以是水溶性、亲水性的固体或液体，但必须对体系中溶剂与非溶剂均不溶解，也不起反应。

（4）改变温度法　利用温度的改变来改变材料的溶解度，产生新相。如用白蛋白作囊材时，先制成 W/O 型乳状液，再升高温度将其固化；再如用乙基纤维素作囊材时，可先在高温溶解，后降温成囊。

例如：维生素 C 乙基纤维素微囊的制备

乙基纤维素可溶于 80℃的环己烷，当环己烷冷却时即呈小液滴析出。如果将维生素 C 混悬于环己烷溶液中，冷却后则析出的乙基纤维素小液滴包裹在维生素 C 晶体的表面上，形成维生素 C 微囊。同时加入包囊促进剂使其相分离的效果更好，并且防止析出的微囊相互黏结或黏附于容器壁上。制备的具体方法：首先在装有温度计、搅拌器、回流冷凝管的三颈烧瓶中加入乙基纤维素、环己烷、包囊促进剂及维生素 C 晶体。在水浴中加热至80℃，使乙基纤维素溶解，然后搅拌至室温，微囊化后，滤出包囊维生素 C，用环己烷洗涤 2~3 次，经真空干燥即得包囊维生素 C 晶体。

（5）液中干燥法　用挥发油或水作介质溶解囊材，将药物分散于囊材溶液中，然后除去分散液滴中的溶媒，引起相分离而将药物包封成微囊。溶媒可用加压、减压、搅拌、溶剂抽提或冷冻干燥等方法除去。

液中干燥法的工艺流程如下：将材料溶解在易挥发的溶剂中→将药物溶解或分散在材料溶液中→加连续相及乳化剂制成乳状液→连续蒸发除去溶解材料的溶剂→即得微囊（球）。

本法不需调节 pH 值，不需较高的加热条件，不必采用特殊的反应剂，因此对容易失活或变质的药物甚至易爆物，用本法包裹不会发生任何实质性的变化。

2. 物理机械法　制备微囊或微球的物理机械法有喷雾干燥法、喷雾冻结法、锅包衣法、多孔离心法，其中以喷雾干燥法最常用。

（1）喷雾干燥法　将囊心物分散在囊材溶液中，在惰性的热气流中喷雾，干燥，使溶解在囊材中的溶液迅速蒸发，囊材收缩成壳，将囊心物包裹。如囊心物不溶于囊材溶液，可得到微囊，如能溶解，可得到微球。喷雾干燥包括流化床喷雾干燥法（又称空气悬浮法）和液滴喷雾干燥法。前者用于固态药物的微囊化，制得的微囊粒径范围一般为 35 ~ 5000μm。后者可用于固态或液态药物的微囊化，制得的微囊粒径范围为 600μm 以下，这种方法具有广泛的应用价值。

（2）喷雾冻结法　将囊心物分散于熔融的囊材中，然后将此混合物喷雾于冷气流中，使囊材凝固成膜得到微囊。凡蜡类、脂肪酸和脂肪醇等，在室温为固体，但在高温下能熔融的囊材，均可采用此法。

（3）锅包衣法　将囊材配成溶液，加入或喷入包衣锅内的固体囊心物上，形成微囊。在成囊过程中要将热空气导入包衣锅内除去溶剂。

除此之外，制备微囊的物理机械法还有喷雾淀粉吸收干燥法，即将囊心物分散到囊材的溶液中，然后将混合物喷雾干燥于旋转的干淀粉中，微囊表面的水分被淀粉所吸收，筛出淀粉，即得微囊。此类囊材为水溶性的物质（明胶、阿拉伯胶、PEG 等）。

3. 化学法　在溶液中的单体或者高分子通过聚合反应或缩合反应，产生囊膜制成微囊。主要包括界面缩聚法和辐射化学法。

（1）界面缩聚法　是在分散相（水相）与连续相（有机相）的界面上发生单体的缩聚反应。如其中一相用水，水相中含 1,6-己二胺和碱，另一相有机相含对苯二甲酰氯的环己烷、氯仿溶液。将以上两相接触后，在界面处进行缩聚反应，生产的聚酰胺就是囊材，于囊心物的周围形成单个囊心物的球状膜壳形微囊。界面缩聚法根据所用介质不同，分为二胺或亚胺缩聚法、蛋白质缩聚法、界面薄膜缩聚法、界面中和法等，但二胺或亚胺缩聚法最为常用。

（2）辐射化学法　用聚乙烯醇（或明胶）为囊材，利用 ^{60}Co 产生 γ 射线的能量，使囊材交联、固化形成微囊，然后将微囊浸泡于药物的水溶液中，使其吸收，待水分干燥后即得含有药物的微囊。辐射化学法一般仅适用于水溶性药物，并需有辐射条件，故不易推广。

制备微囊的方法很多，通常单、复凝聚法与辐射化学法制得的微囊是球形镶嵌型，且是多个囊心物微粒分散镶嵌于球形体内；物理机械法、溶剂-非溶剂法制得的微囊是球形膜壳型，可以有单个囊心物也可以有多个囊心物；界面缩聚法制的微囊也是球形膜壳型，但只能有单个囊心物。微囊还应该具有一定的可塑性和弹性。

（五）微囊质量评价

1. 微囊的囊形与大小　微囊多为球形、类球形或卵形，有的也可以是不规则形，大小视制剂而定。以微囊为原料制成的各种剂型，应符合《中国药典》（2015 年版）中对该剂型的有关规定。如制成注射剂的微囊大小应符合混悬型注射剂规定；用于静脉注射的应符合静脉注射剂的规定等。

2. 微囊中药物含量　微囊、微球中药物含量测定一般采用溶剂提取法。溶剂的选择原则，主要使药物最大限度地溶出而最少溶解载体材料，溶剂本身不干扰测定。微囊中的药物含量应符合《中国药典》的规定。

3. 微囊中药物的溶出度测定　为了有效地控制微囊释放与作用时间及奏效部位，需对微囊进行溶出速度的测定。测定微囊中药物的溶出度应依据《中国药典》（2015 年版）四部溶出度测定法中第二法进行测定，结果应符合《中国药典》的规定。

三、脂质体的制备技术

(一) 脂质体的含义

脂质体系指药物被辅料类脂质双分子层包封成的微小囊泡，也称类脂小球或液晶微囊。一般直径为 30~200nm 脂质体主要作为药物载体，在口服液、软膏剂、注射剂等剂型中应用。

(二) 脂质体的特点

1. 靶向性　脂质体有药物"导弹"的美称。载药脂质体进入机体后主要被单核巨噬细胞吞噬，使药物选择性地分布于肝、脾等组织器官。

2. 长效作用　脂质体可延缓或控制药物的释放，降低药物血浆清除率，延长药物有效作用时间。

3. 细胞亲和性与组织相容性　脂质体具有类似生物膜结构，具有良好的细胞亲和性和组织相容性，可增加被包裹药物穿透细胞膜的能力，增强疗效。

4. 避免耐药性　脂质体改变了药物与细胞作用机制，显著提高药物对耐药肿瘤细胞和致病菌的抑杀作用。

5. 降低不良反应　将对心、肾及对正常细胞有毒性的抗癌药物制成脂质体，可明显降低药物的不良反应。

6. 改变给药途径　脂质体包封药物，可使口服易失效药物制成口服有效制剂。

另外，脂质体还可提高药物的稳定性、作为药物载体等。

(三) 脂质体的分类

按脂质体的结构和粒径，可分为单室脂质体、多室脂质体、多相脂质体。

1. 单室脂质体　由一层类脂质双分子层构成，水溶性药物的溶液只被一层类脂质双分子层所包封，脂溶性药物则分散于双分子层中。按其大小又可分为小单室和大单室脂质体，小单室脂质体粒径在 20~80nm，通常小单室脂质体也可称为纳米脂质体；大单室脂质体的粒径在 $0.1~1\mu m$。前者粒度分布均匀，在循环系统停留时间长，靶向选择性强，但包封容积少，药物包封率低；后者包封容积大，包封率高，生物膜为良好模型，但不够稳定。

2. 多室脂质体　又称多层脂质体（粒径一般在 $1~5\mu m$），由多层类脂质双分子层构成，药物溶液被几层双分子层所隔开，形成不均匀的聚集体。其包封率较高，稳定性好，容易制备，在循环系统停留时间不如小单室脂质体。

3. 多相脂质体　是以单室或多室脂质体为主，与少量的 O/W 或 W/O/W 型乳剂，再共混悬在水相的多相分散体系。由于含有表面活性剂，又称含有表面活性剂的脂质体。可包封脂溶性药物，而且油粒较小。作为药物载体，静脉滴注时更容易在淋巴、肝、肺、脾等网状内皮细胞丰富的部位浓集，药物更好地发挥靶向作用。

（四）脂质体的组成材料

1. 磷脂类　磷脂是构成脂质体的主要成分。常用的有卵磷脂、脑磷脂、大豆磷脂及其他合成磷脂，如合成棕榈酰-DL-a 磷脂酰胆碱、合成磷脂酰丝氨酸等。天然磷脂主要来源于蛋黄和大豆，它们是形成许多细胞膜的主要磷脂成分，也是制备脂质体的主要材料，与其他磷脂相比，具有价格低、性质稳定的特点。

2. 胆固醇　胆固醇是许多天然生物膜的重要成分，其本身并不形成双分子层结构，但它能以很高的比例参与到磷脂膜中，具有调节膜流动性的作用。当温度低于相变温度时，胆固醇可使膜减少有序排列，增加膜的流动性；温度高于相变温度时，可使增加膜的有序排列而减少膜的流动性。

（五）脂质体的制备方法

1. 注入法　将磷脂与胆固醇等类脂质及脂溶性药物共溶于有机溶剂中（如乙醚），然后将此药液经注射器缓缓注入加热至 50~60℃（并用磁力搅拌）的磷酸盐缓冲液（可含水溶性药物）中，不断搅拌至乙醚除尽为止，即制得脂质体。其粒径较大，不适宜静脉注射。再将脂质体混悬液通过高压乳匀机乳匀两次，则所得的成品大多为单室脂质体，少数为多室脂质体，其粒径绝大多数在 2μm 以下。如唐松草新碱脂质体的制备。

2. 薄膜分散法　将磷脂与胆固醇等类脂质及脂溶性药物共溶于三氯甲烷（或其他有机溶剂）中，然后将三氯甲烷溶液在玻璃瓶中旋转蒸发，使在玻璃瓶内壁形成薄膜；将水溶性药物溶于磷酸盐缓冲液中，加入玻璃瓶中不断搅拌，即得。如紫杉醇、人参皂苷等均用此法制备脂质体。

3. 超声波分散法　水溶性药物溶于磷酸盐缓冲液，加至磷脂、胆固醇与脂溶性药物的有机溶剂中，搅拌蒸发除去有机溶剂，残留液经超声波处理，分离出脂质体，即得。本法制备的主要是单室脂质体。

4. 冷冻干燥法　将磷脂经超声法处理，高度分散于缓冲盐溶液中，加入冻结保护剂（如甘露醇、葡萄糖、海藻酸等）冷冻干燥后，再将干燥物分散到含药物的缓冲盐溶液或其他水性介质中，即可形成脂质体。此法适用于热敏性药物，如蓖麻毒素脂质体的制备。

此外，脂质体的制备方法还有逆相蒸发法、复乳法、熔融法、表面活性剂处理法、加压挤出法、喷雾干燥法等。

复习思考

一、名词解释

缓释制剂　　控释制剂　　固体分散体　　微囊　　脂质体　　β-环糊精包合技术

二、选择题

（一）单项选择题

1. 有关缓释制剂叙述错误的是（　　）

    A. 可减少给药次数

    B. 可以恒速或接近恒速释放药物

    C. 血药浓度不能保持在比较平稳的持久有效范围内

    D. 指用药后能在较长时间内持续释放药物以达到长效的制剂

    E. 可胃肠道给药，也可经皮、肌肉注射给药

2. 下列关于微囊的叙述错误的为（　　）

    A. 加快药物的释放

    B. 提高稳定性，便于制剂

    C. 掩盖不良气味

    D. 降低在胃肠道中的副作用

    E. 液态药物固体化

3. 关于 β-环糊精包合制备方法错误的有（　　）

    A. 饱和水溶液法　　　　　　B. 研磨法　　　　　　　　C. 冷冻干燥法

    D. 泛制法　　　　　　　　　E. 共研法

4. 下列关于固体分散技术叙述错误的是（　　）

    A. 速释型固体分散体一般选用水溶性载体

    B. 药物溶出速率加快

    C. 药物生物利用度提高

    D. 既可达到速释的目的，也可达到缓释的目的

    E. 液体药物制成稳定固体，便于长期贮存

5. 下列关于靶向制剂的叙述正确的为（　　）

    A. 减少用药剂量

    B. 提高疗效、降低毒副性

    C. 可定时释放药物

    D. 靶区内药物浓度高于正常组织

    E. 其他组织器官不含药物

（二）多项选择题

1. 关于缓释制剂的优点有（　　）

    A. 减少给药次数，降低用药总量，维持时间长

    B. 血药浓度平稳

C. 可避免频繁用药引起的中毒

D. 剂量调节灵活性低

E. 不能灵活调节给药方案

2. 脂质体的制备方法有（　　）

A. 注入法　　　　　　B. 薄膜分散法　　　　　C. 超声波分散法

D. 冷冻干燥法　　　　E. 塑制法

3. 靶向制剂的特点有（　　）

A. 提高疗效　　　　　B. 控释药物　　　　　　C. 降低不良反应

D. 延长给药时间　　　E. 作用明确

4. β–环糊精包合药物的优点有（　　）

A. 增加药物稳定性

B. 增加药物溶解度

C. 掩盖不良气味

D. 液体药物粉末化

E. 可以制成片剂、胶囊剂

5. 微囊的囊材组成有（　　）

A. 天然高分子囊材　　B. 树脂囊材　　　　　　C. 明胶囊材

D. 半合成高分子囊材　E. 合成高分子囊材

三、简答题

1. 简述缓控释制剂的主要特点。

2. 简述靶向制剂的特点。

第二十章

中药制剂稳定性与有效性

【学习目标】

知识目标

掌握影响药物制剂降解的因素；提高药物制剂稳定性的方法；影响药物吸收的因素；生物利用度、生物等效性等术语及其应用。

熟悉药物稳定性试验方法，药物在体内的分布、代谢、排泄过程。

了解药物制剂中化学降解的途径；生物利用度的评价指标；中药制剂生物等效性试验。

技能目标

熟练掌握中药制剂稳定性的考察方法。

学会常用改善中药制剂稳定性的措施。

会运用药物生物有效性知识解决中药制剂在临床药学服务中的实际问题。

第一节 中药制剂稳定性研究概述

一、研究中药制剂稳定性的意义

安全性、有效性和稳定性是对药物制剂的基本要求，而稳定性又是保证药物有效性、安全性的基础。药品的稳定性系指原料药和制剂在其全部贮藏使用期内保持其物理、化学、生物学的性质。

药品稳定性是保障药品质量的一项重要内容。我国药品监督管理部门规定，新药申请注册必须呈报有关稳定性试验资料。药品稳定性的研究贯穿于药品的研发、生产、包装、储运和使用的全过程。一般始于药品的处方前研究，在药品临床研究期间和上市后仍要继续进行稳定性考察。

中药制剂若发生分解、变质，可导致药效降低，甚至产生或增加毒副作用，危及患者的健康和生命安全。通过对中药制剂在不同条件下（如温度、湿度、光线等）稳定性的研究，掌握其质量随时间变化的规律，不仅可以为中药制剂的生产、包装、贮存、运输条件和有效期的确定提供科学依据，而且对于保障其临床应用的有效和安全也是非常重要的。目前中药制剂已实现了机械化生产，若因产品不稳定而变质，其疗效和安全就不能保证，可能造成重大的危害和经济损失。因此必须重视和研究中药制剂的稳定性。

二、研究中药制剂稳定性的任务

中药制剂的稳定性变化通常包括化学、物理学和生物学三个方面。化学稳定性变化是指药物由于水解、氧化等化学降解反应，导致含量（或效价）降低、色泽变化等。物理学稳定性变化主要是指制剂的物理性状发生变化，如混悬液中药物粒子的粗化、沉淀和结块；乳剂的分层和破裂；溶液剂出现浑浊、沉淀；固体制剂的吸湿；片剂崩解时限、溶出度的改变等。生物学稳定性变化一般是指制剂由于受微生物或昆虫的污染，而导致的腐败、变质。各种变化可单独发生，也可同时发生，一种变化还可成为诱因，引起另一种变化。

中药制剂稳定性的研究与考察也主要涉及上述三个方面。中药制剂的化学稳定性若发生变化，不仅影响其外观，而且还可引起有效成分的含量变化和临床疗效的改变，导致药品失效或毒副作用增强，危害极大。本章重点论述中药制剂的化学稳定性及与化学稳定性密切相关的固体制剂的吸湿问题。

三、中药制剂稳定性的研究现状

从 20 世纪 50 年代开始，人们对化学药物制剂的稳定性进行研究，至今已积累了不少丰富的资料和经验，对考察药物制剂的质量、确定有效期、保证临床疗效起到积极的作用。中药药剂稳定性研究是从液体制剂开始的，且多为单方制剂。最先报道的是对威灵仙注射液中原白头翁素稳定性的研究。经考察，pH 值、温度、光线、添加剂等因素对原白头翁素的稳定性均有影响。通过对恒温加速试验数据处理后，认为原白头翁素的化学动力学为一级反应，预测其有效期。近年来，有关研究报告逐年增多，研究水平不断提高，尤其在利用稳定性研究来筛选处方、优化工艺、预测有效期等方面取得了可喜的成绩。由于液体制剂溶液的颜色、澄明度等对 pH 值、温度、光线、添加剂等因素较敏感，经常出现颜色变化、产生沉淀等问题，经研究不仅是物理的变化，还有化学的变化，从而影响到药效的变化，这就促使液体制剂稳定性研究的发展。由于液体制剂的稳定性影响因素较多，不容易控制，所以对液体制剂稳定性的研究报道较多，研究的范围亦较广。固体、半固体制剂一般较液体制剂稳定，但也存在不稳定的问题，且比液体制剂复杂，近几年研究报道亦在逐年增加。由于中药成分的复杂性，1985 年药物制剂稳定性研究作为新药申报资料项目之一列入《新药审批办法》，1992 年《补充规定》要求必须报送稳定性研究资料以来，新药研究中稳定性研究工作不断向规范迈进，研究内容深度和广度也迈进了一大步。1999年又颁布了稳定性技术要求。但中药药剂稳定性研究仍存在着一些需进一步探讨的问题，如考察稳定性指标的选择、复方中各成分相互干扰的问题、辅料对稳定性的影响及反应机理等。

第二节　影响中药制剂稳定性的因素及稳定化方法

一、影响中药制剂稳定性的因素

中药制剂在生产、贮运过程中，稳定性受到制剂组成、制备工艺条件等多种因素的影响，概括起来可分为处方因素和外界因素。制剂处方是制剂稳定性的关键，pH、广义酸碱催化、溶剂、离子强度、表面活性剂、赋形剂、附加剂等处方因素对制剂稳定性均有影响。外界因素有温度、光线、空气（氧）、金属离子、湿度和水分、包装材料等。

（一）处方因素

处方组成对中药制剂的稳定性影响很大。处方设计时，针对药物的性质合理选择附加剂，可改善制剂的稳定性。

1. pH 的影响　中药制剂中酯类、酰胺类、苷类等有效成分常受 H^+ 或 OH^- 催化水解，这种催化作用为专属酸碱催化或特殊酸碱催化，其水解速率主要由 pH 决定。

2. 广义酸碱催化的影响　按照 Bronsted-Lowry 酸碱理论，给出质子的物质叫广义的酸，接受质子的物质叫广义的碱。有些药物也可被广义的酸碱催化水解，这种催化作用叫广义的酸碱催化或一般酸碱催化。为了使一些药物的 pH 稳定，在处方中常加入缓冲剂，如醋酸盐、磷酸盐、枸橼酸盐、硼酸盐等，均为广义的酸碱。

为了观察缓冲液对药物的催化作用，可在保持盐与酸比例不变（pH 恒定）的条件下，增加缓冲剂的浓度，配制一系列的缓冲溶液，观察药物在缓冲溶液中的分解情况。如果分解速率随缓冲剂浓度的增加而增加，则可确定该缓冲剂对药物有广义的酸碱催化作用。为了减少这种催化作用的影响，在设计生产处方中缓冲剂应用尽可能低的浓度或选用没有催化作用的缓冲系统。

3. 溶剂的影响　溶剂对药物稳定性的影响比较复杂，对药物的水解影响较大。对于易水解的药物，有时采用非水溶剂，如乙酸、丙二醇、甘油等可使其稳定，如苯巴比妥钠注射液。相反也有些药物水溶液比非水溶液稳定，如环己烷氨基磺酸钠。

4. 离子强度的影响 制剂处方中常添加某些电解质辅料，如溶液渗透压调节剂、pH调节剂、某些抗氧化剂等，生产过程中引入的金属离子均对药物的稳定性有影响。

5. 表面活性剂的影响 一些容易水解的药物被表面活性剂胶束增溶后可增加稳定性，但有时表面活性剂也会加速某些药物的降解，如聚山梨酯–80使维生素D的稳定性下降。因此需通过试验，选择适宜的表面活性剂品种与用量。

6. 处方中辅料的影响 有些半固体或固体制剂中药物的稳定性与制剂处方中辅料有关。例如，硬脂酸镁作为阿司匹林片剂的润滑剂，呈弱碱性，遇碱不稳定的药物不宜使用，硬脂酸镁可与乙酰水杨酸反应形成乙酰水杨酸镁，提高系统的pH，使乙酰水杨酸溶解度增加，分解速率加快，因此，生产乙酰水杨酸片时不应使用硬脂酸镁作为润滑剂，而需用影响较小的滑石粉或硬脂酸。

半固体或固体制剂选用辅料时应考虑药物与辅料的相容性，考察内容包括辅料与药物之间有无相互作用及辅料对药物稳定性有无影响。试验方法应根据制剂品种的具体情况确定，必要时可用原料药和辅料分别做平行对照试验，以判别是原料药本身的变化还是辅料的影响。

（二）外界因素

制剂的非处方因素，如温度、光线、空气（氧）、金属离子、湿度和水分、包装材料等外界因素，对制剂稳定性也有影响。

1. 温度的影响 在生产中药制剂时，原药材通常要经过浸提、精制、浓缩、干燥等前处理过程，有些制剂还需加热灭菌，此时应考虑温度对药物稳定性的影响。温度对药物水解、氧化等降解反应影响较大。通常温度升高，药物的降解速度增加。对热敏感的药物，可以通过降低温度、减少受热时间、采取冷冻干燥等新工艺避免温度对药物的不良影响。必要时提出低温保存的要求，以确保其稳定性。

2. 光线的影响 对光敏感的药物在光照条件下会产生光化降解，光还能激发氧化、聚合、水解等反应。所以在制剂生产与产品贮存过程中，必须考虑光线的影响。光照稳定性变化的指标，液体制剂可测定其有效成分的含量变化，也可利用其吸收度的变化，反映其变色程度；固体制剂表面层的变化，可应用漫反射光谱法测定其反射率的改变。例如，用漫反射光谱法研究人工牛黄制品在人工光源照射下发生颜色变化的光解规律，发现在紫外灯光下光解速率最快，荧光高压汞灯光源下次之，碘钨灯光源下最慢，表示光解常数与光波长有关，光解时间与光强度成反比。对光敏感的制剂，处方中应加入抗氧剂，包装材料中加入遮光剂，采用棕色包装等，避光贮存。

3. 空气（氧）的影响 氧化也是最常见的降解反应。空气中的氧气是引起酚类、烯醇类、芳胺类、吡唑酮类、噻嗪类等药物氧化的主要因素。药物氧化分解常是自动氧化，即在大气中氧的影响下缓慢进行。制剂中的氧主要来源于溶剂中溶解的氧及包装容器空间中的氧。

4. 金属离子的影响　制剂原辅料中引入或生产中由使用的容器设备等引入的微量金属离子对自动氧化反应有显著的催化作用。铜、铁、钴、镍、锌、铅等离子都有促进氧化的作用，可缩短氧化作用的诱导期，增加游离基生成的速率。

5. 湿度和水分的影响　水是化学反应的媒介，湿度和水分对中药固体制剂稳定性的影响特别重要，微量的水分可加速许多药物成分的水解、氧化等降解反应。吸湿是中药固体制剂经常发生的现象，是引发其他变化（结块、霉变等）的前提条件。物料吸湿或含水量过高还会影响其流动性、压缩成型性等特性，进而影响制剂的加工过程。中药固体制剂是否容易吸湿，取决于其临界相对湿度（CRH）大小，药物的临界相对湿度越低，越容易吸湿。为研究固体制剂吸湿性，可在各种湿度条件下测定其吸湿速率和平衡吸湿量。

平衡吸湿量是样品于一定相对湿度下达到吸湿平衡状态以后的吸湿量。经不同时间连续测定，样品吸湿量如不再变化，即达吸湿平衡。在一定温度下，不同的相对湿度，测定各湿度下物料的平衡吸湿量，以平衡吸湿量对相对湿度做图，即可给出吸湿平衡曲线。从吸湿平衡图上可求得物料吸湿量开始急剧增加时的相对湿度，即临界相对湿度（CRH）。CRH 值可作为物料吸湿性大小的衡量指标，CRH 值越大，越不易吸湿，CRH 值越小，越易吸湿。

对湿敏感或易水解的药物，应避免使用吸湿性辅料，在加工中尽量不使用水，必要时还应对加工环境的相对湿度进行控制，并选用铝塑包装等密封性好的包装材料，以提高药物制剂的稳定性。

6. 包装材料的影响　包装材料与药物制剂的稳定性关系密切。药品通常贮存于室温环境中，主要受光、热、水分和空气（氧）的影响。药物制剂的包装材料通常使用的有玻璃、塑料、橡胶和金属。药品的包装设计既要考虑外界环境因素对制剂稳定性的影响，又要注意包装材料与药物制剂相互作用而引起的稳定性变化。

在制剂研制过程中，应根据国家食品药品监督管理总局颁布的《药品包装材料与药物相溶性试验指导原则》的要求，进行包装材料与药物相溶性试验研究，为正确选择包装材料提供依据。结合外界因素对稳定性的影响，选择适宜的制剂包装与贮藏条件是制剂稳定性的重要保障。常见的不同包装要求如下：①遮光：用不透光的容器包装，如棕色容器或黑色包装材料包裹的无色透明或半透明容器。②密闭：将容器密闭，以防止尘土及异物进入。③密封：将容器密封，以防止风化、吸潮、挥发或异物进入。④熔封或严封：将容器熔封或用适宜的材料严封，以防止空气与水分的侵入并防止污染。

药物制剂的贮藏条件应根据药物制剂稳定性试验的影响因素及其考察结果确定，常见的贮藏条件如下：①阴凉处：贮藏温度不超过20℃。②凉暗处：在避光处贮藏且温度不超过 20℃。③冷处：贮藏温度为 2~20℃。④常温：贮藏温度为 10~30℃。

二、改善中药制剂稳定性的方法

(一) 延缓药物成分水解的方法

中药制剂中酯类、酰胺类、苷类等成分易发生水解，延缓水解主要有以下措施。

1. 调节 pH 药物成分的水解易受酸碱催化，所以液体制剂处方设计时首先应确定制剂最适宜的 pH 范围。可采用以下试验步骤：保持处方中其他成分不变，配制一系列不同 pH 的溶液；将这些溶液置于较高温度（或恒温）下进行加速试验，根据化学动力学原理求出各种 pH 溶液中药物降解速度常数 k；$\lg k$ 对 pH 做图，从图中最低点对应的横坐标就可求出最稳定的 pH 值。

pH 调节要兼顾制剂的稳定性、药物溶解度和药效三个方面。例如，大部分生物碱在偏酸性溶液中比较稳定，故注射剂常调节偏酸范围；但将它们制成滴眼剂，就应调节在偏中性范围，以减少对眼的刺激性，提高疗效。

2. 降低温度 温度降低，药物降解速率减慢。在提取、浓缩、干燥、灭菌、贮存等过程中，应适当降低或缩短物料受热时间，以减少降解。

3. 改变溶剂 对于易水解的药物，有时采用非水溶剂使其稳定。

4. 制成固体制剂 对于极易水解的药物，可制成固体剂型。如注射溶液剂制成注射用无菌粉末，将口服液制成颗粒剂等。

5. 改进制剂工艺 在制备颗粒剂、片剂等剂型时，可选择干法制粒、粉末直接压片等工艺，减少物料与水分的接触。丸剂、片剂等也可采取包衣来降低吸湿性。

(二) 防止药物氧化的方法

氧化也是药物降解的主要途径之一，酚类、烯醇类、芳胺类、吡唑酮类、噻嗪类药物较易氧化，防止药物氧化有以下措施：

1. 驱逐氧气 是防止药物氧化的根本措施。生产上一般在溶液中和容器中通入惰性气体，置换其中的空气。对于固体药物，可采用真空包装等。

2. 避光 光能激发氧化反应，加速药物的氧化分解。因此在药物制备过程中，应严格避免日光照射，成品选用遮光性好的包装材料进行包装，避光贮藏。

3. 降低温度 在制备和贮存过程中，应适当降低温度，以减少药物氧化。

4. 添加抗氧剂 药物的氧化降解常为自动氧化降解，因此，在驱逐氧气的同时，还应加入抗氧剂。根据溶解性能，抗氧剂可分为水溶性抗氧剂与油溶性抗氧剂。如抗坏血酸、异抗坏血酸、亚硫酸盐类、焦亚硫酸钠与亚硫酸氢钠、维生素 E、没食子酸、枸橼酸等。

5. 控制微量金属离子 微量金属离子对自动氧化反应有显著的催化作用。要避免金属离子的影响，在操作过程中应尽可能避免药物与金属器械接触，并可加入金属离子螯合剂（依地酸盐），有时螯合剂与亚硫酸盐类抗氧剂联合应用，效果更佳。

6. 调节 pH 液体制剂需调节 pH 在最稳定的范围。

7. 改进药物剂型或生产工艺

（1）制成微囊或包合物 采用微囊化和 β-环糊精包合技术，可防止药物因受环境中的氧气、湿度、光线的影响而降解，或因挥发性药物挥发而造成损失。如阿魏油的 β-环糊精包合物，经 40℃ 过氧化氢加速氧化和光加速试验表明，其稳定性优于阿魏油与 β-环糊精混合物。

（2）制成固体剂型 某些在水溶液中不稳定的药物，可考虑制成固体制剂。如天花粉中的引产活性成分为毒蛋白，对光、热均不稳定，毒蛋白干粉中含水量高也可加速变质，若制为水针剂，室温下很快失效，冰箱放置也仅能保存数天。采用冷冻干燥法将天花粉蛋白制成粉针剂，是为了防止变质而失去活性。口服药物不稳定者可制成片剂、胶囊剂或颗粒剂等固体剂型。但应注意固体化工艺过程中有效成分的稳定性，尽可能采用低温或快速的干燥方法。

（3）改进工艺条件 在中药制剂的提取、分离、浓缩、干燥和成型等工艺过程中，某些有效成分会因与湿热接触而降解。因此对于湿热不稳定的有效成分，在制剂生产上应尽量减少与湿热接触的时间，或采用不接触湿热的工艺条件，如大黄提取液采用喷雾干燥技术，穿心莲的提取采用乙醇为溶液的渗漉法、采用直接压片或干法制粒、包衣等均可在一定程度避免有效成分的降解。

除以上方法外，在不影响药物有效性和安全性的基础上，也可将不稳定成分制成稳定性较好的难溶性盐或其他衍生物，提高药物制剂的稳定性。如鱼腥草素（化学名称为癸酰乙醛）具有抗菌活性，但不稳定，易发生双分子聚合，通过加成反应将鱼腥草素制成癸酰乙醛亚硫酸氢钠加成物，可提高制剂稳定性。

第三节　中药制剂稳定性的考察方法

中药制剂稳定性试验的目的是考察中药制剂在温度、湿度、光线的影响下随时间变化的规律，为药品的生产、包装、贮存、运输条件提供科学依据，同时通过试验建立药品有效期。

一、化学动力学简介

制剂稳定性加速试验方法的理论依据是化学动力学，化学动力学是研究化学反应在一定条件下的速度规律、反应条件（浓度、压力、温度、介质、催化剂）对反应速度与方向的影响及化学反应的机制（历程）等方面的学科。化学动力学在制药工业中有着广泛的应用，如在药物制备中，可用于计算或估计反应进行到某种程度所需要的时间，可通过反应速度计算单位时间的产量，还能用于选择制备药物的最佳工艺路线；在药物制剂的制备、储存、使用过程中，可用于研究药物在体外与体内的反应速度及其影响因素，如药物在体内的变化规律及与疗效强度之间的关系，预测药物体外储存时在一定条件下药物的储存期等。

（一）反应速度

反应速度系指单位时间、单位体积中反应物下降的量。

研究药物制剂降解的速度时，首先遇到的问题是药物浓度对反应速度的影响。对于一个简单化学反应，浓度与速度在反应中的关系，遵循质量作用定律，即在恒温下反应速度与各反应物瞬间浓度的乘积成正比。故药物制剂降解的化学动力学方程，可用以下通式表示：

$$-\frac{\mathrm{d}C}{\mathrm{d}t}=KC^n \qquad (20-1)$$

式中：K 为反应速度常数（h^{-1}）；C 为反应物浓度（mol/L）；n 为反应级数；t 为反应时间。反应速度常数（K）表示在反应中各反应物为单位浓度时的速度。

反应速度常数指示出在给定温度下反应物之间作用的难易，或反应物的活泼程度，K 值愈大，其反应速度也愈快。不同的化学反应具有不同的反应速度常数，并且同一反应也因温度不同而有不同的反应速度常数，其数值随温度的升高而增大。

（二）反应级数

研究药物制剂的稳定性即药物降解的速度，首先要考虑反应物浓度对反应速度的影响。反应级数用来阐明反应物浓度与反应速度之间的关系，为各反应物所有浓度项的指数的总和。当 $n=1$ 时为一级反应，$n=2$ 时为二级反应，$n=0$ 时为零级反应。零级反应的反应速度与反应物的浓度无关，一级反应的反应速度与反应物浓度的一次方成正比。反应级数除零级、一级、二级外，尚有伪一级与分数级反应。在药物制剂的各类降解反应中，尽管有些药物的降解反应机理非常复杂，但多数药物制剂可按零级、一级、伪一级反应处理。

（三）反应级数的确定方法

药物降解的反应级数须通过试验来测定。常采用图解法，即根据不同级数的反应所特有的线性关系，利用试验测得的药物浓度和时间数据做图来确定药物反应级数的方法。

制剂中的药物，在较高的温度下进行恒温加速试验，每隔一定时间取样，测定反应物（或生成物）的浓度。然后做图解析，若以 $\lg C$ 对 t 做图，得一直线，则为一级反应；以 $1/C$ 对 t 做图，得一直线，则为二级反应；以 C 对 t 做图，得一直线，则为零级反应。

此法简便，但仅限于只有一种反应物或两种反应物初浓度相同的情况，不适于复杂反应。

（四）药物的半衰期与有效期

半衰期（$t_{1/2}$）：是指反应物消耗一半所需要的时间，记为 $t_{1/2}$。

有效期（$t_{0.9}$）：在药物的降解反应中，常用降解 10% 所需的时间（即 $t_{0.9}$），即称之为十分之一半衰期作为药物的有效期，来衡量降解速度的快慢，记为 $t_{0.9}$。

1. 零级反应的特征

（1）零级反应的半衰期（$t_{1/2}$）为：

$$t_{1/2} = \frac{C_0}{2K} \tag{20-2}$$

起始浓度 C_0 越大，则半衰期越长。

（2）零级反应中药物降解 10% 所需的时间（$t_{0.9}$）为：

$$t_{0.9} = \frac{0.1C_0}{K} \tag{20-3}$$

实例分析 1：某药物制剂降解为零级反应，已知其 $K_0 = 0.015\text{mg/（mL·h）}$，药物配制浓度为 90mg/mL，问其半衰期和有效期各是多少？

解：   半衰期为 $t_{1/2} = \dfrac{C_0}{2K} = \dfrac{90}{2 \times 0.015} = 3000$（小时）

$$3000 \text{ 小时}/24 = 125 \text{ 天}$$

有效期为 $t_{0.9} = \dfrac{0.1C_0}{K} = \dfrac{0.1 \times 90}{0.015} = 600$（小时）

$$600 \text{ 小时}/24 = 25 \text{ 天}$$

该药物制剂的半衰期为 125 天，有效期为 25 天。

2. 一级反应的特征　一级反应速率和反应物浓度的一次方成正比，其速率方程是：

$$-\frac{\mathrm{d}C}{\mathrm{d}t} = KC \tag{20-4}$$

积分后得：

$$\lg C = -\frac{Kt}{2.303} + \lg C_0 \tag{20-5}$$

式中，K 为一级速率常数（1/时间）。以 $\lg C$ 与 t 做图呈直线，斜率为 $-K/2.303$，截距为 $\lg C_0$。

（1）一级反应中药物降解 10% 所需的时间（$t_{0.9}$）为：

$$t_{0.9} = \frac{0.1054}{K} \tag{20-6}$$

（2）一级反应的半衰期（$t_{1/2}$）为：

$$t_{1/2} = \frac{0.693}{K} \qquad (20-7)$$

恒温时，一级反应的 $t_{1/2}$ 和 $t_{0.9}$ 与反应物浓度无关。

实例分析2：某药物制剂降解为一级反应，药物配制浓度为400IU/mL，将其放置30天后测得药物含量为300IU/mL，问其半衰期和有效期各是多少？

解：由 $1gC = -\dfrac{Kt}{2.303} + 1gC_0$，得

$$K = \frac{2.303}{t} \times 1g\frac{C_0}{C} = \frac{2.303}{30} \times 1g\frac{400}{300} = 0.0096/天$$

$$半衰期为 t_{1/2} = \frac{0.693}{K} = \frac{0.693}{0.0096} = 72.2（天）$$

$$有效期为 t_{0.9} = \frac{0.1054}{K} = \frac{0.1054}{0.0096} = 11（天）$$

该药物制剂的半衰期为72.2天，有效期为11天。

二、中药制剂稳定性考察项目

《中国药典》（2015年版）规定了原料药与药物制剂稳定性试验指导原则。对于中药制剂的稳定性考察，另有规定。但无论是中药和天然药物，还是化学药物，稳定性试验的基本要求是一致的。中药或天然药物制剂的一些原料如中药有效成分或中药的有效部位的稳定性试验，可参照原则中原料药的试验指导原则进行。该原则规定的稳定性试验的基本要求是：①稳定性试验包括影响因素试验、加速试验和长期试验。影响因素试验用一批原料药进行。加速试验与长期试验要求用3批供试品进行。②原料药供试品应是一定规模生产的，供试品量相当于制剂稳定性试验所要求的批量，原料合成工艺路线、方法、步骤应与大批量生产一致。药物制剂供试品应是放大试验的产品，其处方和工艺应与大批量生产一致。药物制剂如片剂、胶囊剂，每批放大试验的规模，片剂至少应为1000片，胶囊剂至少应为10000粒。大体积包装的制剂如静脉输液等，每批放大规模的数量至少应为各项试验所需总量的10倍。特殊品种、特殊制剂所需数量，根据情况而另定。③供试品的质量标准应与临床前研究及临床试验和规模生产所使用的供试品质量标准一致。④加速试验与长期试验所用供试品的包装应与上市产品一致。⑤研究药物稳定性，要采用专属性强、准确、精密、灵敏的药物分析方法与有关物质（含降解产物及其他变化所生成的产物）的检查方法，并对方法进行验证，以保证药物稳定性试验结果的可靠性。在稳定性试验中应重视降解产物的检查。⑥由于放大试验比规模生产的数量要小，故申请者应承诺在获得批准后，在放大试验转入规模生产时，对最初通过生产验证的3批规模生产的产品仍需进行

加速试验与长期稳定性试验。

中药制剂稳定性的考察项目根据药物剂型、原辅料性质、生产工艺对稳定性的影响来确定，应该针对那些由于发生物理或化学变化而引起制剂临床有效性和安全性改变的成分。如穿琥宁注射液中的脱水穿心莲内酯、雷公藤甲素注射液中的雷公藤甲素。表20-1列出常用原料药及制剂稳定性重点考察项目。

表20-1 常用原料药及制剂稳定性重点考察项目表

剂型	稳定性重点考察项目
原料药	性状、熔点、含量、有关物质、吸湿性及根据品种性质选定的考察项目
片剂	性状、含量、有关物质、崩解时限或溶出度或释放度
胶囊剂	性状、含量、有关物质、崩解时限或溶出度或释放度、水分，软胶囊要检查内容物有无沉淀
注射剂	性状、含量、pH值、可见异物、不溶性微粒、有关物质、无菌
栓剂	性状、含量、融变时限、有关物质
软膏剂	性状、均匀性、含量、粒度、有关物质
乳膏剂	性状、均匀性、含量、粒度、有关物质、分层现象
糊剂	性状、均匀性、含量、粒度、有关物质
凝胶剂	性状、均匀性、含量、有关物质、粒度，乳胶剂应检查分层现象
眼用制剂	如为溶液，应考察性状、可见异物、含量、pH值、有关物质；如为混悬液，还应考察粒度、再分散性；洗眼剂还应考察无菌；眼丸剂应考察粒度与无菌
丸剂	性状、含量、有关物质、溶散时限
糖浆剂	性状、含量、澄清度、相对密度、有关物质、pH值
口服溶液剂	性状、含量、澄清度、有关物质
口服乳剂	性状、含量、分层现象、有关物质
口服混悬液	性状、含量、沉降体积比、有关物质、再分散性
散剂	性状、含量、粒度、有关物质、外观均匀性
气雾剂	递送剂量均一性、微粒子剂量、有关物质、每瓶总揿次、喷出总量、喷射速率
吸入制剂	递送剂量均一性、微细粒子剂量
喷雾剂	每瓶总吸次、每喷喷量、每喷主药含量、递送速率和递送总量、微细粒子剂量
颗粒剂	性状、含量、粒度、有关物质、溶化性或溶出度或释放度
贴剂（透皮贴剂）	性状、含量、有关物质、释放度、黏附力
冲洗剂、洗剂、灌肠剂	性状、含量、有关物质、分层现象（乳状型）、分散性（混悬型），冲洗剂应考察无菌
搽剂、涂剂、涂膜剂	性状、含量、有关物质、分层现象（乳状型）、分散性（混悬型），涂膜剂应考察成膜性
耳用制剂	性状、含量、有关物质，耳用散剂、喷雾剂与半固体制剂分别按照相关剂型要求检查
鼻用制剂	性状、pH值、含量、有关物质，鼻用散剂、喷雾剂与半固体制剂分别按照相关剂型要求检查

三、中药制剂稳定性考察方法

（一）影响因素试验

此项试验是在比加速试验更激烈的条件下进行。其目的是探讨药物的固有稳定性，了解影响其稳定性的因素及可能的降解途径与降解产物，为制剂生产工艺、包装、贮存条件和建立降解产物分析方法提供科学依据。供试品可能用一批原料药进行，将供试品置适宜的开口容器中（如称量瓶或培养皿），摊成≤5mm厚的薄层，疏松原料药摊成≤10mm厚薄层，进行以下试验。当试验结果发现降解产物有明显变化，应考虑其潜在的危害性，必要时应对降解产物进行定性或定量分析。

1. 高温试验　供试品开口置于适宜的洁净容器中，60℃温度下放置10天，于第5天和第10天取样，按稳定性重点考察项目进行检测。若供试品含量低于规定限度则在40℃条件下同法进行试验。若60℃无明显变化，不再进行40℃试验。

2. 高湿度试验　供试品开口置于恒湿密闭容器中，在25℃于相对湿度（90±5）%条件下放置10天，于第5天和第10天取样，按稳定性重点考察项目要求检测，同时准确称量试验前后供试品的重量，以考察供试品的吸湿潮解性能。若吸湿增重5%以上，则在相对湿度75%±5%条件下，同法进行试验；若吸湿增重5%以下，其他考察项目符合要求，则不再进行此项试验。

3. 强光照射试验　供试品开口放置在装有日光灯的光照箱或其他适宜的光照装置内。于照度为（4500±500）lx的条件下放置10天，于第5天和第10天取样，按稳定性重点考察项目进行检测，特别要注意供试品的外观变化。

此外，根据药物的性质必要时可设计试验，探讨pH与氧及其他条件对药物稳定性的影响，并研究分解产物的分析方法。创新药物应对分解产物的性质进行必要的分析。

（二）留样观察法

留样观察法又称长期试验法，其目的是为制定药品的有效期提供依据，试验方法如下：在接近药品的实际贮存条件下进行，取市售包装的供试品制剂3批，在温度25℃±2℃、相对湿度60%±10%或温度30℃±2℃、相对湿度65%±5%的条件下放置12个月，并分别于0个月、3个月、6个月、9个月、12个月取样，按稳定性考察项目进行检测。12个月以后，仍需继续考察，分别于18个月、24个月、36个月取样进行检测。将结果与0个月比较以确定药品的有效期。由于实测数据的分散性，一般应按95%可信度进行统计分析，得出合理的有效期。如3批统计分析结果差别较小，则取其平均值为有效期，若差别较大，则取其最短的为有效期。数据表明很稳定的药品，不作统计分析。

对温度特别敏感的药品，长期试验可在温度6℃±2℃的条件下放置12个月，按上述时间要求进行检测，12个月以后，仍需按规定继续考察，制订低温贮存条件下的有效期。

对于包装在半透性容器中的药物制剂，则应在温度 25℃±2℃、相对湿度 40%±5% 或温度 30℃±2℃、相对湿度 35%±5% 的条件下进行。

此外，有些中药制剂还应考察临用时配制和使用过程中的稳定性。

（三）加速稳定性试验

加速稳定性试验是在加速条件下进行。其目的是通过加速药物的化学或物理变化，探讨药物原料或制剂的稳定性，为处方设计、工艺改进、质量研究、包装改进、运输、贮存提供必要的资料。供试品要求三批，按市售包装，在温度 40℃±20℃、相对湿度 75%±5% 的条件下放置 6 个月。所用设备应能控制温度 ±2℃、相对湿度 ±5%，并能对真实温度与湿度进行监测。在试验期间第 1 个月、2 个月、3 个月、6 个月末分别取样 1 次，按稳定性重点考察项目检测。在上述条件下，如 6 个月内供试品经检测不符合制订的质量标准，则应在中间条件下即温度 30℃±2℃、相对湿度 65%±5% 的情况下进行加速试验，时间仍为 6 个月。溶液剂、混悬剂、乳剂、注射剂等含有水性介质的制剂可不要求相对湿度。

对温度特别敏感的药物，预计只能在冰箱中 4~8℃ 保存，此类药物的加速试验，可在温度 25℃±2℃、相对湿度 60%±10% 的条件下进行，时间为 6 个月。合剂、糖浆剂、乳剂、混悬剂、软膏剂、乳膏剂、糊剂、凝胶剂、眼膏剂、栓剂、气雾剂、泡腾片及泡腾颗粒宜直接采用温度 30℃±2℃、相对湿度 65%±5% 的条件下加速试验。

对于包装在半透明性容器中的中药制剂，如塑料袋装溶液、塑料瓶装滴眼液、滴鼻剂等，则应在温度 40℃±2℃、相对湿度 20%±2% 的条件下进行试验。

第四节　中药制剂的有效性

一、生物药剂学与药代动力学简介

生物药剂学是研究给药后药物从吸收到消除的整个体内过程，以及各种制剂因素和生物因素对这一过程和药效的影响。

20 世纪 50 年代初，人们普遍认为"化学结构决定药效"，药剂学只是为改善外观、掩盖不良臭味而便于服用。随着大量的临床实践证明，人们逐渐开始认识到剂型和生物因素对药效的影响。20 世纪 60 年代迅速发展起来的药剂学新分支，主要研究药物及其剂型在体内的吸收、分布、代谢与排泄过程，阐明药物的剂型因素、用药对象的生物因素与药效三者之间的关系。为正确评价药物制剂质量、设计合理的剂型和制备工艺以及指导临床合理用药提供科学依据，以确保用药的有效性和安全性。它对指导给药方案的设计，探讨人体生理及病理状态对药物体内过程的影响，疾病状态时的剂量调整，剂量与药理效应间的相互关系及对药物相互作用的评价等有着重要的作用。

生物药剂学的研究内容主要有：①剂型因素的研究。研究药物剂型因素和药效之间的关系。②生物因素的研究。研究机体的生物因素（年龄、生物种族、性别、遗传、生理及病理条件等）与药效之间的关系。③体内吸收机理等的研究。研究药物在体内的吸收、分布、代谢和排泄的机理对药效的影响，保证制剂有良好的生物利用度和安全有效。

药物代谢动力学（pharmacokinetics）简称药代动学或药动学，主要是定量研究药物在生物体内的过程（吸收、分布、代谢和排泄），并运用数学原理和方法阐述药物在机体内的动态规律的一门学科。是确定药物的给药剂量和间隔时间的依据。在创新药物研制过程中，药物代谢动力学研究与药效学研究、毒理学研究处于同等重要的地位，已成为药物临床前研究和临床研究的重要组成部分。

二、影响中药制剂有效性的因素

（一）中药制剂的吸收

中药制剂的给药途径主要为经胃肠道给药和非胃肠道给药，后者为注射给药、口腔黏膜用药、皮肤给药、鼻腔黏膜给药、呼吸道给药、直肠和阴道给药等。不同给药途径的药物吸收过程、机制及影响因素有较大的差别。本节重点介绍中药制剂经胃肠道给药的吸收机制及影响因素。

1. 吸收途径与机制　小肠黏膜是药物经胃肠道给药吸收的主要部位，中药活性成分跨膜转运的程度和速率直接影响其临床疗效。

（1）膜转运途径　胃肠道上皮细胞膜转运途径主要有以下两种。

1）细胞通道转运：系指药物借助其脂溶性或膜蛋白的载体作用，穿过细胞而被吸收的过程。是脂溶性药物和一些经主动转运机制被吸收药物的吸收途径，也是大多数中药活性成分吸收的主要途径。

2）细胞旁路通道转运：系指一些小分子活性成分通过细胞间连接处的微孔进入体循环的过程，是小分子水溶性药物的可能吸收途径。

（2）膜转运机制　中药活性成分跨膜转运机制主要有被动扩散、载体转运、膜转运。

1）被动扩散：系指依赖于膜两侧中药活性成分浓度梯度进行扩散的方式，分为单纯扩散和膜孔转运。其特点是：①顺浓度梯度扩散；②不需要载体，膜对药物没有选择性；③不消耗能量；④不存在转运饱和现象和同类药物竞争抑制现象。

2）载体转运：系指借助生物膜上载体蛋白的作用，使药物透过生物膜而吸收的过程，分为促进扩散和主动转运。

促进扩散又称为易化扩散，是指某些药物在细胞膜载体的帮助下，由膜高浓度的一侧向低浓度一侧扩散的过程。促进扩散具有结构特异和饱和现象，一种载体蛋白只能转运某种结构的药物成分，与被动转运相同的是促进扩散遵循同样的原则，但扩散速度比单纯扩散快得多，某些极性大的药物促进扩散速度更快。

主动转运是借助载体或酶促系统的作用，使药物从膜低浓度侧向膜高浓度侧转运的过程。主动转运是人体重要的转运方式，其转运速率可用米氏（Micheslis-Menten）方程来描述。

3）膜转运：系指通过细胞膜的主动变形将药物摄入细胞内或从细胞内释放到细胞外的转运过程。膜转运可分为胞饮和吞噬。一些大分子物质可经此途径转运吸收，如蛋白质、多肽类、脂溶性维生素等，但对一般药物吸收的意义不大。

2. 口服吸收的影响因素

（1）药物的物理化学因素　药物在一定剂型中所产生的效应除了与药物本身的化学成分有关外，还受剂型因素与生物因素影响，有时这种影响对药物疗效的发挥起着至关重要的作用。因此，具有相同化学结构与含量的药品，其临床疗效并不一定相同。即使同一种药物，由于制剂生产条件的改变，往往会给药效带来很大的影响。每一种药物都以一定形式存在，即被赋予一定的剂型，由特定的途径给药，以特定的方式和量被吸收、分布、代谢、排泄，到达作用部位后又以特定的方式和靶点作用，起到治疗疾病的目的。药物发挥治疗作用的好坏与上述所有环节都密切相关。

其中口服吸收的影响因素有以下几种：

1）药物的解离度与油/水分配系数：药物的吸收取决于药物在胃肠道中的解离状态和油/水分配系数，该学说称为 pH 分配假说。通常脂溶性较大的、未解离的药物容易通过类脂质膜，而解离后的离子型药物难以吸收。

2）药物的溶解：当药物以分子或离子状态分散于溶剂中形成均匀分散体系时，可制成溶液剂。药物溶解、分散于胃肠液中方可被吸收。影响药物溶解度的主要因素有以下几种。①温度：对药物溶解的影响取决于溶解过程是吸热还是放热。对吸热而言，溶解度随温度升高而增大；对放热而言，温度升高而溶解度降低。②粒径大小：对难溶性药物，当粒径处于微粉状态时，药物溶解度随粒径减小而增加。③晶型：药物的晶型通常有稳定型、亚稳定型、不稳定型。不稳定型晶型无晶格束缚，自由能大，溶解度和溶解速率均较结晶型大。④pH：大多数药物属于弱酸弱碱类，这些药物在水中的溶解度受 pH 的影响很大。⑤增加药物溶解度的方法：根据药物性质和制剂需要，可选择适宜的方法增加药物的溶解度。常用方法有成盐、加入增溶剂、助溶、潜溶及其他方法等。

3）药物的溶出：溶出度是指在规定条件下药物从片剂或胶囊剂等固体制剂溶出的速率与程度。固体制剂中药物成分溶出后才有可能经胃肠道吸收，难溶性药物成分的溶出往往是其吸收的限速阶段。溶出度是评价固体制剂质量的重要指标。制剂处方组成和制备工艺会影响药物的溶出度，从而影响其生物利用度和疗效。

影响药物溶出度的因素主要有药物的粒径、晶型、溶出介质 pH 等。提高药物的分散度、减小药物粒度、增加比表面积，可以加快药物的溶出，提高药物生物利用度。

（2）药物的剂型因素

1）剂型：药物的吸收与生物利用度取决于剂型释放药物的速率与程度。通常认为，口服剂型生物利用度高低顺序为：溶液剂＞混悬剂＞颗粒剂＞胶囊剂＞片剂＞包衣片剂。

2）辅料：辅料不仅能够影响制剂的成型及稳定性，还可能影响制剂的生物利用度。不同性质的辅料如增溶剂、润湿剂、稀释剂、崩解剂、润滑剂等可能影响药物的溶解、溶出或释放，进而影响药物的吸收及生物利用度。辅料可能通过影响胃肠道 pH 与胃排空能力，以及与药物发生络合、吸附、包合等影响药物的释放、吸收。

3）制备工艺：液体制剂的溶解、乳化、混悬等分散程度，固体制剂的混合、制粒、压片、制丸、包衣等工艺均可影响药物溶出、吸收与生物利用度。

（3）胃肠道的生理因素

1）胃肠液的成分及性质：胃液的 pH 呈酸性（空腹时 pH 值为 0.9～1.5，饮水或进食后可上升至 3.0～5.0），有利于弱酸性药物的吸收。小肠较高的 pH 环境是弱碱性药物最佳的吸收部位。主动转运的药物在特定部位受载体或酶系统作用，吸收不受 pH 变化的影响。胃肠液中含有的酶类、胆盐及黏蛋白等物质可对药物的吸收产生不同的影响。胃蛋白酶可分解多肽与蛋白质药物，故该类药物口服易分解失效。胆盐含有胆酸盐，具有表面活性，能够增加难溶性药物的溶解度，提高其生物利用度。黏液中的黏蛋白可能与药物结合而干扰药物吸收。胃肠道黏膜表面覆盖一层黏性多糖——蛋白质复合物，具有保护胃黏膜的作用，有利于药物的吸附、吸收，但某些药物可与其结合而不能被吸收或吸收不完全。

2）胃排空和胃排空速率：通常胃排空速率慢，药物在胃中停留时间长，主要在胃中吸收的弱酸性药物的吸收增加。大多数药物在小肠吸收，胃排空速率快，药物进入小肠速率快，起效快，同时有利于药物吸收。影响胃排空的因素有胃内容物的体积、食物类型、药物及身体位置等。通常随胃内容物的增加，开始阶段胃排空速率增加，继而减慢。脂肪类食物，胃排空速率慢；碳水化合物，胃排空速率快。抗胆碱药、麻醉药、止痛药及β-肾上腺素受体激动剂等均能使胃排空速率减慢。

3）肠内运行：小肠的固有运动有节律性分节运动、蠕动运动和黏膜与绒毛运动三种形式。小肠固有运动可促进固体制剂的崩解、分散，使之与肠分泌液充分混合，药物与肠表面的接触面积增加，有利于难溶性药物的吸收。内容物自小肠、空肠至回肠，其通过速率依次减慢。结肠也具有将内容物向下推进与混合的运动，由于水分少于小肠，因而吸收不完全。

4）食物影响：食物不仅能够改变胃排空速率，也可能影响药物的吸收。其影响表现为以下几个方面：①延缓或减少药物的吸收：食物能消耗胃肠内水分，使胃肠黏液减少，固体制剂崩解、溶出减慢，从而延缓药物吸收。食物可增加胃肠道内容物的黏度，减慢药物的扩散速度而影响药物吸收。②促进药物的吸收：脂肪类食物具有促进胆汁分泌的作用，从而增加难溶性药物的溶解度，促进吸收。

5）胃肠血流速率与淋巴循环：胃肠道血流速率大于药物的跨膜转运速率才能形成较好的漏槽状态，从而利于药物吸收。淋巴系统吸收转运通常可以忽略，但对于大分子药物的吸收起着重要作用。经淋巴系统吸收的药物无肝脏首过作用。

（4）药物的肠内代谢与生物转化 中药活性成分在胃肠道中可能发生以下过程：①活性成分在胃肠道内分解；②活性成分经肠内细菌结构修饰或进行生物转化；③原型化学成分或其转化产物刺激肠系膜产生生物效应（如免疫应答，生物电级联效应，影响肠系膜结构及其物理、化学性质等）；④调节肠内微生态平衡；⑤不被吸收而随粪便排出体外。因此，中药有效成分的肠道代谢可能是有益的，也有可能是有害的。另外，口服中药对维持肠道微生态系统的平衡也可能产生影响。

（二）中药制剂的分布、代谢与排泄

1. 药物的分布 中药制剂活性成分口服吸收进入血液后，由循环系统运送至体内各脏器、组织、体液和细胞，这种药物在血液和组织之间的转运过程，称药物的分布。

药物分布主要与药物的理化性质和机体各部位的生理特性相关，如药物的结构特点、药物脂溶性、药物与蛋白结合力、血流量和血管通透性等。这些因素导致不同活性成分在体内分布的差异，并直接影响中药制剂的疗效，甚至涉及药物在组织的蓄积和毒副作用等。影响中药制剂活性成分分布的因素如下：

（1）血液循环与血管通透性的影响 血液循环对药物分布的影响主要取决于组织的血流速率（又称灌注速率）。小分子脂溶性活性成分很容易通过结构疏松的毛细血管壁，此时组织的血流灌注速率成为其分布的主要限速因素。通常血流量大、血液循环好的器官和组织，活性成分的转运速率和转运量相应较大。

毛细血管的通透性是影响中药制剂活性成分分布的另一因素，其大小主要取决于管壁的类脂质屏障和管壁上的微孔。大多数中药活性成分以被动方式透过毛细血管壁，小分子的水溶性活性成分可透过微孔转运。

（2）活性成分与血浆蛋白结合率的影响 进入血液的中药活性成分，一部分与血浆蛋白结合成为结合型，一部分在血液中呈非结合的游离型状态。通常只有游离型药物才能透过毛细血管向各组织器官分布。

药物与血浆蛋白的结合是一种可逆过程，具有饱和现象。血浆中游离型药物与结合型药物之间保持着动态平衡，当游离型药物浓度随转运与消除而降低时，一部分结合型药物则转变成游离型，使血浆及作用部位在一定时间内保持一定的血药浓度。

此外，人的种族、性别、生理和病理状态（如年龄、肝脏功能与肾脏功能等）对中药活性成分与血浆蛋白的结合有重要影响。

另外，药物在淋巴系统转运分布、脑内转运分布、红细胞内分布、胎儿体内分布及脂肪组织分布尚有其特殊性。

2. 药物的代谢 药物代谢过程系指中药活性成分被机体吸收后，在体内各种酶及体液环境作用下发生一系列化学反应，使药物结构发生改变的过程。通常大多数药物代谢成极性较原型大的代谢产物而利于排出体外。药物代谢可能使活性降低或消失，也可能激活或增强活性，甚至产生毒性。因此，药物代谢不仅直接影响其作用强弱和持续时间，还会影响药物的安全性。

（1）药物代谢酶系统 药物在体内可以直接发生水解等反应而不需要酶的参与，自发进行代谢，但绝大多数药物的体内代谢均是在细胞内特异酶的催化作用下，发生一系列代谢反应而导致药物结构的变化。这些药物代谢酶通常位于细胞内质网、微粒体、细胞液、溶酶体及核膜和浆膜中，药物代谢酶通常又分为微粒体酶系和非微粒体酶系两大类。

1）微粒体酶系：微粒体酶系主要存在于肝细胞及小肠黏膜、肾、肾上腺皮质等细胞内质网的亲脂性膜上。

细胞色素 P450 是微粒体中催化药物代谢的活性成分，由一系列同工酶组成。根据氨基酸序列、底物专一性和可诱导性，各种同工酶可被分为不同的家族，对于药物代谢有意义的主要是 CYP1、CYP2、CYP3 三个族。

混合功能氧化酶系统催化氧化的机制是：药物首先与氧化型细胞色素 $P450^{3+}$ 结合成细胞色素 $P450^{3+}$-药物复合物，然后接受由烟酰胺腺嘌呤二核苷酸磷酸（NADPH）传递给还原型黄素蛋白上的电子，形成还原型细胞色素 $P450^{2+}$-药物复合物。氧气经活化产生的一原子氧引入细胞色素 P450-药物复合物中氧化药物，另一氧原子和两个质子氢生成水。此时还原型细胞色素 $P450^{2+}$-药物复合物失去一个电子成氧化型细胞色素 $P450^{3+}$，如此反复发挥催化氧化作用。该酶系的氧化反应特异性不强，可催化氧化多种反应，催化作用主要需要分子氧和 NADPH，酶的活性可受多种药物诱导或抑制。

2）非微粒体酶系：非微粒体酶系存在于肝脏和血浆、胎盘、肾、肠黏膜及其他组织中，参与体内除与葡萄糖醛酸结合以外的其他缩合反应，以及某些氧化、还原及水解（酰胺键除外）反应。尽管只有少数药物是由该类酶系代谢，但也非常重要。通常结构类似于体内正常物质、脂溶性较小、水溶性较大的药物都由该组酶系代谢。

（2）药物代谢的部位 药物代谢部位与药物代谢酶存在部位及该部位的血流量有关。体内常见代谢酶的存在部位有以下几种。

1）混合功能氧化酶系：主要存在于肝内质网，催化氧化和还原药物。

2）葡萄糖醛酸转移酶：主要存在于肝内质网，可与药物发生结合反应形成葡萄糖酸苷。

3）醇脱氢酶：主要存在于肝细胞液中，可催化醇氧化反应。

4）单胺氧化酶：主要存在于肝、肾、肠和神经组织细胞线粒体中，能使各种内源性胺类如儿茶酚胺、5-羟色胺等以及外源性胺氧化脱胺生成醛，继而再氧化灭活。

5）羧酸酯酶和酰胺酶：主要存在于肝、血浆及其他组织中，主要催化酯、硫酯和酰胺的水解。

6）各种功能基的转移酶：广泛存在于肝细胞质、内质网、线粒体及许多器官的细胞质中。

（3）代谢反应的类型 药物代谢反应通常分为两大类，即第一相反应，包括氧化、还原、水解反应，是指药物脂溶性结构上产生极性基团，使代谢产物极性增加；第二相反应，即结合反应，是指药物或第一相反应代谢产物中的极性基团与机体内源性物质反应生成结合物。

1）氧化反应：①微粒体酶系的氧化反应：主要包括侧链烷基、连接在杂原子上的烷基、杂原子本身氧化等，以及羟化、脱胺和脱硫作用等；②非微粒体酶系氧化：主要包括醇羟基和醛、胺以及嘌呤类的氧化等。

2）还原反应：主要针对药物结构中的羰基、羟基和偶氮基等功能基团进行反应。微粒体酶系与非微粒体酶系均可催化此反应。

3）水解反应：主要是指含有酯、酰胺和酰肼等结构的药物水解成羧酸，或将杂环化合物水解开环。

4）结合反应：系指原型药物或经过第一相反应的代谢产物含有某些极性功能团，如羟基、氨基、硝基和羧基等，与体内一些内源性物质发生偶联或结合反应生成各种类型产物，有葡萄糖醛酸结合、硫酸结合、甘氨酸结合、乙酰化结合和甲基结合等。

（4）影响药物代谢的因素

1）给药途径：给药途径和方法所产生的代谢过程的差异主要与药物代谢酶在体内的分布，以及局部器官和组织的血流量有关。由于肝脏和胃肠道存在很多药物代谢酶，因此，口服药物的首过效应明显，是导致药物体内代谢差异的主要原因。

2）给药剂量和剂型：机体对药物的代谢能力主要取决于相关代谢酶的活力与数量，通常药物代谢速率与体内药量成正比，但当体内药量增加至超出代谢酶能力时即出现饱和现象，继而引起中毒反应。不同剂型的药物释放速率与释放部位不同，同样影响药物的代谢。

3）酶抑制和诱导作用：一些药物重复应用或与其他药物合并使用后可促进酶的合成、抑制酶的降解，或合并用药后竞争结合代谢酶。通常药物代谢被减慢的现象称为酶抑制，能使代谢减慢的物质称为酶诱导剂。有些药物是自身的酶诱导剂，有的药物对一种药物是酶诱导剂，而对另一药物则是酶抑制剂。

4）生理因素：影响药物代谢的生理因素主要包括年龄、性别、种族和个体差异，以及饮食和疾病状态等，尤其是肝脏疾病对药物代谢影响更大。

3. 药物的排泄　排泄是指药物或其代谢产物排出体外的过程，它与生物转化统称为生物消除。肾排泄与胆汁排泄是最重要的途径。

（1）**肾排泄**　多数药物经肾排泄，水溶性药物、分子量小的药物及肝脏生物转化慢的药物均由肾排泄消除。常采用肾清除率定量描述药物通过肾的排泄效率。肾清除率是指肾在单位时间内能将多少容量血浆中所含有的某物质完全清除出去，被完全清除了某物质的血浆容积称为该物质的血浆清除率，常以 mL/min 表示。影响肾清除率的因素有血浆药物浓度、药物血浆蛋白结合率、尿液的酸碱度和体积等。

（2）**胆汁排泄**　胆汁排泄是主动分泌过程，能够从胆汁分泌的药物需具备以下几个条件：①极性药物且相对分子质量大于 300，但小于 5000。②能够主动分泌。从胆汁排泄的药物先贮藏在胆囊中，然后释放进入十二指肠。有些药物可由小肠上皮细胞吸收，有些在肝脏与葡萄糖醛酸结合成代谢产物，在肠道被菌丛水解成母体药物而被重吸收，这些直接或间接发生在小肠和肝脏之间的循环称为肝肠循环。肝肠循环与药物疗效持续时间及药物不良反应密切相关。

某些药物因肝肠循环可出现两个血药浓度峰，称为双峰现象。这可能受到酶解过程的影响，也可能受胆汁间歇性排泄的影响，在肠道重吸收后产生第二个血药浓度峰。

（三）中药制剂生物等效性

生物利用度是评价药物吸收速率与程度的重要指标，通过生物利用度的测定可以表征给药途径、剂型、辅料选择、工艺优选及药物配伍等的合理性。

1. 中药制剂生物利用度评价指标　药物制剂的生物有效性通常可以用生物利用度和其体内-体外相关性试验等表示。体内-体外相关性是指药物制剂的生物利用度与制剂溶出度之间的相关关系。

（1）**生物利用度的定义**　生物利用度是指制剂中的药物被吸收进入血液循环的速度和程度，包括生物利用速度与生物利用程度两方面内容。

1）生物利用速度：系指药物进入体循环的快慢。生物利用度研究中，常用血药浓度达到峰浓度的时间比较制剂中药物吸收的快慢。

2）生物利用程度：系指药物进入血液循环的多少。可通过血药浓度-时间曲线下的面积表示，试验制剂与参比制剂的血药浓度-时间曲线下面积的比值称为相对生物利用度。当参比制剂是静脉注射剂时，则得到的比值称为绝对生物利用度。

（2）**生物利用度的评价指标**　在描述血药浓度-时间曲线时，有 3 项参数对评价制剂生物利用度具有重要意义。

1）峰浓度（$C_{\max}$）：是指血管外给药后，体内所能达到的最高血药浓度，又称峰值。峰浓度是与治疗效果和毒性水平有关的参数。

2）达峰时间（T_{max}）：是指血药浓度达到峰值的时间。达峰时间是反映药物起效速度的参数。

3）血药浓度-时间曲线下面积（AUC）：血药浓度-时间曲线下面积与药物吸收总量成正比，是代表药物吸收程度的参数。

2. **药物制剂人体生物利用度和生物等效性试验** 生物等效性是指一种药物的不同制剂在相同试验条件下，给予相同的剂量，反映其吸收速度和程度的主要动力学参数没有明显的统计学差异。

生物利用度是保证药品内在质量的重要指标，而生物等效性则是保证含同一药物的不同制剂质量一致性的主要依据。生物利用度与生物等效性概念虽不完全相同，但试验方法基本一致。

（1）生物利用度和生物等效性试验

1）受试者的选择：受试者一般选择健康男性志愿者（特殊情况说明原因），年龄18~40岁，同一批受试者年龄不宜相差10岁或以上；体重在正常范围内。受试者应经检查确认健康，无过敏史，人数一般为18~24例。人体生物利用度研究必须遵守《药品临床试验管理规范》，研究经伦理委员会批准后，研究者应与受试者签订知情同意书。受试者在试验前两周停用任何药物，试验期间禁烟、酒和含咖啡饮料。

2）试验制剂与参比制剂：试验制剂应为符合临床应用质量标准的放大产品。测定绝对生物利用度时，应选用上市的静脉注射剂作为参比制剂。进行相对生物利用度研究时，选择国内外同类上市的主导产品作为参比制剂。参比制剂的安全性和有效性应合格。

3）试验设计：通常采用双周期的交叉试验设计。试验时将受试者随机分为2组，一组先用受试制剂，后用参比制剂；另一组则先用参比制剂，后用受试制剂。2个试验周期之间的时间间隔称洗净期，应大于药物的10个半衰期，通常为1周或2周。如果有2个受试制剂与1个参比制剂比较，可采用3×3拉丁方设计试验。每个周期之间的洗净期通常为1周或2周。试验在空腹条件下给药，一般禁食10小时以上，早上空腹服药，4小时后统一进标准餐。

单次给药试验，应根据预测结果，一般在吸收相及平衡相各取2~3次，在消除相采样4~8次，整个采样时间至少为3~5个半衰期。如果半衰期未知，采样应持续到血药浓度为峰浓度的1/10~1/20以后。测定尿液药浓度，试验至少7个半衰期。生物利用度试验通常采用单次给药，对于治疗过程中的患者可以采用多剂量重复给药，达到稳态后测定。多剂量给药试验，一般按临床常规方法连服一定时间，不少于药物7个半衰期后，开始测定谷浓度，测定谷浓度至少3次，以确定达到稳态。达稳态后至少要测定1个剂量间隔（t 从 0 到 T）的血药浓度-时间曲线。

4）数据分析：列出原始数据，计算平均值与标准差，求出 $t_{1/2}$、t_{max}、C_{max} 和曲线下面积 AUC 等参数，计算生物利用度。所求得的参数及生物利用度均要进行统计分析。

复习思考

一、单项选择题

1. 下列除哪项外，其余均存在吸收过程（　　　　）

    A. 皮下注射   B. 皮内注射   C. 肌肉注射

    D. 静脉注射   E. 腹腔注射

2. 为了迅速达到有效治疗浓度，可采用的措施有（　　　　）

    A. 缩短给药间隔时间   B. 按人体重量给药   C. 每次用药量加倍

    D. 反复给药直至达血药峰值   E. 自次剂量加倍

3. 下列不影响药物溶出速度的因素有（　　　　）

    A. 粒子大小   B. 溶剂化物   C. 颜色

    D. 晶型   E. 酸碱性

4. 下列不影响胃肠道吸收药物的因素是（　　　　）

    A. 药物粒度   B. 药物胃肠道中的稳定性   C. 药物成盐与否

    D. 药物的熔点   E. 药物的多晶型

5. 下列不属于被动扩散特点的是（　　　　）

    A. 顺浓度梯度扩散   B. 需要载体   C. 不消耗能量

    D. 膜对药物没有选择性   E. 不存在饱和和竞争抑制现象

6. 下列不影响中药制剂稳定性的因素有（　　　　）

    A. 湿度   B. 温度   C. 空气

    D. 制剂工艺   E. 包装风格

7. 下列不属于中药制剂稳定性研究内容的是（　　　　）

    A. 中药制剂颜色发生改变

    B. 中药因炮制加工致其成分改变

    C. 中药制剂因水解致有效成分含量降低

    D. 中药制剂生霉变质

    E. 中药制剂在贮存出现浑浊、沉淀

8. 下列不属于药物降解途径的是（　　　　）

    A. 水解   B. 中和   C. 氧化

    D. 还原   E. 异构化

二、配伍选择题

A. 防止氧化   B. 防止光敏感药物失效   C. 延缓水解

D. 降低温度   E. 控制氧化反应速度

1. 于包装容器中加入金属络合剂 EDTA 可（　　　）

2. 采用棕色玻璃瓶或在容器内衬垫黑色纸包装等可有效地（　　　）

3. 使用有机溶剂或在水溶液中加入适量的有机溶剂可以（　　　）

4. 能同时降低水解和氧化反应速度的是（　　　）

三、简答题

1. 简述影响中药制剂稳定性的因素。

2. 简述药物口服吸收的影响因素。

第二十一章

药物制剂的配伍变化

第一节 概 述

药物制剂配伍后，由于物理、化学或药理性质相互影响而产生的变化称为配伍变化。药物配伍变化，又称药物配伍相互作用，是指药物配伍应用后在理化性质或生理效应方面产生的变化，其中在一定条件下产生的不利于生产、应用和治疗的配伍变化称为配伍禁忌。

随着新药、新剂型的不断出现，中西药结合治疗、中西药物联合组方的制剂日益增多，带来了药物配伍的许多新问题，易出现剂量增加、重复用药等现象。如蟾酥、罗布麻等含有强心苷或强心物质，若与洋地黄类强心药合用则总剂量增加，可引起强心苷中毒。甘草、鹿茸具有糖皮质激素样作用，与水杨酸钠合用能诱发或加重消化道溃疡的发病率，与胰岛素同服时能产生相互拮抗而减弱降糖药的效应。

一、药物制剂配伍用药的目的

在药剂的制备和临床应用中，为了针对不同的症状和病情变化，达到有效治疗的目的，往往经常需要配伍制药或将几种甚至更多种类的药物同时或先后用于患者。药物制剂的合理配伍能达到以下预期的目的：

1. 药物间产生协同作用而增强疗效。如复方乙酰水杨酸片等。

2. 药物配伍后在提高疗效的同时，减少了毒副作用，减少或延缓耐药性的发生。如阿莫西林与克拉维酸配伍联用。

3. 利用相反的药性或药物间的拮抗作用，克服药物的偏性或副作用，如用吗啡镇痛时常与阿托品配伍，以消除吗啡对呼吸中枢的抑制作用等。

不合理的配伍可能引起药物作用的减弱或消失，甚至毒副作用增强，因此应该尽量避免。

二、药物制剂配伍变化的类型

药物制剂的配伍变化大致可分为药理学和药剂学两方面的变化。

药理学的配伍变化是指药物合并使用后，发生协同作用、拮抗作用或毒副作用。协同作用系指两种以上药物合并使用后，使药物作用增加；拮抗作用系指两种以上药物合并使用后，使作用减弱或消失；此外还可能产生毒副作用，则属于药理学的配伍禁忌。

药剂学的配伍变化是指药物在制备、贮藏和使用过程中发生的物理或化学方面的配伍变化。物理配伍变化是指药物相互配伍后产生物理性质的改变，如溶解性能、分散状态等变化，出现溶解度的改变、润湿与潮解、液化和结块等现象，影响制剂的外观和内在质量。化学配伍变化是指药物之间发生了化学反应（氧化、还原、分解、水解、取代、聚合等）而导致药物成分的改变，产生沉淀、变色、产气、发生爆炸等现象，以致影响药物制剂的外观、质量和疗效。

第二节 药物制剂的配伍变化

一、药理学的配伍变化

药理学的配伍变化又称疗效学的配伍变化。药物合并使用后，使药理作用的性质和强度发生变化。药物的这些相互作用有的有利于治疗，有的则不利于治疗。

药理学的配伍变化包括以下几个方面：

（一）协同作用

协同作用系指两种以上药物合并使用后，使药物作用增加。协同作用又可分为相加作用和增强作用。相加作用为两药合用的作用等于两药作用之和。增强作用又称为相乘作用，表现为两药合用的作用大于两药作用之和。药物的协同作用在临床上具有重要意义。

例如：

1. 磺胺类药物与甲氧苄氨嘧啶合并使用，疗效显著加强。红花与当归、川芎配伍，三者均为理气、活血、祛瘀药，中医临床常相须配伍应用。现代药理研究表明，红花可降低心肌耗氧量、扩张冠脉及增加冠脉血流量（对抗 α-受体作用）。当归、川芎都含有阿魏酸，可抑制血小板聚集、降低 5-羟色胺释放和减少前列腺素的合成，故配伍应用后可增强抗凝作用，提高对血栓性疾病的治疗效果。复方红花、当归注射液或当归、川芎注射液的扩张冠脉和增加冠脉血流量作用均强于各药单用的效果。

2. 黄连单方与复方抗药性难易的比较实验中，证明单方抗药性高于复方。黄连与黄连解毒汤在同样条件下接种细菌培养实验表明，黄连为原实验接种细菌培养的 32 倍，而黄连解毒汤为 4 倍，说明黄连单方的抗药性大于黄连解毒汤；而复方的抗菌作用比黄连单方增强了 8 倍。

3. 含钙中药与某些西药如红霉素联合应用，可避免红霉素被胃酸破坏，从而提高红霉素的抗菌作用。含钙中药与维生素 D 配伍应用，有利于钙的吸收。

（二）拮抗作用

拮抗作用系指两种以上药物合并使用后，使作用减弱或消失。例如：

1. 含钙类的制酸中药与阿司匹林、水杨酸、胃蛋白酶合剂等酸性药物联合应用时，能够发生中和作用，使两者作用都受影响。

2. 牛黄解毒片中的大黄具有解毒泻火的作用，已证实其有较强的抑菌作用，是起治疗作用的主要成分，当与核黄素同服时，大黄的抑菌作用会大大减低，从而使中药的药效下降。

3. 具有中枢兴奋作用的麻黄碱可对抗催眠药巴比妥类药物的作用，但巴比妥类药物可减轻麻黄碱的中枢兴奋作用，故治疗哮喘时，二者经常合用。

（三）增加毒副作用

某些药物配伍后，能增加毒性或副作用，则不宜配伍使用或慎用。例如：

1. 鹤草酚与植物油配伍用，因为鹤草酚可溶于植物油中，易被机体吸收，故可增加鹤草酚的毒性，加服酒也使鹤草酚的毒性明显增加，故服用鹤草酚驱虫时，应避免用蓖麻油导泻，并禁用大量油、酒类食物。

2. 甘草主要成分为甘草酸，水解后生成甘草次酸，具有糖皮质激素样作用，与某些西药联用可导致疗效降低或产生不良反应。如与洋地黄强心苷长期配伍用时，因甘草具有去氧皮质酮样作用，能"保钠排钾"，使体内钾离子减少，导致心脏对强心苷的敏感性增加而引起中毒；与速尿及噻嗪类利尿剂合用时，因为甘草具有水钠潴留作用，可减弱利尿剂的利尿效果，引起低血钾症。

3. 中药川乌、草乌、附子及含有生物碱的中成药，如小活络丹、元胡止痛片、黄连素等与链霉素、庆大霉素及卡那霉素等氨基糖苷类药物合用时，可能会增加对听神经的毒性，产生耳鸣、耳聋等副作用。

二、药剂学的配伍变化

药剂学的配伍变化指药物在制备、贮藏和使用过程中发生的物理或化学的配伍变化，对于造成使用不便或对治疗有害的变化，则属于药剂学的配伍禁忌。

（一）物理的配伍变化

物理的配伍变化系药物在配伍制备、贮存过程中，药物相互配合后产生物理性质的改变，包括物理状态如溶解性能、分散状态等变化，出现溶解度的改变、润湿与潮解、液化和结块等现象，影响制剂的外观和内在质量。

1. 溶解度的改变　包括提取、制备过程发生溶解度改变、吸附、盐析、增溶等的现象。

（1）煎煮过程　石膏不同组分随煎煮过程的进行，使石膏的溶解度表现不同。石膏主要成分为硫酸钙，常温下每100g水可溶解硫酸钙0.21g，42℃时硫酸钙的溶解度最大。测定7个含石膏汤剂钙含量的实验研究结果表明，大青龙汤中钙的含量最高，为50.5%（mg/g），木防己汤中钙的含量最低，为18.6%，两者相差约为2.6倍。

（2）药渣吸附　甘草与不同药物配伍时，甘草酸的含量受药渣吸附的影响。甘草与44种中药配伍的实验表明，由于药渣吸附的影响，甘草与黄芩、麻黄、芒硝、黄连共煎时，甘草酸的含量下降约为60%。

（3）溶剂影响　不同溶剂的制剂配合在一起，常会析出沉淀。例如含树脂的醇性制剂，或薄荷脑、尼泊金等醇溶液，与水性制剂配伍时可能产生沉淀。含盐类的水溶液加入乙醇时也同样可能产生沉淀。

（4）增溶作用　糊化淀粉对酚性药物会产生增溶作用。例如芦丁在1%糊化淀粉溶液的溶解度为纯水的3.8倍，在同样条件下槲皮素则可达6.5倍。糊化淀粉增加芦丁溶解度，是由于形成了淀粉-芦丁的复合体。此外，党参、茯苓、白术与甘草配伍时，甘草可使这些药物的浸出物增加，也与甘草皂苷的增溶作用有关。

（5）贮藏过程　溶液环境条件的改变会影响很多中药有效成分的溶解度。例如温度升高能增大其溶解度，而放冷后往往析出沉淀。例如药酒采用热浸法制备，贮藏温度低于生产温度时易析出沉淀。药液中有效成分或杂质为高分子物质时，放置过程中受空气、光线等影响，胶体"陈化"而析出沉淀。又如药酒、酊剂、流浸膏等制剂贮存一段时间后会析出沉淀。高分子化合物水溶液中加入脱水剂（如乙醇、丙酮或氯化钠、硫酸铵等），均可破坏胶体，析出沉淀。

2. 吸湿、潮解、液化与结块

（1）吸湿与潮解　吸湿性很强的药物如中药的干浸膏、颗粒、无机盐类及某些酶等含结晶水的药物相互配伍时，药物易发生吸湿潮解。使用吸湿性强的辅料时，也易使遇水不稳定的药物分解或降低效价。

（2）软化或液化　由于药物间反应形成水分，固体的酸类与碱类药物间反应能形成水。如制造泡腾固体制剂时常用碳酸氢钠与有机酸（如枸橼酸），两者混合时在稍高湿度下会较快产生中和反应生成水分，使混合物润湿。含结晶水多的盐与其他药物发生反应后形成含结晶水少的盐而放出结晶水。如醋酸铅与明矾混合则放出结晶水。混合物的临界相对湿度下降而吸湿，固体药物的吸湿与温度及空气相对湿度有关。一些水溶性药物在室温下其临界相对湿度高时则会出现润湿甚至液化。能形成低共熔混合物的药物配伍时，可发生软化或液化而影响制剂的配制。但根据剂型及治疗需要，制备中也有利用处方中低共熔混合物液化现象，如樟脑、冰片与薄荷脑混合时产生的液化。有研究表明形成低共熔混合物能促进一些药物的溶解速率，如65%阿司匹林与37%乙酰苯胺所形成的低共熔混合物比二者相同比例的混合物溶解快；氯霉素与尿素的低共熔混合物可加速氯霉素的溶解和吸收。这是由于这些固体的低共熔混合物是一种固体分散物。

（3）结块　粉体制剂如散剂、颗粒剂由于药物配伍后吸湿性增加而结块。结块会使这类剂型的质量变差，同时也可能导致药物的分解失效。

3. 粒径或分散状态的改变　粒径或分散状态的改变可直接影响制剂的内在质量。例如乳剂、混悬剂中分散相的粒径可因与其他药物配伍而变小，分散相聚结、凝聚或分层，导致使用不便或分剂量不准，甚至影响药物在体内的吸收。胶体溶液可因加入电解质或其他脱水剂使胶体分散状态破坏而产生沉淀。某些保护胶体中加入浓度较高的亲水物质，如糖、乙醇或强电解质而使保护胶失去作用。吸附性较强的物质如活性炭、白陶土、碳酸钙等，当与剂量较小的生物碱配伍时，能使后者被吸附而在机体中释放不完全。

（二）化学的配伍变化

化学的配伍变化是指药物成分之间发生化学反应（氧化、还原、分解、水解、取代、聚合等）而导致药物成分的改变，产生沉淀、变色、产气、发生爆炸等现象，以致影响药物制剂的外观、质量和疗效的配伍变化。

1. 产生浑浊或沉淀　中药液体药剂在配制和贮藏过程中有化学成分相互作用，可能产生浑浊或沉淀。

（1）生物碱与苷类　苷类与生物碱结合，会产生沉淀。如甘草与含生物碱的黄连、黄柏、吴茱萸、延胡索、槟榔、马钱子共煎可发生沉淀或浑浊。已经证实两分子的小檗碱可与甘草皂苷的葡萄糖醛酸的两个羧基结合而沉淀。该沉淀在人工胃液中难溶，而在人工肠液中易溶，其溶解度随 pH 值的升高而明显增大。葛根黄酮、黄芩苷等羟基黄酮衍生物及大黄酸、大黄素等羟基蒽醌衍生物在溶液中也能与小檗碱生成沉淀。

（2）有机酸与生物碱　金银花中含有绿原酸和异绿原酸，茵陈中含有绿原酸及咖啡酸，两药与小檗碱、延胡索乙素等多种生物碱配伍均可生成难溶性的生物碱有机酸盐，该沉淀在肠中分解后，方可缓慢地呈现生物碱的作用。

（3）无机离子的影响　石膏中的钙离子可与甘草酸、绿原酸、黄芩苷等生成难溶于水的钙盐，以硬水作为提取溶剂时，含有的钙、镁离子能与一些大分子酸性成分生成沉淀。

（4）鞣质和生物碱　除少数特殊生物碱外，大多数生物碱能与鞣质反应生成难溶性的沉淀。如大黄与黄连配伍，汤液苦味消失，而且形成黄褐色的胶状沉淀，该沉淀在人工胃液和人工肠液中均难溶。含鞣质的中药较多，因此在中药复方制剂制备时，应防止生物碱的损失。

（5）鞣质和其他成分结合　鞣质能和皂苷结合生成沉淀。如含柴胡皂苷的中药与拳参等含鞣质的中药提取液配伍时可生成沉淀。鞣质还可与蛋白质、白及胶生成沉淀，使酶类制剂降低疗效或失效。含鞣质的中药制剂如五倍子、大黄、地榆等与抗生素如红霉素、灰黄霉素、氨苄青霉素等配伍，可生成鞣酸盐沉淀物，不易被吸收，降低各自的生物利用度；与含金属离子的药物如钙剂、铁剂、生物碱配伍易产生沉淀。

2. 变色　药物制剂配伍引起氧化、还原、聚合、分解等反应时，分子结构中含有酚羟基的药物可产生有色化合物，可直接影响外观或药效。例如含有酚羟基的药物与铁盐相遇，使颜色变深。易氧化变色的药物遇 pH 值较高的药物溶液时可发生变色现象。与某些固体制剂配伍也可能发生变色现象。如碳酸氢钠或氧化镁粉末能使大黄粉末变为粉红色，这种变色现象在光照、高温、高湿环境中反应更快。

一般而言，只发生外观变化，不影响疗效的，可通过加入微量抗氧剂调整 pH 值延缓氧化，或通过单独制备、服用等方法，予以避免。产生有毒的变色反应，则属配伍禁忌。

3. 产气（产生气体）　药物配伍时，遇到产气的现象，一般由化学反应引起，如碳酸盐、碳酸氢钠与酸类药物配伍发生中和反应而产生二氧化碳，发生产气现象。铵盐及乌洛托品与碱类药物混合时也可能产生气体，如溴化铵与利尿素配伍可放出氯气。固体剂型中药物配伍变化特别是化学变化比在液体剂型中慢，药物分散程度越细则越容易引起反应。在空气干燥的情况下反应可能变得更慢些。

4. 发生爆炸　发生爆炸的情况，大多由强氧化剂与强还原剂配伍而引起。如火硝与雄黄、高锰酸钾与甘油、氯酸钾与硫、强氧化剂与蔗糖或葡萄糖等药物混合研磨时，均可能发生爆炸。碘与白降汞混合研磨能产生碘化汞，如有乙醇存在可引起爆炸。

5. 产生有毒物质　含朱砂的中药制剂如朱砂安神丸、七厘散、冠心苏合丸等，不宜与还原性药物如溴化钾、溴化钠、碘化钾、碘化钠、硫酸亚铁等配伍，否则会产生溴化汞或碘化汞沉淀，导致胃肠道出血或发生严重的药源性肠炎，出现腹痛、腹泻和赤痢样大便。含朱砂的中药制剂还可与薄荷、冰片、丁香、砂仁、桂皮、木香、苯甲酸钠形成可溶性汞盐，发生配伍禁忌。

另外，某些辅料与一些药物配伍时也可发生化学配伍变化。因此，药剂在制备、配合使用时还应考虑到辅料与药物间的配伍变化。

（三）注射液的配伍变化

1. 注射剂配伍变化的分类 由于治疗和抢救工作的需要，经常将几种注射液配伍使用。注射液的配伍变化同样可分为药理和药剂的两个方面。药剂的配伍变化，可分为可见的和不可见的两种变化现象。可见的配伍变化，即指一种注射剂与另一种注射剂混合或加入输液中后出现了浑浊、沉淀、结晶、变色或产气等变化现象。如15%的硫喷妥钠水性注射液与非水溶媒制成的西地兰注射液混合时可析出沉淀；又如多巴胺注射液配伍后逐渐变成粉红色至紫色；枸橼酸小檗碱注射液与等渗氯化钠混合时则析出结晶等。不可见的配伍变化，则指肉眼观察不到的配伍变化，如某些药物的水解、抗生素的分解和效价下降等，一般为肉眼观察不到的配伍变化，可能影响疗效或出现毒副作用，带来潜在的危害性。如红霉素乳糖酸盐与葡萄糖氯化钠注射液混合后（pH值为4.5），6小时效价下降约12%，因为红霉素在酸性条件下（pH值5以下）不稳定，如果与一些药物配伍后pH值下降至4左右，则6小时会失效50%以上（25℃）。此外，有些药物与输液配伍，虽然用肉眼观察不到沉淀，但用微孔滤膜显微镜及电子显微镜法可观察有大量的微粒或微晶存在。如先锋霉素I号溶液在pH值4.9时为12161粒/L，pH值8时为2831粒/L。pH值4.9时微粒呈片状无晶体形大块沉淀物，而pH值6.9时无晶形大沉淀具黏性，认为这些物质黏附在人体血管内壁可能性较大，故易引起局部刺激与静脉炎。

2. 注射剂产生配伍变化的因素 注射液中产生配伍变化的因素很多，主要有以下五个方面：

（1）**输液的种类** 常用的输液有5%葡萄糖注射液、等渗氯化钠注射液、复方氯化钠注射液、葡萄糖氯化钠注射液、右旋糖酐注射液、转化糖注射液及各种含乳酸钠的制剂等，这些单糖、盐、高分子化合物的溶液一般都比较稳定，常与注射液配伍。有些输液由于它的特殊性质，而不适于某些注射液的配伍。如：

①血液：不透明，在产生沉淀混浊时不易观察。血液成分极复杂，与药物的注射液混合后可能引起溶血、血球凝聚等现象。

②甘露醇：甘露醇注射液含20%及25%甘露醇，为过饱和溶液。20℃时，甘露醇在水中溶解度为1∶5.5（18%），故20%甘露醇注射液是过饱和溶液，但一般不易析出结晶（如有结晶析出，可加温到37℃使之完全溶解后应用）。这种溶液加入某些药物如氯化钾、氯化钠等的溶液能引起甘露醇结晶析出。

③静脉注射用脂肪油乳剂：这类制品要求油的分散程度很细，油相直径在几个微米以下。因乳剂的稳定性受许多因素影响，加入药物往往能破坏乳剂的稳定性，产生乳剂破裂、油相合并或油相凝聚等现象，这类制品与其他注射液配伍应慎重。

（2）输液与添加注射液间的相互作用

①溶媒组成的改变：掌握药物制剂的组成及其溶媒的性质，对于防止配伍变化的产生具有十分重要的意义。注射剂中有时为了有利于药物溶解、稳定而采用非水性溶媒如乙醇、丙二醇、甘油等。当这些非水性溶媒的注射剂加入输液（水溶液）中时，由于溶媒组成的改变而析出药物。如氯霉素注射液（含乙醇、甘油等）加入5%葡萄糖注射液中时往往析出氯霉素，但输液中氯霉素的浓度低于0.25%则不致析出沉淀。如安定注射液含40%丙二醇、10%乙醇；当与5%葡萄糖或0.9%氯化钠注射液配伍时容易析出沉淀。由于注射液和输液剂多以水为溶剂，其中输液的容量较大，对pH值、离子强度和种类、浓度、澄明度等各种要求都很严格。对于不同溶剂注射液的相互配伍，尤其应该注意。

②pH的改变：注射液的pH是其重要的稳定因素。由于pH的改变，有些药物会产生沉淀或加速分解。例如注射液中含生物碱、有机酸、酚类等，在一定pH的溶液中比较稳定，当pH改变时，其溶解度也发生变化。含碱性有效成分的制剂不宜与酸性注射剂配伍，含酸性有效成分的制剂不宜与碱性注射剂配伍。例如硫酸长春新碱注射液与碳酸氢钠、磺胺嘧啶钠等碱性注射液混合时，由于pH值升高，生物碱游离而析出沉淀。黄芩注射液（pH值7.5~8.0）、何首乌注射液（pH值7.0~8.0）若与葡萄糖注射液（pH值3.2~5.5）或葡萄糖盐水（pH值3.5~5.5）等酸性注射液混合时，可因黄芩苷、蒽醌苷溶解度降低而析出沉淀。

输液本身的pH是直接影响混合后pH的主要因素之一。各种输液有不同的pH值范围，一般所规定的pH值范围比较大。凡混合后超出该输液特定pH值范围的药剂，则不能配伍使用。如青霉素G在混合后pH值达4.5的溶液中4小时内损失10%的效价；而在pH值3.6时，4小时内损失40%的效价。因此，对制剂的pH及其范围应有足够的注意。

③缓冲容量：许多注射液的pH由所含成分或加入的缓冲剂的缓冲能力所决定，具有缓冲能力的溶液其pH值可稳定在一定范围，从而使制剂稳定。缓冲剂抵抗pH变化能力的大小称缓冲容量。混合后的药液pH值若超出其缓冲容量，仍可能出现沉淀。例如有些输液虽然含具有一定缓冲容量的有机阴离子乳酸根、醋酸根，但仍可使某些在酸性溶液中沉淀的药剂出现沉淀，如5%硫喷妥钠10mL加入生理盐水或林格液（500mL）中不产生变化，但加入5%葡萄糖或含乳酸盐的葡萄糖液中则析出沉淀。

④离子作用：有些离子能加速某些药物的水解反应。如乳酸根离子能加速氨苄青霉素的水解。

⑤成分之间的沉淀反应：某些药物可直接与输液或另一注射液中的某种成分反应。例如含黄酮类化合物的注射液遇Ca^{2+}能产生沉淀，含黄芩苷的注射液遇小檗碱也会发生反应而产生沉淀。有些药物在溶液中可能形成聚合物。如四环素与含钙盐的输液在中性或碱性下，会形成螯合物而产生沉淀。氨苄青霉素10%的浓贮备液虽贮于冷暗处，但放置期间

pH 稍有下降便出现变色，溶液变黏稠，甚至会产生沉淀，这也是由于形成聚合物所致。

⑥原辅料的纯度和盐析作用：注射液之间发生的配伍变化也可能由于原辅料的纯度引起。例如氯化钠原料若含有微量的钙盐，当与 2.5% 枸橼酸注射液配合时，往往产生枸橼酸钙的悬浮微粒而出现混浊。甘草酸、绿原酸、黄芩苷等与钙离子也能生成难溶于水的钙盐。中药注射液中未除尽的高分子杂质在贮藏过程中，或与输液配伍时会出现浑浊或沉淀。

某些呈胶体分散体的注射液，如两性霉素 B 在水中不溶，在强酸性及强碱性溶液中能溶解（1mg/mL），本品的注射用水的溶液为胶体分散体，只能加在 5% 葡萄糖注射液中静滴，如果在含大量电解质的输液中则能被电解质盐析出来，以致胶体粒子凝聚而产生沉淀。

⑦混合浓度、顺序及其稳定性的影响：两种以上药物配伍后出现沉淀，与其浓度和放置时间有关，如红霉素乳糖酸盐与等渗氯化钠或复方氯化钠注射液各为 1% 浓度混合时，能保持澄明，但当后者浓度为 5% 时，则出现不同程度的浑浊。改变混合顺序可避免有些药物混合后产生沉淀，如 1g 氨茶碱与 300mg 烟酸配合，先将氨茶碱用输液稀释至 1000mL 时，再慢慢加入烟酸可得澄明溶液，如先将两种溶液混合则会析出沉淀，因此在配伍时应采取先稀释后混合，逐步提高浓度的方法。混合后还应注意放置时间的影响。许多药物在溶液中的反应有时很慢，个别注射液混合几小时后才出现沉淀，所以可以在短时间内使用。注射液与输液配伍应先做试验，若在数小时内无沉淀发生或分解量不超过规定范围，并不影响疗效，可在规定时间内输完。如需输入量较大时，应分次输入，或临用前新配。

⑧附加剂的影响：注射液中附加剂如缓冲剂、助溶剂、抗氧剂、稳定剂等加入，与药物之间可能出现配伍变化。如用吐温-80 作增溶剂时，若遇药液中含有少量鞣质，鞣质可与吐温-80 的聚氧乙烯基产生络合反应，若该络合物的溶解度较小或量较大时，药液就会出现浑浊或沉淀。

（3）注射液之间的相互作用　除将两种以上的注射液混合以外，还常常将两种以上的注射液加入输液中一起静注。两种注射液混合后的药物浓度变化较大，因而更容易出问题。这方面的配伍变化，大部分是由于 pH 改变的影响。由于两种注射液的 pH 稳定范围差较大，例如盐酸四环注射液的 pH 值为 1.8~2.98，而磺胺嘧啶钠的注射液的 pH 值为 8.5~10.5，如混合容易产生配伍变化。许多有机碱、有机酸类（如氯丙嗪、磺胺类等）在水中难溶，需制成盐才能配成溶液。所以这类注射液与其他碱性或酸性液配伍后，由于混合液 pH 的变化而往往容易产生沉淀。如盐酸四环素注射液与乳酸钠注射液配伍时，则使盐酸四环素注射液 pH 值上升而析出四环素的沉淀。

（4）配伍工艺的影响

①配合量：配合量的多少影响到药物浓度，一些药物在一定浓度下才出现沉淀。在输液中加入两种以上的注射液，也可能由于最后体积的增加而增加了溶解量，以致有时不出

现沉淀。如间羟胺注射液与氢化可的松琥珀酸钠注射液，在等渗氯化钠或 5% 葡萄糖注射液中各为 100mg/L 时，观察不到变化，但氢化可的松琥珀酸钠浓度为 300mg/L、间羟胺浓度为 200mg/L 时则出现沉淀。

②反应时间：有些药物在溶液中的反应很慢，在短时间内用完是可以的。如输入的量较大时可分为几次输入，每次重新配制，这样还可减少输液被污染的机会。

（5）配伍环境的影响

①温度：反应速度受温度影响很大。通常输液过程中温度波动不大，但须注意注射液混合至注射（输入）前这段时间要短。如粉针剂配成储备浓溶液待用应贮存于冷暗处，防止因温度过高或时间过长变质。

②空气（氧、二氧化碳与水分）：有些药物的注射液须在安瓿内充填惰性气体，防止被氧化；有些药物如苯妥英钠、硫喷妥钠等注射液，可因吸收空气中的 CO_2 而有析出沉淀的可能。吸湿性强的固体药物如配制时在空气中放置过久，则可能因潮解而不便于使用。

③光线：许多药物对光是敏感的，如硝普钠、两性霉素 B、呋喃妥因钠、维生素 B_1、雌性激素类等药物。两性霉素 B 的液体应以黑纸遮盖，避免强光照射。

三、预测配伍变化的试验方法

药物制剂产生配伍变化的情况往往很复杂。判断两种药物之间是否产生配伍变化，一般应从两方面进行，一方面应根据药物的理化性质、药理性质及其配方、临床用药的对象、剂量、用药意图等，结合易产生配伍变化的因素进行分析。另一方面应通过试验观察做出合理的判断：①是否发生外观色泽变化、出现沉淀等。②有无肉眼观察不到的变化，做出稳定性预测。③对产生变化的原因及其影响因素进行分析。还应通过微生物学、药理学和药物动力学等实验研究结果来分析抑菌效价、毒性、药理学和动力学参数的变化。

（一）可见的配伍变化试验方法

可见性配伍变化是指药物配伍后，产生物理化学上的物理状态、溶解性能、物理稳定性及化学稳定性等方面肉眼可见的外观变化，如润湿、液化、硬结、变色、混浊、沉淀、结晶、产生气体甚至爆炸或燃烧等现象。常用的方法是将两种注射液混合，在一定时间内，肉眼观察有无浑浊、沉淀、结晶、变色、产生气体等现象。试验中要注意混合比例、观察时间、浓度与 pH 值等，条件不同会出现不同结果。混合比例通常是 1:1，也可采用 1:2 或 1:3。如果是大输液，最好是实际使用量，按比例缩小。观察时间可定为 2 小时、4 小时、24 小时等，根据给药方法（静脉推注或滴注时间）来确定。静脉滴注一般定为 6 小时较为合适。粉末或安瓿中的冻干粉则按说明书指示的溶剂稀释后加入。有些制剂析出结晶或沉淀受条件影响反应比较慢，或结晶比较细，则可利用微孔滤膜将配伍后的药液滤过，在显微镜或电子显微镜下观察析出的微粒或结晶的情况。

对产生沉淀或浑浊的配伍变化，应进一步分析其原因，如采用该混合液中加酸或加碱，使其恢复到原来的 pH，或将沉淀滤出，采用 UV 光谱等适当的方法鉴别沉淀属于哪种物质，是否有新的物质生成等。

（二）测定变化点的 pH 值

如上所述，许多注射液的配伍变化是由 pH 值改变引起的，所以可将测定注射液变化点的 pH 值作为预测配伍变化的依据之一。其方法是：取 10mL 注射液，先测其 pH 值。主药是有机酸盐时可用 0.1mol/L HCl（pH = 1），主药是有机碱盐时则可用 0.1mol/L NaOH（pH = 13），缓缓滴于注射液中，观察其间发生的变化（如浑浊、变色等）。当发现有显著变化时，测其 pH 值，此 pH 值即为变化点的 pH 值。记录所用酸碱的量，如果酸碱的用量达 10mL 还未出现变化，则认为酸碱不引起该注射液变化。测定 pH 值一般在室温下进行，并记录其 pH 值移动的范围，列成表，如表 22-1 所示。

表 22-1　pH 值移动发生变化的注射液

注射液名称	成品 pH 值	变化点 pH 值	pH 值移动数	0.1mol/L NaOH	0.1mol/L HCl	变化情况
盐酸去甲肾上腺素	1.2	8.6	+6.4	0.7	—	变色
盐酸氯丙嗪	4.6	6.3	+1.7	0.1	—	白色浑浊
盐酸苯海拉明	6.4	7.4	+1.0	0.1	—	白色浑浊
维生素 C 50mg	6.7	9.9	+3.2	2.5	—	变色
维生素 C 100mg	6.7	10.0	+3.3	5.5	—	变色
细胞色素 C	4.8	2.15	-2.65	—	1.6	变褐色
对氨基水杨酸钠	7.1	6.4	-0.7	—	2.0	结晶沉淀
硫喷妥钠	11.1	8.8	-2.3	—	0.7	结晶沉淀

若 pH 值移动范围大，说明该注射液不易产生变化；如果 pH 值移动范围小，则说明容易产生 pH 配伍变化。从酸或碱的消耗量来考虑，当加入大量的酸或碱而该溶液的 pH 值移动范围仍很小，则说明有较大的缓冲容量。一般具有较大缓冲容量的注射液与其他注射液配伍时，溶液的 pH 值偏近于前者。

如果有两种注射液混合后的 pH 值都不在两者的变化区内，一般预测不会发生配伍变化。如混合后的 pH 值在一种注射液的变化区时，则有可能发生变化。测定变化点 pH 值法在配伍变化研究中很实用，但有终点不易判定、误差大的缺点。

（三）稳定性试验

药物在输液中不稳定比较多见，稳定性较差的药物若需添加到输液中时，因临床输液的时间较长，药物加入输液后受 pH 值、光线或含有催化作用的离子等影响，往往可使一些药物的效价降低。若在规定的时间内（如 6 小时或 24 小时）药物效价或含量的降低不超过 10%，一般认为是稳定的，是可允许的。

试验方法如下：将注射液按实际使用量和浓度加入输液中（常用量在 100~500mL），或再加第二种、第三种注射液，混合均匀后，控制恒定温度，立即测定其中不稳定药物的含量或效价，并记录该混合液的 pH 值与外观等。然后每隔一定时间取出适量进行定量或效价测定，并记录结果，以便了解药物在一定条件下的稳定性情况和测得下降或失效 10% 所需要的时间。试验时应注意选择灵敏度高、不受混合液中其他成分干扰的合适的定量方法，也可用化学动力学的方法，深入研究药物的降解反应规律，了解药物的分解属于哪一级反应，求得反应速度常数后，分析各种因素（pH 值、温度、离子强度等）与药物之间配伍变化的关系，探讨合理的配伍方法。

（四）仪器分析法的应用

利用紫外光谱、薄层色谱、气相色谱（GC）、高效液相色谱（HPLC）等分析可以鉴定配伍产生的沉淀物成分。如维生素 B_1 注射液与利血平注射液混合后析出的沉淀物，其紫外光谱与单独的维生素 B_1 或利血平不一致，说明沉淀物是配伍后产生的新物质。

第三节 配伍变化的处理原则与方法

根据药物和制剂成分的理化性质和药理作用，探讨药物制剂配伍变化产生的原因和正确处理或防止的方法，设计合理的处方、工艺，对可能发生的配伍变化则有预见性，进行制剂的合理配伍，避免不良的药物配伍，保证用药的安全、有效。

一、处理原则

为减少或避免药物制剂之间发生配伍变化，处理原则如下：

1. 审查处方，了解用药意图　审查处方，如发现疑问应首先与处方医师联系，了解用药意图，明确必需的给药途径。根据具体对象与条件，例如患者年龄、性别、病情及其严重程度、用药途径等，对患有合并症的患者审方时应注意禁忌证。再结合药物的物理、化学和药理等性质，确定剂型，判定或分析可能产生的不利因素和作用，对剂量和用法等加以审查，或确定解决方法，使药剂能更好地发挥疗效。

2. 制备工艺和贮藏条件的控制　控制温度、光线、氧气、痕量重金属是延缓水解和氧化反应的基本条件。对于挥发油、酚类、醛类、醚类等易氧化的药物或酯类、酰胺类、皂苷类等易水解的药物，宜制成固体制剂增加其稳定性，并应注意控制水分含量，控制温度，避免湿法制粒等，如必须制备成注射液，可设法制成粉针剂，并注意附加剂和包装材料的影响。

无论口服制剂或注射液，都应注意药物之间，或药物与附加剂之间可能产生的物理、化学或药理的配伍变化。

二、处理方法

1. 改变贮存条件　有些药物在患者使用过程中，由于贮存条件如温度、空气、光线等会加速沉淀、变色或分解，故应在密闭及避光的条件下，可以贮于棕色瓶，发出的剂量不宜多。

2. 改变调配次序　改变调配次序往往能克服一些不应产生的配伍禁忌。

3. 改变溶媒或添加助溶剂　改变溶媒是指改变溶媒容量或改变成混合溶媒。此法常用于防止或延缓溶液剂析出沉淀或分层。视情况有时也可添加助溶剂。

4. 调整溶液 pH 值　pH 的改变能影响很多微溶性药物溶液的稳定性，应将溶液调节在适宜的 pH 值范围内。

5. 改变有效成分或改变剂型　在征得医师同意后，可改换有效成分，但应力求与原成分的作用相类似，用法也尽量与原方一致。

总之，在药剂的生产、贮存和使用过程中，都可能发生药物制剂的配伍变化或配伍禁忌。为避免因药物制剂配伍不当而造成的内在质量问题，应制定合理的处方和制备工艺，一旦发生药物制剂的配伍变化或配伍禁忌，应认真分析原因，从制剂处方、剂型工艺和贮存条件等环节入手，寻找解决办法。

复习思考

一、名词解释

药物配伍变化　　　协同作用　　　拮抗作用

二、选择题

（一）单项选择题

1. 下列属于物理配伍变化的是（　　）

    A. 产气　　　　　　　B. 变色　　　　　　　C. 分解破坏、疗效下降

    D. 潮解、液化和结块　E. 发生爆炸

2. 下列属于化学配伍变化的是（　　）

    A. 变色　　　　　　　B. 液化　　　　　　　C. 结块

    D. 潮解　　　　　　　E. 粒径变化

3. 某些性质不同的溶剂相互配合使用时，析出沉淀或产生浑浊属于（　　）

    A. 物理配伍变化　　　B. 化学配伍变化　　　C. 液体配伍变化

D. 生物配伍变化   E. 药理配伍变化

4. 变色属于（   ）

    A. 药理配伍变化   B. 化学配伍变化   C. 物理配伍变化

    D. 环境配伍变化   E. 生物配伍变化

5. 生物碱盐的溶液与鞣酸相遇时产生沉淀属于（   ）

    A. 物理配伍变化   B. 环境配伍变化   C. 药理配伍变化

    D. 生物配伍变化   E. 化学配伍变化

6. 当某些含非水溶剂的制剂与输液配伍时会使药物析出，是由于（   ）

    A. 溶剂组成改变引起   B. 离子作用引起   C. 盐析作用引起

    D. pH 值改变引起   E. 直接反应引起

7. 硫酸长春新碱注射液与碳酸氢钠、磺胺嘧啶钠等碱性注射液混合时，生物碱游离而析出沉淀，是由于（   ）

    A. 溶剂组成改变引起   B. 离子作用引起   C. 直接反应引起

    D. pH 值改变引起   E. 盐析作用引起

8. 两性霉素 B 注射液为胶体分散系统，若加入含大量电解质的输液中出现沉淀，是由于（   ）

    A. pH 值改变引起   B. 直接反应引起   C. 盐析作用引起

    D. 离子作用引起   E. 溶剂组成改变引起

（二）多项选择题

1. 下列属于物理配伍变化的是（   ）

    A. 分散状态变化

    B. 某些溶剂性质不同的制剂相互配合使用时，析出沉淀

    C. 硫酸锌在弱碱性溶液中，析出沉淀

    D. 潮解、液化和结块

    E. 粒径变化

2. 下列属于化学配伍变化的是（   ）

    A. 粒径变化

    B. 产气

    C. 生物碱盐的溶液与鞣酸相遇时产生沉淀

    D. 某些溶剂性质不同的制剂相互配合使用时，析出沉淀

    E. 分散状态变化

三、简答题

1. 简述药物配伍的目的，药物制剂的配伍变化类型有哪些。

2. 说明下述药物能否配伍使用？为什么？

（1）氨茶碱、烟酸、葡萄糖输液

（2）黄芩注射液、葡萄糖注射液

（3）硫喷妥钠注射剂、氯化钠注射液